泌尿系统
肿瘤综合治疗

主 编 杨铁军 邱道显 张 靖 严如银 韩兴涛

MINIAOXITONG
ZHONGLIU
ZONGHE ZHILIAO

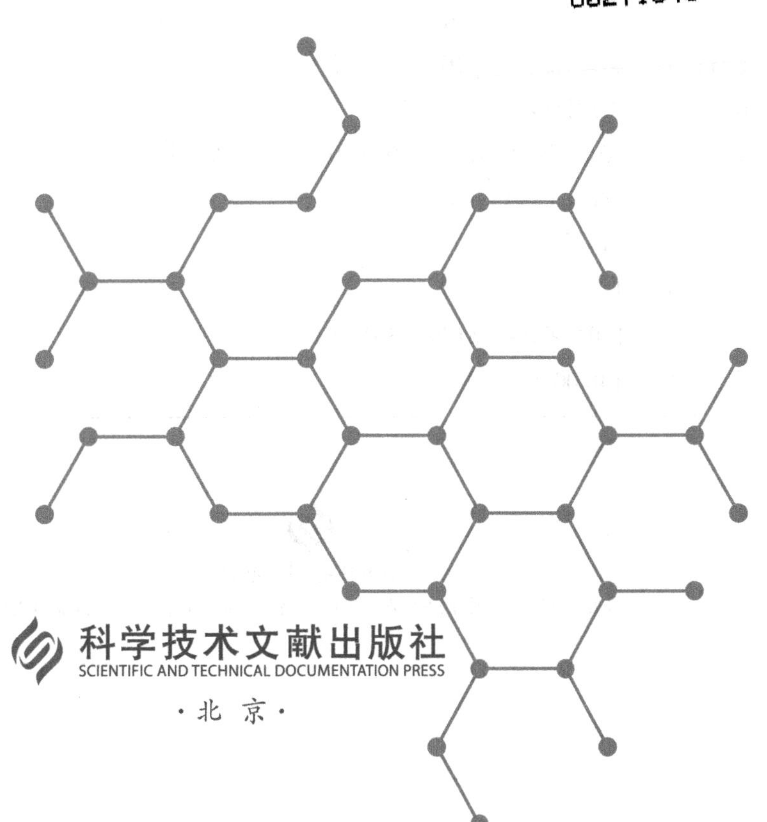

科学技术文献出版社
SCIENTIFIC AND TECHNICAL DOCUMENTATION PRESS
·北 京·

图书在版编目（CIP）数据

泌尿系统肿瘤综合治疗 / 杨铁军等主编. — 北京 : 科学技术文献出版社, 2017.9
ISBN 978-7-5189-3361-7

Ⅰ. ①泌… Ⅱ. ①杨… Ⅲ. ①泌尿系肿瘤—诊疗 Ⅳ. ①R737.1

中国版本图书馆CIP数据核字(2017)第234268号

泌尿系统肿瘤综合治疗

策划编辑：曹沧晔　　责任编辑：曹沧晔　　责任校对：赵　瑗　　责任出版：张志平

出 版 者　科学技术文献出版社
地　　址　北京市复兴路15号　邮编 100038
编 务 部　(010) 58882938，58882087（传真）
发 行 部　(010) 58882868，58882874（传真）
邮 购 部　(010) 58882873
官方网址　www.stdp.com.cn
发 行 者　科学技术文献出版社发行
印 刷 者　大地图文快印有限公司
版　　次　2017年9月第1版　2017年9月第1次印刷
开　　本　880 × 1230　1/16
字　　数　511千
印　　张　16
书　　号　ISBN 978-7-5189-3361-7
定　　价　148.00元

前言

伴随着科学技术的不断创新和发展，泌尿系统疾病的诊疗与研究也日渐活跃起来，各种理论和方法不断更新和完善。泌尿系统疾病的正确诊断，要求每一位泌尿科医师既要有扎实的理论基础，又要有丰富的临床经验，只有不断学习，才能提高诊疗水平，更好地诊治疾病，减轻患者痛苦。

本书重点介绍了泌尿系统疾病诊断常规检查、常见症状、肿瘤内科治疗、干细胞支持下的大剂量化疗以及泌尿系统各部位肿瘤疾病的综合治疗等内容，选材新颖，图表清晰，科学实用，对泌尿外科的医务工作者具有一定的参考价值。

本书编委均是高学历、高年资、精干的专业医务工作者，对各位同道的辛勤笔耕和认真校对深表感谢！鉴于写作时间和篇幅有限，书中难免存在不妥之处，望广大读者不吝指正，以便再版时修正。

编　者

2017 年 9 月

编　者

2017年9月

目　录

第一章

泌尿系统疾病诊断常用检查

第一节　泌尿系统体格检查

泌尿男性生殖系统的体格检查是泌尿系统疾病基本诊断步骤中的重要组成部分，是医师取得最直接的第一手资料的重要步骤，应认真、仔细完成。

一、肾脏区域检查

正常肾脏如人的拳头大小，位于腹膜后脊柱两侧，位置较高，不易触及。由于腹腔的右侧有肝脏，因此右肾的高度要略低于左肾。在儿童和较瘦女性，深吸气时检查者能触及肾下极，而触及成年男性的肾脏十分困难。

检查要点及异常发现：

1. 望诊　注意观察两侧肾区是否对称，肋脊角、腰部或上腹部有无隆起。较大的肾积水、肾肿瘤及囊肿，可在患侧腰部或腹部发现圆形隆起。

2. 触诊　①受检者仰卧位，屈髋屈膝，使腹肌松弛。采用双合诊，检查者一手在受检者相应侧背部肋脊角将肾脏托起，嘱受检者作深吸气动作，另一手在前腹壁的肋下缘作深部触诊。正常肾脏一般不能触及，有时右肾下极在深呼吸时刚能触及。当肾脏肿大、下垂或异位时，则可被触及。②儿童的腹部较薄，因此肾脏触诊相对容易。③新生儿肾脏触诊时，检查者只要将拇指放在前腹壁的肋下，其他手指在后部将肋脊角托起，一只手检查就容易触及肾脏。④疑有肾下垂时，应取立位或卧位检查。

3. 叩诊　肾区叩诊可了解有无叩击痛，以左手掌贴于肋脊角区，右拳叩击左手背，当肾区有叩击痛时表明该侧肾脏或肾周存有炎症。输尿管结石在肾绞痛发作时，该侧肾区也有叩击痛。叩诊要尽量轻柔，因为有炎症的肾脏对叩击震动极为敏感。

4. 听诊　在两侧上腹部和腰部听诊，如有血管杂音，应想到肾动脉狭窄者或动脉瘤等病变。有时大的肾动静脉瘘听诊也可闻及血管杂音。

二、输尿管区检查

沿输尿管走行进行深部触诊，观察有无触痛。输尿管在腹膜后脊柱两侧，由于位置深，一般不易触及。输尿管触痛，提示输尿管可能有病变。

三、膀胱区检查

检查要点及异常发现：

1. 望诊　当膀胱内尿量达到500mL以上时，在下腹部可看到充盈膀胱的轮廓。

2. 触诊　正常膀胱在不充盈时不能触及，在膀胱内尿量达到150mL以上时方可触及。

3. 叩诊　比触诊更容易判断膀胱是否充盈。检查者的叩诊应从耻骨联合上缘开始，逐渐向上，直到叩诊音由浊音变为鼓音时，即为膀胱上缘。

4. 双合诊　可以用来确定膀胱肿瘤或盆腔肿瘤的范围。手法要轻柔，最好在麻醉下进行。女性的双合诊是在腹部和阴道之间进行，男性双合诊在腹部和直肠之间进行。双合诊除了了解肿物的大小、浸润范围，还可了解膀胱的活动度，以及判断手术切除病灶的可能性。

5. 膀胱检查　最常发现的异常是过度充盈的膀胱。双合诊检查时，还可以触及巨大的肿瘤或结石。

四、男性外生殖器检查

男性外生殖器包括阴茎、阴囊及其内容物。检查方法用视诊及触诊。

（一）阴茎检查

1. 检查要点　如下所述。

（1）首先观察阴茎发育和阴毛分布情况。

（2）翻开受检者包皮，检查有无肿瘤或阴茎头包皮炎。注意尿道外口有无脓性分泌物，阴茎头及包皮有无溃疡、疱疹、湿疣等。包皮不能翻开的患者有阴茎头血性分泌物时，应行包皮背侧切开或行包皮环切术，以便于检查阴茎头和尿道。

（3）应检查尿道口位置，检查有无尿道下裂和尿道上裂。

（4）触摸阴茎体部，注意有无硬结、压痛。

2. 异常发现　如下所述。

（1）小阴茎：即进入青春期阴茎仍呈儿童型，见于先天性睾丸发育不良、双侧隐睾、垂体功能低下等。阴茎增大，多由于青春期性早熟、先天性肾上腺皮质增生等。

（2）包茎：指包皮不能上翻至阴茎头冠状沟的近侧。4 岁以前小儿的包皮不能上翻尚属正常。嵌顿包茎，是指包皮上翻并紧箍阴茎头，导致阴茎头血管充血和水肿。

（3）阴茎纤维性海绵体炎：又称 Peyronie 病，主要病变在阴茎白膜，形成痛性纤维斑块，阴茎勃起后出现体部弯曲。查体在阴茎体部可触及纤维斑块，阴茎在松弛状态下时，表现不明显。

（4）阴茎异常勃起：指在没有进行性活动的情况下，阴茎出现长时间的痛性勃起。患者常述其勃起时自发的、长时间的、痛性的。查体可以发现患者阴茎比较僵硬，有轻微压痛，而阴茎头较软。

（5）尿道下裂或上裂：是一种先天性畸形，尿道下裂指尿道开口于阴茎体腹侧、阴囊或会阴部，最常见的形式是尿道开口于冠状沟或冠状沟附近；尿道上裂是指尿道开口于阴茎背侧，常合并膀胱外翻畸形。

（6）肿瘤：通常表现为阴茎头或包皮内板的天鹅绒样突起病变，也可为溃疡灶。一般易发生在包茎患者。

（二）阴囊及其内容物检查

1. 检查要点　如下所述。

（1）检查阴囊皮肤是否粗糙，有无渗出、糜烂及水肿，两侧是否对称。

（2）触诊睾丸时要轻柔。检查时用一手或双手双侧同时比较触诊，注意睾丸是否缺如，其形状、大小、硬度、有无触痛。若疑有睾丸增大应作透光试验。方法是：以不透光的纸卷成筒状，一端置于肿大的部位，然后由对侧以手电筒照射。如阴囊呈红色均匀透亮，称透光试验阳性。睾丸鞘膜积液时呈阳性。睾丸肿瘤、疝、鞘膜积血等，呈不透明的阴性反应。

（3）检查附睾时最好用两只手的手指触摸，压力不宜过大，否则会有痛感。两侧对比注意有无肿大、结节、压痛。

（4）检查精索时，受检者应取直立位。精索静脉曲张时，在阴囊内可触及曲张的静脉如蚯蚓样的感觉，在患者作 Valsalva 动作时，即屏气增加腹压时更明显。附睾结核时，输精管可增粗呈串珠样。

2. 异常发现　如下所述。

（1）睾丸肿瘤：检查睾丸上是否有无痛性、实性、形态不规则的肿物。一般是患者洗澡或自己检查时发现，超声波和透光试验有助于鉴别诊断。

（2）睾丸扭转：指睾丸上精索扭转，导致睾丸缺血，甚至坏死。早期尚能触到睾丸和附睾的轮廓，附睾可转向前方或形成横位，后期因肿胀明显难以区分睾丸和附睾。由于精索扭转缩短，睾丸上提或横位。阴囊抬高试验（Prehn 征）阳性，即上提患侧睾丸，局部疼痛加重。

（3）急性附睾炎：查体时附睾肿大、触痛，炎症可波及睾丸，有时难以区分睾丸和附睾界限。

（4）睾丸鞘膜积液：指液体聚集在睾丸和鞘膜之间。患者一般主诉其患侧阴囊逐渐增大，查体时阴囊呈不对称肿大，表面光滑，睾丸触摸不清，透光试验阳性。

（5）精索静脉曲张：指精索的静脉发生迂曲和扩张，多发生在左侧。视诊时阴囊皮肤可见蚯蚓状曲张静脉，触诊时可触及蚯蚓状肿物，做 Valsalva 动作时明显，平卧后缩小或消失。以下情况应警惕腹膜后肿瘤的可能：①精索静脉曲张是突然出现的。②平卧后曲张的静脉不能消失。③右侧精索静脉曲张。

五、男性肛门和前列腺检查

1. 检查要点　如下所述。

（1）检查体位：可采用弯腰前俯位、膝胸卧位或侧卧位。弯腰前俯位时，受检者面向检查床站立，两脚分开一定距离，膝关节轻度弯曲，弯腰呈 90°向前趴在检查床上。膝胸卧位时，受检者双膝跪于检查床前，双前臂屈曲于胸前，臀部抬高。侧卧位时，受检者面向检查者侧卧，双下肢屈曲贴近腹部。

（2）检查者应给受检者充分的时间准备以及放松，并与患者交谈，分散受检者注意力。检查者戴手套，并涂润滑剂。

（3）首先进行肛门视诊，观察有无痔疮、肛瘘、疣或肿瘤等。

（4）肛门指诊时，应先用食指在肛门口按压一会儿，然后放入一个指节，以使受检者放松，同时评估肛门括约肌的肌张力。待肛门松弛后，再进一步深入，对前列腺进行触诊，如受检者体位合适，可触及整个前列腺后壁。正常前列腺约栗子大小，质地似拇指抵紧小指时所收缩隆起的鱼际肌。检查时应注意前列腺大小、质地，有无硬结、压痛，中央沟是否变浅或消失。精囊一般不易触及。食指进入肛门要尽量深入，并探查直肠的四周，以期发现早期直肠癌。

（5）检查结束后，轻轻撤出食指，观察指套有无血迹，指套上粪便可作潜血检查。

（6）前列腺按摩：前列腺触诊结束后，如有必要可行前列腺按摩检查，收集流出的前列腺液进行检验。具体方法：自前列腺两侧向中央沟，自上而下纵向按摩 2～3 次，再按摩中央沟 1 次，将前列腺液挤入尿道，并由尿道口滴出，用玻片收集前列腺液送检。

2. 异常发现　如下所述。

（1）急性前列腺炎：指诊可发现前列腺温度稍高，质软且有波动感。如发现局限性波动伴触痛区域，提示前列腺脓肿形成可能，需手术切开引流。急性前列腺炎患者禁忌行前列腺按摩。

（2）良性前列腺增生：查体发现主要为前列腺增大，大小可从正常栗子大小到柠檬大小，甚至橘子大小，增大的前列腺仍有一定弹性。前列腺大小与症状严重程度并非密切相关。

（3）前列腺癌：查体可发现前列腺内质硬结节或肿块，甚至硬如“石头”。早期前列腺癌指诊可无异常发现。

（4）其他：神经源性膀胱时，肛门括约肌张力可表现为松弛或痉挛状态。急性精囊炎时，可触及肿大精囊，有压痛。

六、女性盆腔检查

检查要点及异常发现：

（1）男性泌尿外科医师为女性患者检查时应有女性医务人员陪同。

（2）受检者采取截石位，两腿分开。

（3）先检查外生殖器及阴道开口，注意有无萎缩性变化、分泌物、溃疡或疣等，所有这些均可导致排尿困难或盆底不适。检查尿道口有无黏膜增生、肉阜、肿瘤、囊肿等，

（4）嘱患者腹部加压，观察有无膀胱脱垂或直肠脱垂；嘱患者作咳嗽动作观察有无引发尿失禁。

（5）触诊尿道了解有无炎症或肿瘤结节，尿道口有无脓性分泌物溢出。如有脓性分泌物溢出，提示可能存在感染的尿道憩室。

（6）双合诊可用来检查膀胱、子宫和附件。

（杨铁军）

第二节　实验室检查

一、尿液检查

人体代谢与内分泌活动、泌尿系统病理改变，都能引起尿液成分与性状的改变，因此，尿液检查应用十分广泛。作尿液检查前，需明确作何种检查，以决定采取标本的方式。

（一）尿液常规检查

检查内容包括物理性状、化学定性、显微镜检查。物理性状指尿色、量、比重、透明度等。

1. 标本采集　尿液常规检查标本以新鲜尿液为佳。

2. 结果分析　正常尿色为淡黄色至深黄色，透明，尿比重1.010～1.030，每日尿量1 000～2 000mL。尿呈红色者，有血尿可能，但要注意利福平、酚红等药物也可使尿呈红色。隐血或红细胞（BLO、ERY）正常参考值：隐血为阴性。红细胞正常值0。白细胞正常值0。当泌尿系统受到细菌感染时，尿中往往出现白细胞和红细胞，尿液颜色或浊度也发生改变，亚硝酸盐有时也会为阳性。化学检测尿白细胞和隐血或红细胞只起过筛作用，临床诊断以镜检结果为准。血红蛋白尿的颜色为酱油色。化学定性指pH、蛋白、糖等，正常pH为5～7，正常昼夜尿蛋白排出量低于150mg，蛋白定性阴性，正常人空腹尿糖为阴性。正常情况下酮体为阴性。胆红素和尿胆原两项指标反映肝脏代谢血红素的能力和数量。正常情况下，尿胆红素为阴性，尿胆原为弱阳性。以上指标增高时，往往提示黄疸，尿液颜色呈黄绿色。

以下以表格来说明尿检化验单各指标的意义（表1－1）。

表1－1　常用尿检验指标的意义

名称	正常	异常
酸碱度（pH）	5～7（平均值6）	增高常见于频繁呕吐、呼吸性碱中毒等
酸碱度（pH）	5～7（平均值6）	降低常见于酸中毒、慢性肾小球肾炎、糖尿病等
尿比重（SG）	1.010～1.030	增高多见于高热、心功能不全、糖尿病等
尿比重（SG）	1.010～1.030	降低多见于慢性肾小球肾炎和肾盂肾炎等
尿胆原（URO）	<16	超过此数值，说明有黄疸
隐血（BLO）	阴性（－）	阳性（＋）同时有蛋白者，要考虑肾脏病和出血
白细胞（WBC）	阴性（－）	超过5个，说明尿路感染
尿蛋白（PRO）	阴性或仅有微量	阳性提示可能有急性肾小球肾炎、糖尿病肾性病变
尿糖（GLU）	阴性（－）	阳性提示可能有糖尿病、甲状腺功能亢进、肢端肥大症等
胆红素（BIL）	阴性（－）	阳性提示可能肝细胞性或阻塞性黄疸
酮体（KET）	阴性（－）	阳性提示可能酸中毒、糖尿病、呕吐、腹泻
尿红细胞（RBC）	阴性（－）	阳性提示可能泌尿系肿瘤、肾炎、尿路感染等
尿液颜色（GOL）	浅黄色至深黄色	黄绿色、尿浑浊、血红色等就说明有问题

（二）尿三杯试验

根据排尿过程中红细胞或白细胞在尿中出现的时间不同，可判断泌尿系统疾病的病灶部位。

1. 标本采集 清洗尿道口后，将最初的10～20mL尿留于第1杯，中间30～40mL尿留于第2杯，终末5～10mL留在第3杯。要求排尿过程是一个连续的过程，每次调换容器时排尿不能中断，依次序将3个容器内尿液分别离心后取其沉淀作显微镜检查。

2. 结果分析 若第1杯尿异常，并且程度最重，病变部位可能在前尿道；第3杯异常且程度最重，病变在膀胱颈或后尿道，三杯均异常，病变在上尿路或膀胱。必要时可按摩前列腺留取前列腺液检查。

（1）第1杯尿，排尿开始出现血尿或脓尿，后两杯清晰，提示病变在前尿道，如尿道炎等。

（2）第1杯尿和第2杯尿清晰，第3杯尿出现红细胞和脓细胞，排尿终末出现的血尿或脓尿，提示病变部位在膀胱底部、后尿道或前列腺部位，如前列腺炎、精囊炎等。

（3）三杯皆混浊或出现血尿，提示病变部位在膀胱或膀胱以上部位，如肾盂肾炎、肾小球肾炎等。

（4）血尿如三杯尿呈均匀血色，镜检都有大量红细胞，多见于肾结核、肾结石、肾炎等；仅有前段血尿者，见于尿道损伤、肿瘤、前列腺炎以及肉阜等；仅有后段（第3杯）血尿者，见于急性膀胱炎、膀胱结石或肿瘤、前列腺病变等。

（5）脓尿如三杯尿均呈混浊，镜下全程有大量脓细胞，多见于输尿管炎、肾盂肾炎、肾脓肿、肾积脓、肾肿瘤合并感染、泌尿生殖系邻近器官或组织的脓肿向尿路穿破等；脓尿仅见于第1杯者，见于急性、慢性前尿道炎；仅有终末脓尿者，见于前列腺炎、精囊炎、后尿道炎等。

（三）尿沉渣镜检

尿沉渣就是尿液中的有形状成分，是晨尿经过离心后，形成的沉渣。其是尿液有形成分质和量的组合，包括细胞、管型、结晶、细菌、精子等各种病理成分。

1. 标本采集 新鲜尿液需离心分离，取尿沉渣后计数尿中有形成分。

2. 结果分析 正常人12小时透明管型5 000个以下，白细胞及上皮管型100万个以下，红细胞管型50万个以下。如红细胞管型增多且多为异常细胞形态时，表示可能为肾小球病变，如为正常形态，可能为肾实质或尿集合系统等病变。

（四）尿液细菌检查

尿液细菌检查用于明确泌尿系感染的病原菌类型及感染部位。

1. 标本采集 以用药前或停药2天后留取尿液送检为佳。留取尿液的容器必须无菌且无化学药物和消毒剂，留取前要消毒并清洗尿道外口或外阴，尿液采集方法主要有中段尿采集法、肾盂导尿法、三次导尿法及膀胱穿刺采集法等。中段尿采集法最常用；肾盂导尿法采用膀胱镜下双侧肾盂插管收集肾盂尿；三次导尿法用于鉴别菌尿来源于肾盂或膀胱，方法为膀胱内留置导尿管，立即引出尿液作第1次培养，以1∶5 000呋喃西林或其他抗生素溶液200～500mL多次冲洗膀胱，最后再用生理盐水冲洗，冲洗后立即留尿液作第2次培养，冲洗后半小时后留尿作第3次培养；膀胱耻骨上穿刺采集法用于厌氧菌培养。

2. 结果分析 检查方法包括尿液涂片镜检、普通培养法、细菌定量培养法、高渗培养法、特殊培养法等，根据不同检查方法进行结果分析。

（五）尿找抗酸杆菌

尿中找到抗酸杆菌有助于泌尿系统结核的诊断。

标本采集：留取清晨第1次全部尿液，离心后作涂片找抗酸杆菌，连续查3天；也可留取12小时或24小时全部尿液，离心作涂片找抗酸杆菌。必要时取新鲜尿液15mL，离心后取沉渣作结核分枝杆菌培养或动物接种，此种方法可靠，但时间长，临床较少使用。

（六）尿脱落细胞学检查

用于尿路上皮系统肿瘤的早期诊断、疗效观察和防癌普查等。对于高级别尿路上皮肿瘤和原位癌的准确率较高，对于低级别尿路上皮癌的准确率较低。尿脱落细胞学检查常用于憩室内癌、原位癌和无乳头癌的诊断，尤其当X线和膀胱镜不易发现或与膀胱炎无法区别以及上尿路肿瘤时，更宜作此项检查。

1. 标本采集 留取清晨第2次新鲜尿液30mL以上，离心沉淀后立即涂片用苏木精－伊红（H－E）

染色后找肿瘤细胞。

2. 结果分析　尿脱落细胞的判断标准一般采用巴氏5级分类法。

Ⅰ级：未见非典型或异常细胞。

Ⅱ级：有非典型细胞，但无恶性征象。

Ⅲ级：有可疑恶性细胞。

Ⅳ级：有癌细胞。

Ⅴ级：有癌细胞，形态典型。

（七）尿液生化检查

测定尿液中的代谢产物和电解质是检查肾功能的一种重要方法。测定成分包括肌酐、尿素氮、肌酸、钾、钠、钙、磷等。

1. 标本采集　留取24小时尿液，混匀后送检一部分尿液。

2. 结果分析　尿肌酐正常值为0.7～1.5g/24h，急性肾炎和肾功能不全时，尿肌酐降低。尿素氮正常值为9.5g/24h，增高表示体内组织分解代谢增加，降低见于肾功能不全、肝实质病变。尿肌酸正常值为0.1～0.2g/24h，增高见于痛风。尿钾正常值为2～4g/24h，增高见于肾上腺皮质功能亢进、急性肾衰竭及肾移植术后利尿期；降低见于严重失水、失钠而有肾前性氮质血症及失盐综合征、尿毒症及肾上腺皮质功能减退等。尿钠正常值为3～6g/24h，增高见于肾上腺皮质功能减退、急性肾衰竭及肾移植术后利尿期；降低见于长期禁食钠盐、肾上腺皮质功能亢进等。尿钙正常值为0.1～0.3g/24h，尿磷为1.1～1.7g/24h。尿钙、磷排出量增高主要见于甲状旁腺功能亢进，可引起多发性尿路结石。

（八）尿激素测定

1. 尿游离皮质醇测定　用于肾上腺皮质功能亢进或低下的诊断和鉴别诊断。

（1）标本采集：留24小时尿液，用麝香草酚防腐，取部分尿液送检。

（2）结果分析：尿游离皮质醇的正常值为12.3～103.5μg/24h，增高见于肾上腺皮质功能亢进（腺瘤、癌及增生）、异位ACTH综合征、甲状腺功能亢进、应激状态、肥胖症及心肌梗死等。降低见于Addison病、急性肾衰竭、先天性肾上腺皮质增生、腺垂体功能减退、甲状腺功能减退、慢性肝病等。

2. 尿儿茶酚胺测定　儿茶酚胺是肾上腺髓质分泌的肾上腺素的代谢产物，测定其在尿中的含量可作为肾上腺髓质功能的指标。

（1）标本采集：收集24小时尿液，用浓盐酸5～10mL防腐，取部分尿液送检。也可留取症状发作4小时的尿液。收集尿液前2天，患者应控制饮食，禁食咖啡、巧克力等。测定儿茶酚胺时还应停止给患者任何药物。

（2）结果分析：肾上腺素正常值为1.74～6.42μg/24h，去甲肾上腺素正常值为16.69～40.65μg/24h，多巴胺正常值为120.93～330.59μg/24h。尿儿茶酚胺明显增高，表示有嗜铬细胞瘤或肾上腺髓质增生。

二、尿道分泌物检查

尿道脓性分泌物是化脓性尿道炎的主要表现，分泌物的直接涂片检查对确定病原菌具有重要意义。尿道分泌物可用消毒棉签采取，立即作直接涂片及细菌培养。

1. 标本采集　取尿道分泌物，涂片镜检。

2. 结果分析　尿道分泌物涂片镜检，观察有无白细胞、脓细胞、红细胞、滴虫、精子、真菌及其他有形成分。然后，进行革兰染色、观察。淋病奈瑟菌革兰染色阴性，常存在于白细胞中。标本也可立即接种于巧克力或增菌肉汤培养基中，37℃二氧化碳环境培养。支原体呈革兰染色阴性，呈球形、棒形等多形态表现。繁殖后聚集成堆，长15～60μm不等。接种于25%马血清的酵母牛心浸膏培养基中，7天至1个月后呈100～500μm大小的“油煎蛋状”菌落。

三、精液检查

精液检查常用于检查不育的原因或观察输精管结扎后的效果。

1. 标本采集　要求检查前1周停止排精。通常采用手淫法取精或性交时将精液射入干燥清洁的玻璃瓶内，取得标本应立即送检，最好不超过1h，冷天注意保暖，以免影响精子活力。

2. 结果分析　如下所述。

（1）精液常规检查：包括精液外观、液化情况、精子数量、死精子及畸形百分比、精子活动度等，主要用于了解男性生殖能力。正常精液为乳白色不透明液体，久未排精者呈淡黄色，中等黏稠，平均1～6mL，20～30min自行液化，pH值为7.2～7.8，精子密度为$\geqslant 20\times10^6$/mL，总精子数$\geqslant 40\times10^6$/次，活动精子占60%以上，畸形精子不超过20%。精子活动度良好，向前运动活跃，在28～34℃条件下，精子速度为12～55μm/s。

（2）精液生化检查：果糖的正常值为850～5 730mg/L，果糖主要由精囊产生，是精子能量代谢的主要来源，与精子运动有关。精囊炎、雄激素不足及老年人精液果糖下降。酸性磷酸酶正常值为470～1 300U/L，酸性磷酸酶与精子活动力有关。慢性前列腺炎及雄激素缺乏时含量降低。

（3）精液细菌学检查：当附睾、精囊、前列腺和尿道有细菌性炎症时，精液可查出病原菌，生殖系统结核有时可查出抗酸杆菌。必要时可作细菌培养和药物敏感试验。

四、前列腺液检查

对慢性前列腺炎患者，可行前列腺液检查。

1. 标本采集　采用前列腺按摩法取得前列腺液。

2. 结果分析　正常前列腺液较稀薄，为淡乳白色，镜检可见较多的卵磷脂体，每高倍视野含白细胞1～5个，如每高倍视野中白细胞在10个以上或成堆出现，卵磷脂体减少或消失，表示有炎症存在。必要时可染色作细菌检查或作细菌培养，涂片可作特殊染色找抗酸杆菌、滴虫等。

五、肿瘤标记物检查

肿瘤标记物是指在血液或其他体液中能指示肿瘤存在的生化物质。理想的肿瘤标记物是一个抽象概念，目前还未发现。而只是根据统计学确定某一个标记物最有价值的阈值，作为目前使用该肿瘤标记物的定量标准。尽管肿瘤标记物尚缺乏100%的敏感性与特异性，然而在肿瘤诊断、疗效观察、评估预后等方面对临床有肯定意义。

（一）前列腺特异性抗原（PSA）

前列腺特异性抗原是前列腺上皮细胞产生的糖蛋白，相对分子质量为3.4×10^5，血清中正常值<4ng/mL（酶免疫法），PSA是目前前列腺癌最敏感的肿瘤标记物，是前列腺癌诊断、疗效观察、追踪复发的最佳指标。但在临床中要注意，前列腺增生患者的PSA与前列腺癌的PSA有部分重叠区。

前列腺腺泡内容物（富含PSA）与淋巴系统之间存在由内皮层、基底细胞层和基底膜构成的屏障相隔，当肿瘤或其他病变破坏这道屏障时，腺泡内容物即可漏入淋巴系统，并随之进入血循环，导致外周血PSA水平升高。PSA在血清中主要有两种存在形式：一种是游离型的PSA（f-PSA），占血清PSA总浓度的10%～30%；另一种是与α_1抗糜蛋白酶（ACT）结合的PSA（PSA-ACT），占血清PSA总浓度的70%～90%。对于健康男性，释放入血中的PSA浓度很低，为<4ng/mL。但是，在前列腺癌患者血清中，PSA会出现另外的组合形式，比如PSA与蛋白C抑制剂的组合等。

1. 标本采集　清晨空腹取血3mL送检。

2. 参考值　T-PSA正常值<4ng/mL。当T-PSA 4～10ng/mL之间时，f/T<0.16前列腺癌可能性大。

（二）前列腺特异酸性磷酸酶（PAP）

酸性磷酸酶广泛存在于前列腺、肝、脾等组织中。在前列腺中酸性磷酸酶的活力是其他组织的

1 000倍，男性血清中的酸性磷酸主要来源于前列腺，PAP是酸性磷酸酶同工酶，器官特异性高于酸性磷酸酶（总酸酶）。PAP相对分子质量为1×10^6，对温度、pH极敏感，采血后，需立即测定或用醋酸、枸橼酸或其他保存剂将血pH调到5～6，冰箱保存。PAP可用于前列腺癌的检测，文献报道PAP的特异性达96.1%～100%，敏感性较PSA低，同时测定PAP与PSA可提高前列腺癌的检出率。

1. 标本采集　清晨空腹取血3mL送检。

2. 参考值　正常值<4.7U/L（男）。

（三）甲胎蛋白（AFP）

甲胎蛋白相对分子质量为7×10^5，胚胎期由卵黄囊、肝、胃肠上皮产生，睾丸生殖细胞肿瘤可产生AFP，进展的非精原细胞瘤患者血中AFP阳性率达80%～90%。

1. 标本采集　清晨空腹取血2mL送检。

2. 参考值　正常值0～20ng/mL。

（四）绒毛膜促性腺激素-β（β-hCG）

绒毛膜促性腺激素-β相对分子质量4.5×10^5，由胎盘合体滋养层细胞产生，β亚单位具有特异性，睾丸肿瘤中绒毛膜上皮癌患者中hCG 100%阳性，非精原细胞瘤阳性率66.6%～90%，胚胎性肿瘤阳性率60%，精原细胞瘤阳性率7.6%～10%，用于睾丸生殖性肿瘤的诊断、疗效判定、随诊观察。

1. 标本采集　清晨空腹取血3mL送检。

2. 参考值　正常值<5mU/L。

（五）膀胱肿瘤抗原（BTA）

膀胱肿瘤抗原测定是一种快速诊断膀胱肿瘤的方法，其原理是应用单克隆抗体与膀胱肿瘤抗原结合胶体金技术。结果形象，直接和灵敏度高，可重复性强，操作简单，有助于膀胱肿瘤的早期诊断与治疗。

1. 标本采集　留取上午的新鲜尿液10mL送检。

2. 结果分析　采用BT™ Test检测盒，在检测窗内加入数滴晨尿或新鲜尿，等待5分钟，在结果窗中出现两条红色条线指示为阳性。若仅出现一条标准红色条线则为阴性。

（六）核基质蛋白-22（NMP-22）

核基质蛋白-22是一种新的肿瘤标记物，适用于泌尿系统移行上皮肿瘤，具有高敏感性及特异性，常采用酶联免疫定量测定法。

1. 标本采集　留取上午的新鲜尿液10mL送检。

2. 参考值　正常值<10U/mL。

六、器官移植组织配型

（一）人类白细胞抗原（HLA）配型

人类白细胞抗原（HLA）作为个体组织细胞的遗传标志，在抗原识别、提呈、免疫应答与调控，破坏外来抗原靶细胞等方面起重要作用，是导致移植排斥反应的主要抗原，因此，选择与受者HLA相同或相近的供者，是减少或避免移植术后超急性排斥与急性排斥的基础。HLA分为Ⅰ类及Ⅱ类基因位点，Ⅰ类基因位点包括A、B位点，Ⅱ类基因位点包括DR、DP、DQ位点。对肾移植来说，A、B、DR位点的一致性对肾移植后果具有明显影响。

1. 标本采集　抽取10mL抗凝血送检。

2. 结果分析　HLA配型方法主要有血清定型法、细胞定型法及DNA定型法。

（二）群体反应性抗体检测（PRA）

血清中HLA抗体对器官移植患者的预后至关重要，如受者体内预存的HLA抗体可以和供者相应的HLA抗原结合，则能引发超急性排斥反应。因此，检测受者体内的HLA抗体水平即群体反应抗体

(PRA),可以预防或减少超急性排斥反应的发生。PRA 的检测有多种方法,其中一种为 CDC 法,另一种为酶免疫法。

1. 标本采集 清晨空腹取血 2mL 送检。

2. 参考值 正常值 <40%。

(三)补体依赖性淋巴毒试验(CDC)

补体依赖性淋巴细胞毒技术已经成为一项标准的 HLA 血清学检查手段,它的基本原理为血清中的抗体与供者淋巴细胞膜表面相应抗原结合后激活补体,引起细胞膜破坏,细胞坏死,细胞膜通透性增加,细胞染色,可以通过计算死细胞的数目估计淋巴毒抗体的强度。

1. 标本采集 清晨空腹取血 2mL 送检。

2. 参考值 正常值 <10%。

(杨铁军)

第三节 普通 X 线检查

肾脏在普通 X 线检查时缺乏自然对比,因此常规 X 线检查——腹部平片难以显示其结构及病理改变。腹部平片主要用于泌尿系结石、钙化的诊断及肾脏大小、位置、轮廓改变的观察。肾具有排泄含碘对比剂的能力,尿道又与外界相通,因而适于排泄性和逆行性等泌尿系统碘剂造影检查。造影前必须根据临床提出的要求,熟悉患者的临床资料,特别注意有无造影禁忌证,出、凝血时间是否正常,严格进行造影剂及麻醉剂过敏试验,并注意局部血管、皮肤等情况。造影前 3~4 天禁用金属药物、钡剂等,造影前 6~8h 禁食。并取得患者配合。

一、腹部平片

腹部平片(Kidney Ureter Bladder,KUB)是泌尿系统结石常用的初查方法,目前其在诊断泌尿系统复杂疾病时作用有限,已被其他影像检查技术替代。

1. 检查方法 常规摄取仰卧前后位片,照片应包括上至双肾上腺区下至膀胱和前列腺。摄片前一天晚上服缓泻剂番泻叶 9g 清洁肠道。

2. 正常表现 前后位片上,于脊柱两侧可见双侧肾轮廓。正常肾边缘光滑,密度均匀。肾影长 12~13cm,宽 5~6cm,位于第 12 胸椎至第 3 腰椎之间,一般右肾略低于左肾。

KUB 在发现泌尿系结石方面有帮助,而且是一经济的随访方法。假阴性结果是有可能的,特别是结石与骶骨和髂骨翼重叠,或者结石是透 X 线的。存在血管钙化和静脉石时可能出现假阳性结果。体外震波碎石前 KUB 检查尤为重要,如果看不到结石,则不应选择用 X 线定位的碎石机行体外震波碎石。KUB 对碎石前后结石粉碎情况亦可对比观察。腹部平片在判断肾引流管、输尿管支架、导管方面也有一定价值。

3. 异常表现 包括肾区内高密度结石、钙化影及肾轮廓的改变。前者主要为肾盂结石,后者见于肾结核、肾癌或肾囊肿。肾轮廓改变包括:肾影增大或部分增大并局部外突,主要见于肾盂积水、肾肿瘤或肾囊肿;肾轮廓局部凹陷,常为瘢痕所致;肾影消失,见于肾周病变,例如肾周脓肿或血肿。

二、静脉尿路造影

静脉性肾盂造影(intravenous urography,IVU)又称排泄性尿路造影(excretory urography),其应用依据是有机碘化物的水溶液(如非离子型造影剂)注入于静脉后,几乎全部由肾小球滤过而排入肾盏和肾盂内,如此不但能显示肾盏、肾盂、输尿管及膀胱内腔,且可大致了解两肾的排泄功能。

IVU 检查前首先应行碘过敏试验,过敏试验阴性者方可考虑该项检查,并对检查过程中及检查完毕后注意过敏反应的表现并做出处理。对造影剂存在风险的患者应该很好地水化,可以使用低渗非离子型造影剂(LOCM),并避免大剂量应用造影剂。与高渗造影剂(HOCM)相比,LOCM 发生心血管毒性、肾毒性反应的风险低。

1. 造影剂反应及处理　如下所述。

（1）造影剂反应发生的高危因素：①甲状腺功能亢进患者。②心肺功能不全的患者。③有过敏倾向者，如哮喘、荨麻疹、花粉症患者和有药物及食物过敏史者。④肝肾功能损害，尤其是中度损害以上者。⑤急性尿路感染。⑥有造影剂过敏史者。⑦妊娠、骨髓瘤、糖尿病患者。⑧各种因素导致的体质严重虚弱、脱水者。

（2）造影剂反应的临床表现：较轻的有全身或局部发热、局部疼痛、喷嚏、恶心、呕吐、头痛、腹痛、荨麻疹、流泪、结膜充血等。严重的有喉头水肿、支气管痉挛、肺水肿、抽搐、血压下降、休克、昏迷甚至呼吸心跳停止。

（3）造影剂反应的预防：①检查室必须装备必要的各种抢救用药品，同时配备氧气瓶（或管道）、吸痰器随时备用。如遇严重反应，在自己抢救的同时要尽快通知有关科室医师前来协助抢救。②造影前准备工作要做好，首先详细了解有关病史、药物过敏史，及早发现造影剂反应的高危因素，采取对应措施。③应用造影剂前一定要做碘过敏试验，以静脉法为宜。需要注意的是部分患者在做过敏试验时即可发生严重不良反应，要有充分准备。

（4）造影剂反应的处理：发生造影剂反应后的处理原则：①轻度反应不必采取措施，但要留患者观察10余分钟，以免反应加重便于及时处理。②中度反应及重度反应要立即停止对比剂的注射，保持静脉通道，并首先静脉注射地塞米松10～30mg，同时根据不同形式的反应立即采取必要的抢救措施，抢救措施的原则基本是对症治疗。

2. 检查方法　①首先了解有无应用造影剂的禁忌证，检查前还需行碘过敏试验并备好急救药物。②清除肠管内气体和粪便，并限制饮水。③取仰卧位，先摄取腹部平片。④下腹部应用压迫带，暂时阻断输尿管后，于静脉内注入60%泛影葡胺。对比剂60%泛影葡胺用量：成人20mL，体重过重者可用40mL，儿童剂量以0.5～1mL/kg体重计算。必要时可采用非离子型造影剂，如碘普胺等。⑤注入对比剂后5～7min、15min、25～30min分别摄取双肾至膀胱区影像（一般共3张）。

特殊情况下需要加拍更多的片子。侧位片能够帮助鉴别在常规前后位片上重叠的肾盏系统充盈缺损。俯卧位可以使输尿管位置相对固定，有助于使输尿管扩张后充分显示。立位片能够发现肾下垂，严重肾积水还能显示造影剂的分层。

如果常规法即静脉注入法显影不满意可采取静脉滴注法，其主要优点是尿路显影清楚，肾盂、肾盏显影时间长，方法是用60%泛影葡胺2mL/kg的剂量加等体积5%葡萄糖或生理盐水，5～10min滴完。

3. 正常表现　注入对比剂后1～2min，肾实质显影，密度均匀；3～5min后肾盏和肾盂开始显影；15～30min肾盏和肾盂显影最浓。静脉肾盂造影时肾实质首先显影，肾小盏、肾大盏、肾盂相继显影。一般每侧肾有7～8个肾小盏，2～3个肾小盏合并形成1个肾大盏，2～3个肾大盏合并形成肾盂。肾盂一般呈三角形或漏斗形，有时呈分支型，肾盂上缘外凸，下缘内凹，肾盂向内下方变细移行于输尿管上端，亦可见壶腹型肾盂，表现为肾盂呈壶腹形扩大，但肾盏形态正常，此点与肾积水鉴别。

4. 异常表现　①肾盂和肾盏受压、变形、移位，凡肾实质内肿物如肾囊肿、肿瘤、血肿或脓肿等均可引起这种改变。②肾盂、肾盏破坏，表现为肾盂、肾盏边缘不规整乃至正常结构完全消去，主要见于肾结核、肾盂癌和侵犯肾盂肾盏的肾癌。③肾盂、肾盏或输尿管内充盈缺损，显示病变区内无对比剂充盈，为突入腔内病变或腔内病变所致，包括肾盂、肾盏或输尿管肿瘤、肾实质肿瘤、结石、血块和气泡等。④肾盂、肾盏和输尿管扩张积水，常为梗阻所致，原因多而复杂，包括肿瘤、结石、血块、先天性狭窄、外在性压迫等。

三、逆行性尿路造影

逆行性尿路造影（retrograde urography），也称逆行肾盂造影（RP），是在行膀胱镜检查时，将导管插入输尿管并经导管注入造影剂使上尿路显影的侵袭性检查方法。插入导管一般用4～5 F导管。此法不受肾功能影响，用于不适合行IVP的患者，如心、肝、肾功能差或IVP显示肾盂、肾盏不满意者。在行膀胱镜检查时，有时会根据病情需要而行RP，而不是再单独采用IVU检查，这样经济、省时。逆行肾盂造影作为集合系统的解剖指引，也可与肾、输尿管腔镜操作联合进行。

但对下尿路感染者不宜此检查。

1. 禁忌证　尿道狭窄及其他不宜膀胱镜检查者；肾绞痛及严重血尿；泌尿系感染；一般情况差。

2. 造影剂　每侧肾盂常用10%～30%泛影葡胺5～10mL。

3. 造影前准备　摄尿路平片。不必做碘过敏试验。

正常肾盏、肾盂表现同排泄性尿路造影。肾实质不显影。逆行或排泄造影时由于肾盂、肾盏内压力过高可发生造影剂反流入管腔及肾组织，常见有肾盂肾窦反流、淋巴管反流、静脉周围反流、肾小管反流及肾反流。

四、顺行性上尿路造影

顺行性尿路造影包括经皮穿刺肾盂造影、经肾造瘘管造影等。经皮穿刺肾盂造影系指经皮直接穿刺至肾盂内注入造影剂显示肾集合系统的方法。主要适用于急性尿路梗阻和肾盂积水、IVP显影不良或因输尿管狭窄、膀胱镜检查失败等原因而不能进行逆行性尿路造影检查的患者。可选择在超声引导下或CT引导下进行经皮穿刺肾盂造影。常用造影剂为泛影葡胺，浓度常用10%～30%，剂量以满意显示肾盏肾盂而定。经皮肾镜取石术后可经肾造瘘管造影检查有无残留结石。经肾造瘘管造影还可帮助确认输尿管梗阻、输尿管瘘的情况，以决定是否可以拔除肾造瘘管。

五、血管造影

1. 腹主动脉造影与选择性肾动能脉造影　腹主动脉造影多数在选择性肾动脉造影前进行，有助于大动脉及肾血管病变的诊断。但由于CTA及MRA的应用，这两种检查在单纯肾脏实质及血管疾病诊断方面已很少采用，在行肾动脉栓塞或成形等介入性治疗时需行选择性肾动能脉造影。

腹主动脉造影一般采用Seldinger技术经皮股动脉穿刺插管的技术，将“猪尾”导管头置于腹腔动脉开口下方，用高压注射器快速注射40～50mL的76%泛影葡胺或其他非离子造影剂并连续摄片。选择性肾动脉造影时，将导管插入肾动脉后，快速注入10～15mL的76%泛影葡胺或其他非离子造影剂并连续摄片。

肾动脉造影正常表现：两侧肾动脉起自腹主动脉，一般左侧稍高，约平L_1下缘至L_2上缘，右肾动脉起点低约半个椎体。正常肾动脉平均直径约6mm，范围为4.6～9.7mm。肾动脉在肾门处或进入肾实质分为前后两支，后支较细供应肾的后段与部分下段，前段较粗，分为上段、上前段、下前段与下段动脉，供应相应区域，肾段动脉的分支穿行于肾柱内称叶间动脉，叶间动脉在皮髓交界再分为弓形动脉，向皮质发出放射状小叶间动脉，小叶间动脉发出输入动脉进入肾小球。

腹主动脉造影与选择性肾动脉造影主要用于检查肾血管病变，特别是各种原因造成的肾动脉狭窄与闭塞，确定其部位和范围并行介入性治疗。造影检查也可发现肾动脉瘤和肾动静脉畸形。此外，还用于观察肾肿瘤的血供情况及行化疗和（或）栓塞等介入性治疗。

2. 下腔静脉造影与肾静脉造影　由于CT及MRI的广泛应用，下腔静脉造影与肾静脉造影已很少应用。

（1）下腔静脉造影（inferior vena cavography）：用于肾癌向下腔静脉浸润，下腔静脉受到肿瘤外压、浸润及下腔静脉后输尿管的诊断。下腔静脉内肿瘤血栓时，显示下腔静脉充盈缺损像。如果完全闭塞，可看到奇静脉等侧支循环。诊断下腔静脉后输尿管时，需同时在右输尿管留置导管，可见导管前行横过下腔静脉左侧，再通向右肾。

（2）肾静脉造影（renal venography）：用于对肾细胞癌肾静脉浸润的判断，以及对肾静脉瘤、肾静脉血栓症、肾静脉畸形和nutcracker syndrome的诊断。肾细胞癌时，可见静脉阻断、挤压、充盈缺损像、侧支循环的增生。肾静脉血栓症时，可看到肾静脉的闭塞像和肾肿大。

肾静脉造影是为弥补肾动脉造影的不足所选择的造影方法。一般方法是经皮穿刺股静脉或大隐静脉将导管进入肾静脉后固定并连接高压注射器，快速注入76%泛影葡胺30 mL并连续摄片。此外，经过大隐静脉将导管插入下腔静脉作腔静脉造影，对腹膜后肿瘤、腔静脉内癌栓等也有诊断价值。

（杨铁军）

第四节　超声检查

一、肾、输尿管超声

（一）正常声像图

正常肾二维声像图从外向内包括有周边的肾轮廓线、肾实质和中央的肾窦回声。周边的肾包膜光滑、清晰，呈高回声。肾窦回声位于肾中央，它包括肾盂、肾盏、血管、脂肪等组织，呈高回声甚至强回声，当大量饮水或膀胱过度充盈时，可略增宽，中间可出现无回声暗区，但前后径小于1.0cm，排尿后此种现象可消失。肾包膜和肾窦之间为肾实质回声，呈低回声，包含肾皮质和肾锥体回声，肾锥体回声较肾皮质回声更低。

正常情况下彩色多普勒诊断仪能清晰显示主肾动脉、段动脉、叶间动脉、弓状动脉直至小叶间动脉及各段伴行静脉。正常肾在呼吸时能随呼吸活动，肾脏活动度大于3cm是诊断肾下垂的依据。

正常输尿管腹部超声较难显示，但当大量饮水或膀胱充盈时，盆段输尿管及输尿管出口可显示且有蠕动，正常输尿管回声分离一般为1～3mm。彩色超声可显示输尿管开口处喷尿的彩色信号。

（二）病理声像图

1. 肾先天性异常　肾先天性异常包括肾的数目、结构、形态、位置、血管和肾盂的异常。对于肾缺损和肾发育不全，超声诊断较容易。前者常伴有对侧肾代偿性增大，而形态和内部结构皆属正常；后者表现为肾体积明显缩小，肾实质变薄，而肾内结构基本正常，有别于肾萎缩。

（1）重复肾：外形多无明显异常，但有两套肾盂、输尿管和肾血管系统。重复肾与上位肾盂连接的输尿管往往会发生异位开口，异位开口的输尿管出口常有狭窄，故会造成肾盂及输尿管积水。重复肾积水时声像图表现为肾上极无回声区伴同侧输尿管积水。重复肾不伴肾积水时超声表现为两团不连接的肾窦高回声。

（2）融合肾：同侧融合肾者位于身体一侧，须与重复肾鉴别，鉴别要点是重复肾的对侧能探及正常肾，而同侧融合肾的对侧无法探及正常肾。此外，彩色多普勒血流图（color doppler flow imaging，CDFI）能发现同侧融合肾有两套肾蒂血管系统，而重复肾一般只有一套肾蒂血管。临床上融合肾中以马蹄肾发病率较高，超声表现为腹主动脉及下腔静脉前方扁平状低回声带，并向其两侧方延伸为肾结构，此低回声结构为马蹄肾的峡部。马蹄肾如合并肾积水或肾结石石则会出现相应的声像图改变。

2. 肾囊肿　如下所述。

（1）单纯性肾囊肿：单纯性肾囊肿是临床上最常见的肾囊性病变，又称孤立性肾囊肿。单纯性肾囊肿多见于成年人，发展缓慢多无症状，当囊肿巨大或合并感染、出血时可出现腰痛或腹痛。单纯性肾囊肿超声表现为肾实质内无回声结构；形态规则，呈圆形、椭圆形或类圆形；无回声区边界清晰，后方有回声增强。单纯性肾囊肿也可有不典型的表现，比如内容物的改变（出血、感染、胶冻样）、囊壁改变（囊壁增厚或钙化）等。

（2）非典型性囊肿

1）肾多房性囊肿：肾多房性囊肿是一种较少见的肾良性病变，多数为单侧病变，成人发病以女性多见，临床表现可无症状。超声表现为囊肿壁薄，囊壁光滑，后方回声增强；囊肿内部有纤细带状分隔回声将囊肿分隔为多个无回声区，形态无一定规则。

2）肾盂旁囊肿：肾盂旁囊肿又称肾盂周围囊肿，病理上指肾窦内的淋巴囊肿，超声表现为位于肾窦或紧贴肾窦的囊性无回声区，一般不伴有肾小盏扩张，其余同肾囊肿典型的声像图改变。

3）肾盂源性囊肿及肾钙乳症：肾盂源性囊肿又称为肾盂或肾盏憩室，是一种与肾盂或肾盏相通的囊肿，超声表现为囊壁光滑的无回声区，后方回声增强，肾盂源性囊肿内有结石形成称为肾钙乳症或肾钙乳症囊肿。超声表现为囊性无回声区内伴强回声和声影，随着被检者体位改变，强回声朝重力方向移动；微小的肾钙乳症也可表现为肾实质内振铃样回声，仔细观察可发现其周边有小的无回声区，X线平片多不能显示，由于该囊肿的囊腔实际上是梗阻积水的肾小盏而非真正的囊肿，故一般不适合作穿刺硬化治疗。

4）多囊肾：多囊肾是一种先天遗传性疾病，分为成人型多囊肾和婴儿型多囊肾。成人型多囊肾双肾受累，超声表现为肾体积明显增大，肾内有无数个大小不等的囊状无回声区，肾实质回声增强，肾实质受囊肿压迫萎缩，婴儿型多囊肾因囊肿体积甚小，不能显示出囊肿的无回声特征，超声仅表现为肾体积增大，肾内回声增强的声像图特征。成人型多囊肾较大的囊肿进行超声引导下穿刺硬化治疗可改善肾功能和临床症状。

3. 肾肿瘤　如下所述。

（1）肾癌：超声对肾癌普查有较大的价值，尤其是对小肾癌可做出较准确的诊断。肾癌的典型声像图表现为：肾内出现占位性病变；与肾窦回声比较，肿瘤多呈低回声，内部可呈结节状。2～3cm大小的肿块也可呈高回声，如果肿块内部出血坏死，则会形成无回声的液性区，而肿块钙化则会出现强回声。肿块呈膨胀性生长，常见向表面凸起，向内生长可压迫肾窦回声；肿块较小时边界较清楚，较大时可呈分叶状。肾癌的彩色血流信号可呈多种类型，但一般可分为四种不同类型：抱球型、星点型、少血流型和血流丰富型。

肿瘤累及肾静脉、下腔静脉时超声表现为管腔增粗，内有低回声癌栓。转移至肾门、腹主动脉旁淋巴结时，肿大淋巴结内部回声往往不均匀。肾癌向外生长突破肾包膜，可表现为肾包膜连续性中断，肾轮廓不完整甚至肾形态失常，肾活动度受限。肾癌向内侵犯肾盂肾盏可造成肾盂积水。

（2）肾盂肿瘤：肾盂肿瘤最常见的病理类型是移行上皮乳头状癌，病变位于肾窦回声之间，如果肾盂内有积水，肿瘤在无回声的液性区衬托下易于发现，但如果没有肾盂积水时、肿瘤较小或肿瘤沿着肾盂呈地毯状浸润性生长时，较难被经腹体表超声发现。随着肿瘤的生长发展，肿块体积越大，越容易被超声发现。肿瘤的超声表现为正常肾窦回声被破坏，肾窦内出现异常肿块回声，可呈乳头形、平坦形、椭圆形等，有时可伴肾盂积水。肿块内彩色血流信号常呈少血流型。随着肿瘤侵犯输尿管和膀胱，会出现肾盂、输尿管扩张、膀胱肿块等表现。微探头腔内导管超声对发现早期肾盂肿瘤有较大价值，见下述。

（3）肾血管平滑肌脂肪瘤：肾血管平滑肌脂肪瘤是肾良性肿瘤中最多见的一种，超声表现为肾实质内强回声肿块，后方无回声衰减，肿块形态规则、边界清晰，内部回声分布均匀，当肿块较大且发生出血时，内部回声会不均匀，高回声与低回声层层交错，呈洋葱样。肿块内多没有明显的血流信号。对小的肾血管平滑肌脂肪瘤，因其CT值接近液性，X线、CT较难与肾囊肿进行鉴别，而超声则不会混淆。

4. 肾脓肿和肾周围脓肿　肾脓肿典型声像图表现为肾局部呈低回声，边界欠明确，肾局部包膜回声中断，肾活动度受限，常与肾周围脓肿并存。后者在肾周围出现低回声区。本病结合病史，多能与肾肿瘤鉴别。

5. 肾结核　肾结核声像图表现复杂多样。有的呈厚壁圆形液性区；有的呈轻度肾积水表现、肾盂壁毛糙；有的表面呈弧形高回声或强回声伴声影。对于轻型肾结核，超声不易检出，而对于肾结构破坏明显者及肾功能丧失者超声检查有较高的诊断价值，而往往这种患者X线尿路造影较难显示。

6. 肾损伤　肾损伤可分为肾挫伤、部分裂伤、全层裂伤和肾蒂损伤。超声表现为肾轮廓形态、肾结构回声、包膜连续性中断，肾周围液性区形成，肾盂分离程度和肾活动度根据肾损伤程度的不同而有相应的声像图改变。轻度损伤者仅表现为肾轻度肿大，肾包膜局限性膨隆，肾实质局部结构模糊，包膜下可有小血肿形成；而肾裂伤，仔细观察可发现裂口和错位处。超声不仅对损伤的程度可做出判断，而且可以了解其他脏器损伤情况，以及有无腹腔积液。超声随访有助于对损伤组织作动态观察。

7. 肾盂扩张和肾积水　肾盂扩张是一种肾集合系统扩张的现象，成人大量饮水、膀胱过量充盈、妊娠期、应用利尿剂或解痉剂或正常胎儿都会出现肾盂扩张的现象，但分离的厚径一般不超过10mm，而因尿路梗阻引起肾盂肾盏尿液滞留，肾盂内压力增高，肾盂肾盏扩张甚至肾萎缩的病理改变则称为肾积水。急性肾积水肾盂扩张不明显，随着肾积水时间的延长肾盂扩张就越大，肾受损就越严重，肾实质越加变薄甚至萎缩成薄纸状。完全性输尿管梗阻的肾盂扩张不大，但肾实质萎缩很快。一侧性肾积水多见于上尿路梗阻，双侧性肾积水多见于下尿路梗阻。肾积水的超声表现为肾窦回声分离，肾体积增大及肾实质萎缩变薄。

根据肾积水的严重程度将其分为轻、中、重三种类型：①轻度肾积水：肾盂及肾大盏扩张，肾小盏不扩张，肾实质回声正常。肾窦大小及形态均无明显改变。②中度肾积水：不仅肾盂、肾大盏扩张，肾小盏也因积水而扩张，肾窦内出现类似花朵样或烟斗样无回声区，肾实质轻度受压，肾大小及形态依据肾积水的发展程度出现相应的变化。③重度肾积水：肾盂及各肾盏积水相互融合，肾窦回声由无回声区取代，肾实质萎缩变薄，肾体积增大，形态失常。超声可测量积水肾脏实质的最大厚度和最薄厚度，估测肾功能的可恢复情况。超声引导下肾盂穿刺造影和穿刺置管引流对于诊断肾积水梗阻部位和明确梗阻原因以及保护肾功能有较高的价值。

8. 肾结石　肾结石的典型声像图表现是肾内强回声，其后方伴声影。根据结石的大小、成分及形态的不同，强回声可以呈点状、团状或带状，小结石常呈点状强回声；中等大小的结石或结构疏松的结石常呈团状强回声；大结石或质地坚硬的结石常呈带状强回声；小结石及一些结构疏松的结石后方可无声影或有较淡的声影。

9. 肾移植及其并发症　同种肾移植主要并发症为肾排异反应，还可出现血肿、脓肿、淋巴囊肿、尿液囊肿、肾积水积脓、肾乳头坏死和免疫抑制剂引起的肾毒性反应。超声可从肾体积、肾锥体回声、肾窦回声、肾血流、肾周回声方面观察移植肾及其并发症的发生情况。

急性排异反应时超声最明显的特征是肾脏迅速增大，肾透声良好；同时能够发现肾锥体显著肿大，压迫肾窦回声；肾窦回声减低甚至消失；肾内血流阻力明显增高，当阻力指数≥0.85时，诊断急性肾排异的特异性达90.9%。肾周围血肿、肾旁脓肿、淋巴囊肿、尿液囊肿、肾乳头坏死及肾吻合口血管瘤均表现为肾旁低回声或无回声区，其中以淋巴囊肿和尿液囊肿回声最低。

10. 肾血管病变　如下所述。

（1）肾动静脉瘘和肾动脉瘤：彩色超声对肾动静脉瘘和肾动脉瘤具有较高的诊断价值。肾动静脉瘘超声表现为肾实质内或肿瘤内无回声区，彩色血流图可见其内充满血流信号，频谱多普勒探测可发现动脉和静脉血流信号。肾动脉瘤超声表现为肾动脉瘤样扩张，或肾内出现囊性区，彩色血流图呈现杂色血流，频谱多普勒发现湍流信号。

以上病变由于二维超声都表现为肾内无回声区，故易与肾囊肿或肿瘤内液化相混淆，所以超声发现肾囊性肿块时应进一步作彩色血流图检查，以排除该病。

（2）肾动脉狭窄：超声表现为肾动脉内腔改变，内径尤其是起始部变窄；狭窄部位彩色血流充盈度变窄，色彩变亮；动脉流速发生特征性改变，即狭窄处峰速加快，大于邻近腹主动脉流速3.5倍以上，狭窄后动脉血流频谱收缩期形态圆钝，加速度明显减低，与狭窄处收缩峰形态形成明显的对照；患肾长径较健侧肾明显缩小，肾结构未见明显改变。

11. 输尿管结石　输尿管结石的声像图表现为扩张的输尿管远端弧形增强回声，后方伴声影。同侧的输尿管、肾盂、肾盏可伴有积水的表现。

12. 输尿管囊肿　输尿管囊肿超声表现为膀胱三角区圆形或类圆形无回声区，壁纤薄光滑，大小随喷尿有周期性的改变。囊肿可以单侧发病，也可以双侧发病，大小也有差异，较大的囊肿可在4cm以上，较小约囊肿可小于1cm。当囊肿内合并结石时，无回声区内可见强回声伴声影。

二、膀胱超声

（一）正常声像图

超声探测膀胱多采用经腹部探测，膀胱内尿液呈无回声，膀胱壁呈光滑带状回声，厚度1～3mm，膀胱形态随尿液充盈情况变化，充盈少时呈钝三角形或四方形，充盈多时呈圆形或椭圆形。

（二）病理声像图

1. 膀胱结石　膀胱结石超声表现为膀胱内的团状或斑状强回声，多发或单发，后方伴声影，结石能随着体位改变沿着重力的方向移动，较为疏松的结石，声波能穿透，后方声影可不明显。

2. 膀胱憩室　膀胱憩室超声表现为膀胱壁周围囊状无回声区，无回声区与膀胱有交通口，排尿前后无回声区大小会发生变化。当憩室内伴有结石时，表现为强回声伴声影；当憩室合并肿瘤时，在憩室腔内可发现实质性肿块，与膀胱壁相连。

3. 膀胱肿瘤　膀胱原发性肿瘤最常见的是移行上皮乳头状癌。超声表现为膀胱腔内菜花状或乳头状肿块，血流图可显示滋养血管从其基底进入肿瘤。观察肿瘤部位、基底大小、附着处膀胱壁层次、形态、是否累及输尿管出口及髂血管旁有无肿大淋巴结等有助于肿瘤的分期和治疗方案的制订。T_1期肿瘤有蒂、基底小、附着处膀胱壁层次清楚。T_3期肿瘤基底宽、附着处充盈期膀胱壁向外膨出，但外界膜显示尚清楚，或累及同侧输尿管出口。T_2期介于两者之间。

（1）腺癌：常见于膀胱三角区或顶部附近，基底较宽、分期较高。

（2）膀胱平滑肌瘤：超声表现为来源于膀胱肌层的肿瘤，多呈球形或椭圆形，向膀胱腔凸起部分由于表面有黏膜覆盖，故较光滑，有别于膀胱上皮肿瘤。

4. 膀胱颈部梗阻　超声检查膀胱颈部梗阻不仅有利于了解梗阻的病因，而且可以了解其对上尿路功能的影响，对临床疗效做出评价。膀胱流出道梗阻声像图表现为：膀胱逼尿肌增厚，小梁小房形成，残余尿量较多。而正常充盈膀胱壁厚度为1～2mm，腔面光滑，排空膀胱后一般不存在残尿。

引起膀胱颈部梗阻病因包括膀胱颈部肿瘤、膀胱较大的结石、前列腺增生、膀胱颈后唇异常抬高、膀胱颈部狭窄和逼尿肌－膀胱颈协同失调。膀胱颈后唇异常抬高声像图表现为：颈部后唇抬高大于5mm，致排尿困难或导尿管插入困难。膀胱颈部狭窄和逼尿肌－膀胱颈协同失调可使用α受体阻滞剂进行鉴别诊断。逼尿肌膀胱颈协同失调表现为逼尿肌收缩时，颈部不能开放，静脉注射酚妥拉明5～10mg，5min后超声显示颈部开放良好，而膀胱颈部狭窄者使用酚妥拉明不能开放颈部。

三、肾上腺超声

（一）正常声像图

肾上腺超声多采用经腹部探测，正常肾上腺儿童显示率高于成人，这是因为儿童的肾上腺占肾脏大小的1/3，而成人的肾上腺只占肾脏大小的1/13，而且儿童肾周脂肪远少于成人，故易显示。成人肾上腺右侧可以肝为声窗，而左侧由于胃肠积气等原因相对较难显示。成人肾上腺声像图多呈三角形或带状低回声，外围则是较低的皮质回声，中央为较强的髓质回声。

（二）病理声像图

1. 肾上腺皮质增生　声像图往往较难显示增厚的肾上腺，多数病例超声图像无明显改变，仅在皮质明显增厚或有局灶性增生时才被发现，肾上腺局灶性增生表现为肾上腺区结节，无包膜。肾上腺皮质增生在肾上腺外的超声改变为皮下脂肪层增厚，肾周脂肪层或肾上腺周围脂肪回声也明显增厚。

2. 醛固酮瘤、库欣瘤、嗜铬细胞瘤　声像图的共同特点是形态呈圆形或椭圆性，包膜完整明亮。肾上腺库欣瘤一般大小在2～3cm，而醛固酮瘤要小一些，为1～2cm，嗜铬细胞瘤一般在3～5cm，嗜铬细胞瘤内部回声不均匀，出现囊性变是其特征性改变，此外嗜铬细胞瘤内多可见星点状血流信号。由于嗜铬细胞瘤可发生在肾上腺外，故应将其探测范围扩大到腹主动脉及其分支旁、盆腔、膀胱等区域。

3. 无内分泌功能的皮质腺瘤　发现时瘤体一般较大，声像图呈圆形或类圆形肿块，边界清楚，内部回声均匀。

4. 皮质腺癌　大小往往有6~8cm，肿块呈圆形或椭圆形，也可为分叶状，内部回声不均匀，CDFI可发现肿瘤内部血流信号较丰富。当肿瘤出现肝转移时，肝内可见圆形或类圆形低回声肿块。

5. 肾上腺母细胞瘤　发生于婴幼儿，超声表现为体积较大的实质性肿块，形态不规则，可呈分叶状，肿块内部回声不均匀，内部如有出血或坏死则可形成斑片状强回声伴声影。

6. 神经节细胞瘤　声像图呈圆形或类圆形肿块，内部回声较低，边界清楚，肿瘤可同时出现在脊柱旁。

7. 肾上腺囊肿　声像图表现为肾上腺区圆形或类圆形无回声区。

8. 肾上腺髓样脂肪瘤　声像图表现为肾上腺区高回声或强回声肿块，与肾周脂肪相似，内部回声细密均匀，质地较软。超声有较大的诊断价值。

9. 肾上腺转移瘤　声像图表现为肾上腺区低回声肿块，呈圆形或椭圆形，也可呈分叶状，边界不清楚，内部回声均匀，常为双侧性，如果肿瘤内出血或坏死，可有无回声液性区。

10. 肾上腺结核　声像图多表现为双侧肾上腺低回声不规则肿块，病程较长的肾上腺结核会伴有强回声钙化灶。

四、泌尿系腔内超声

（一）前列腺、精囊经直肠腔内超声

前列腺、精囊位于盆腔深部，且有周围肠道气体的干扰，使经腹超声探测存在明显的不足，高分辨力的直肠探头近距离地探测前列腺可获得较清晰的图像。经直肠超声不但能够用于前列腺疾病的检测、分期，还能够用于引导前列腺的穿刺活检、冷热源消融治疗、放射性种子植入和药物的导入，对于精囊疾病的诊断和介入治疗也有很好的效果。

1. 正常声像图　正常前列腺横切图呈钝三角形，两侧对称，后缘中央微凹，包膜完整。纵切图可显示膀胱颈部、前列腺底部、体部、尖部、前列腺部尿道和射精管。尿道内口距精阜的距离可在超声图像上测量。以射精管、尿道、膀胱颈部为标志，可较明确定位中叶、后叶和侧叶。两侧精囊在横切图上呈“八”字形，对称分布于前列腺底部上方，形态自然，底部较大，颈部较小，精囊内可见纤细扭曲的条状回声，囊壁厚度<1mm。

（1）前列腺测量：包括对整个腺体的测量和腺体局部分区的测量。临床上习惯使用长径、宽径和厚径的测值判断前列腺的大小。不同的探测径路获得的测值大致与前列腺解剖测值相近，即宽径4cm，长径3cm，厚径2cm。

（2）前列腺体积的计算：通常使用椭球体公式计算，即 $V = 0.523 \times d_1 \times d_2 \times d_3$。$d_1$、$d_2$、$d_3$ 为前列腺的3个径线。前列腺形态越接近椭球体则计算值越精确。由于前列腺的比重接近1.05，所以体积数大致等于重量的数值。正常前列腺重量随年龄变化，儿童期前列腺在10g以下，青春期前列腺开始迅速增大，20岁后达到20g，当前列腺增生时体积增大。

2. 前列腺增生　如下所述。

（1）超声表现：①前列腺增大，尤以前列腺前后径增大最为重要。②前列腺形态变圆，饱满。③前列腺内出现增生结节。④内外腺比例失调。⑤前列腺向膀胱突出。⑥前列腺内外腺之间出现结石。⑦血流图表现为内腺血流信号增多，在增生结节周围可见血流信号环绕。⑧可出现膀胱小梁小房、膀胱结石、肾积水等并发症。

（2）前列腺增生症后尿道形态改变：声像图主要表现：①尿道内口移位：前移或后移或上移。②后尿道延长超过3cm。③后尿道曲度改变，多数病例明显前曲，凹面朝前。④排尿期尿道腔变细、不规则状或局部有隆起。这些改变在不同病例依前列腺增生的部位、相对程度可有不同的表现。

3. 前列腺癌　近年来我国前列腺癌的发病率有成倍上升之势，值得重视。以往发现的前列腺癌多数已属晚期，前列腺癌的肿瘤标志物“前列腺特异抗原（PSA）”的发现，使前列腺癌的早期诊断和治疗成为可能，但多种前列腺疾病都可使血清PSA增高，因此当PSA增高时，需对前列腺疾病做出鉴别

诊断，经直肠超声探测能清晰地显示前列腺及周围邻近组织的受侵情况，对不能明确的病变还可在超声引导下进行穿刺活检。

（1）前列腺癌超声表现

1）局部结节型：多数在前列腺后叶（或周缘区）出现低回声结节，邻近的前列腺包膜隆起，结节边界可清楚，也可不清楚，可突破前列腺包膜。

2）弥漫分布型：前列腺体积明显增大，形态不规则，包膜不完整。整个前列腺回声杂乱，呈点状或斑片状强回声，也可能为多处片状低回声，分布不均。前列腺旁可出现异常肿块，膀胱颈部、精囊可能受侵犯。

3）无明显异常回声型：前列腺内未发现明显异常回声或仅表现为前列腺增生图像，二维图像较难判断有否肿瘤，有些病例穿刺活检后才能发现癌肿。彩色血流图此时可能提高病灶的检出率，表现为局部血流分布异常。

（2）前列腺癌鉴别诊断：对弥漫分布型前列腺癌诊断一般不难，但应与表现为点状、斑片状强回声的慢性前列腺炎鉴别，后者多继发于后尿道狭窄，前列腺体积不大，甚至缩小，包膜完整，多发于青壮年。对前列腺体积增大者须与前列腺肉瘤鉴别，后者发病年龄较轻，前列腺体积甚大，触诊时质软如囊肿。

（3）前列腺特异性抗原（PSA）测定的意义：PSA是对前列腺癌诊断和分期的一项重要指标。将PSA测定和经直肠超声检查结合分析是前列腺癌诊断的重要进展，可有助于提高前列腺癌的早期诊断率。前列腺癌组织、增生的前列腺组织和正常前列腺组织均可产生PSA，但他们的每克组织对血清PSA水平上升的贡献明显不同，依次为3ng/mL、0.3ng/mL和0.12ng/mL。计算前列腺体积可获得预计血清PSA（PPSA）值。PPSA =0.12V（前列腺体积）。比较实际PSA测值与PPSA可估计发生前列腺癌的可能性大小，并且可粗略估计肿瘤组织的体积（estimated tumor volume，TV），TV –（PSA – PPSA）/2。肿瘤的体积大小与前列腺癌的浸润和转移密切有关，也可将血清PSA除以前列腺体积，得到PSA密度（PSAD）。PSA密度反映每克组织可产生多少血清PSA。对一些病例可做1年内的动态观察，了解有关指标的变化情况，如1年内血清PSA上升率 >20% 则为不正常，经直肠超声引导下作前列腺穿刺活检可提高前列腺癌组织的检出率。

4. 前列腺穿刺活检技术　超声引导下前列腺穿刺活检术包括经会阴前列腺穿刺和经直肠前列腺穿刺术两种。经会阴穿刺术前一般不需要灌肠。穿刺前对会阴部进行消毒和局部麻醉，在直肠超声引导下对前列腺穿刺目标进行穿刺。经直肠前列腺穿刺术前患者需灌肠，用端射式直肠超声探头扫描前列腺，找到可疑目标后将电子穿刺引导线对准穿刺目标，穿刺后需服用抗生素以防感染

比较通行的穿刺点数有经典常规6针点位穿刺、8针点位穿刺等。前列腺穿刺点数增加能够增加穿刺的覆盖面积，减少漏诊率，但穿刺点数增加也增加了创伤和并发症的概率，故选择哪种穿刺点数，需根据患者不同的情况决定，一般在经典6点穿刺法的基础上首先保证前列腺癌好发区即周缘区病变不被遗漏，同时最好也覆盖到内腺区，如果前列腺体积较大，可相应扩大穿刺点数；如果指检触及硬结、两维超声发现结节或彩色血流图上发现局部异常血流信号增多，则可在怀疑目标处增加1～3针，并标明穿刺病灶的方位是靠近内侧还是外侧。

（二）微探头导管超声

1. 仪器设备　微探头导管超声由微探头和导管两大部分组成。微探头可分为机械旋转式和多晶片电子相控阵扫描式两种。机械旋转式探头多为单晶片探头，通过机械马达驱动旋转产生实时二维声像图，而多晶片电子相控阵探头不但可以显示灰阶实时图像还能显示彩色血流图像。导管部分的外径在3.5～8F，长度95～200cm。

微探头导管超声的探测方法包括导丝引导和直接插入两种。对于尿道膀胱可以采用直接插入法，将导管直接从尿道外口插入，进行探测，而肾盂、输尿管的探测可借助膀胱镜用导丝导引插入或直接插入。探头插入后对尿路进行逐层横断面扫描。

2. 正常肾盂、肾盏声像图　正常肾盂、肾盏内腔面光滑，肾盂腔呈无回声液性区，黏膜层呈带状

高回声，黏膜下层呈带状低回声，黏膜及黏膜下层连续完整。肾锥体呈三角形低回声，肾实质呈中等偏低回声，肾包膜呈带状高回声，肾盂与输尿管连接部是一个重要的解剖标志，声像图表现为输尿管腔突然增大变为肾盂腔的部位（图 1－1）。

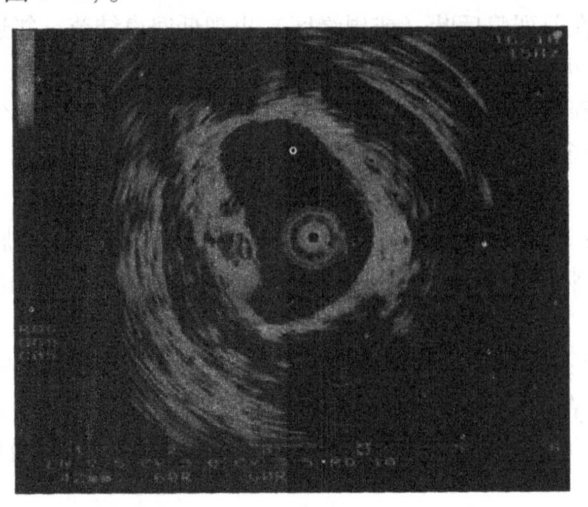

图 1－1　正常肾盂微探头超声声像图

3. 泌尿系病理性声像图　如下所述。

（1）肿瘤

1）上尿路肿瘤：尤其是肾盂肿瘤早期不易被发现，微探头导管超声具有近距离高频率精细探测的优势，能够发现上尿路早期的微小肿瘤。肾盂移行上皮肿瘤声像图表现为肾盂内形态不规则的低回声病灶，肿块固定，肾盂肿瘤侵犯肾盂与肾癌累及肾盂的鉴别要点是肾盂肿瘤大部仍位于肾盂而肾癌主要位于肾实质。肿瘤声像图表现为输尿管管壁乳头状低回声或管壁不规则增厚，肿块向外侵犯时外壁可显示不光整，肿块可累及输尿管旁血管，声像图上还可以显示输尿管旁淋巴结肿大的低回声结构。

2）膀胱肿瘤：多表现为膀胱壁偏低回声肿块，周边回声偏高，微探头导管超声能够清晰显示膀胱壁的三层结构，确定肿瘤与膀胱壁层的关系以及肿瘤与输尿管出口的精确距离，微探头超声与膀胱镜联合使用对膀胱肿瘤的术前分期有很大的帮助。

（2）肾盂输尿管连接部梗阻：微探头导管超声能够鉴别输尿管肾盂隔膜，肾盂输尿管连接部迷走血管压迫以及肾盂输尿管连接部 UPJ（uretero－pelvic junction）自身狭窄，对于肾盂输尿管连接部梗阻的诊断很有帮助。

（3）输尿管黏膜下结石：声像图表现为输尿管壁内强回声，后方可伴声影，输尿管黏膜下结石通常发生在体外震波碎石术后，靠近输尿管腔面的黏膜下结石容易引起输尿管狭窄，必须及时去除。导管超声为临床提供了黏膜下结石的大小、数目、位置以及结石与输尿管腔面的距离的信息。

（4）尿道憩室：超声表现为尿道相通的液性区，液性区可分为单方或多房。尿道憩室内常有尿液潴留，易继发结石及炎症，长期的炎症刺激可致囊壁增厚呈肉芽肿改变甚至癌变。憩室包绕尿道的情况，开口的位置以及囊腔与尿道腔面的关系，对临床治疗提供了较大的帮助。

五、尿道超声

（一）正常声像图

男性前尿道静止期超声不易显示，但可清楚显示尿道海绵体和其两侧阴茎海绵体。前列腺部尿道常呈线状回声，与直肠前壁基本呈平行走向。膜部尿道位于前列腺尖部与球海绵体之间的低回声结构内。该低回声结构上下径 0.8～1.9cm，平均 1.2cm；前后径 0.6～1.1cm，平均 0.8cm；左右径 0.8～1.0cm，平均 0.9cm。男性尿道充盈期显示较清楚，尿道腔面光滑。前后尿道起始部均呈特定的形态：开放的膀胱颈部和前列腺部近段尿道呈漏斗状；充盈的球部尿道近段呈平滑鸟嘴状。各段尿道内径测值：前列腺部6～10mm，平均8mm；膜部2～5mm，平均3mm；球部8～13mm，平均10mm；阴茎中部5～9mm，平均7mm。

女性尿道静止期呈低回声，基本与位于其后的阴道呈平行走向，闭合的尿道腔穿行于其中，多呈线状回声。水平切面时可见尿道呈圆形，边界清楚，其后的阴道呈横置香蕉形贴于尿道后壁。排尿期首先见膀胱基底部肌肉向上提升，尿道内口与近段尿道开放呈漏斗状，尿道壁渐变薄，尿道腔呈无回声区，但尿道壁并未消失，仍可见很薄的低回声带存在。

（二）病理声像图

1. 尿道狭窄　尿道狭窄是泌尿外科的常见病，多见于男性。病因有先天性、炎症性、外伤性和医源性。

（1）尿道狭窄基本声像图：瘢痕组织或纤维膜状组织突入尿道腔使其变窄或尿道呈环状变窄为尿道狭窄的直接征象。狭窄近端尿道呈不同程度的扩张为尿道狭窄的间接征象。

1）外伤性尿道狭窄：①狭窄部位多位于膜部或球部，偶累及阴茎部和膀胱颈部。②与炎症性狭窄比较瘢痕组织通常较局限。所谓瘢痕病变轻重是指狭窄尿道段周围瘢痕累及的范围大小。轻度者瘢痕主要位于尿道腔内，瘢痕深度一般<5mm；重度者除了致尿道腔狭窄外，瘢痕常明显累及尿道周围组织，使尿道失去其正常的结构层次、回声强度、弹性度及移动度，瘢痕深度一般>10mm。球海绵体僵硬、前列腺移动度明显减弱甚至固定、球膜部尿道明显移位以及碎骨片压迫尿道为非常严重瘢痕形成的声像图表现。③外伤所致瘢痕回声表现多样，可呈等回声、强回声和杂乱回声，后者常提示病变较严重。

2）炎症性尿道狭窄：①狭窄部位多位于前尿道，以球部尿道最常见，病变部位常较广泛。②尿道黏膜回声增高、毛糙、增厚、内腔变窄。③尿道腔容量减少常较明显，这是由于尿道壁弹性明显降低，犹如皮革限制了内腔扩大之故。④急性炎症者尿道壁常有絮状物附着（图1－2）。

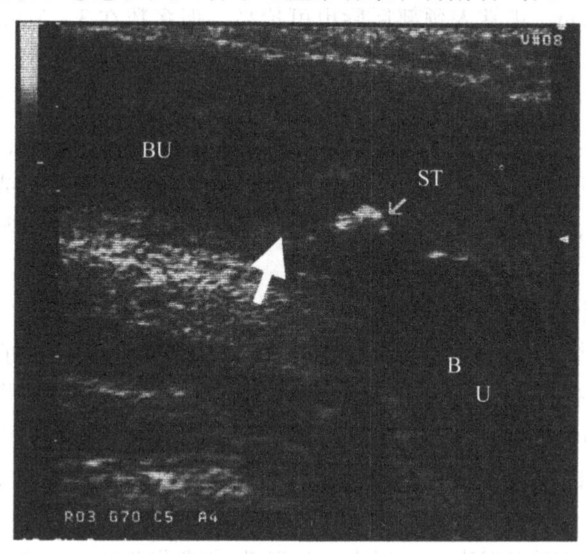

图1－2　男性阴茎部尿道狭窄伴结石声像图

（粗箭头：尿道狭窄；细箭头：结石；BU：尿道球部；ST：结石）

3）医源性狭窄：①瘢痕常较局限。②瘢痕部位以前列腺窝及膜部尿道多见。③瘢痕常较轻，多呈中等回声。

4）先天性尿道狭窄：对尿道外口狭窄超声检查的意义在于除外其近侧尿道是否存在病变。尿道瓣膜一般多位于精阜以远尿道，表现为尿道腔内瓣膜样组织回声，同时伴后尿道扩张。

（2）尿道狭窄并发或合并病变声像图

1）尿道假道：典型者为静止期或充盈期尿道旁异常管道状液性区并与尿道沟通。异常液性区常与相应部位尿道呈平行走向。显示假道口对指导治疗有较大的价值。

2）尿道瘘管：静止期表现为尿道与体表或尿道与直肠之间的迂曲的低回声带。尿道充盈期可见其内有液体充盈或从瘘管外口液体溢出。球部尿道会阴瘘静止期也可表现为瘘管处点状强回声呈串珠状排列，即使充盈期未显示其内液体，结合既往病史也可做出较明确的诊断。会阴部炎性肿块可表现为会阴部的异常低回声区，由于临床诊断较易，超声检查的主要目的是明确其范围以及其与尿道的关系。

3）尿道腔内细小结构：表现为纤细或短条状回声伸入尿道腔内，也可表现为不规则小回声团有蒂连于尿道壁。多见于有尿道手术史病例。这些结构对排尿多不产生影响。

4）病理性前列腺窝：主要因排尿不畅或尿道刺激征就诊。前列腺切除或摘除术后，正常前列腺窝表现为漏斗状，开放的前列腺窝腔面光滑、宽大。异常者可出现下列其中一种或数种图像：①前列腺窝狭窄，其狭窄部位可发生于颈部、近颈部、中部、尖部。表现为局部高回声带向腔内凸起，致排尿期局部不能开放。②内腔毛糙、不平整，可有组织碎片附着。③内腔壁呈不规则状隆起，为增生的前列腺结节所致。④严重时前列腺窝可消失或接近消失。

外伤性尿道狭窄术后吻合口形态的超声探测：吻合口超声表现具有显著的形态特征，表现为吻合口形态的多型性和多样性及变异性，反映了术后尿道病理形态的复杂性和治疗过程中的演化。超声可将吻合口形态分为 6 种基本类型：瘢痕型、假道型、活瓣型、闭合不全型、吻合口腔道形态异常型和基本正常型。

临床意义：尿道狭窄术前需要了解狭窄的长度、程度、瘢痕的深度和残剩的正常尿道的长度，尿道超声能够提供上述信息，尤其能对瘢痕组织范围做出较准确的测量，对指导提高尿道狭窄的疗效具有重要价值，也为尿道狭窄术后疗效评价及对策的建立奠定了形态学基础。

2. 膀胱颈后唇异常抬高　该类病例就诊的原因多是排尿困难或导尿管插入受阻，其病因尚不清楚，组织学上发现病变组织内存在肌纤维增生和黏膜呈慢性炎症表现。膀胱颈后唇抬高超声通常在排尿期才加以明确显示，抬高的组织回声强度较高，尿道内口位置前移，致近段尿道轴和膀胱后基底角度明显变锐，抬高组织的高度大于 5mm。正常人颈部后唇也可抬高，但多数在 3 ~5mm 以内。

3. 尿道结石　尿道结石多来自上尿路和膀胱，也可继发于尿道憩室。尿道狭窄合并尿道结石较多见。结石易嵌顿于尿道膜部和阴茎部尿道或尿道狭窄处。主要症状为排尿困难、尿线变细、尿流中断、排尿疼痛感，超声易于诊断。其声像图表现为尿道腔内的强回声团后伴声影，可随液体流动而滚动。球部尿道狭窄伴结石者，结石所在的球部尿道腔扩大可呈憩室状，排尿期结石或在其内滚动或嵌顿于其远侧的狭窄口致尿流突然中断，而当推挤会阴部时，结石可退至狭窄近侧尿道腔，尿流恢复连续性。超声可实时观察上述现象。

4. 尿道憩室　超声表现为尿道周围囊性区与尿道沟通。排尿期或挤压后，囊性区体积可随之改变。女性多于男性，尿道憩室易继发炎症和结石。如果憩室反复感染可致憩室壁明显增厚，腔面毛糙，因而易疑为混合性肿块。对于包绕尿道的憩室，明确尿道黏膜与憩室的关系，对指导手术治疗有帮助。

5. 尿道赘生物　该类病例在临床上多以尿道滴血、血尿、排尿困难和尿道肿块症状就诊。尿道赘生物原发于尿道者有炎性息肉样病变和肿瘤病变，也可表现为由尿道外邻近器官、组织病变在排尿期脱入尿道或直接向尿道浸润。

尿道炎性息肉样病变声像图表现为：①形态：呈乳头状或菜花状。②部位：前、后尿道均可发生，以前尿道球部多见。位于后尿道者，多处精阜附近尿道腔。③大小及基底：多数在 10mm 以下，基底可细可宽，可单个或多个同时发生。④其他：部分病例可同时发现尿道黏膜慢性炎症的声像图表现。该类病例多见于男性。

6. 尿道肿瘤　声像图上可分 3 种类型。

（1）腔内乳头状型：主要特点如下。①形态：在后尿道者颇似膀胱乳头状肿瘤表现。②附着部位：后尿道近段肿瘤在静止期肿瘤可被挤入膀胱易疑为膀胱肿瘤，寻找瘤蒂部位可明确诊断。前尿道肿瘤多位于球部。③大小及基底：位于球部尿道者可长至较大，移行上皮乳头状瘤。通常有蒂，活动度较大。乳头状癌基底可细可宽，近期随访观察其演变有助于诊断。该类部分病例可行经尿道内切治疗。

（2）尿道肿块包绕型：多见于女性，以尿道壁实质性肿块表现为特征。鳞癌内部回声呈强弱不等；而移行上皮癌和腺癌内部回声较低，内部分布可较均匀。由于病变累及尿道范围较广，需手术切除治疗。

（3）尿道局部受浸型：为尿道邻近部位肿瘤浸润所致。声像图上具原发病变的声像图表现。超声探测有助于评价原发肿瘤的分期。

（4）超声检测尿道赘生物的主要优点在于：①显示病灶的基底部、周围情况以及内部结构，对肿瘤的分期有价值。②可明确内视镜拟诊的尿道赘生物是属于尿道腔内来源抑或腔外病变压迫、浸润所致，从而为临床的进一步治疗提供依据。③检查不受尿道狭窄或尿道出血的影响；无痛苦，更适于尿道赘生物的随访观察，因而是内视镜检查法的重要补充。

7. 尿失禁　压力性尿失禁在女性较常见。声像图主要表现为：①张力期尿道膀胱连接部过度活动，常大于10mm，连接部和近段尿道明显向后下旋转。②较大部分病例静止期连接部已处于低位，尿道倾斜角增大。③张力期尿道开放长度通常在10mm左右，相当部分病例同时伴有尿液溢出。④重症病例尿道近段静止期已处于开放状态。

急迫性尿失禁，声像图主要表现为：①尿道膀胱连接部位置未见下降，张力期移动度小。②尿量较少时即有强烈尿意。③咳嗽或闻水声可诱发排尿，诱因去除后，尿液仍不能自控，直至膀胱排空。

将超声检测与尿动力学检查结合起来，即在行常规尿动力学检查时，采用超声成像将膀胱及尿道的形态变化同步或者非同步记录下来就形成了超声尿动力学（sonographic urodynamics）。这种方法不仅有助于尿失禁的精确分类，还有助于鉴别神经源性膀胱、复杂的膀胱出口梗阻、前列腺手术后膀胱颈部梗阻等疾病。

（杨铁军）

第五节　肾脏CT检查

一、检查方法

（一）CT平扫

注意平扫时不要做对比剂试验，以免把肾盂内的对比剂误认为是结石，扫描层厚不宜超过5mm。非增强期扫描可用于评估尿石症、显示肾实质和血管钙化，能对肾轮廓进行总体观察。

（二）增强扫描

肾脏增强CT扫描对确定肾肿物的位置很有意义，因为肾脏病变不可能出现在某一特定时相，所以需要多时相扫描。增强扫描是指通过静脉血管内注射碘对比剂后进行的扫描，在肾动脉供血时相内的扫描称为肾动脉期扫描。在肾静脉供血时相内的扫描称为肾静脉期扫描。延迟扫描是指肾盏及肾盂内充盈对比剂后进行的CT扫描，常可检出肾盂内小的病灶，并可在此期进行三维重建。非增强期（造影前期）、皮髓质期、肾实质显像期和肾盂显像期的肾脏造影可以充分观察、发现肾脏病变。注射造影剂后约30s进入皮髓质期，可以区分肾脏皮质和髓质。大约100s后进入肾实质显像期，此期肾实质均匀增强，肾脏肿瘤在肾实质显像期更容易发现。当造影剂充盈集合系统时则进入肾盂显像期或称排泄期。

肾静脉容易显影，肾动脉位于肾静脉后方且较细，有时难以看到。CT检查还可以显示肾毗邻的器官，了解肾与它们的关系。

（三）CT尿路成像（CTU）

即CT泌尿系造影，是对CT强化后延迟扫描的轴位图像利用CT后处理软件进行三维重建的泌尿系检查方法。能立体直观地显示泌尿系腔道的整体，有利于诊查泌尿系积水的原因，常用于输尿管疾病的诊断。检查时要求在排泄晚期从螺旋扫描仪中截获传统的断层图像，将这些图像重建就可以得到CT尿路成像。CT尿路成像可以通过造影剂增强重建输尿管图像。在评估血尿方面，CTU可以取代IVU和超声。

（四）CT 血管造影（CTA）

是一种显示血管的微创方法，不需要采取直接穿刺大血管的方式，通过快速注入造影剂在动脉期行螺旋 CT 扫描成像。需避免口服造影剂。获得图像后用工作站将软组织和骨骼图像清除，然后进行三维重建。适用范围包括诊断肾动脉狭窄、准备供肾切除前评估肾血管及确定肾盂输尿管连接部狭窄患者有无迷走血管。

（五）三维重建

图像后处理技术包括再现技术获得的三维立体图像和仿真内镜显示技术。常用的三维重建方法包括表面遮蔽显示（surface shaded display，SSD）、最大密度投影（maximum intensity projection，MIP）和容积演示（volume rendering，VR）。

表面遮蔽显示（SSD）是将像素值大于某个确定域值的所有像素连接起来的一个三维的表面数学模型，然后用一个电子模拟光源在三维图像上发光，通过阴影体现深度关系。SSD 图像能较好地描绘出复杂的三维结构，尤其是在有重叠结构的区域。此重建方法是 CTU 常用的重建方法之一。

最大密度投影（MIP）是把扫描后的若干层图像迭加起来，把其中的高密度部分做一投影，低密度部分则删掉，形成这些高密度部分三维结构的二维投影，可从任意角度做投影，亦可做连续角度的多幅图像在监视器上连续放送，给视者以立体感。

容积重建（VR）亦是三维重建技术之一，首先确定扫描容积内的像素密度直方图，以直方图的不同峰值代表不同组织，然后计算每个像素中的不同组织百分比，继而换算成不同的灰阶，以不同的灰阶（或色彩）及不同的透明度三维显示扫描容积内的各种结构。现在已经设计出智能化的 VR 软件，操作者只需选择不同例图，就可以自动重建出需要显示的图像。此重建方法亦是 CTU 常用的重建方法之一。

二、肾结石 CT 检查

CT 平扫已经成为评估尿石症的主要影像学检查方法，于单侧或双侧肾盂肾盏内见单发或多发斑点状、类圆形、鹿角形、桑葚形或不规则形高密度影，CT 值在 100Hu 以上，病灶边界锐利清楚。CT 检查也可以用于判断结石伴发的肾积水、输尿管周围和肾周围炎症，当结石引发梗阻时，可见高密度结石影以上部位肾盂肾盏明显扩张，肾实质变薄。CT 增强和延迟扫描，可进一步确定病灶位于肾盂肾盏内，如发生肾积水时并出现肾功能异常时，肾脏强化弱，延迟扫描肾盂肾盏内对比剂浓度低或无对比剂出现。如果不存在结石 CT 可以帮助确定泌尿系统以外的病因。在诊断结石方面 CT 可以取代 IVU。

三、肾结核 CT 检查

当病灶位于肾皮质内表现为微小肉芽肿时，CT 难以发现。随病情发展肾实质内出现多发形态不规则、边缘模糊的低密度灶，病灶局部可见钙化影，低密度灶与肾盏相通，局部受累的肾盂肾盏不同程度变形，肾盂壁增厚，受累肾盏可见积水扩张。增强后病灶无明显强化。晚期肾体积缩小，形态不规则，肾盂肾盏壁明显增厚，腔狭窄或闭塞。发生钙化时，肾区见不规则斑点状、蛋壳状或弥漫性钙化。

四、肾损伤 CT 检查

肾挫伤平扫可见局部肾实质密度略降低，边界不清，增强扫描病灶区呈边缘模糊的无强化区，延迟扫描可见肾间质内对比剂少量集中现象。肾内血肿随时间不同其大小、形态、密度均有所不同，增强后血肿呈边界清楚或不清之低密度无强化区。肾破裂伤表现为局限性密度减低区，并伴有小灶性出血及肾周血肿表现，增强扫描病灶区呈低密度或无强化改变，可见含对比剂外渗尿液积聚现象。肾碎裂伤当保留完整血管时，增强扫描可见肾实质增强断端边缘不规则，呈斑片状强化，当血管断裂可出现不强化肾块。肾盂损伤时，增强扫描示含对比剂尿液外渗。当肾蒂损伤时整个肾脏或部分肾段不强化，肾盂内无对比剂聚积。肾包膜下血肿时，表现为新月形低密度区围绕肾实质，相应部位肾实质受压。肾周血肿时，可见肾脂肪囊内高密度影，随时间延长密度逐渐降低，肾筋膜增厚。

五、肾癌 CT 检查

CT 平扫较小肾癌多呈圆形或椭圆形，病灶区呈低密度或略低密度改变，较大肿瘤形态多不规则，边界模糊不清，内部呈高低混杂密度，密度不均。部分病灶可见假包膜影，此时边界清楚。当肿瘤液化坏死时，病灶内可见更低密度区，合并出血时，可出现高密度。病灶内偶尔可见高密度钙化影。肾癌压迫或侵及肾窦时可导致肾窦形态改变，并导致肾积水。增强后，早期病灶多呈不均匀明显强化，其强化密度高于或等于肾皮质密度。实质期病灶密度降低，而周围正常肾实质密度较高，因此此时肿瘤呈低密度改变，病灶边界和范围显示更清楚。少血供肾癌增强后密度升高幅度小，实质期病灶仍呈低密度改变。晚期患者可见肾静脉、下腔静脉增粗，管腔内可见充盈缺损等静脉癌栓形成表现。腹膜后大血管周围可见转移肿大淋巴结影（图 1－3，图 1－4，图 1－5）。

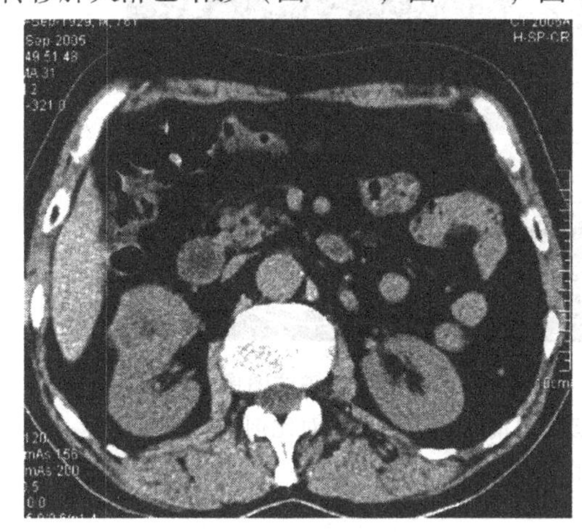

图 1－3　CT 平扫轴位图像

患者，男，76 岁，无痛性血尿 3 个月余，可见右肾体积增大，肾皮质内上方可见一局限性突出生物等密度肿块，边缘欠清。

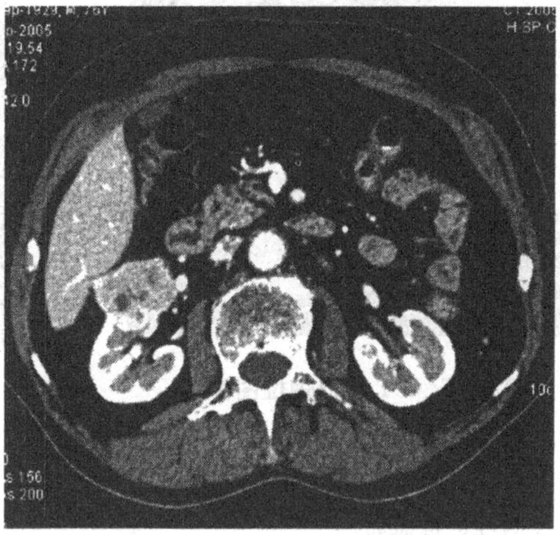

图 1－4　CT 强化扫轴位图像

同一患者，可见右肾肿块呈不均质强化，其内见不规则无强化坏死区。

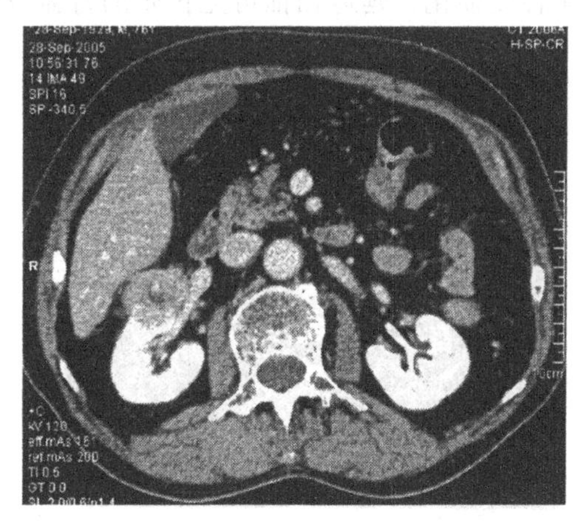

图 1－5　CT 静脉期强化轴位图像

同一患者，可见右肾肿块呈略低密度灶，边缘欠清。

六、肾错构瘤 CT 检查

可分为单发和多发，CT 平扫表现为肾实质内见大小不等类圆形或不规则形混杂密度肿块影，以其内含脂肪的多少，分为多脂肪、少脂肪和无脂肪肾错构瘤，多脂肪和少脂肪错构瘤病灶内可见脂肪密度区，病灶边界清楚，增强扫描示肿瘤呈不均质强化，脂肪组织和坏死组织不强化。无脂肪错构瘤常呈不均质强化，常很难与肾癌相鉴别。

七、肾盂癌CT检查

CT平扫肿瘤较小时，肾大小形态无明显变化，于肾窦内可见分叶状或不规则形软组织密度肿块影，内部密度均匀或不均匀，CT值30～40 Hu，病灶周围肾窦脂肪受压变薄或消失。增强扫描示病灶呈轻度强化，由于周围正常肾实质明显强化，病灶显示更明显，边缘更清楚。延迟扫描时，对比剂进入肾集合系统，此时可见病灶区肾盂或肾盏出现充盈缺损改变。较大肿瘤可侵犯肾实质，此时表现与肾癌类似，肾体积明显增大。也可侵犯肾周围组织和邻近器官，此时可出现相应改变（图1－6，图1－7）。

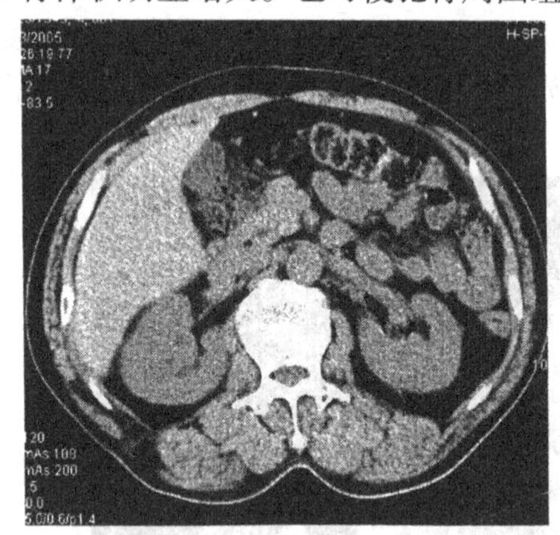

图1－6　CT平扫轴位图像

患者，男，60岁，无痛性肉眼血尿3个月余。可见右肾盂内一不规则的软组织密度灶，边缘欠清，密度欠均（病理：肾盂癌）。

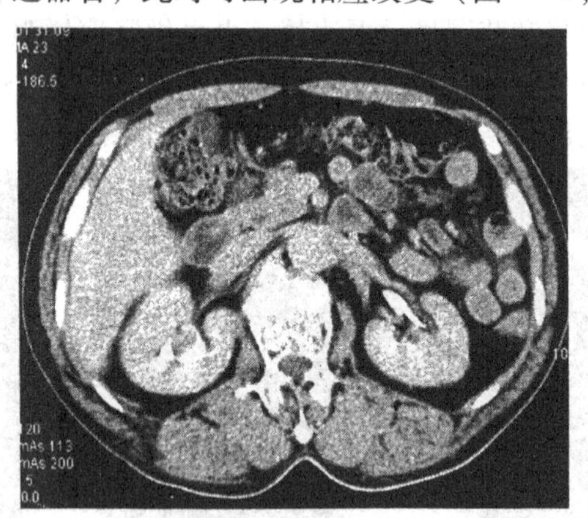

图1－7　CT延迟扫轴位图像

同一患者，可清晰地显示充满对比剂的肾盂内见不规则的充盈缺损。

八、肾积水CT检查

CT平扫轴位图像可见肾盂及肾盏不规则扩张，肾皮质变薄。动脉期强化扫描可见皮质明显强化，严重肾盂扩张的患者晚期可见皮质轻度强化，延迟扫描可见扩张的肾盂及肾盏内充满高密度的对比剂（图1－8）。

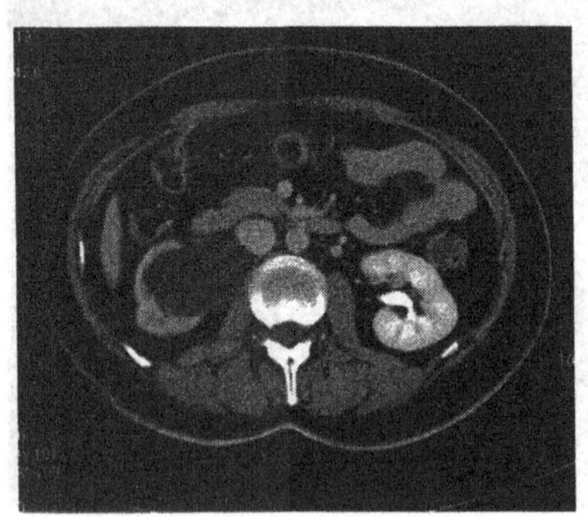

图1－8　CT强化延迟扫描图像

患者，女，43岁。右侧腰痛3个月余。可见右肾盂明显扩张，右肾皮质变薄（右肾积水）。

九、肾囊性疾病CT检查

1. 单纯性肾囊肿　肾实质内见单发或多发圆形或类圆形大小不等均匀低密度区，呈水样密度，病灶边界清楚锐利，部分病灶可见囊壁弧状或环状高密度钙化影，较大病灶可突向肾轮廓以外。增强扫描示病灶边界更加清楚，囊壁菲薄且光滑，病灶无强化，延迟扫描示邻近集合系统受压变形、移位等表现（图1-9）。

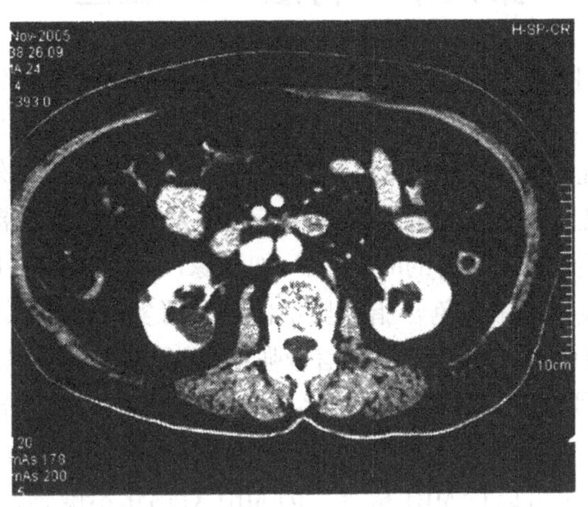

图1-9　CT静脉期强化轴位图像

可清晰地显示右肾大小不一边缘光滑的圆形水样密度灶。

2. 多囊肾　CT平扫示双肾增大并呈分叶状，肾实质内布满大小不等类圆形水样密度区，增强扫描示肾功能减退，肾窦受压变形。双侧肾脏体积增大，形态失常，肾实质内见大量大小不等类圆形水样密度灶，增强后病灶区无强化表现，可见肾盂肾盏被拉长、挤压变形，常同时合并肝脏、胰腺和脾脏多囊性病变（图1-10）。

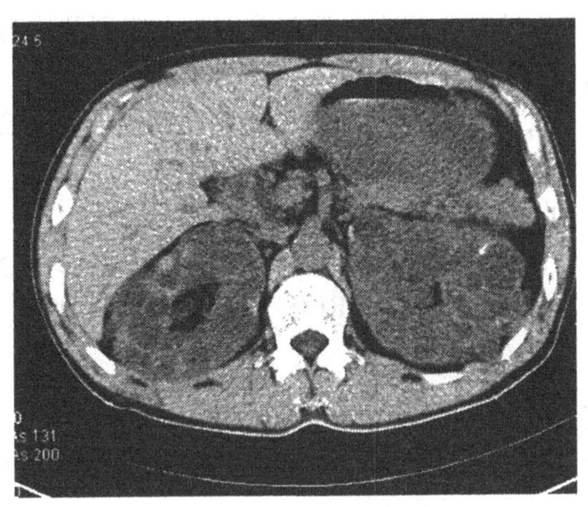

图1-10　CT平扫轴位图像

患者，女38岁。可见双肾体积增大，其内见多个大小不一的边缘清除的水样密度灶。

3. 肾囊性癌　CT平扫常显示患侧肾脏体积增大，其内见囊性肿块，边缘清，形态欠规则，动脉期强化扫描囊壁可见呈不均质强化的壁结节。

十、脓肾及肾周围脓肿CT检查

早期脓肾CT平扫表现为肾体积局限性增大，局部可见类圆形低密度区，边界不清，增强后病灶呈轻度强化，明显低于正常肾实质，中央可见无强化区。慢性期时，平扫病灶呈低密度，周边呈略低或等密度改变，增强后病灶呈环状强化，病灶边界较强化前清楚。肾周脓肿CT表现为肾周脂肪消失，可见渗出和积液，局部密度增高，有时可见少量气体。肾脏受压，肾筋膜增厚，腰大肌边缘模糊。增强扫描表现为肾周可见液性或略高密度无强化病灶，周围可见明显强化的厚壁。

（杨铁军）

第六节 肾脏 MRI 检查

MRI 是一种依赖于成像范围内磁场特性变化的断层成像技术，与 CT 不同，它没有放射性损伤，还可以得到多平面的图像。此外，它不需要使用碘化造影剂，因此这项检查对肾功能不全患者更为安全，并且 MRI 的软组织分辨率也优于 CT。MRI 图像是通过人体内的氢质子在外加磁场的作用下重新排列，然后通过射频脉冲放射到组织上导致其能量产生差异，这种差异通过扫描器检测到，从而形成图像。T_1 加权像产生于 Z 轴上磁化恢复至平衡矢量的时间；T_2 加权像产生于 XY 轴上磁化衰减至平衡矢量所需时间。一般来说，T_1 加权像上液体显示黑色，脂肪显示白色，肾实质呈现低信号强度；而在 T_2 加权像上液体显示白色，脂肪也显示白色，肾实质呈现高信号强度。正常肾 MRI 解剖上能够区分肾皮质和髓质，皮质在 T_1 加权像上显示的信号稍高。注射造影剂后，根据成像时间，钆增强图像显示有时相特点。

肾 MRI 的适应证包括任何情况下需要行肾断层扫描检查，以及因肾功能不全而无法行增强 CT 检查时。当患者对碘对比剂过敏时也可以行 MRI 检查。因 MRI 对钙化不敏感，故对尿石症的诊断 MRI 不是一种好的检查方法，但 MRI 检查可发现尿路结石所致梗阻上方的肾盏、肾盂及输尿管扩张积水情况。MRI 在确定下腔静脉瘤栓大小、位置时十分准确。

一、肾脏 MRI 检查方法

（一）优势

（1）MRI 能清楚地显示肾形态和结构，能够清楚区别肾皮质、肾髓质、肾窦结构以及肾血管。

（2）MRI 能查明肿块的位置、大小、形态、侵犯范围；在鉴别肿块为囊性、实质性、脂肪性等方面，比 CT 敏感，定性较准确，但对钙化性病变与结石不及 CT。

（3）对肾结核的诊断优于 CT，有助于定性诊断，可确定是炎症性病变还是肿瘤性病变；可确定病变的范围和有助于临床分期。

（4）能较好地鉴别肾周脓肿、含尿囊肿、淋巴囊肿等。

（5）可判定肾损伤的部位、范围、肾周血肿或尿液外渗以及术后并发症。

（6）无创性观察肾移植后有无排异反应，MRI 优于肾动脉造影和增强 CT 扫描。

（二）检查方法

1. 检查前准备　如下所述。

（1）患者带有心脏起搏器、体内动脉夹和其他金属置入物时均禁止行 MRI 检查，因为磁场可能导致这些置入物发生位置偏移。

（2）检查前应将各种金属物包括假牙、磁卡、手表、发卡、首饰、手机等去除。

（3）检查前 20min 可口服 5% 甘露醇 800 ~ 1 000mL，提高胃肠道和实质性脏器的对比。

2. 检查方法　肾磁共振成像选用体线圈，患者仰卧位，常规做横断 T_1 加权和 T_2 加权扫描，层厚为 8mm，层间距 1.6mm，视野 30 ~ 38cm，必要时可做冠状、矢状方位扫描，这样对确定病变的位置以及周围脏器、大血管等结构的关系有很大帮助。FISP（fast imaging with steady state precession）等快速成像序列可很好的区别皮质、髓质和肾盂。另外，必要时可加扫脂肪抑制序列，对某些疾病的显示及鉴别诊断有很大的帮助。

肾增强扫描磁共振对比剂选用 Gd - DTPA，经肘正中静脉团注，剂量为 0.1mmol/kg，团注对比剂后迅速用 10mL 生理盐水冲洗，随后行横轴位扫描，辅以冠状位和矢状位。另外还可进行动态增强扫描（CE - dMRI），即在团注开始时即开始扫描，连续扫描 20 ~ 30 次，每次成像为屏气扫描 6s，间隔 4s，故 10s 得到一组图像。动态扫描时间为 3 ~ 4min，以此观察肾和病灶在注入对比剂后的动态变化情况。根据对比剂在肾不同时间的强化表现不同，可分为 4 期：①皮质期：在对比剂注射后早期可见肾皮质信号强度快速升高，髓质未见明显增强；约在注射 Gd - DTPA 后 20 ~ 30s 内。②CMD 期：皮质明显增强，髓质信号开始缓慢升高，形成较平扫更明显的造影剂介导的皮髓质分界（CMD）；在注射 Gd - DTPA 后 30 ~ 70s。③髓质期：髓质明显增强，皮质信号强度有所下降，CMD 变模糊至分辨不清；在注射 Gd - DTPA 后 60 ~ 80s 以后。④肾盂期：肾盏及肾盂内可见明显信号升高；在注射 Gd - DTPA 后 110 ~ 150s 以后。

（三）磁共振尿路成像（MRU）

磁共振尿路成像（magnetic resonance urography，MRU）是一种显示集合系统和输尿管的技术，适用于肾功能不全、碘过敏患者以及孕妇。作为诊断泌尿系疾病的一种无放射性损害检查方法，尤其对尿路梗阻性病变如肾盂、输尿管积水、梗阻等疾病的检查，MRU 已广泛应用于临床。使用快速 T_2 加权序列成像，液体显示高信号而其他组织显示为低信号。尽管 MRU 可替代 IVU 或 CTU，但 MRU 在直接显示尿路结石方面仍有困难，很难将结石与肿瘤或血凝块区分开。

1. MRU 成像原理和成像序列　MRU 的基本原理是利用肾盂、输尿管及膀胱内所含液体具有长 T_2 值呈高信号，以及周围组织 T_2 值较短呈低信号的特性进行成像的。白色高信号的液体在黑色低信号背景的衬托下形成鲜明对比，原始图像采用最大信号强度投影（maximum intensity projection，MIP）法重建，产生类似于静脉肾盂及逆行尿路造影一样的影像。因此 MRU 与磁共振胰胆管成像（MRCP）及磁共振脊髓造影（MR Myelography）统称为 MR 水成像技术。早期 MRU 采取快速采集弛豫增强序列（rapid acquired of relaxation enhancement，RARE），由于该序列对物理性运动十分敏感，扫描过程中常因心跳、呼吸等运动造成信号丢失降低影像质量。随后用于 MRU 检查的快速自旋回波（fast spin echo，FSE）序列克服了 RARE 序列的缺点，具有信噪比及对比噪声比较高、对运动敏感度低等特点，患者可在不屏气平静呼吸状态下采集信号。还有学者采用半傅立叶采集单次激发涡流自旋回波（half - Fourier acquisition single shot turbo spinecho，HASTE）序列进行 MRU 检查，HASTE 序列的特点是在一次激励中采用半数 K 空间填充，成像时间大为缩短，患者一次屏气（约 18 s）完成全部扫描。另外，还有学者采用 TPSE（turbo SE sequences with phase cycling）序列进行 MRU 检查，TPSE 是一种具有相位周期技术的涡流自旋回波重 T_2WI 序列。该序列除具有 FSE 序列的特点外，还可消除因梯度磁场缺陷而产生的伪影，原始图像经 MIP 重建，梗阻尿路显示清晰，图像显示满意。

2. MRU 与其他影像检查方法比较　目前，B 超、X 线平片、静脉肾盂造影、逆行尿路造影及 CT 等仍然是诊断泌尿系疾病的常用方法。B 超安全、简便、迅速，是尿路梗阻性疾病的首选检查方法，但它对病变的定位和定性诊断常因胃肠道气体重叠而受影响。X 线平片在诊断泌尿系结石中占主导地位，有资料认为，有 80% ~90% 的泌尿系结石可在 X 线平片上显示。但 X 线平片对肾功能情况、阴性结石、肿瘤及炎性狭窄等难于显示。静脉肾盂造影（IVP）能弥补 X 线平片的不足，但检查时需对患者行腹部加压，常因压力或压迫部位不当，患者难以忍受，甚至产生不良反应，不能完成检查。对肾功能差、输尿管狭窄或梗阻的患者，IVP 常因摄片时间难于掌握，出现肾、输尿管显影较差，不能显示输尿管全长及狭窄梗阻部位，有的甚至不显影。大剂量快注、无压迫电视透视下尿路造影，克服了加压法 IVP 的缺点。但该方法检查时间长，患者接受的射线量大，同时还有造影剂过敏的危险。CT 检查由于受扫描方式的限制，不能显示尿路全程，难于确定梗阻部位。与 X 线平片、IVP 及 CT 比较，MRU 无创伤、无电离辐射、无须注射造影剂，患者无须做特殊准备，在平静呼吸下即可完成检查，特别适合年龄大、身体条件差及对碘剂过敏的患者。

3. 检查方法　患者在检查前 12h 禁食，扫描前 40min 饮温开水 200 ~ 300mL，扫描前 20min 口服呋塞米 20mg，扫描过程中要求患者平静呼吸，腹部活动度尽可能小，必要时束腹带，以限制腹式呼吸产生的运动伪影。MRU 采用 TPSE 等重度 T_2WI 序列扫描，体部线圈。扫描参数：TR/TE：8 000/160ms，矩阵 234 × 256，层厚 3mm，层距 0mm；观察野：350 ~ 450mm，信号采集次数 2 次。在矢状面定位像上，做连续冠状扫描 20 ~ 24 层，成像平面与输尿管走向一致，成像区域包括肾、输尿管及膀胱，在成像区域前加预饱和脉冲，以消除肠蠕动造成的伪影，扫描时间需 10min 左右。对所获得的原始图像用 MIP 行三维重建，每旋转 10°得到一幅投影像，共 18 幅。MRU 扫描后，在病变部位加作常规磁共振成

像 T_1WI 轴位、冠状位，扫描参数 TR/TE：（500～700/15）ms，矩阵 256×256，层厚 5～8mm，层距 2mm，观察野 350～450mm，信号采集次数 2 次。T_2WI 轴位，扫描参数 TR/TE：（3 000～4 500）/ 90ms，其他成像参数与 T_2WI 轴位相同。

二、正常肾 MRI 表现

MRI 可清楚地显示肾脏，不用对比剂就能区别肾皮质与肾髓质，两侧肾在冠状位成像时，由于周围脂肪的衬托，肾轮廓、外形及肾实质、肾盂和肾门显示很清晰，外形状如“蚕豆”，两肾位于脊柱两侧呈“八”字形，上极向脊柱靠拢，两下极向外分开。肾长 12～13cm，宽 5～6cm，其上缘约在第 12 胸椎上缘，下缘在第 3 腰椎上缘水平。一般右肾略低于左肾。肾有一定的移动度，但不超过一个椎体的高度。肾轴自内上行向外下，与脊柱纵轴形成一定的角度，称为倾斜角或肾脊角，正常为 15°～25°肾小盏分为体部及穹窿部。顶端由于乳头的突入而呈杯口状凹陷，边缘整齐，杯口的两缘为尖锐的小盏穹窿。肾大盏边缘光滑整齐，略成长管状，可分三部：①顶端或尖部，与数个肾小盏相连。②峡部或颈部，即为长管状部。③基底部，与肾盂相连。肾大小盏的形状和数目变异较多，有的粗短，有的细长，两侧肾盏的形状、数目亦常不同。但一般肾大盏常为 3 个。肾盂多位于第 2 腰椎水平，略呈三角形，上缘隆凸，下缘微凹，均光滑整齐。肾盂开头亦有较大变异，多呈喇叭状，少数可呈分支状，即肾盂几乎被两个长形肾大盏所代替。有的肾盂呈壶腹形，直接与肾小盏相连而没有肾大盏。这种肾盂勿误诊为肾盂扩大。肾血管有时亦在肾盏或肾盂边缘造成小的压迹，均属正常。

在 T_1 加权像上（反转恢复序列或短 TR/TE 的 SE 序列），肾皮质表现为中等信号强度，较肌肉信号强度高，但较脂肪信号强度低。肾髓质的信号低于肾皮质，它们之间信号强度的差异即形成皮髓质分界（corticomedullary differentiation，CMD）。CMD 的产生主要是由于髓质含有较多自由水的缘故。自由水增多则 T_1 加权像上信号强度较低。受检者体内的含水量影响 CMD 的显示，正常人较脱水患者的 CMD 更加明显。在 T_2 加权像上，肾的信号强度有较大变化，即 CMD 不清楚，整个肾实质呈高信号，比肝实质信号强度高，但低于脂肪信号。

由于肾窦内脂肪信号的衬托，肾盂肾盏结构容易显示，呈长 T_1 长 T_2 信号（与尿液相同），在冠状位上显示较好。

正常人肾包膜不易显示。肾周脂肪和肾皮质之间常有一些因化学位移伪影所致的条状低信号与高信号，它们分别居左右肾周围，不要误认为肾包膜。肾筋膜在肾脂肪囊和肾旁脂肪之间，表现为条状低信号，当有炎症或肿瘤侵犯时，该筋膜增厚并有信号改变。

肾血管在 MRI 上由于流空效应表现为无信号的管状结构，因此从形态和信号上不易区分肾动脉和肾静脉，需借助其各自的解剖关系来加以识别。

三、肾脏疾病 MRI 表现

（一）先天性畸形

肾的发育经过 3 个阶段，即原肾、中肾和后肾。原肾和中肾胎儿出生后退化，后肾成为永久的成熟器官。在肾胚胎发育的任何阶段，受到某些因素如有毒物质或物理损伤、遗传的影响，停止发育或不按正常发展，而形成各种发育异常。

1. 肾缺如　一侧肾区各加权像及多方位成像均无肾脏显示，代之以脂肪、胰腺或肠管等结构和信号。对侧肾代偿性增大，但形态正常，皮、髓质分界清晰。全腹、盆腔内未见异位和游走肾，以大视野冠状 T_1 加权像或屏息快速成像显示清晰。

鉴别诊断：肾缺如与异位肾、游走肾的区别在于后两者正常肾窝内虽无肾脏信号显示，但对侧肾无代偿性增大，亦无膀胱三角区的发育不全。扩大扫描范围有助于异位肾和游走肾的显示。

2. 肾发育不全　患侧肾体积明显变小，健侧肾代偿性增大。信号及结构显示正常，皮髓质分辨清晰，肾窦脂肪信号存在，肾实质与肾窦比例正常。由肾动脉狭窄引起者，MRA 可显示患侧肾动脉较对侧细。

肾发育不全与肾萎缩需进行鉴别，发育不全的小肾轮廓清晰，尽管实质变薄，但形态和内部信号的比例与正常肾类同。而肾萎缩除体积小以外，包膜毛糙不平，皮质变薄，信号异常，实质与集合系统分界不清。

3. 肾盂、输尿管重复畸形（双肾盂、双输尿管） 一个肾分为上、下两部，各有一个肾盂和输尿管，即为双肾盂双输尿管畸形（double pelvis，double ureter）。较常见，可单侧或双侧，易合并其他畸形。矢状位与冠状位 MRI 可较好的显示肾盂输尿管畸形的解剖关系。重复肾较对侧正常肾明显增大，有共同被膜，上段肾位于下段肾的内前上方，有时上段肾及输尿管可扩张，成为巨型囊肿，表现为长 T_1、长 T_2 信号，信号强度均匀，其囊壁厚度不均。下段肾受压移位，肾实质及肾窦无异常改变。肾脏于中上 1/3 处可见局限性凹陷带，向内至肾门处见一条索状与皮质等信号带将肾窦分成上下两部分，输尿管仍为一条，此为双肾盂畸形，如输尿管也重复，则部分重复的输尿管呈 Y 字形，出口位置正常。

鉴别诊断：①重复肾与双肾盂：后者仅是肾盂分出过早，输尿管不重复。MRI 虽然显示两个互不相连的集合系统，但无肾盂和输尿管扩张积水，肾的大小形态均显示正常。②重复肾与肾囊肿：位于肾上极较大的囊肿，易与重复肾、上肾积水混淆。肾囊肿呈类圆形与输尿管无关，较易做出鉴别。

4. 融合肾 如下所述。

（1）马蹄肾：两肾的一极（大多为下极）互相融合形如马蹄称为马蹄肾（horse - shoe kidney），MRI 表现为双肾位置低，下极互相融合且接近于髂嵴水平；肾盂、肾盏旋转不良，肾盂在前方，靠近中线，肾盏指向后方甚至内侧，各加权序列扫描其信号与正常肾盂肾盏一致；肾轴斜向内下方，与正常相反；融合处较狭窄即为峡部，两侧 CMD 显示清晰。

（2）同侧融合肾：肾上下径明显增大，肾窦分为上下两部分，皮髓质分界清楚，合并肾积水者与上部或下部肾窦之间出现长 T_1、长 T_2 信号区，局部肾实质受压变薄，冠状位大视野扫描对侧无肾影像。

（3）S 形肾：一侧肾的下极与另一侧肾的上极在中线处相连。冠状位显示一侧肾位置正常，对侧肾位置低，几乎位于盆腔，肾上极向中央靠拢并越过中线在腹部大血管前方与对侧肾的下极相互融合呈 S 形，两肾相连处较狭窄形成峡部，肾门位于前方。

5. 分叶肾 冠状位 T_1 加权像可见肾边缘有较深的切迹而呈分叶状，T_1 加权像或增强检查可见切迹处有向髓质深入的皮质（Bertin 柱），CMD 清晰。

鉴别诊断：分叶肾需与肾实质肿瘤鉴别，后者显示边界清晰的类圆形团块，占位效应明显，较大的团块压迫或侵及集合系统。肾分叶的隆起处与正常肾实质相等，局部的肾实质及集合系统无受压等征象。

6. 肾旋转不良 MRI 轴、冠、矢、斜位扫描可显示肾门位于肾的前面或前外方。由于肾门容易受到压迫，故常合并肾结石及肾积水。T_1 加权像可显示旋转反常的肾形态和结构，T_2 加权像及 MRU 可显示积水的大小和位置。

7. 异位肾 胎儿期肾的上升发生障碍形成异位肾（ectopic kidney）。MRI 示异位肾大多位于盆腔内，但极少数可居膈下，甚至可异位于后纵隔内。正常肾床处无肾脏，而肾位于盆腔或胸腔内，形态及结构正常，CMD 清晰。

8. 大肾柱 肥大的肾柱以 T_1 加权像冠状位或斜冠状位显示清晰，T_2 加权像、质子密度像、脂肪抑制像均与正常皮质信号一致。

鉴别诊断：肥大肾柱主要应与肾盂肿瘤鉴别，后者多不与实质相连而孤立存在，增强扫描与肾皮质强化不一致。

（二）肾感染

1. 急性肾盂肾炎 肾体积明显增大，呈弥漫性肾肿胀表现，肾外形不整齐。肾盂内可见非梗阻性积水扩张。肾盂、输尿管出现黏膜下水肿征象。患侧肾实质在 T_1 加权像与正常肾相比呈长 T_1 信号改变，肾皮质与肾髓质分界不清，肾周筋膜因炎症而增厚，在高信号的脂肪中呈条带状低信号，肾周间隙可见炎性积液的低信号。增强后可见多处不规则或楔形长 T_1 长 T_2 信号病灶，代表化脓性破坏灶。

鉴别诊断：肾盂肾炎与急性肾小球肾炎的 MR 表现无明显差别。后者 T_1 加权像可见双侧肾肿大，皮质与髓质界限消失，肾盂扩张。T_2 加权像皮质与髓质界限更趋模糊。

2. 慢性肾盂肾炎　单侧或双侧肾萎缩变形，皮质变薄，体积减小，或轮廓不规则，常可伴有肾积水等 MRI 表现。

3. 肾皮质脓肿　肾实质内脓肿边界清楚，呈囊样改变。脓肿腔呈长 T_1 长 T_2 信号。可伴肾周积液或积脓，呈长 T_1 长 T_2 信号改变。脓肿壁厚而不规则，肾周筋膜增厚，呈等 T_1 短 T_2 信号。增强后，脓腔与肾周积脓、积液不强化，肾实质明显强化，因此脓肿更清晰。

鉴别诊断：肾脓肿的 MRI 征象无特意性，须与中心坏死的肾细胞癌和肾囊肿合并感染加以鉴别。

4. 肾周脓肿　早期肾周间隙内可见液体聚集，为长 T_1 长 T_2 信号，可伴有气体。脓肿形成时在 T_1 加权像上呈较均匀的低信号，脓肿壁可厚薄不等，其信号较皮质信号高。肾包膜下的脓肿使肾皮质呈弧形受压。严重感染时可突破肾筋膜并侵及邻近间隙和器官，可累及同侧的膈肌脚和腰肌。

鉴别诊断：肾周脓肿应与含尿囊肿、淋巴囊肿等鉴别，后两者均有单纯的液体构成，在 T_1 加权像上为非常低的信号，类似于尿液信号。

5. 肾结核　早期肾结核肾脏体积稍增大，晚期则缩小，形态不规则，信号强度不均匀。T_1 加权像 CMD 消失，肾内可见单个或多个空洞，大小不等，呈低信号，空洞壁形态不规则，肾窦移位或消失，T_2 加权像为高信号，病变可穿破肾包膜向肾周间隙蔓延，肾周间隙可消失，肾筋膜增厚。由钙化形成的“自截肾”可呈花瓣状，T_1 加权像可呈低信号或等信号，质子密度像可为等信号，T_2 加权像可为混杂信号，可能与“自截肾”内的干酪样成分有关。

6. 黄色肉芽肿性肾盂肾炎　肾外形不规则，内部结构不清，肾实质内可见 T_1WI 为混杂的低信号，T_2WI 则为不规则高信号的病变，Gd－DTPA 增强可显示脓肿壁为不规则的强化，坏死区则不增强。肾盂可出现菱角状钙化，且在所有加权像上均呈低信号。髓质内积水区呈长 T_1 长 T_2 信号。肾实质内肿物可累及肾周间隙。少数肾盂菱角状结石病例可见周围的肾实质完全脂肪化，呈长 T_2 信号，CMD 消失。

7. 肾乳头坏死　多是一种缺血性坏死，其发病与肾乳头的血液循环障碍有关。急性期肾脏体积增大，CMD 消失，慢性期体积正常或缩小。肾乳头原位坏死，坏死区呈长 T_1 略短 T_2 信号，慢性期可呈长 T_1 短 T_2 信号，与坏死后纤维化、钙化有关。Gd－DTPA 增强时坏死的乳头不强化。

肾乳头坏死部分脱落，坏死脱落部分呈长 T_1 长 T_2 信号，未脱落部分呈长 T_1 短 T_2 信号，有时脱落形成的囊腔可见窦道通向肾盂。

全乳头脱落时，肾盂穹隆及肾窦局部脂肪信号带消失，肾盂与肾乳头坏死脱落后形成的空洞完全沟通，形成一个底边向着肾皮质的三角形长 T_1 长 T_2 信号区、边缘清晰不规则、坏死脱落的乳头在 T_1 加权像上呈等信号，T_2 加权像上可与积水的肾盂、肾盏及输尿管内形成低信号的充盈缺损，也是肾盂积水的原因之一。坏死钙化的肾乳头 T_1、T_2 加权像均呈低信号。

（三）肾囊性病变

1. 肾囊肿　如下所述。

（1）单纯性肾囊肿是一种薄壁充满液体的囊肿，多为单发。MRI 显示肾实质或肾窦附近单个或多个圆形或椭圆形肿物，边缘光整，与肾实质界面光滑锐利。单纯囊肿呈长 T_1 和长 T_2 信号，内部信号均匀一致。位于肾边缘处的囊肿与肾周脂肪在 T_2WI 上可能均呈等信号或高信号，之间可见低信号的化学位移伪影线。肾盂旁囊肿在 T_2 加权像与肾门脂肪等呈等或高信号，且无化学位移伪影存在。

（2）多房性肾囊：囊肿呈蜂窝状，内见等 T_1 略短 T_2 信号间隔。

（3）感染性肾囊：肿囊壁增厚，囊液 T_1 加权像信号增高。增强后囊壁明显强化。

（4）出血性囊肿呈短 T_1、长 T_2 信号，即 T_1、T_2 加权像均为高信号，有时可见上下信号不一的液－液平面。

（5）钙乳症囊肿：T_1 加权像囊液信号增高，平卧因钙盐沉积而囊液分层，不同序列可见信号不同变化的液－液平面。

（6）含胆固醇结晶囊肿：T_1 加权像信号增高，也可呈低、等信号，T_2 加权像可呈高或低信号，与胆固醇含量多少有关。

2. 多囊肾　多囊肾可分为婴儿型和成人型两种，前者来自输尿管芽的收集小管的间质部分增生，使收集小管扩张成囊状，肾发育成海绵状器官、成人型多囊肾比婴儿型者多见。在肾的部位都存在大小不等的多发性囊肿。MRI 表现为双肾常明显增大，外形呈分叶状，冠状位可显示整个肾布满数量众多的囊肿。多个大小不等相互靠拢的囊肿在 T_1 加权像上呈低信号，在 T_2 加权像上呈高信号。少数囊肿 T_1 加权和 T_2 加权均呈高信号，示囊肿有出血。婴儿型多囊肾肾脏虽然增大，但仍保持肾形，边缘光滑，有时仅表现为肾脏增大，实质内信号不均匀（图 1－11）。

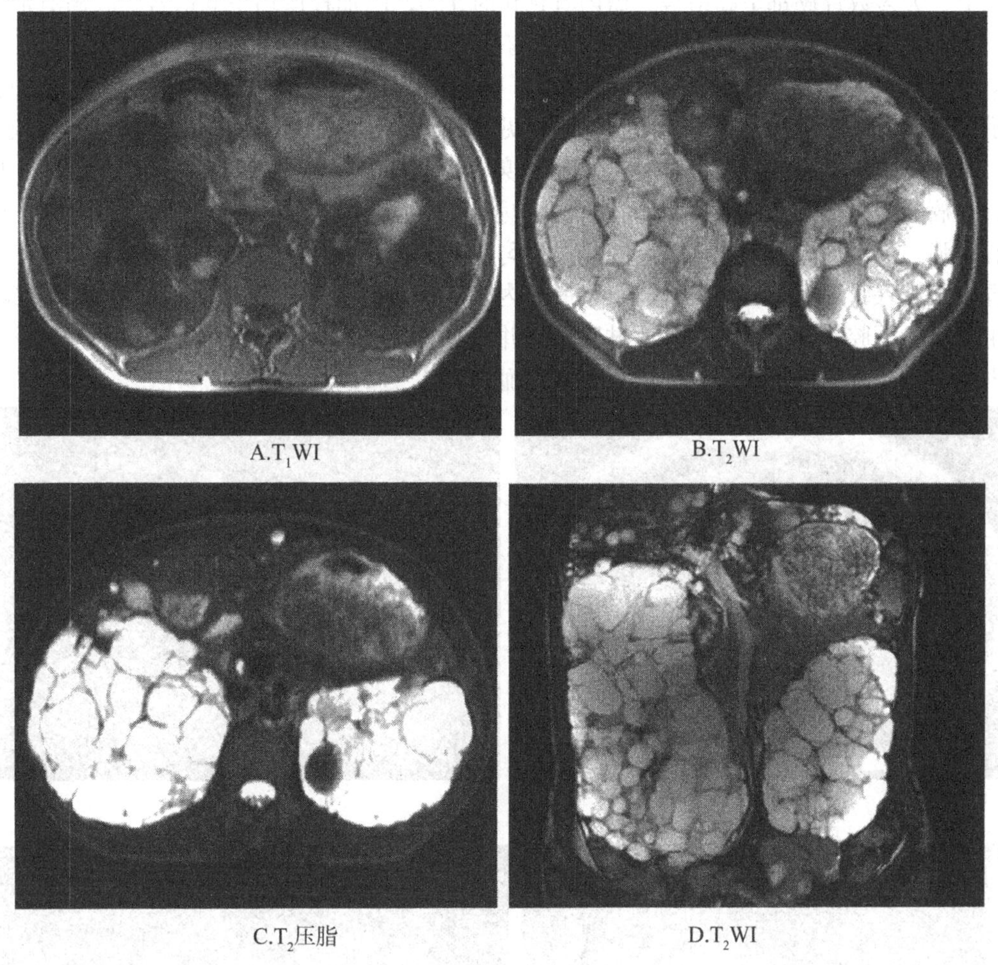

A.T_1WI　B.T_2WI　C.T_2压脂　D.T_2WI

图 1－11　成人型多囊肾

MRI 示双肾体积明显增大，肾实质内见大小不等囊状结构，并呈长 T_1（A）和长 T_2（B）异常信号改变，T_2 压脂序列（C）病灶呈明显高信号改变，T_2WI 冠状位扫描图像（D）见双肾上下径明显加大，肝与脾明显受压上移。

3. 肾髓质囊肿　又称髓质海绵肾（medullary sponge kidney）是由于肾集合管先天性扩大所致。病变常累及两侧肾的多数锥体和乳头，形成许多数毫米大小的囊腔，使肾髓质如海绵状。早期 MRI 可无异常。晚期可见肾锥体内细条状长 T_1 短 T_2 信号带。并发结石、感染和出血时有相应的 MRI 表现。

肾单位肾结核形成的海绵样改变与海绵肾需进行鉴别，前者 MRI 表现为正常或中度肾变小，内见髓质或皮质囊肿，呈长 T_1、长 T_2 信号或等短 T_1、等长 T_2 信号。视囊内成分的不同而信号不一。皮髓质分界消失。

四、肾恶性肿瘤

（一）肾细胞癌

肿瘤边缘光滑或不整，与肾实质分界不清，CMD 消失，可突出于肾外，邻近肾盂、肾盏受压推移或受侵。肿瘤周围可出现假包膜征象，其病理基础是由受压的肾实质和（或）血管、纤维等成分所构成，当假包膜厚度达 2mm 以上时形成 MRI 上的低信号环。假包膜在 T_2 加权像上较 T_1 加权像的出现率高且更为清楚。肿瘤信号不均，T_2WI 上肿瘤呈高信号，T_1WI 加权像上呈低信号，少数肾癌恰好相反。脂肪抑制像上，大多数肾癌都呈高信号。瘤内有钙化时 T_1 及 T_2 加权像均呈低信号。肿瘤有液化坏死时囊变区呈长 T_1、长 T_2 异常信号改变，周围瘤组织信号不均。瘤内出血中游离的高铁血红蛋白（MHB）在 T_1 及 T_2 加权像均呈高信号。肿瘤血管结构丰富，有时可见流空的瘤内黑色血管影，且迂曲扩张。肾静脉癌栓示肾静脉流空效应消失，增粗的肾静脉内见与肿瘤一致的等 T_1 长 T_2 信号软组织肿块，侵及下腔静脉时，冠、矢状位可充分显示瘤栓的范围。注射 Gd－DTPA 后：病灶有不同程度增强，但不如肾实质明显，肾癌的增强高峰在注药后 2min 左右，增强有三种基本类型：①不规则边缘增强，伴有轻度不均匀中心增强。②不均匀斑片状增强。③轻微均匀性增强。肾癌的同侧肾内可出现转移灶。瘤体较大时可穿破肾包膜进入肾周间隙，病灶常位于肾筋膜内，肿瘤可侵及肾筋膜并可直接侵犯邻近组织器官。肾门、腹主动脉、下腔静脉旁可出现肿大淋巴结，并可有远处转移。囊性肾癌表现为不规则增厚的囊壁及出现壁内结节，或囊内分隔粗大，亦可有囊内出血（图 1－12）。

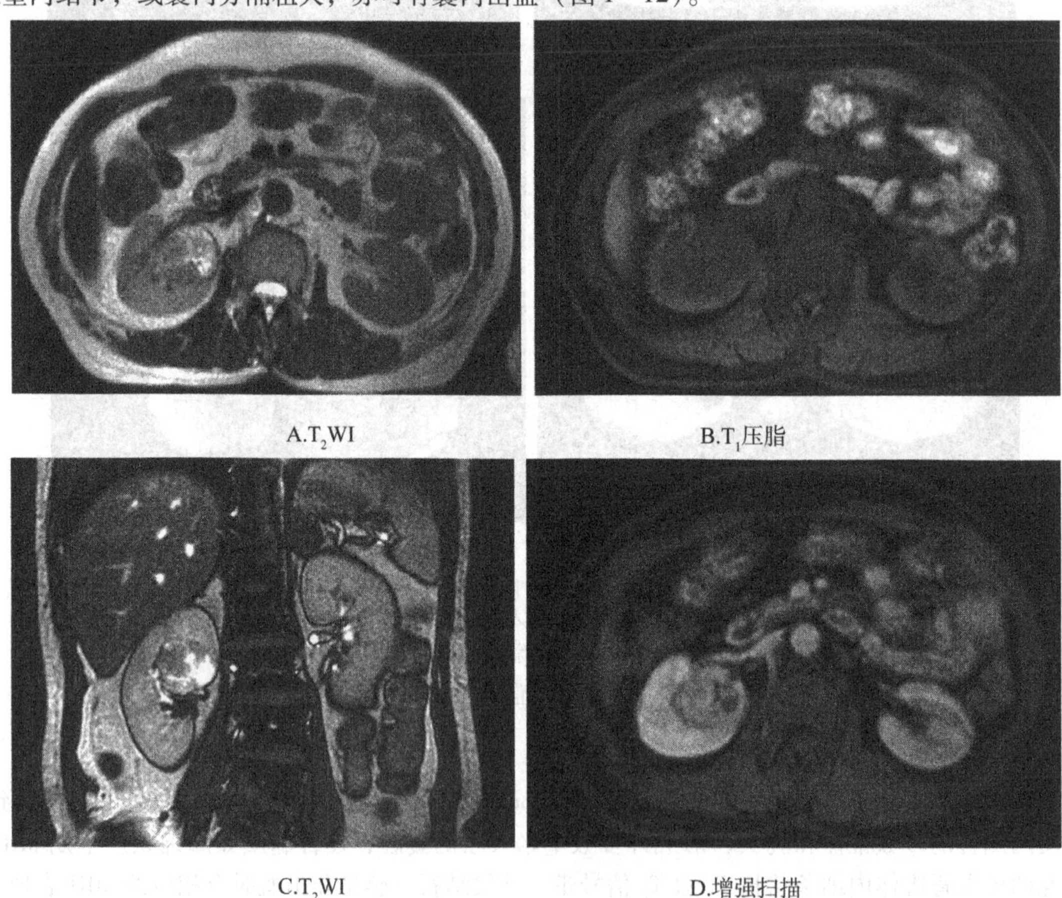

A.T_2WI　　B.T_1压脂

C.T_2WI　　D.增强扫描

图 1－12　右肾肾癌

A. 横轴位 T_2WI 示右肾后部近肾门处见一类圆形长 T_2 异常信号灶，病灶边界欠清，内部不均，病灶向肾窦突出并压迫和推移肾窦及肾血管；B. 横轴位 T_1 压脂序列示病灶呈不均匀低信号改变；C. 冠状位 T_2WI 示病灶位于肾门上方，病灶内可见局部明显高信号区（坏死区）；D. 横轴位 T_1WI 压脂增强扫描序列示病灶呈轻度不均匀强化，病灶边界较平扫清楚。

MRI 对判定肾癌的细胞学类型有一定帮助。透明细胞癌的癌细胞内含有较多的脂类、糖原和中性脂肪，故 T_1 值较短 T_2 值较长，MRI 信号较高；颗粒细胞癌含脂类物质少，可呈等、低或高信号。

鉴别诊断：

（1）肾囊肿出血、肾血肿：出血后的肾囊肿或血肿形态可不规则，信号强度不均，在各种序列上常为外周高中间低的信号，它们无假包膜，而肾癌常有假包膜。

（2）血管平滑肌脂肪瘤：以肌肉成分为主的血管肌肉脂肪瘤，常把其中斑片状的脂肪组织误认为瘤内出血，T_2 加权像有利于出血和脂肪的鉴别，出血信号强度高于脂肪。血管平滑肌脂肪瘤通常无假包膜。

（3）肾盂癌：很少引起肾轮廓的改变。肾盂癌的肾窦脂肪信号，肾盂、肾盏呈离心性受压移位改变。

（二）肾母细胞瘤

儿童期单侧肾脏类圆形实质性肿瘤，边缘清晰、光滑。通常肿瘤信号均匀，T_1 加权像呈等或低信号，T_2 加权像呈高信号。少数信号不均，在 T_1WI 上呈不均匀低信号为主，部分见有囊变呈斑片状更低信号，部分见有出血呈斑片状高信号。在 T_2WI 上多呈不均匀等信号并间有斑片高信号为主，少数以囊性变坏死为主的呈极不均匀高信号并间有更高信号，部分可见低信号的分隔。瘤体的假包膜在 T_2WI 多呈边界清楚的完整环状低信号，少数假包膜被破坏呈不全的环状低信号。增强后瘤体边缘部与假包膜明显强化，实质部呈不均匀斑片状中度强化或不规则的网隔状强化。肾窦受累时可见肾盂肾盏变形、移位、扩张或消失。

鉴别诊断：本疾病应与神经母细胞瘤进行鉴别，后者多来源于肾上腺，钙化发生率较高，肾脏常受压变形、位置下移。

（三）肾脏肉瘤

瘤体边界大部分不清，在 T_2WI 小部分有假包膜呈线环状低信号。瘤内 T_1WI 呈不均匀等信号、略高信号为主，间有略低片状信号，T_2WI 呈不均匀略低或等信号为主，间有低信号与小斑片高信号。增强后瘤体轻度斑片状强化，程度低于肾组织，瘤内信号更显不均匀，与肾癌增强后改变相仿，说明血供丰富。肾窦受侵时，上部肾盂肾盏扩张、变形、移位。

（四）肾盂癌

可分为局限型和浸润型两种，局限型表现为肾盂或肾盏扩大，肾盂（盏）中出现与尿液不一致的无蒂肿块影，T_1WI 可见肿块信号较尿液稍高，T_2WI 可见与皮质信号相等或呈略高信号，在注射 Gd-DTPA 后，尿液呈高信号，肿块显示更清楚。其周围脂肪信号有不同程度移位。浸润型表现为肿瘤向肾实质内成偏心样浸润，侵及程度不一。T_1 加权像表现为 CMD 的局限性消失，可呈等信号或略低信号。肿块侵及肾盂和输尿管交界处可出现肾盂积水，但其信号较高，为等或短 T_1 信号，可能与局部蛋白增高或出血有关（图 1-13）。肾门、腔静脉周围可出现肿大淋巴结，血管受侵可形成瘤栓。MRU 可显示肾盂输尿管积水程度，并显示肿瘤位置、大小形态。

MRI 对肾盂肿瘤的主要诊断作用在于：MRI 可以判断常规的肾盂造影及增强 CT 出现的充盈缺损的性质，由于 MRI 的软组织分辨能力高于 CT，可发现 CT 上不易显示的等密度及低密度影；在肾癌分期方面 MRI 除可用于了解有无癌栓形成之外，由于其具有多平面直接成像的优点，对于了解肾癌与周围器官和结构的关系亦有较大帮助。

（五）肾转移瘤

肾转移瘤常为多发性和双侧性，病变多位于肾皮质，常在包膜下，单肾髓质也可发生转移。瘤体多呈球形、椭圆形或不规则形。肾外形增大，表面可呈分叶状，瘤体类圆形，体积大小不等，多表现为等或长 T_1，长 T_2 信号结节影，局部 CMD 消失。

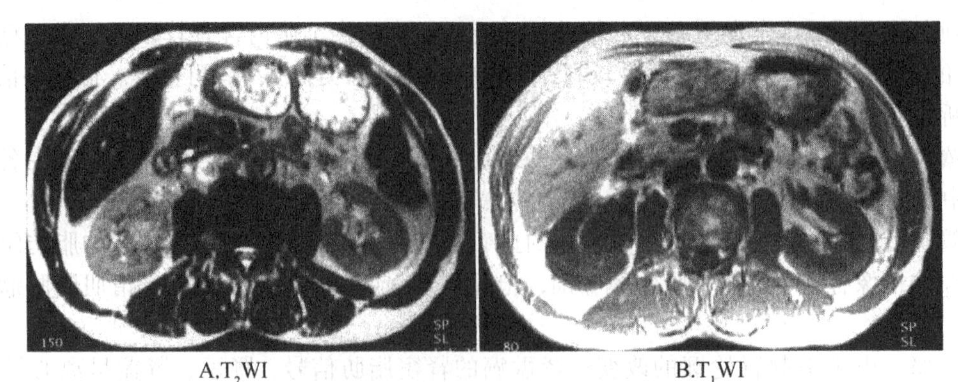

A.T_2WI　　B.T_1WI

C.T_2WI

图1－13　右肾肾盂癌

于右肾盂见一不规则形软组织肿块，局部肾窦内脂肪及其他结构明显受压并推致病灶周边，病灶内部呈不均匀略长 T_1（A）、略长 T_2（B）异常信号改变，冠状位 T_2WI（C）示病灶位于肾窦内，边界清楚。

五、肾良性肿瘤

（一）肾血管平滑肌脂肪瘤

肾血管平滑肌脂肪瘤（angiomyolipoma，AML）主要由平滑肌、血管和成熟脂肪组织构成，MRI 对脂肪组织敏感，AML 中脂肪组织在 T_1WI 呈明显高信号，T_2WI 呈中等或较高信号。在脂肪抑制扫描中，脂肪信号明显衰减，易于与其他短 T_1 病变如出血、黑色素瘤以及小肾癌坏死区等鉴别。增强扫描肿瘤内血管平滑肌组织可明显强化，脂肪组织无强化。肾不典型血管平滑肌脂肪瘤的 MRI 表现具有多样性，无明显脂肪成分，病灶边界光整，T_2WI 病灶内可见与肌肉相似的稍低信号影，推测其病理基础可能是病灶内富含多核细胞或细胞分布密集。若 MR 梯度回波同反相位序列能检测到病灶内少量的脂质成分，可能有助于病变的定性诊断。肿块的囊变坏死区在 T_2WI 上为明显高信号，而在 T_1WI 上呈等、略低信号而非低信号，可能与肿块坏死后崩解的蛋白成分较多、水分较少有关。

（二）肾脏炎性假瘤

是一种肾实质非特异性增生性炎性病变，MRI 示肾实质内类圆形占位，边界清楚，突出肾轮廓外，T_1 加权像上呈混杂低信号，T_2 加权像上周围呈等信号，中央呈低信号，增强扫描不均匀强化，较正常肾组织信号稍低。

（三）肾脏血管瘤

肾血管瘤为先天性良性肿瘤。真性肾血管瘤多为海绵状，起源于血管内膜，呈芽状生长，将周围组织挤压成假性包膜，与外周血管没有支干相连。MRI 表现为长 T_1 等或略高质子密度、长 T_2 信号肿块，三者呈阶梯样改变，T_2 加权像常需调宽窗位观察。

（四）肾脏腺瘤

肾脏腺瘤可单发或多发，可发生在双侧，与肾细胞癌并存。一些腺瘤有中心瘢痕，组织学上为白色纤维组织。有人提出腺瘤诊断标准：有完整包膜；肿瘤直径<3cm；无坏死、出血及细胞退变；肿瘤局限在肾皮质，无转移。MRI 表现为 T_1 加权像上为等信号，T_2 加权像为低信号。

（五）肾脏脂肪瘤

起源于肾内的脂肪细胞，常有完整包膜。MRI 表现与血管平滑肌脂肪瘤类似，多为单侧，边界清晰，呈与脂肪一致的短 T_1 略长 T_2 信号，信号强度均匀，脂肪压缩序列呈低信号。分化好的脂肪肉瘤直径常大于 5cm，分化差的脂肪瘤或肉瘤可表现为不规则的软组织肿块，无脂肪信号，脂肪抑制像为略高信号。

六、肾外伤

肾外伤分为开放性损伤和闭合性损伤。开放性损伤见于子弹、刺刀、匕首等损伤。闭合性损伤原因较多，如直接暴力撞击、跌落、交通事故、运动时被他人或球类撞击等。此外，肾病理条件下的自发性破裂、医源性肾损伤都属于闭合性损伤。根据肾损伤的程度将肾创伤分为 4 型：①肾挫伤，主要变化为肾实质内水肿和小灶性出血。②不完全性肾裂伤，肾实质及肾盂裂伤为部分性，可有肾内血肿或包膜下血肿。③完全性肾裂伤，即实质贯穿性裂伤，严重时肾破裂成数块组织，肾盂严重裂伤，肾内、外常有大量出血并尿液外渗。④肾蒂损伤，为肾蒂血管破裂或断裂。

（一）肾实质损伤

以暴力强度着力点或穿刺损伤的程度不同分为三类：①肾皮质小撕裂伤，肾皮质中断，如裂纹状可伴有包膜下或肾周血肿。②较大的撕裂伤，可伴有腹膜后血肿，但无尿外渗。③较大的撕裂伤合并尿外渗。MRI 可显示 CMD 的断裂部位及程度和血肿范围，并可显示肾血肿，可为临床提示手术止血部位。亚急性期血肿信号强度不均匀，T_1 加权像为外周高、中间等低信号，中间信号可混杂，T_2 加权像呈高信号。

（二）肾周围血肿

肾包膜下血肿最常见，MRI 表现为血肿在肾外周与肾周脂肪之间，成梭形，局部肾皮质呈弧形受压。肾周脂肪呈短 T_1 信号，肾呈低信号，血肿介于二者之间，血肿周围可见一圈化学位移黑线。肾周脂肪在 T_2 加权像上表现为中等高信号，血肿信号不衰减仍为高信号，二者之间的化学位移伪影为黑色环状。肾周血肿局限于肾周筋膜内，因肾裂伤慢性渗血及渗液，肾周血肿常为混杂信号。当大量血液积聚时可呈透镜状，向外突出，肾受压向前向上移位，血肿可向髂窝内和盆腔处扩散。

（三）肾盂损伤

全肾撕裂时，肾盂肾盏损伤引起尿液外渗到肾周间隙产生含尿囊肿，信号均匀，呈长 T_1 长 T_2 信号，合并出血时囊内也可呈多种多样的信号强度。若渗尿引起腹膜炎症，则肾周脂肪 T_1 加权像信号减低，脂肪抑制像信号强度增高。

（四）肾蒂损伤

输尿管在与肾盂交界处断裂，大量尿液积聚在肾门，呈长 T_1 长 T_2 信号，流空效应消失是动脉损伤的主要表现，MRA 和 MRU 对血管损伤和输尿管损伤的诊断有帮助。

七、移植肾

磁共振成像以其优良的软组织对比，快速成像的扫描技术，以及无肾毒性的造影剂的应用等诸多优点，为移植肾形态学及功能评估的一体化提供了可能。

移植肾的正常表现与正常人肾形态、信号相同。

MRI 异常表现包括：肾移植术后主要的异常表现有排异反应、急性肾小管坏死（ATN）、环孢素肾毒性（CN）、移植体血管并发症、吻合口狭窄或瘘、出血和淋巴异常增生（PTLD）等。

1. 排斥反应　移植肾排斥反应MRI改变的病理基础是肾皮质内肾小球及间质细胞浸润及水肿引起 T_1 延长，T_1WI上皮质信号降低导致CMD模糊甚至消失。间质水肿、肾集合系统压力增高所形成的压迫及排异反应的直接破坏均可使肾内血管减少或消失。组织缺血可致肾窦脂肪减少或消失。通常在发生急性排异反应72～96h后才出现MRI异常，且随发病时间的延长MRI表现越趋明显。文献认为，CMD消失、肾窦脂肪消失及1级肾血管可作为急性排异反应（AR）的可靠性诊断标准；CMD模糊、肾窦脂肪减少及2级肾内血管，结合临床资料有肾功能改变者也可诊断急性排异反应。

（1）急性排异MRI影像分为三类：轻度，移植肾的大小正常，CMD减弱但仍存在。中度，肾脏增大，前后径小于横轴径，CMD消失。重度，肾脏显著增大呈球形，无CMD显示，肾实质内有低信号。肾窦脂肪信号显示不清，严重者可合并肾周感染。

（2）肾实质内的血管形成分类：3级：血管显示直到皮质；2级：血管显示在肾实质内未到达皮质；1级：血管仅在肾窦内显示；0级：在肾实质或肾窦均无血管显示。当CMD正常时，肾实质内血管性成为1级或0级，应怀疑移植肾排异。

2. 急性肾小管坏死　急性肾小管坏死（ATN）的MRI表现存在争议，其CMD有2种不同的表现，一种是CMD存在甚至更清晰，其原因可能是髓质水含量比皮质升高明显；另一种是CMD降低甚至不清晰，但其发生概率及降低幅度较急性排异反应低，其原因可能是髓质肿胀导致皮质血流灌注降低进而引起皮质水含量升高。ATN同样可引起肾内血管及肾窦脂肪减少。

3. 环孢素肾毒性　发生环孢素肾毒性时CMD一般均存在，即使不清晰也比急性排异反应明显。有作者提出如果移植肾MRI表现正常，而临床有肾衰竭表现则提示CN。

4. 移植体血管并发症　移植体血管并发症包括吻合口狭窄、血栓形成或闭塞及动脉瘤破裂等，常是移植失败的重要因素。MRA可直观准确地显示血管及移植体血运情况，与DSA相比，其准确率可达到90%，而且MRA无创，无碘对比剂的不良反应。动态Gd－DTPA增强3D MRA所显示的血管及其分支的图像质量可与DSA媲美。对比增强MRA（CEMRA）需根据患者的具体情况选择合适的对比剂剂量及团注流率。在患者一般情况较好时可用30mL Gd－DTPA，流率为3mL/s。最好应用智能化追踪技术，以便准确显示移植体的动脉相及静脉相。应用Gd－DTPA后的3D MRA能更好地显示动脉，尤其是末端分支。但静脉的信号强度也增强，可应用表面重建技术来区分动静脉。当有明显血管狭窄时，3D MRA表现为信号丢失。若患者在检查时运动或团注对比剂后扫描时相选择不准确，3D CE MRA可能对血管解剖显示欠佳，而3D MRA不会受此影响。3D CE MRA与3D MRA结合可相互佐证，提高诊断的准确性。

5. 其他术后并发症　其他移植术后并发症包括含尿囊肿、淋巴囊肿、脓肿及血肿，均可在SE T_1WI及 T_2WI上清楚显示，必要时可加FLAIR序列以判断其成分，增强扫描可帮助明确诊断。并发尿瘘时MR水成像可显示瘘口及瘘管。对于移植体的MR水成像方法与常规水成像方法有所不同，考虑到盆腔肠道及术后可能有渗液，故应准确选取水成像的范围，定位线尽可能和输尿管走行一致，以减少盆腔液体及肠道信号对输尿管显示的干扰。

6. 动态增强扫描（CE－dMRI）　对移植肾功能的评估动态Gd－DTPA增强3D MRA原始图像可作为移植体动态增强资料分析。存活的移植肾动态增强表现为开始皮质信号强度快速上升而后髓质信号强度上升。肾AR时皮质及髓质的时间－信号强度曲线峰值均降低，峰时延长。ATN时皮质及髓质的时间－信号强度曲线峰值降低及峰时延长均较轻微或正常。CN时曲线低，无峰值，皮质及内、外髓曲线以一定间距平行。故动态增强可鉴别AR、ATN和CN。在梯度回波CE－dMRI影像上，Gd－DTPA的肾灌注可分为4期，即皮质期、CMD期、髓质期、肾盂期。移植肾功能不全的患者CE－dMRI及MRI图像上，内髓集合管、肾盏、肾盂的信号强度降低均不明显。正常移植肾内髓集合管、肾盏、肾盂区的信号改变呈双相表现，是肾小球滤过、水重吸收和Gd－DTPA浓度的综合反映。因此移植肾功能不全时所见单相表现，考虑与肾小球滤过减少，肾小管浓缩功能损伤有关。

（杨铁军）

第二章

泌尿系统疾病常见症状

第一节　排尿异常

一、尿频

排尿次数增多称为尿频，是泌尿系统最常见的症状之一。正常成年人日间排尿次数4～5次，夜间排尿次数0～1次，不超过2次。每次尿量200～300mL，不同年龄的儿童差异较大。尿频常由于尿液产生过多、功能性膀胱容量降低和膀胱不能完全排空等多种因素引起。

二、尿急

指突然出现的强烈的、不可抑制的排尿愿望。可继发于焦虑、炎症、膀胱异物、神经源性膀胱功能障碍、前列腺增生，以及膀胱出口梗阻等。

三、尿痛

一般指排尿时出现的烧灼样疼痛，与膀胱、尿道、前列腺急性感染有关。在男性位于尿道远端，女性局限于尿道。该疼痛仅在排尿过程中出现，排尿结束后很快消失。疼痛发生在排尿开始时，表明尿道病变；疼痛出现在排尿结束时常提示病变存在于膀胱。尿痛通常作为泌尿系感染的首发症状，与尿频、尿急同时存在。

四、排尿困难

指患者排尿不畅。临床表现轻重不等，轻者排尿延迟、尿线无力、射程短；重者尿线变细或滴沥不成线，每次排尿均需用力，或用手按压小腹而只能排出少量尿液，形成间歇性排尿现象，患者常有排不尽感。主要原因有：①膀胱颈以下机械性梗阻，常见病因有前列腺增生症、尿道或尿道口狭窄、晚期膀胱癌、子宫肌瘤或子宫脱垂压迫膀胱颈。②中枢或周围神经损害造成支配膀胱的神经功能失调，使膀胱逼尿肌张力减弱或尿道括约肌痉挛，常见病因有颅脑或脊髓损害、糖尿病、直肠癌、宫颈癌根治术损伤骨盆神经或阴部神经、脊椎裂、脊髓膨出等。检查会阴部可发现患者感觉减退、肛门括约肌松弛、插尿管无困难等，注意与机械性梗阻相鉴别。

五、尿潴留

膀胱内充满尿液而不能排出。常见于前列腺增生症，尿道损伤和狭窄，神经源性膀胱，急性前列腺炎和脓肿，脊髓和颅脑损伤，糖尿病，痔、肛瘘以及直肠或妇科肿瘤根治手术后。分为急性和慢性尿潴留。急性尿潴留发病突然，膀胱胀满，患者异常痛苦，在耻骨上可触及胀满的膀胱，用手按压患者有明显的尿意：慢性尿潴留是长期排尿困难缓慢发展的结果，患者多无痛苦感觉，常表现为充溢性尿失禁，长期慢性尿潴留可以引起双肾积水，导致肾功能受损。

六、漏尿

指尿液不经尿道外口，而是绕过尿道括约肌由瘘口流出。常见原因有外伤、产伤、手术、感染、局部放疗、肿瘤等，发生的部位常见于膀胱阴道瘘、尿道阴道瘘、尿道直肠瘘以及少见的输尿管阴道瘘和先天性异位输尿管开口。

七、遗尿

指患者睡眠时发生的尿失禁，属不自主行为，每夜1~2次，也可几日发生1次。3岁以前的儿童遗尿多属生理性的。15%的儿童遗尿可持续至5岁，到15岁仅为1%。遗尿的常见原因有大脑皮质发育迟缓、睡眠过深、遗传、泌尿系统病变等。

（杨铁军）

第二节　尿量异常

一、少尿和无尿

24小时尿量低于400mL为少尿，100mL以下为无尿。发生的原因一般分为肾前性、肾性、肾后性。肾前性主要由于严重脱水、大出血、休克等；肾性主要指肾脏本身疾病；肾后性多由于双侧输尿管梗阻，或一侧肾无功能，另一侧输尿管梗阻。

二、多尿

24小时尿量超过正常尿量，少则2 000mL以上，多达5 000~6 000mL，甚至超过10 000ml。最常见于糖尿病、尿崩症、急性肾衰竭多尿期等。

（杨铁军）

第三节　尿液异常

一、血尿（含肉眼血尿和镜下血尿）

尿液中混有红细胞称为血尿。如肉眼能辨认出血尿，则相当于1 000mL尿内至少含0.5~1mL血，称为肉眼血尿。出血量少时，尿无血色，仅在显微镜检查时发现异常数量的红细胞，一般每高倍视野下超过3个有一定的意义，称为镜下血尿。

二、血红蛋白尿

正常情况下尿内无可测知的游离血红蛋白，当大量的红细胞在血管内溶解破坏时，血浆游离血红蛋白明显增多，超过结合珠蛋白结合能力及近端肾曲管的重吸收能力，使尿中出现大量游离血红蛋白的现象称为血红蛋白尿。其反映了血管内有超出正常的溶血。血红蛋白尿的外观颜色根据含血红蛋白量的多寡而不同，可呈均匀的浓茶色、葡萄酒色、棕色及酱油色。主要病因为各种血液病、药物或毒蛇咬伤、重度烧伤和严重感染等引起急慢性血管内溶血。慢性溶血伴有血红蛋白尿期间或前后，临床表现常有低热、腰痛、腹痛、周身不适等。在急性血管内溶血发作时可表现寒战、高热、明显腰痛、肢体酸痛、胸闷、呼吸急促、乏力、头痛、恶心、呕吐、腹痛、腹泻等症状，随后第1次尿液为葡萄酒色、棕褐色甚至酱油色，发作之后巩膜可见黄染。若在全身麻醉状态下发生急性溶血，表现为手术创面严重渗血、血压下降，最后见血红蛋白尿。诊断和鉴别诊断时，取新鲜尿标本离心沉淀，显微镜下检查未见红细胞或只有少数红细胞，而尿液的联苯胺或愈创木酯试验阳性或强阳性，并排除肌红蛋白尿即可诊断为血红蛋白尿。

三、脓尿

脓尿指尿内存在脓细胞。一般分为非特异性感染和特异性感染两种。非特异性感染以大肠埃希菌最为常见，其次为变形杆菌、葡萄球菌、产气杆菌、肠球菌、铜绿假单胞菌等。特异性感染主要指结核分枝杆菌和淋病奈瑟菌。常见疾病有肾盂肾炎、肾脓肿、膀胱炎、前列腺炎或脓肿、尿道炎以及毗邻器官的炎症等。泌尿系肿瘤、结石、损伤、神经源性膀胱、尿道狭窄、异物、憩室以及各种原因形成的梗阻是常见的诱因。

四、细菌尿

正常尿液是无菌的，如尿中有细菌出现，当菌落数 $>10^5/ml$ 时，即意味泌尿系存在感染，称为细菌尿。非特异性感染的致病菌70%～80%为革兰阴性杆菌包括大肠埃希菌、变形杆菌、副大肠埃希菌、产气杆菌与铜绿假单胞菌；其余20%致病菌为革兰阳性球菌包括葡萄球菌、链球菌等。

五、乳糜尿

乳糜液或淋巴液出现在尿液，尿液呈现乳白色，称为乳糜尿。多由于乳糜液不能循正常通路进入血循环而发生反流、淋巴液瘀滞，淋巴管内压力增高，进而导致淋巴管曲张、破裂，如破裂的部位与泌尿系统相通，乳糜液进入尿内即形成乳糜尿。最常见的病因为丝虫病、腹膜后肿瘤、创伤、结核，以及先天性淋巴管瓣膜功能异常也可以引起乳糜尿。

六、结晶尿

正常尿液中含有许多有机盐和无机盐物质，在饱和状态下，这些物质可因温度、尿酸碱度、代谢紊乱或缺少某些抑制这些物质沉析的因素而发生沉淀和析出，形成结晶即称为结晶尿。尿内结晶常见有草酸盐、磷酸盐、尿酸、尿酸盐等。

七、气尿

有气体随尿液排出体外称为气尿。通常是由于在肠道和膀胱之间有瘘管相通。少见情况为膀胱内存在产气细菌感染，尿液又有高浓度的糖，因发酵而产生二氧化碳，在排尿时产生气体。常见病因有外伤、手术、结核、乙状结肠癌、Crohn病和放射性肠炎等。

（杨铁军）

第四节　尿失禁

一、真性尿失禁

指因膀胱括约肌受到损伤，或神经功能障碍，膀胱括约肌丧失了控制尿液的能力，无论患者处在何种体位和在何时何地，尿液均不自主持续从尿道流出。常见病因有手术、外伤导致的膀胱括约肌损伤、神经源性膀胱和阴茎耻骨型尿道上裂等。

二、压力性尿失禁

平时尚能控制尿液，而在咳嗽、喷嚏、大笑、奔跑等腹压增加时出现尿液不自主地从尿道溢出，称为压力性尿失禁。常见于中年以上妇女（有过多次怀孕和自然分娩史）。常见原因有盆底组织的薄弱、膀胱底部下垂、膀胱尿道括约肌松弛、尿道不能伸到足够长度、膀胱尿道后角消失，以及尿道倾斜角增大等。

三、急迫性尿失禁

指在有急迫的排尿感觉后，尿液快速溢出，是膀胱过度活动症的严重表现。由部分上运动神经元病变或急性膀胱炎等强烈的局部刺激引起，导致急迫性尿失禁的常见病因有膀胱炎、神经源性膀胱、严重的膀胱出口梗阻导致的膀胱顺应性降低、逼尿肌老化、心脑血管疾病、早期糖尿病等。精神紧张、焦虑也可引起急迫性尿失禁。

四、充盈性尿失禁

充盈性尿失禁是由于下尿路有较严重的机械性或功能性梗阻引起尿潴留，当膀胱内压上升到一定程度并超过尿道阻力时，尿液不断地自尿道中滴出，也称为假性尿失禁。常见病因有前列腺增生症、尿道狭窄、神经源性膀胱功能障碍等。

（杨铁军）

第五节　疼痛

一、肾区疼痛

常由于肾脏的炎症或梗阻等导致肾被膜受牵拉而引起。典型的肾脏疼痛位于肋脊角（在骶脊肌旁第 12 肋下），可绕过腰部向前放射至上腹部和脐周，也可放射至会阴、睾丸。炎症引起的疼痛呈现一侧或两侧为腰部酸胀不适持续性钝痛，常见于肾内或肾周感染，也可见于肾挫伤、肾积水、肾结石等。梗阻所致疼痛的特点为阵发性绞痛，常伴有消化道症状。

二、输尿管区疼痛

输尿管疼痛多为急性，常由输尿管急性梗阻引起。典型的疼痛既包括肾包膜膨胀所致的背部疼痛，还包括从肋脊角沿输尿管走行放射至下腹部的剧烈绞痛。在男性可放射至膀胱、同侧阴囊和睾丸；在女性则放射至外阴。如梗阻位于上段输尿管，疼痛可放射至同侧睾丸；梗阻位于右输尿管中部，疼痛放射至麦氏点，易与阑尾炎相混淆，梗阻位于左输尿管中部，可能与憩室炎或降结肠、乙状结肠疾病相混淆；如梗阻位于靠近膀胱输尿管开口处则会表现出膀胱刺激症状。

三、膀胱区疼痛

膀胱区疼痛常因急性尿潴留所致，也可由非特异性炎症、结核、结石、异物及肿瘤等导致。急性尿潴留者由于膀胱过度膨胀而导致耻骨上区剧烈疼痛。膀胱炎所引起的疼痛常表现为耻骨上间断性不适，在憋尿时有膀胱疼痛感觉，排尿后感觉明显轻松。膀胱颈内结石可出现向阴茎头及会阴放射性剧痛。膀胱肿瘤患者出现膀胱区疼痛常表示肿瘤已浸润盆腔周围组织。

四、尿道疼痛

尿道疼痛常因尿道口或尿道内梗阻所引起，如包茎、后尿道瓣膜、尿道狭窄或尿道内结石和肿瘤等，或因邻近器官的炎症蔓延到尿道，如精囊炎、阴道炎和宫颈炎等；有时可因机械或化学性刺激引起尿道炎，如器械检查和留置导尿管等。

五、阴囊部疼痛

阴囊部疼痛由阴囊壁组织或阴囊内容物病变引起，根据病因和程度的不同可分为原发性、继发性和急性、慢性等。原发性急性疼痛常见于急性附睾炎、急性睾丸炎、睾丸、附睾扭转及阴囊急性炎症等情况。原发性慢性疼痛常见于鞘膜积液、精索静脉曲张、慢性附睾炎等。继发疼痛常见于肾脏、腹膜后或腹股沟病变引起的放射痛。

（杨铁军）

第六节　肿块

一、肾区肿块

正常肾脏位置较高，位于横膈以及低位肋骨之下，受其保护不易损伤。因为肝脏的存在，右肾位置低于左肾。在男性，肾脏一般很难触及，一方面是由于腹壁肌张力的存在，另一方面是因为男性肾脏的位置更加固定，仅能够随姿势改变和呼吸运动发生轻微的移动。偶尔能够触及右肾下极，尤其对于体型偏瘦的患者。左肾一般不会被触及，除非左肾增大或位置异常。故凡在腹部两侧发现的肿块都应与正常肾脏和肾脏病变相鉴别。肾区发现的肿物可能为对侧肾萎缩或缺失后该侧肾脏的代偿性肥大，或肾积水、肿瘤、囊肿或多囊肾，也可能为腹膜后肿物，脾脏、病变的肠管、胆囊疾病或胰腺囊肿。触到肾脏的肿块，应注意肿块的大小、实性或囊性、坚硬度、活动度、有无结节等。肾肿瘤性质多为坚硬，表面光滑或呈分叶状，早期肿瘤活动，晚期肿瘤浸润周围组织而固定。肾积水和肾囊肿表面光滑，有囊性感。多囊肾往往为双侧性，有时可在腹部两侧触及表面有囊性结节的增大的肾脏。肾脏损伤引起的肾周围血肿及尿外渗，在腹部或腰部可触及肿块和疼痛。此外，临床上较少见的肾下垂和游走肾，特点是肿块移动度较大，前者在站立位时较易触到，后者往往在髂窝触到活动的肿块。

二、膀胱区肿块

下腹部膀胱区肿块最常见的两种情况为膀胱尿潴留或膀胱肿瘤、盆腔恶性肿瘤及隐睾恶变。正常膀胱一般不会被触及，除非适度充盈状态下。当膀胱过度充盈时触诊下腹正中部可触及圆形、具有压痛的弹性肿物，不能被推移，呈横置的椭圆形或球形，下界隐于耻骨后而触不清楚，按压时有尿意，排空后肿物缩小或消失，这几点可与常见耻骨上包块如卵巢囊肿或妊娠子宫等相鉴别。下腹部肿块除经腹部检查外，还应经直肠或阴道行双合诊检查，以确定肿块大小、位置及移动情况。

三、腹股沟部肿块

腹股沟肿物以疝最常见，有时可触摸到下降不全的异位睾丸。精索、输精管的良性和恶性肿瘤均罕见。

四、阴茎肿块

阴茎头肿块是阴茎癌的主要特征。早期肿瘤被包茎所包裹，当肿瘤破溃穿破包皮时才被发现，晚期肿瘤呈菜花样、恶臭，易出血；腹股沟淋巴结转移时，淋巴结变硬，与周围组织粘连。小儿常发现包皮内有扁圆形小硬节，多为包皮垢，翻开包皮或将包皮切开，即可发现乳酪样硬节，与皮肤无粘连。阴茎海绵体肿块多为阴茎硬结症，肿块形状不规则呈片状、坚硬、无触痛，勃起时可引起疼痛及阴茎弯曲。尿道肿块应除外尿道狭窄、结石或肿瘤等。

五、阴囊肿块

阴囊内肿块以斜疝最为多见，其特征为可还纳肿物。其次为睾丸鞘膜积液、精索鞘膜积液、精液囊肿、精索静脉曲张，除精索静脉曲张外，透光试验均为阳性。睾丸肿瘤坚实而沉重。附睾、精索肿瘤极为罕见。

（杨铁军）

第三章

肿瘤内科治疗

第一节 概述

肿瘤内科学（medical oncology）是在肿瘤治疗中逐渐发展起来的较新的学科，是研究用化学药物治疗恶性肿瘤，以达到治愈、好转或延长生存期和提高生存质量的治疗方法的学科。以化疗为主的抗肿瘤药物治疗在肿瘤综合治疗中的地位已被确立，形成了内科学的一个分支，即肿瘤内科学。

人类用药物治疗肿瘤的历史已有上下数千年。在第一次世界大战时，德军曾使用一种毒气－芥子气（硫芥），发现它有骨髓抑制作用。1935 年，为了战争的需要又合成了氮芥，数年后发现它有损伤淋巴组织的作用。之后，耶鲁大学的 Gilman 等研究了它对小鼠淋巴瘤的治疗作用，证明有效。于是，1942 年 10 月他开始第一次临床试用治疗淋巴瘤，结果肿瘤明显缩小，这揭示了化学药物用于治疗恶性肿瘤的可能性。然而，现代肿瘤内科的概念，一般以 1946 年 Gilman 和 Philips 发表氮芥用于治疗淋巴瘤的文章。这篇综述标志着现代肿瘤化疗的开始，即烷化剂的临床应用为开端。

1948 年 Farber 应用抗叶酸药——甲氨蝶呤（MTX）治疗急性白血病有效；1950 年 MTX 成功的治疗绒癌；1952 年又合成了嘌呤拮抗剂 6－巯基嘌呤（6－MP），开始了抗代谢药物治疗恶性肿瘤的历史。1955 年长春碱类药物用于临床，开创了植物类药物。

1956 年放线菌素 D（ACTD）治疗肾母细胞瘤和绒毛膜癌取得疗效，开创了抗生素治疗恶性肿瘤的历史。1957 年按设想合成了环磷酰胺（CTX）和 5－氟尿嘧啶（5－FU），直至目前仍为临床常用的抗癌药。20 世纪 60 年代以后，逐步建立和完善抗癌药物研究的发展体系，从而使新的、有效的抗癌药物不断涌现。

1967 年分离出阿霉素（ADM），扩大了抗肿瘤适应证。1971 年顺铂（DDP）进入临床后逐渐扩展其使用范围，对多种肿瘤取得了较好疗效。而且，开始注意到正确使用抗癌药物的临床研究，包括合理地确定剂量、用药时间，毒副反应的监测及防治，抗癌药物的联合使用等。人们开始认识肿瘤细胞动力学及抗癌药物药代动力学，这就促进了临床肿瘤化疗学科的发展，并已有少数恶性肿瘤可经化疗治愈，如急性淋巴细胞白血病、霍奇金病（Hodgkin disease）、睾丸肿瘤等。Elion 和 Hitchings 因研究核酸合成对细胞生长的重要性，以及研制抗嘌呤类抗癌药的贡献，于 1988 年获得了诺贝尔奖。

20 世纪 70 年代从植物中提取并半合成的长春瑞滨（NVB）和紫杉醇（PTX），在 80 年代后期用于临床，并对乳腺癌和卵巢癌取得了较突出的疗效，成为当前最受关注的抗癌药物。

80 年代后期在肿瘤化疗不良反应方面，即针对化疗引起患者严重呕吐及骨髓抑制的对策方面取得了突破性进展，开发出新型的止吐药物 5－HT_3 受体拮抗剂（如昂丹司琼、格雷司琼等）、化疗保护剂（美司钠、氨磷汀等）、粒细胞集落刺激因子（G－CSF）和白介素－2（IL－2）等。在止吐及升白细胞和血小板方面发挥其独特的疗效，为解决这些不良反应及推动肿瘤内科治疗的进步起了重要作用。随着临床药理学、细胞增殖动力学、分子生物学和免疫学的发展，临床肿瘤化疗学科也获得进一步发展，1968 年 Karnofsky 正式提出的肿瘤内科学这一名称，逐步形成了内科学分支的专门学科，确立了肿瘤内科治疗在肿瘤治疗中的地位。

近年来，新型抗癌药物如抑制微管蛋白解聚的紫杉醇类、拓扑异构酶抑制剂喜树碱衍生物、抗肿瘤单抗（如 Rituximab 和 Herceptin 等）和诱导分化药物（维甲酸类）相继用于临床，而且分子靶向性药物、肿瘤基因治疗、抗肿瘤转移、抗血管生成等方面也已取得了一些进展，成为医学界最为活跃的一个研究领域。

（邱道显）

第二节　肿瘤化疗的基础理论

一、肿瘤细胞增殖动力学

肿瘤细胞增殖动力学是研究肿瘤细胞群体生长、增殖、分化、丢失和死亡变化规律的学科。和正常体细胞相同，肿瘤细胞由 1 个细胞分裂成 2 个子代细胞所经历的规律性过程称为细胞增殖周期，简称细胞周期，这一过程始于一次有丝分裂结束时，直至下一次有丝分裂结束。经历一个细胞周期所需的时间称为细胞周期时间。细胞周期时间短的肿瘤，单位时间内肿瘤细胞分裂的次数更多。处在细胞周期中的肿瘤细胞依次经历 4 个时相，即 G_1 期、S 期、G_2 期和 M 期。部分细胞有增殖能力而暂不进行分裂，称为静止期（G_0 期）细胞。G_0 期的细胞并不是死细胞，它们不但可以继续合成 DNA 和蛋白质，完成某一特殊细胞类型的分化功能，还可以作为储备细胞，一旦有合适的条件，即可重新进入细胞周期。这一期的细胞对正常启动 DNA 合成的信号无反应，对化放疗的反应性也差。G_0 期细胞的存在是肿瘤耐药的原因之一。

处于细胞增殖周期的肿瘤细胞占整个肿瘤组织恶性细胞的比值称为肿瘤的生长分数。恶性程度高，生长较快的肿瘤一般生长分数较高，对化放疗的反应较好；而恶性程度低，生长缓慢的肿瘤的生长分数较低，对化疗不敏感，反应性差。

二、生长曲线分析

细胞增殖是肿瘤生长的主要因素，内科治疗通过杀灭肿瘤细胞或延缓其生长而发挥作用。生长曲线分析通过数学模型描述肿瘤细胞在自然生长或接受治疗时数量随时间变化的规律。

1. Skipper－Schabel－Wilcox 生长模型　20 世纪 60 年代，Skipper 等为肿瘤细胞增殖动力学做出了影响深远的开创性工作，建立了肿瘤细胞的指数生长模型和 Log－kill 模型（对数杀伤模型）。他们对小鼠 L1210 白血病移植瘤进行研究，观察到几乎所有肿瘤细胞都在进行有丝分裂，并且细胞周期时间是恒定的，细胞数目以指数形式增长，直至 10^9（体积约为 $1cm^3$）时引起小鼠死亡。在 L1210 白血病细胞的生长过程中，无论其大小如何，倍增时间是不变的。假设 L1210 白血病细胞的细胞周期时间为 11 个小时，则 100 个细胞变为 200 个细胞大约需要 11 个小时，同样用 11 个小时，10^5 个细胞可以增长至 2×10^5 个，而 10^7 个细胞可以增长至 2×10^7 个。类似地，如果 10^3 个细胞用 40h 增长到 10^4 个细胞，则用同样的时间 10^7 个细胞可以增长为 10^8 个细胞。

在 Skipper－Schabel－Wilcox 模型中，肿瘤细胞数目呈指数增长，其生长分数和倍增时间恒定，不受细胞绝对数和肿瘤体积大小的影响。如果用图形表示肿瘤细胞数目随时间的变化，在半对数图上是一条直线（图 3－1A）；而纵坐标取肿瘤细胞绝对数时，得到的是一条对数曲线（图 3－1B）。这条对数曲线形象地说明了恶性肿瘤细胞在相对短的时间内迅速增殖的巨大潜力。

Log－kill 模型提示，对于呈指数生长的肿瘤，细胞毒类药物的细胞杀伤是按照一级动力学进行的，即对于特定的肿瘤，一定的药物剂量能够杀死细胞的比例是个常数，而无论肿瘤负荷大小如何。如果一周期药物治疗能将肿瘤细胞数目由 10^6 减少至 10^4，则同样的治疗能够使肿瘤负荷从 10^5 变成 10^3。研究还表明，对数杀伤的比例与药物的剂量相关（图 3－2）。

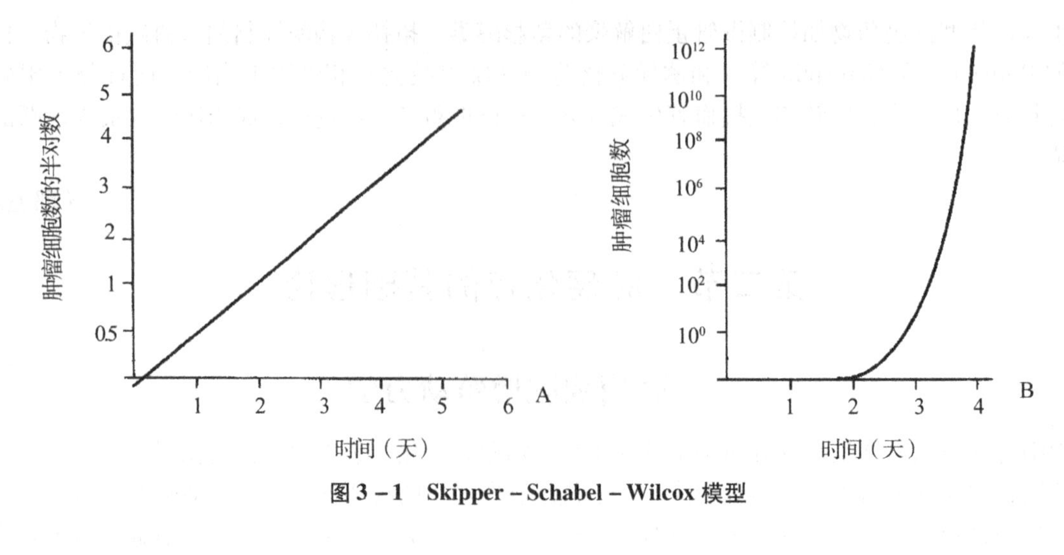

图 3－1 Skipper－Schabel－Wilcox 模型

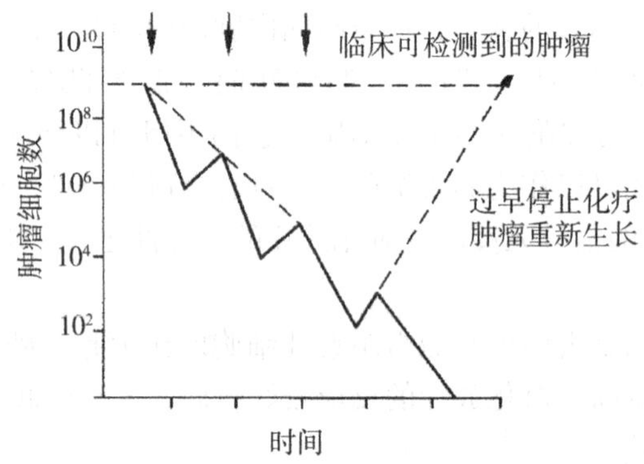

图 3－2 Log－kill 模型，化疗杀伤恒定比例的肿瘤细胞

图中每周期化疗细胞杀伤 3 个对数级细胞，化疗间期肿瘤细胞增殖 1 个对数级。虚线表示每周期化疗净杀伤 2 个对数级细胞。

2. Goldie－Coldman 模型　Log－kill 模型提示，只要给予足够周期的化疗，肿瘤细胞的数目终将降到 1 个以下，而治愈肿瘤。但实际上，很多肿瘤不能治愈。这是由于肿瘤细胞存在异质性，部分细胞对化疗耐药。

肿瘤细胞具有遗传不稳定性，在增殖过程中可以自发突变，由对特定剂量的某种药物敏感变为不敏感。Goldie 和 Coldman 对基因突变和耐药发生之间的关系做出了定量的阐释，提出耐药发生率与肿瘤大小（或肿瘤细胞数）以及肿瘤细胞自发突变率呈一定的函数关系。Goldie－Coldman 模型指出了肿瘤负荷对于疗效的重要性，为体积大的肿瘤难以治愈提供了生物学解释。

3. Gompertzian 生长模型　实验数据和临床观察表明，多数人类肿瘤的生长并不符合指数生长模型，而符合 Gompertzian 生长曲线（图 3－3）。这一曲线的起始端近于指数增长，但随着时间的推移和细胞数量的增加，其生长分数减小，倍增时间变长，最终细胞数量达到平台。在 Gompertzian 的起始端，肿瘤体积小，虽然生长分数高，肿瘤倍增时间短，但肿瘤细胞绝对数量增加较少；在曲线的中部，尽管总的细胞数和生长分数都不是最大的，但是它们的乘积达到最大，因此肿瘤数量增长的绝对值最大；在曲线的末端，肿瘤细胞数量很大，但是生长分数很小。

在 Gompertzian 模型中，肿瘤细胞的生长速度与肿瘤负荷相关。当有效治疗使肿瘤负荷减小后，肿瘤细胞的生长会加速。

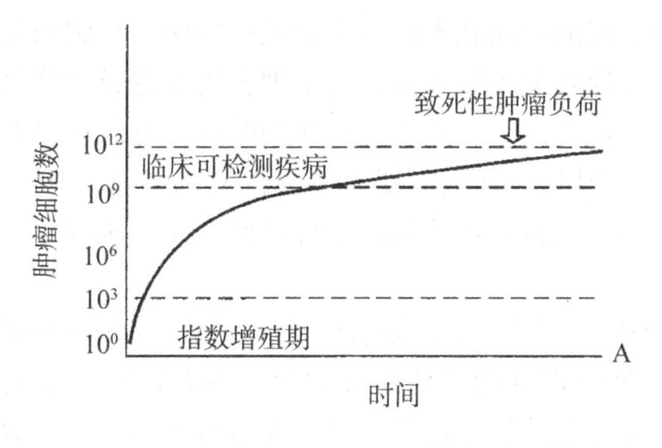

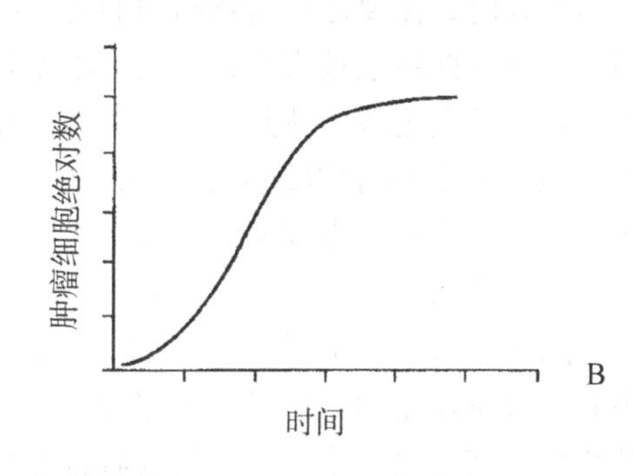

图 3－3 Gompertzian 生长曲线

Gompertzian 生长曲线显示当早期肿瘤数量少的情况下肿瘤细胞呈指数性快速生长，随着肿瘤体积的增大，生长速度相对变慢，出现相对的平台期。A. 纵坐标为对数；B. 纵坐标为绝对数。

4. Norton－Simon 模型　根据 Norton－Simon 模型，化疗杀伤肿瘤细胞的比例是随时间变化的，与此时 Gompertzian 生长曲线上的生长速率成正比。在 Gompertzian 生长曲线中，生长速率随着肿瘤的长大而逐渐变小，因此在 Norton－Simon 模型中，化疗对大肿瘤的杀伤比例低于小肿瘤，大肿瘤的缓解率较低。当肿瘤负荷减小后，分裂较慢的细胞将加速增殖，对化疗将更加敏感。

5. 动力学模型研究的新领域　上述动力学模型对于理解肿瘤生长规律和探索有效治疗方案具有重要意义，但并未涵盖所有肿瘤的生长特性，也不能指导所有药物的使用。例如，生物治疗不是成比例杀伤肿瘤细胞，而是定量杀伤，这样，如果残留的细胞数量较少，则可以通过免疫治疗提高抗肿瘤效应，达到治愈。

前述模型都是在研究细胞毒类药物的过程中建立起来的。细胞毒类药物对肿瘤细胞有一定的杀伤作用，并且对处于有丝分裂中的细胞效果更好。而分子靶向药物可以通过信号调控和使细胞稳定发挥作用，不一定需要杀灭肿瘤细胞，这为肿瘤细胞增殖动力学研究提出了新的课题。

三、肿瘤内科治疗的原则和策略

1. 联合化疗　联合化疗是肿瘤内科治疗最重要的原则之一。目前大多数肿瘤的标准化疗方案中都包括两种或多种抗肿瘤药。

联合化疗的依据在于：①由于肿瘤细胞的异质性，在治疗开始前就存在对某种化疗药物耐药的细胞，单一药物对这些耐药细胞是无效的，这些细胞会继续生长，成为肿瘤进展的根源；②根据 Goldie－Coldman 模型，随着肿瘤细胞的增殖，由于基因的不稳定性，会产生随机突变，使得原来对某种药物敏感的肿瘤细胞产生耐药，并且肿瘤负荷越大，耐药的发生率越高。因此当治疗时应及早应用多种有效药物，尽快减少肿瘤负荷，降低或延缓对一种药物耐药的肿瘤发展为对其他药物耐药，以提高治愈率，延长生存期。

设计多药联合方案时，需要遵循一定的原则。这些原则包括：①选择的药物已证实在单独使用时确实有效；②联合使用的药物具有不同的作用机制；③联合使用的药物之间毒性尽量不相重叠；④联合使用的药物疗效具有协同或相加效应，而不能相互拮抗；⑤联合化疗方案经临床试验证实有效。

2. 多周期治疗　根据对数杀伤理论，化疗按比例杀灭肿瘤细胞，鉴于目前化疗药物的有效率，即使对于较小的肿瘤，单个周期的化疗也很难将肿瘤细胞数目减少到可治愈的数量级，并且化疗后残存的细胞将继续增殖。通过定期给予的多次用药，实现肿瘤细胞数目的持续逐级递减，可以提高疗效。

3. 合适的剂量、时程和给药途径　化疗药物的毒性明显，多数情况下治疗窗狭窄，因此必需十分注意剂量的确定。临床研究确定了化疗方案中各种药物推荐的标准剂量，在治疗前和治疗过程中还需要根据患者的耐受性进行调整。在患者能耐受的前提下，应给予充足剂量的治疗，随意减少剂量会降低疗效。

在应用药物时，需要注意药物给药的持续时间、间隔时间和不同药物的先后顺序。细胞周期非特异性药物的剂量反应曲线接近直线，药物峰浓度是决定疗效的关键因素；对于细胞周期特异性药物，其剂量反应曲线是一条渐近线，达到一定剂量后，疗效不再提高，而延长药物作用时间，可以让更大比例的细胞进入细胞周期中对药物敏感的时相，提高疗效。因此，细胞周期非特异性药物常常一次性静脉推注，在短时间内一次给予本周期内全部剂量；而细胞周期特异性药物则通过缓慢滴注、肌内注射或口服来延长药物的作用时间。

4. 不同化疗周期的合理安排　序贯、交替、维持和巩固治疗，如前所述，根据 Goldie - Coldman 模型，避免肿瘤细胞发生耐药的最佳策略是尽早给予足够强度的多药联合治疗，最大程度地杀灭肿瘤细胞。交替化疗是将非交叉耐药的药物或联合化疗方案交替使用。序贯化疗指先后给予一定周期数的非交叉耐药的药物或化疗方案。维持治疗和巩固治疗都是在完成初始化疗既定的周期数并达到最大的肿瘤缓解疗效后，继续进行的延续性治疗，其中维持治疗采用初始治疗中包括的药物，而巩固治疗采用与初始治疗不同的药物。

（邱道显）

第三节　抗肿瘤药物

一、药物分类及作用机制

（一）根据药物的化学结构、来源及作用机制分类

依此将抗肿瘤药物分为 6 大类。

1. 烷化剂　主要有氮芥（HN2），环磷酰胺（CTX），异环磷酰胺（IFO），消瘤芥（AT - 1258），苯丁酸氮芥（CB - 1348），苯丙氨酸氮芥（LPAM），N - 甲酰溶肉瘤素（N - 甲），卡氮芥（BCNU），环已亚硝脲（CCNU），甲环亚硝脲（Me - CCNU），白消安（马利兰，BUS），噻替派（TSPA），二溴甘露醇（DBM）等。

作用机制：这类化合物具有活泼的烷化基因，能与生物细胞中核酸、蛋白质及肽的亲核基团作用（如羧基、氨基、巯基、羟基、磷酸基团的氢原子等），以烷基取代亲核基团的氢原子。烷化剂的主要作用部位在 DNA。结果使 DNA 分子的双螺旋链发生交叉联结反应，还可形成异常的碱基配对，导致细胞的变异；也可引起核酸脱失或 DNA 断裂，从而造成细胞的严重损伤，导致细胞的死亡。

2. 抗代谢类　叶酸拮抗剂类，主要有甲氨蝶呤（MTX）；嘧啶拮抗剂类，有 5 - 氟尿嘧啶（5 - FU）、替加氟（FT207）、阿糖胞苷（Ara - C）、羟基脲（HU）、卡莫氟（HCFU）、优氟啶（UFT）。嘌呤拮抗剂类，主要有 6 - 巯基嘌呤（6 - MP），6 - 巯鸟嘌呤（6 - TG）等。

作用机制：此类药物为细胞生理代谢药物的结构类似物，能干扰细胞正常代谢物的生成和作用发挥，抑制细胞增殖，进而导致细胞死亡。抗代谢物的作用机制各不相同，但均作用于细胞增殖周期中的某一特定的时相，故属于细胞周期特异性药物。

3. 抗生素类　醌类（蒽环类），主要有阿霉素（ADM），柔红霉素（DNR），表柔比星（EPI），吡柔比星（THP - ADM），米托蒽醌（MTT）；糖肽类，如博莱霉素（BLM），平阳霉素（PYM）；放线菌素类，如放线菌素 D（ACTD）；丝裂霉素类，如丝裂霉素 C（MMC）；糖苷类，如光辉霉素（MTM）；亚硝脲类，如链脲霉素（STZ）。

作用机制：抗肿瘤抗生素主要抑制 DNA、RNA 及蛋白质的合成。直接作用于 DNA，如丝裂霉素、博莱霉素、链脲霉素，它们可直接与 DNA 结合而干扰 DNA 的复制；抑制 RNA 的合成：如放线菌素 D，柔红霉素、阿霉素、光辉霉素等，这些化合物可与 DNA 发生嵌入作用，阻断依赖 DNA 的 RNA 产生，抑制转录过程，从而抑制蛋白质的合成；嘌呤霉素类，它们作用于核糖体水平，干扰遗传信息的翻译，从而抑制蛋白质的合成。

4. 植物类　①生物碱类：长春新碱（VCR），长春花碱（VLB），长春地辛（长春花碱酰胺，

VDS），长春瑞滨（去甲长春花碱，NVB），秋水仙碱（COLC），羟基喜树碱（HCPT），三尖杉酯碱（HRT）；②木脂体类：依托泊苷（鬼臼乙叉苷，VP－16），替尼泊苷（VM－26）；③紫杉醇类：紫杉醇（PTX），泰素帝（Taxotere）。

作用机制：植物类药物可抑制 RNA 合成，与细胞微管蛋白结合，阻止微小管的蛋白装配，干扰增殖细胞的纺锤体的生成，从而抑制有丝分裂，导致细胞死亡。

5. 激素类 ①雌激素类：已烯雌酚（DES），溴醋己烷雌酚（HL－286）；②雌激素受体阻断剂及抑制雌激素合成药物：三苯氧胺（TMX），氯三苯氧胺（toremifen）；③雄激素类：苯丙酸睾丸酮，甲基睾丸酮，氟羟甲睾酮；④抗雄激素类：氟他胺（Fugerel）；⑤孕酮类：甲孕酮（MPA），甲地孕酮（MA）；⑥芳香化酶抑制剂：氨鲁米特（AG），福美司坦（FMT），瑞宁得（Arimidex）；⑦肾上腺皮质激素：泼尼松，地塞米松；⑧甲状腺素类：甲状腺素。

作用机制：肿瘤的生长与某种激素水平相关，通过应用某种激素或抗激素与某一受体竞争性结合，从而阻断激素作用；另一作用通过抑制激素的合成来改变肿瘤生长所依赖的内分泌环境，从而达到抑制肿瘤生长之目的。

6. 杂类 ①金属类：抗癌锑（sb－71），顺铂（顺氯氨铂，DDP），卡铂（CBP）；②酶类：L－门冬酰胺酶（L－ASP）；③抗转移类：丙亚胺（ICRF－159）；④其他：丙卡巴肼（甲基苄肼，PCZ），达卡巴嗪（氮烯咪胺，DTIC），羟基脲（HU），去甲斑蝥素（norcantharidin）等。

作用机制：这类药物来源、化学结构及作用机制均不相同。①铂类：主要具有烷化剂样作用，与细胞亲核基因结合，引起 DNA 的交叉联结，导致 DNA 复制障碍，从而抑制癌细胞的分裂，为细胞周期非特异性药物；②酶类：L－门冬酰胺酶，能将肿瘤组织周围的门冬酰胺水解为门冬氨酸及氨，造成门冬酰胺减少，而肿瘤组织中无门冬酰胺合成酶，完全依赖外源性门冬酰胺供应，干扰了肿瘤细胞蛋白质的合成，肿瘤细胞生长受到抑制，导致肿瘤死亡；③丙亚胺：其双内酰亚胺键在体内可解开与核酸、蛋白质中的氨基、巯基等发生酰化反应，从而抑制 DNA、RNA 和蛋白质合成。

（二）按抗肿瘤药物对各期肿瘤细胞的敏感性不同分类

依此分为两大类。

1. 细胞周期非特异性药物（cell cycle nonspecific agents，CCNSA） CCNSA 能杀死增殖周期中各时相的肿瘤细胞甚至包括 G_0 期细胞，这类药物可直接作用 DNA，或与 DNA 形成复合物，影响 DNA 的功能，从而杀死癌细胞。这类药物包括全部的烷化剂、大部分抗癌抗生素及铂类药物。

2. 细胞周期特异性药物（cell cycle specific agents，CCSA） CCSA 主要杀伤处于增殖周期的某一时相细胞，G_0 期细胞对其不敏感，S 期和 M 期细胞对其敏感。这类药物包括抗代谢药（S 期）和植物药（M 期）。

抗代谢药中的阿糖胞苷（Ara－C）和羟基脲（HU），主要干扰 DNA 的合成，而不抑制 RNA 和蛋白质的合成，因此是典型的 S 期药物，有的称之为 S 期时相特异性药物。抗代谢药中的 6－巯基嘌呤、5－氟尿嘧啶和甲氨蝶呤在干扰生物大分子 DNA 合成的同时，也抑制 RNA 和蛋白质的合成，使细胞分裂速度减慢，因而使处于 S 期的细胞减少，故不是典型的 S 期药物。

植物药中的 VCR、VLB 等能干扰微管蛋白的装配，从而阻断纺锤丝的形成，使恶性细胞处于中期而不继续增殖，称之为 M 期时相特异性药物。

二、细胞周期非特异性药物和周期特异性药物与疗效的关系

1. CCNSA 对肿瘤细胞的作用较强而快，能迅速杀灭癌细胞，其作用特点呈剂量依赖性（dose dependent）。其杀伤肿瘤细胞的疗效和剂量成正比，即增加剂量，疗效也增强，其剂量－反应曲线接近直线。这提示，在使用 CCNSA 时，只要机体能耐受，应大剂量给药，但考虑大剂量给药时毒性也增加，因此大剂量间歇给药是最佳选择。

2. CCSA 药效作用缓慢且较弱，其剂量－反应曲线是一条渐近线，即在开始小剂量类似于直线，达到一定剂量后不再升高，而形成一个坪，即使再增加剂量也无济于事，除 S 期或 M 期细胞外，其他

细胞时相对其不敏感，在治疗策略上应小剂量持续给药。

（邱道显）

第四节　常见的抗肿瘤药物相关毒性

随着抗肿瘤药物种类的迅速增多以及作用靶点的日益丰富，其相关的毒性反应正变得越来越复杂。充分地了解、监控和预防毒性反应的发生，不仅可以更加有效地利用药物的治疗作用，减少或避免药物毒性造成的损害，还有助于更好地理解药物的药理学作用。

一、消化系统毒性

1. 恶心和呕吐　恶心和呕吐是常见的化疗相关不良反应。化疗药物诱发呕吐的机制包括：①直接作用于呕吐中枢；②刺激消化道黏膜内的嗜铬细胞释放大量的5－羟色胺和多巴胺等神经递质，激活中枢的化学感受器，并进一步将信号传导至呕吐中枢引起呕吐。已知参与恶心、呕吐反射的神经递质有5－羟色胺、多巴胺、组胺、阿片类物质、P物质和乙酰胆碱等。化疗引起的恶心、呕吐可分为三种形式：急性、迟发性和预期性。急性是指恶心、呕吐发生于给药后的24h以内，高峰期在5～6h。迟发性指给药24h后发生的呕吐。预期性呕吐指未经历用药或发生于给药前的呕吐，与心理作用有关。

2. 口腔黏膜炎　口腔黏膜炎与细胞毒性药物对细胞分裂旺盛的口腔黏膜细胞的直接损伤和继发性感染等因素有关。典型的临床表现是在化疗后1～2周左右，口腔内出现伴有烧灼样疼痛的黏膜萎缩、红肿，甚至深浅不一的溃疡，严重者可形成大片的白色伪膜。黏膜炎可因感染或其他损伤加重，也可随着化疗药物的停止应用而逐渐修复。

3. 腹泻　化疗相关性腹泻的主要原因是药物对肠道黏膜的急性损伤所导致的肠道吸收和分泌失衡。腹泻的程度可以从轻度到生命威胁，并可严重影响患者的生活质量和对治疗的依从性。

二、骨髓抑制

化疗药物可以诱导骨髓中分裂旺盛的造血细胞凋亡，并导致不同功能分化阶段的血细胞，主要包括白细胞、血小板和红细胞数量的减少。除博莱霉素和左旋门冬酰胺酶外，大多数细胞毒性药物均有不同程度的骨髓抑制。不同药物对白细胞、血小板和红细胞的影响程度有所不同。粒细胞单核细胞集落刺激因子、粒细胞集落刺激因子、促血小板生成因子和促红细胞生成素等可以通过诱导造血干祖细胞向不同血细胞的分化和增殖，一定程度上降低药物对骨髓抑制的程度和持续时间。

三、肺毒性

多种化疗药物可以导致肺、气道、胸膜和肺循环系统的损伤。导致药物性肺损伤的机制目前认为主要有以下几种：①药物或其在肺内的代谢产物对肺的直接损伤；②超敏反应；③药物代谢的个体差异，某些个体可表现为对药物的高吸收、低代谢和高蓄积。最常见的药物性肺损伤为间质性肺病和肺纤维化。临床症状主要为隐匿性发病的呼吸困难和咳嗽，可伴有发热。在病变初期，胸片检查可无异常征象，以后逐渐出现典型的弥漫性肺间质浸润的表现。

四、心脏毒性

心肌细胞属于有限再生细胞，因此心脏的毒性可表现为慢性和长期性，临床表现可包括充血性心力衰竭、心肌缺血、心律失常和心包炎等。心脏毒性的发生，可与药物的累积剂量有关。

五、神经毒性

化疗药物可以造成中枢和外周神经毒性。中枢神经毒性可表现为急性的非细菌性脑膜炎以及慢性进展的偏瘫、失语、认知功能障碍和痴呆。外周神经毒性是因药物对缺少血－脑屏障保护的外周神经细胞的损伤，包括感觉和运动神经损伤。感觉神经损伤可表现为四肢末端的感觉异常、感觉迟钝、烧灼感、疼痛和麻木，运动神经损伤可表现为肌无力和肌萎缩。

六、皮肤毒性

化疗药物所致的皮肤损伤多种多样，随着药物种类的迅速增多，皮肤损伤的临床表现越来越复杂和多样。主要的皮肤毒性包括手足综合征、放射回忆反应、痤疮样皮疹、色素沉着、甲沟炎和指甲改变等。

七、脱发

正常人体的毛囊生发过程十分旺盛，化疗药物或放疗可以使毛囊的生发功能受到抑制甚至破坏，可以导致暂时性或永久性脱发。脱发可发生于化疗后的数天至数周内，其程度与化疗药物的种类、剂量、化疗间期长短和给药途径等相关。脱发主要表现为头发脱落，也可有眉毛、睫毛、阴毛等其他部位毛发的脱落。因多数化疗药物对毛囊干细胞没有损伤，脱发通常是暂时性，但如果毛囊干细胞损伤，则可能导致永久性脱发。

八、肾和膀胱毒性

化疗药物可以直接损伤肾小球、肾小管、肾间质或肾的微循环系统，导致无症状的血清尿素氮、肌酐升高，甚至急性肾衰竭，也可因药物在肾小管液中的溶解度饱和导致的排泄障碍和肿瘤溶解综合征等间接因素导致损伤。预防和治疗肾脏毒性的方法主要有根据肾小球滤过率调整药物剂量、水化利尿以及碱化尿液等。

大剂量环磷酰胺和异环磷酰胺可引起出血性膀胱炎，主要与其代谢产物对膀胱黏膜的损伤有关，同时应用巯乙磺酸钠可预防出血性膀胱炎的发生。

九、肝脏毒性

化疗药物引起的肝脏毒性可以是急性肝损害，包括药物性肝炎、静脉闭塞性肝病，也可以因长期用药引起肝慢性损伤，如纤维化、脂肪变性、肉芽肿形成和嗜酸粒细胞浸润等。药物性肝炎通常与个体特异性的超敏反应和代谢特点相关。化疗药物也因可对免疫系统的抑制作用，激活潜伏的乙型和丙型肝炎病毒，导致肝损伤。

十、其他

一些抗癌药物也可以引起过敏反应、不同程度的血栓性静脉炎，有些药物一旦外渗，可导致局部组织坏死。

十一、远期毒性

化疗药物的远期毒性主要包括生殖毒性和第二肿瘤的发生。前者包括致畸和不育等。化疗可引发第二肿瘤，主要为非淋巴细胞性白血病，烷化剂类药物引起的白血病通常发生于初次治疗的两年以后，5～10 年是高峰期。

（邱道显）

第五节　化学治疗临床应用

一、肿瘤化疗的几个概念

1. 根治性化学治疗（curative chemotherapy）　根治性化疗即应最大限度地消灭恶性肿瘤细胞，并采用必要的巩固和强化治疗，以期达到治愈。有效的根治性化疗可分为几个阶段。

（1）诱导缓解化疗：是最大限度地杀灭肿瘤细胞降低肿瘤负荷，使肿瘤细胞数降至10^9以下，以达到临床完全缓解。

（2）修整扶正的阶段：使患者的免疫功能和骨髓功能得到恢复，有利于病情的巩固，以后再采取巩固治疗。

（3）缓解后的巩固与强化治疗：使肿瘤细胞继续受到杀伤，使肿瘤细胞数目降到10^6以下，可为机体正常或强化了的免疫细胞所消灭，从而达到治愈。如急性淋巴性白血病、恶性淋巴瘤、精原细胞瘤和绒毛膜上皮癌等采取积极的全身化疗，可取得完全缓解。

2. 辅助化疗（adjuvant chemotherapy） 指在采取有效的局部治疗（手术或放疗）后，主要针对可能存在的微转移癌，为防止复发转移而进行的化疗。例如，乳腺癌手术后辅助化疗已被证明能明显改善疗效，提高生存率。

3. 新辅助化疗（neoadjuvant chemotherapy） 也称之为初始化疗，指对临床表现为局限性肿瘤，可用局部治疗手段（手术或放疗）者，在手术或放疗前先使用化疗。其目的如下。

（1）希望化疗后局部肿瘤缩小，降低肿瘤分期，从而提高手术切除率，缩小手术范围，减少手术造成的损伤，最大限度地保留器官。

（2）化疗可抑制或消灭可能存在的微小转移灶，从而改善预后，降低肿瘤细胞的活力，减少术后转移，了解化疗敏感性，指导术后化疗。新辅助化疗在肛管癌、膀胱癌、乳腺癌、喉癌、骨肉瘤及某些软组织肉瘤等起到有效作用。

4. 姑息性化疗（palliative chemotherapy） 对癌症的晚期病例，已失去手术治疗的价值，化疗也仅为姑息性。主要目的是减轻患者的痛苦，提高其生活质量，延长其寿命。

5. 研究性化疗（investigational chemotherapy） 肿瘤化学治疗是一门发展中的学科，研究探索新的药物和新的治疗方案、不断提高疗效是很有必要的。另外，对一些目前尚无公认有效治疗方案的肿瘤可以进行研究性化疗。

二、联合化疗设计的基本原则

1. 联合化疗方案组成原则 ①构成联合化疗方案的各药，应该是单独使用时证明对该癌症有效者；②应尽量选择几种作用机制、作用时相不同的药物组成联合化疗方案，以便更好地发挥协同作用。常常应用时相特异性药物与时相非特异性药物配合；③应尽量选择毒性类型不同的药物联合，以免毒性相加，使患者难以耐受；④最重要的是，所设计的联合化疗方案应经严密的临床试验证明其确实有效。

2. 确定化疗治疗目标 根据治疗可能达到的效果，确定不同的治疗目标，并制定相应的策略与具体化疗方案；化疗方案均应选用标准化疗方案。

所谓标准治疗方案，是指已经过足够病例的临床研究，疗效已得到充分证实，且可以重复，得到普遍承认的治疗方案。根据顺序选择一线、二线、三线治疗方案。

三、剂量强度

剂量强度（dose intensity，DI）是指不论给药途径、用药方案如何，疗程中单位时间内所给药物的剂量，通常以mg/（m^2·w）来表示。

剂量强度的基础是剂量－反应曲线，为线性关系。对药物敏感的肿瘤而言，剂量愈高疗效也愈大。在临床上，这种线性关系只见于对化疗比较敏感的淋巴瘤、睾丸肿瘤、乳腺癌和小细胞肺癌等的治疗。对有治愈可能的患者，应尽可能使用可耐受的最大剂量强度的化疗以保证疗效。

四、肿瘤内科治疗原则、适应证和禁忌证

（一）治疗原则

（1）首先，明确肿瘤诊断，肿瘤病理性质和分化程度，临床分期，此次化疗的目的。

（2）其次，是了解患者情况，包括年龄、平素体质状况、既往肿瘤治疗情况，心、肝、肾功能状况等。

（3）此次治疗可能选择方案及药物，对该肿瘤的敏感性、需要的有效剂量、给药途径、用法、疗程及患者可能承受的能力。

（4）时刻有肿瘤综合治疗的观念。

（二）适应证

（1）对化疗敏感的全身性恶性肿瘤，如白血病、多发性骨髓瘤和恶性淋巴瘤等患者为化疗的首选对象。

（2）已无手术和放疗指征的播散性晚期肿瘤或术后、放疗后复发和转移患者。

（3）对化疗疗效较差的肿瘤，可采用特殊给药途径或特殊的给药方法，以便获得较好疗效。如原发性肝癌采用肝动脉给药或大剂量化疗加解救治疗的方法。

（4）癌性胸、腹腔和心包腔积液，采用腔内给药或双路化疗的方法。

（5）肿瘤引起的上腔静脉压迫、呼吸道压迫、颅内压增高患者，先作化疗，以减轻症状，再进一步采用其他有效的治疗措施。

（6）有化疗、内分泌药物治疗、生物治疗指征的患者。

（7）手术前后或放疗前后需辅助化疗的患者。

（三）禁忌证

（1）白细胞总数低于$4.0\times10^9/L$或血小板计数低于$50\times10^9/L$者。

（2）肝、肾功能异常者。

（3）心脏病心功能障碍者，不选用蒽环类抗癌药。

（4）一般状况衰竭者。

（5）有严重感染的患者。

（6）精神病患者不能合作治疗者。

（7）食管、胃肠道有穿孔倾向的患者。

（8）妊娠妇女，可先做人工流产或引产。

（9）过敏体质患者应慎用，对所用抗癌药过敏者忌用。

（四）注意事项

（1）需要综合治疗的患者，应系统安排合理的综合治疗计划。

（2）内科治疗必须在有经验医师的指导下进行，治疗中应根据病情变化和药物毒副反应随时调整治疗用药以及进行必要的处理。

（3）治疗过程中密切观察血象、肝肾功能和心电图变化。定期检查血象，一般每周检查1～2次，当白细胞和血小板降低时每周检查2～3次，直到化疗疗程结束后血象恢复正常时为止；肝肾功能于每周期之前检查1次，疗程结束时再检查1次；心电图根据情况复查。

（4）年龄65岁以上或一般状况较差者应酌情减量用药。

（5）有骨髓转移者应密切注意观察。

（6）既往化疗、放疗后骨髓抑制严重者，用药时应密切观察血象，并及时处理。

（7）全骨盆放疗后患者应注意血象，并根据情况掌握用药。

（8）严重贫血的患者应先纠正贫血。

（五）停药指征

（1）白细胞低于$3.0\times10^9/L$或血小板低于$80\times10^9/L$时，应停药观察。

（2）肝肾功能或心肌损伤严重者。

（3）感染发热，体温在38℃以上。

（4）出现并发症，如胃肠道出血或穿孔、肺大咯血。

（5）用药两个周期，肿瘤病变恶化，可停用此方案，改换其他方案。

五、耐药性

（一）概念

1. 天然抗药性（natural drug resistance） 肿瘤细胞在化疗开始前即有抗药性。

2. 获得性抗药性（acquired drug resistance） 一些肿瘤细胞开始时对化疗敏感，在化疗过程中，敏感细胞不断被杀灭，残留的肿瘤细胞逐渐获得抗药性。

3. 多药耐药性（multi－drug resistance，MDR） 有些癌细胞不仅对同类药产生抗药性，同时对非同类、多种作用机制和化学结构不同的药物也产生耐药，这种广谱耐药的现象称为“多药耐药性”。MDR 多见于植物类药和抗癌抗生素。

（二）肿瘤细胞耐药性机制

肿瘤细胞耐药性机制有以下几点：①药物的转运或摄取过程障碍；②药物的活化障碍；③靶酶质和量的改变；④增加利用内替的代谢途径；⑤分解酶增加；⑥修复机制增加；⑦由于特殊的膜糖蛋白增加，而使细胞排出药物增多；⑧DNA 链间或链内交联减少；⑨激素受体减少或功能丧失等。多药耐药（MDR）产生的机制包括转运蛋白（P－糖蛋白、多药耐药相关蛋白、肺耐药蛋白）、谷胱甘肽（GSH）解毒酶系统、DNA 修复机制与 DNA 拓扑异构酶含量或性质的改变等。

（三）P－糖蛋白（permeability－glyco protein，PgP）耐药机制

P－糖蛋白是一种能量依赖性药物输出泵，能将细胞内药物“泵”出细胞外，降低细胞内药物浓度，一般称为典型 MDR。P－糖蛋白其分子量为 1.7×10^5，约 1 280 个氨基酸组成，它由 mdr－1 基因编码，位于细胞膜。PgP 有两个端：N 端位于细胞膜内侧，具有药物结合的特殊功能，可与胞质中的药物结合；C 端位于细胞膜外侧，可将 N 端结合的药物“泵”出。当化疗药物入细胞内时，P－糖蛋白选择性的把胞质内的化疗药物排除细胞外，降低细胞内药物浓度，减少化疗药物对“靶”分子的杀伤作用，而产生耐药。P－糖蛋白整个过程需要 ATP 酶的参与，是一个主动耗能的过程。因此，PgP 是一种能量依赖性药物输出泵。

六、肿瘤药物的不良反应及处理

（一）抗肿瘤药物的双重性

一是抗肿瘤药具有杀伤癌细胞的作用，即其治疗作用（therapeutic action）；同时，对人体的某些正常组织器官细胞亦有一定损害，这就是抗肿瘤药的不良反应。不良反应包括不良反应、毒性反应、后效应和特殊反应等。

（二）按不良反应的性质分类

1. 一般分类 ①急性毒性；②亚急性毒性；③慢性毒性。

2. WHO 分类 ①急性毒性和亚急性毒性；②慢性毒性和后期毒性。

3. 临床分类 ①立即反应：过敏性休克、心律失常、注射部位疼痛；②早期反应：恶心、呕吐、发热、过敏反应、流感样症状、膀胱炎；③近期反应：骨髓抑制、口腔炎、腹泻、脱发、周围神经炎、麻痹性肠梗阻、免疫抑制；④迟发反应：皮肤色素沉着、心毒性、肝毒性、肺毒性、内分泌改变、不育症、致癌作用。

4. 按脏器分类 造血器官；胃肠道；肝；肾和尿路系统；肺；心脏；神经系统；皮肤；血管和其他特殊器官；局部反应；全身反应：发热、倦怠、变态反应、感染、免疫抑制、致畸性和致癌性等。

5. 按转归分类 ①可逆性；②非可逆性。

6. 按后果分类 ①非致死性；②致死性。

（三）按程度分类

1. Karnofsky 分级　①轻度反应（+）：不需治疗；②中度反应（++）：需要治疗；③重度反应（+++）：威胁生命；④严重反应（++++）：促进死亡或致死。

2. WHO 分级　分 0、1、2、3、4 度。

3. ECOG 分级　分 0、1、2、3、4 度，因毒性死亡者为 5 度。

七、胃肠肿瘤化疗

（一）食管癌化学药物治疗

20 世纪 60 年代和 70 年代食管癌化学药物治疗（简称化疗）以单一药物为主，对象为晚期食管癌，由于病变过于广泛，患者全身状况差，病程进展快，并发症多，故疗效差，缓解期短，故认为食管癌对化疗不敏感。最常用的药物有博来霉素（BLM）、丝裂霉素 C（MMC）、多柔比星（ADM）、氟尿嘧啶（5-FU）、甲氨蝶呤（MTX），有效率在 15% 左右，无完全缓解的报道，缓解期为 1~4 个月。自 20 世纪 80 年代顺铂应用以来，尤其多种药物联合应用以来，食管癌化疗的疗效有所提高，缓解期延长，而且部分病例获得完全缓解，给食管癌的化疗带来希望和生机。目前化疗不仅用于治疗晚期食管癌，而且用于与手术和放射治疗的综合治疗。

1. 适应证　如下所述。

（1）不宜手术或放射治疗的各期患者或术前、放射治疗前需要化疗的患者。

（2）术后有癌灶残留，癌旁组织的血管或淋巴管中有癌栓者。

（3）大剂量放射治疗后局部癌灶未能控制者。

（4）手术或放射治疗后的巩固治疗或治疗后复发转移的患者。

（5）骨髓及肝、肾、心、肺功能基本正常。

（6）预期生存时间在 8 周以上的患者。

2. 禁忌证　食管癌患者化疗的禁忌证为恶病质、骨髓及心、肺、肝、肾功能不全者。有食管穿孔、出血及感染等并发症的患者，有明确诊断的精神病患者亦不适于化疗。

3. 疗程设计　如下所述。

（1）疗程时间：应以肿瘤细胞增生周期的长短来确定。通常主张以多个治疗周期给药，应至少超过 2 个以上肿瘤细胞增生周期，从而使在第 1 个治疗周期没有被杀伤的肿瘤细胞可以在以后的治疗周期中被杀伤。食管癌属生长缓慢的肿瘤，其细胞增生周期时间为 5.4~8.1 天，倍增时间在 10 天以上，因此食管癌的化疗多以 21~28 天为 1 个治疗周期，3~4 个治疗周期为 1 疗程。

（2）疗程间隔：应以停药后化疗引起的毒副反应完全消失，机体正常功能基本恢复，而被杀伤的肿瘤细胞尚未修复的时间设计。由于骨髓造血干细胞及食管黏膜上皮细胞的增生周期均较食管癌细胞的增生周期短，故目前认为化疗每个周期间隔时间以 10~14 天，疗程间隔时间以 35~45 天为宜。

4. 单药化疗　单药化疗药物中 DDP、5-FU、TAX、MTX 是治疗食管癌仍有发展潜力的药物。主要适用于治疗食管鳞癌。近年来随着发达国家食管腺癌发病率的增加，新型抗肿瘤化疗药如 taxol、CPT-11 等的单药临床试验，包括了一定数量的食管腺癌。这些药物对食管癌只表现出中度抗瘤活性，很少有获完全缓解者，且缓解期缩短。

（1）氟尿嘧啶：属嘧啶类抗代谢药，抑制胸腺嘧啶核苷酸合成酶，阻断尿嘧啶脱氧核苷酸转变为胸腺嘧啶脱氧核苷酸，影响 DNA 的生物合成。本药属细胞周期特异性药物，对增殖细胞各期都有杀伤作用，但对 S 期的作用较强。一般静脉滴注给药，375mg/m^2，每周 2 次，总量 8~12g 为 1 疗程。口服给药每天 150~300mg，分 3 次服用。其对食管癌的有效率为 30% 以上。

（2）博来霉素：从轮生链霉菌培养液中提取的碱性糖肽类化合物，具有广谱抗肿瘤作用。其作用机制系引起 DNA 单链及双链断裂，在细胞学上表现为染色体缺失或断片，属于细胞周期非特异性药物。一般用法为 10~20mg 静脉或肌内注射，每周 2~3 次，总剂量300~600mg。其对食管癌的有效率可达

50%左右，但缓解期短，仅17～90天左右，停药后易复发。

（3）长春花碱酰胺：为半合成的长春花生物碱，具有广谱抗肿瘤作用。它可抑制微管蛋白的聚合，阻断微管的形成，亦能破坏已形成的微管，使核分裂停止于中期。此药可改善食管癌患者的主观症状，使部分瘤体缩小。一般用法为2～4mg/m^{2}静脉注射，每周1次，连用6周。其对食管癌的有效率约30%。

（4）顺铂：系含铂无机络合物。它与DNA结合形成交叉连接，从而破坏了DNA的功能，为周期非特异广谱抗肿瘤药物，但对G_1期细胞较敏感。一般用法为20mg静脉推注，每天1次，连用5天为1疗程，间隔1～2周重复应用。其对食管癌的有效率约20%左右。近年来合成了一系列水溶性好、毒性较小的新一代铂化合物，其中卡铂已在临床上广泛使用。对食管癌的疗效较顺铂为佳。

（5）冬凌草：唇形科香茶菜属植物，其抗肿瘤成分为贝壳杉烯骨架类型的四环二萜类化合物，分子中环戊酮伴有环外亚甲基是其抗肿瘤活性基因。此药对DNA聚合酶有抑制作用，使肿瘤细胞DNA合成受阻，系细胞周期非特异性药物。国内研究表明其有效率超过30%，能明显延长患者的存活期。

5. 联合化疗　临床和实验研究证明选择2～3种有效单药组成联合化疗方案，对实体瘤的疗效远较单药化疗为好，目前食管癌的化疗也已广泛采用联合化疗的方法，使临床疗效有了大幅度提高。但目前食管癌联合化疗的有效率报道差异很大，有效率在15%～86%之间。由于没有显著提高生存率，故近10年来化疗多与放射治疗、手术相结合应用。

治疗食管癌有一定临床疗效的化疗方案有27种之多，但应用最为广泛的是BLM－DDP－VDS及DDP－5－FU两种。前者也因其毒性，临床已渐趋少用，只有DDP－5－FU方案及以其为基础的派出方案，因临床疗效较高、耐受性较好、便于与放射治疗、手术联合等优势，而临床应用日渐增多。随着新药的出现，治疗食管癌的新型方案初步凸现出较好的效果。在DDP－5－FU方案基础上加用leucovorin的生化修饰方案（DDP－LV/5－FU），加用taxol的TAX－DDP－5－FU方案，因对食管鳞癌、腺癌都有较高缓解率和轻度毒性及便于参与综合治疗，已成为目前我国治疗食管癌的常用方案。

6. 治疗周期　如下所述。

（1）初治患者，一般化疗4～6个周期，必要时8周后加强化疗。

（2）术前化疗4个周期。

（3）术后4周开始化疗4～6个周期，术后病理证实术前化疗方案有效者，仍用原化疗方案，无效者改换方案。

1）术后病理证实，癌侵及食管黏膜层和黏膜下层，细胞高分化者，术后一般可不化疗。但低分化者应化疗。

2）低分化，癌侵及食管壁肌层或侵及食管壁全层或有食管外癌转移者，术后化疗4个周期，8周后化疗4个周期。

（4）放射治疗前化疗2～4个周期，放射治疗后酌情化疗4个周期。

（5）介入性化疗经导管直接向肿瘤供血动脉灌注化疗药物，可增加局部肿瘤组织的药物浓度，因而提高了疗效，减轻了不良反应，一般对下端效果较好，但对食管的多源性失血和插入动脉的选择还应进一步研究。常用的药物有DDP（80mg/m^2）、CBP（300mg/m^2）、BLM/PYM（20～30mg/m^2）、5－FU（750mg/m^2）、MMC（10～15mg/m^2）、ADM（40mg/m^2）等，可选择2～3种不同作用的药物同时给药，4周1次，3次为1个疗程。介入性化疗可与放射治疗合并使用，也可做术前治疗，以增强肿瘤局部控制作用。

目前尚未明确食管癌动脉灌注化疗的最佳适应证，可根据病灶的位置、肿瘤分期和患者的一般状况而定。动脉灌注化疗可适用于：癌灶局限于食管一个动脉供血段，无明显远处转移灶；胸段食管癌可能侵及周围器官而不适宜手术，待灌注化疗使瘤体缩小后再行切除术；血管造影证实肿瘤有供应血管；符合化疗适应证，非禁忌证患者。有主要脏器功能不全，年迈体弱，血凝障碍和感染发热，食管有出血、穿孔倾向者禁用。

（6）化疗停药指征：①吞咽完全梗阻、食管出血或食管穿孔；②感染性发热，体温在38°C以上者；③呕吐频繁或引起电解质紊乱；④便血或严重腹泻，每天5次以上；⑤一般情况严重恶化或出现主要脏器毒性。

（7）肿瘤细胞的抗药性和不良反应：肿瘤细胞对化疗药物有着不同的敏感性，因此存在疗效差异。肿瘤细胞的抗药性包括天然抗药性及获得性抗药性，从而限制了抗肿瘤药物的应用范围与疗效发挥。化疗药物在抑制肿瘤生长、杀伤癌细胞的同时往往机体正常细胞亦有影响，从而产生各种不良反应。如胃肠道反应、骨髓抑制、心脏毒性、肺部毒性、神经系统毒性等。

辅助性放射治疗和化疗作为提高手术切除率和提高术后长期生存率的方法，因不良反应大，在提高治疗效率的同时也增加了死亡率，其有效性也正在进一步评估中。一项多中心前瞻性随机性研究比较了食管鳞癌患者术前联合放化疗后手术与单纯手术的疗效差异，发现总体生存率并无提高，而术后死亡率在联合治疗组要显著高于单纯手术组，且费用亦明显增高。但目前许多比较研究中EUS的应用有限或根本没有应用，故分期不准确可能影响了结论的可靠性，因此，联合治疗的作用尚有待进一步证实。

（二）胃癌化学治疗

胃癌对抗癌药相当不敏感，有天然抗药性并容易发生获得耐药与多药耐药。抗癌药本身还有不可避免的不良反应，胃癌治疗的可治愈手段是根治性切除。为了提高手术切除率以及根治后巩固疗效，围手术期的辅助化疗是必要的。不能手术、非根治术及根治术后复发转移不可再切除的晚期患者，行以化疗为主的综合治疗。

1. 治疗的作用、目的与地位　胃癌化学治疗用于围手术期辅助治疗及进展转移期（advanced or recurrent/metastatic gastric cancer，又称晚期）主导治疗，当确诊晚期时经荟萃文献5篇分析，PS均为0～2级，随机分组，比较化疗组与最佳支持治疗组结果中位生存期，化疗组10个月，对照组3.1个月（$P<0.006$），1年生存率为（35%～40%）：10%、2年生存率（60%～10%）：0，且化疗组生活质量改善，从循证医学证明全身化疗使晚期患者受益。在围手术期辅助化疗中新辅助化疗（术前化疗）效果已被公认。术后辅助化疗随机试验结果不同，有的报告术后化疗与单纯手术组5年生存率无显著差别，近年大多数认为Ⅲ期根治术后化疗有益，胃癌化疗的终点目标是延长生存期及提高生存质量。化疗在胃癌综合治疗中占有重要地位。

2. 化学治疗的适应证　如下所述。

（1）必须有病理学诊断。

（2）年龄应<75岁，≥75岁须十分慎重。

（3）体力状况评级（PS）0～2，预计生存率≥3个月。

（4）术后辅助化疗指规范根治手术患者，晚期者必须具有明确客观可测病灶，肿瘤≥10cm，肝转移灶占肝总面积≥50%。肺转移≥25%，全身化疗难以获效，慎重使用。

（5）初治化疗效果好，复治（二线以上方案）有效率差，难以超过20%，复治选药应选择与以前化疗无交叉耐药者。

（6）术后辅助化疗后复发者，需与末次辅助化疗相隔1个月以上，可进行化疗。晚期初治化疗失败者应至少间隔1个月，检验指标正常时方可二线化疗。

（7）心、肝、肾、造血功能正常，血常规指标：WBC $\geq 4.0\times10^9/L$，ANC $\geq 2.0\times10^9/L$，PLT $\geq 100\times10^9/L$，Hb 100g/L。

（8）无严重并发症。活动性消化道大出血、胃肠穿孔、黄疸、消化道梗阻、非癌性发热>38℃。

每周期（或疗程）化疗前由患者本人签署知情同意书，患者授权家属代签时，患者应写书面授权书，无知情同意书医师不得进行化疗。

3. 中止化学治疗标准　如下所述。

（1）本次化疗中病情进展时停止此方案。

（2）与化疗相关严重不良反应，出现以下1项及以上者。

1）不能进食，呕吐不能控制，出现水电解质紊乱。

2）严重腹泻，水样或血性便>5次/天。

3）WBC＜2.0×10^9/L，ANC＜1.0×10^9/L，PLT＜60×10^9/L。

4）中毒性肝炎：ALT＞正常5倍，胆红素＞5.0mmol/L。

5）中毒性肾炎：BUN＞10.0mmol/L、Cr＞200μmol/L、蛋白尿、血尿。

6）心肌损害、心律失常、心力衰竭。

7）间质性肺炎、肺纤维变、肺水肿、过敏性肺炎。

8）严重药物过敏反应。

（3）出现严重消化系统并发症，合并严重感染。

（4）患者拒绝继续化疗，不必提出理由，但要本人签名。

4. 制定化疗方案遵守的原则　如下所述。

（1）从循证医学原则即全面、客观、明确利用证据制定化疗方案。

（2）药物选用、组合、给药剂量与方法有循证科学依据，不以个别报告、个人经验、主观推断为根据。

（3）国际公认大样本、随机对照分组、盲法试验（RCT）与系统评价（SR）为最可靠依据。

（4）以GCP（药品临床试验规范）作为遵循准则。

5. 评价全身化疗的指标　如下所述。

（1）中间指标：近期有效率（RR），无进展生存期（TTP）。以RECIST，NCI标准判定。

（2）终点指标：症状改善，生活质量（QOL），总生存期（OS）。

（3）相关指标：不良反应、化疗相关并发症与相关死亡。

（4）可行评估：患者依从性，药品经济学，相关技术与设备投入。

6. 化疗新方法　如下所述。

（1）手术或放射治疗的辅助化疗：目前辅助化疗受到重视，因为近年对肿瘤开始转移时间的看法与过去有明显不同。过去认为肿瘤开始时仅是局部疾病，以后才向周围侵犯，先由淋巴道转移，最后经血路全身转移，因此治疗肿瘤的关键是早期将肿瘤彻底切除，手术范围力求广泛。但近年已认识到肿瘤发生后，肿瘤细胞即不断自瘤体脱落并进入血循环，其中的大部分虽能被身体的免疫防御机制所消灭，但有少数未被消灭的肿瘤细胞确会成为复发和转移的根源，因此当临床发现肿瘤并进行手术时，事实上大部分患者已有远处转移。因此手术后应当早期配合全身化疗，抓住大部分肿瘤已被切除的机会，及时消灭已转移的微小病灶。

1）术前化疗：胃癌的分期是决定其预后的重要因素，分期偏低的胃癌有可能通过扩大根治方案获得治愈，分期偏高的病例不应奢望通过扩大手术方案以寻求根治。应争取采用以手术为主的临床综合性治疗，以期能延长患者的术后远期生存率。

胃癌的术前辅助性化疗在以手术为主的临床综合治疗中具有以下优点：①术前辅助性化疗能使胃癌病灶缩小或消失，转移淋巴结玻璃样变及纤维化；②能提高胃癌R0切除率；③有利于评估胃癌对化疗的反应，避免术后无意义的化疗，或选择了无效的抗癌药而于患者的治疗无益。

2）术中腹腔内温热化疗：术中腹腔内温热化疗（intraoperative peritonea hypertherm chemotherapy，IPHC）是十余年逐渐发展起来的一项化疗新技术，适用于预防、治疗胃癌术后腹膜转移或复发。对于进展期胃癌患者，术中应尽可能切除肉眼所见的转移病灶，包括已种植于腹膜的瘤结节，以减少患者肿瘤的负荷，辅以IPHC治疗，可望进一步提高疗效。

符合下列情况之一者，可列为行IPH的治疗对象：①术中腹腔游离癌细胞检测阳性；②癌肿浸润至浆膜或浆膜外；③腹膜已有散在性转移。

3）术后辅助化疗：国内目前将化疗作为胃癌患者术后的常规治疗，随着新药的不断开发，肯定的治疗方案、确切的效果尚待不断的探讨研究证实之中。

A. 术后辅助化疗的目的：主要是试图消灭术后存在的亚临床转移灶，其应用是属半盲目性的，目的是以巩固手术疗效，减少术后复发，达到治疗。

B. 进展期胃癌患者的化疗原则：①病理类型恶性程度高；②脉管癌栓或淋巴结转移；③浅表广泛

型癌灶，面积 > $5cm^2$；④多发性癌灶；⑤40 岁以下的青年患者：所以如胃癌患者情况许可，均应行术后化疗。

C. 术后辅助化疗的给药途径：目前主要还是以全身静脉化疗或口服给药的方法。

D. 术后辅助化疗的效果：判定治疗的效果，还将看化疗药物对肿瘤的敏感性。胃癌是对化疗相对敏感的肿瘤，虽然化疗药物进展很快，表现近期有效率提高，改善生存质量和延长生存期不甚明显，不断有新的方案推出，但至今没有一个规范方案可循。在胃癌术后化疗效果的对照研究中，国内的化疗方案许多设计不尽完善，有待于大样本、高质量、多中心的 RCT 研究。进展期胃癌化疗的效果有明显提高，主要表现在下述几个方面：①近期单药的客观有效率≥20%，两药合用为 30% ~50%，三药合用为 40% ~70.2%，三药以上合用未见更高；②中位无病进展期约为 6 个月（3 ~8 个月）；③中位生存期为 9 个月（5 ~16 个月）；④生存质量改善者为 50%。

（2）新辅助化疗：新辅助化疗是在手术前给予辅助化疗。手术前给予辅助化疗的时间不可能太长，一般给予 3 个疗程左右。它的作用机制可能不同于手术后 6 ~12 个疗程的辅助化疗，因此不称为术前辅助化疗，而称为新辅助化疗或诱导化疗。化疗开始越早，产生抗药性的机会就越少，因此近年不少肿瘤如乳腺癌采用新辅助化疗。

1）胃癌新辅助化疗的主要优点：近年来，许多文献表明新辅助化疗可以增进进展期胃癌的手术切除率及改善预后，因而广受重视。胃癌新辅助化疗的主要优势在于：①杀灭癌细胞，缩小肿瘤，降低临床分期（downstaging），增加手术切除的机会；②杀灭手术区域以外的亚临床转移灶，预防源性瘤播散；③获得肿瘤的体内药敏资料，为术后选择辅助化疗方案提供依据；④对肿瘤迅速进展者免于不必要的手术；⑤肿瘤对化疗的反应可作为判断患者预后的指标之一。早中期胃癌手术根治率高，行新辅助化疗的意义不大，而肿瘤腹腔广泛播散或远处转移者预后太差，也不应纳入其范畴内，所以准确的术前分期对病例的选择至关重要。

2）新辅助化疗对象：早、中期胃癌行新辅助化疗的意义不大，术前分期为Ⅲ/Ⅳ期的胃癌患者，腹腔广泛播散和肿瘤远处转移者不应纳入新辅助化疗的范畴内。

3）新辅助化疗方案：多选用联合化疗方案。一般进行 1 ~3 个疗程，以 6 ~8 周为 1 个周期。给药途径以静脉或口服为主，亦有采用介入治疗，即术前经皮选择性或超选择性动脉内插管将化疗药物直接注入肿瘤血管床，大大增加了肿瘤区域的化疗药物浓度，而减轻了毒副反应，初步研究显示，疗效优于静脉全身化疗。

4）新辅助化疗的疗效：疗效好坏与手术切除率及患者预后直接相关：除根据肿瘤缩小程度判断以外，对手术切除标本的病理组织学观察也很重要。此外，还需指出，新辅助化疗的直接效果虽以有效率、手术切除率作为评价标准，但最终仍以能否延长生存期为准。

（3）腹腔内化疗：进展期胃癌术后 5 年生存率在 40% 左右，术后复发多源于术前已存在的淋巴、血行微转移，浆膜及转移淋巴结表面的脱落癌细胞在腹膜种植形成的转移灶。文献报道，浸润型胃癌、浆膜型或弥漫型患者 60% 以上腹腔脱落癌细胞阳性。腹腔化疗能够实现高浓度化疗药，直接作用于脱落癌细胞或腹膜转移结节，可明显提高物的有效浓度，延长作用时间；化疗药经脏层腹膜吸收，经淋巴管和静脉入门静脉，可起到淋巴化疗和防止肝转移的作用；大部分化疗药经肝代谢后以非毒性形式进入体循环。不良反应明显降低。加热可增加细胞膜通透性，增加瘤细胞或组织对化疗药的渗透和吸收。提高细胞内药物的浓度及反应速度，使瘤细胞膜结构和核 DNA 同时受损，所以温热和顺铂具有良好的增效和协同作用。同时顺铂与 5 - FU 也有协同作用，顺铂能改变癌细胞膜的通透性，加强 5 - FU 对瘤细胞的杀伤作用。5 - FU 阻碍 mRNA 的成熟，抑制修饰酶提高顺铂的抗肿瘤效果。因进展期胃癌术后，腹腔热灌注化疗较静脉化疗疗效高，且不良反应轻，所以进展期胃癌术后应常规行腹腔热灌注化疗。腹腔化疗给药方法有单点穿刺给药法、留置导管法等。腹腔内化疗的并发症有切口感染、腹膜炎、切口出血、化疗药外漏等。

1）腹腔灌注化疗的机制：胃癌腹腔积液的形成多是晚期肿瘤侵犯胃壁浆膜层和淋巴管的广泛转移和淋巴管堵塞所致，其中含有大量的脱落癌细胞，是造成腹膜种植转移的重要原因。并进一步加重腹腔积液的形成，大量腹腔积液的形成不仅使患者丢失大量的营养成分，而且对心肺功能和患者心理也产生极不利的影响。腹腔灌注化疗使化疗药物直接与腹膜腔广泛接触，充分有效地直接作用于原发灶和癌细胞，并通过联合用药，通过多种途径作用于癌细胞和癌细胞的不同生长周期，杀死和减少癌细胞，改善淋巴循环等，从而达到控制腹腔积液的目的。

2）高热腹腔灌注抗癌的依据：肿瘤组织和正常组织一样，都有营养血管。但是，不同时期的肿瘤其内部的血管分布和血滤情况却不一样，即使是很小的肿瘤也是如此。肿瘤在迅速增长时，肿瘤中的部分血管床发生进行性退变。很多肿瘤特别是小肿瘤，瘤体内的血流比正常组织内的要少。在加热过程中，肿瘤内的血流停留时间比正常组织内为长，热的消散比正常组织慢，因而癌体内的温度比正常组织内为高。Song 在实验中发现高热可明显损坏肿瘤中的血管，而正常组织内的血管则不受损害。Gerweck 发现热可使肿瘤组织内的糖酵解率上升，乳酸产物增加，pH 降低。Roberts 发现，单核白细胞在 > 42.5℃时，总蛋白合成减少，DNA 和 RNA 合成延迟。

高热损坏了肿瘤内的血管、糖酵解加快、乳酸产物增多、内环境变成酸性。加上低氧、营养缺乏等，使肿瘤的内环境发生急剧的变化。这种亚适应环境，增加了肿瘤细胞耐高热的敏感，抑制耐热损坏的修补，干扰对热的耐受力，同时增大某些药物对肿瘤细胞的作用。肿瘤细胞对高热的敏感并不是它内在的固有改变或对热所发生的特殊敏感性，而是由于灌注不足，内环境酸化、缺氧和细胞功能丧失所造成的区域性变化所致。这一系列的变化，可能就是人工高热加抗癌药物治疗胃癌癌细胞腹膜种植有效的生物、生理的物质基础。

3）腹腔灌注化疗药的选择：在选择药物方面，目前尚无统一标准。Brenner 建议采取以下原则：①药物能直接或通过组织内代谢转化物杀灭肿瘤细胞；②药物具有较低的腹膜通透性；③药物在血浆内能迅速被清除；④药物对腹腔肿瘤细胞有剂量 - 药物的正相关效应。目前常用的腹腔内化疗药物有：顺铂、卡铂、氟尿嘧啶、多柔比星、羟基喜树碱、博来霉素、足叶乙苷、丝裂霉素、噻替哌等。

4）腹腔灌注化疗的注意事项：①腹腔积液不宜放尽，进药后应保持残留腹腔积液量在 500mL 左右为宜，以免化疗药物浓度过大造成肠坏死；②留置的导管在皮下潜行有利于避免腹腔积液和化疗药的外渗；③化疗药注入后，加入几丁糖，利于防止癌性粘连或化疗药引起的纤维性粘连，从而有利于药物达到每一个部位；④化疗药的搭配，应根据癌细胞的生长期与化疗药的不同作用机制进行；⑤化疗药的剂量应根据患者的一般情况、腹腔积液的程度及病理类型而定；⑥化疗期间，应及时复查血常规和肝肾功能的情况，若 WBC < 4 000/mm^3 则应及时处理；⑦化疗期间，应加强水化治疗，静脉补液 1 500 ~ 2 000mL，保持尿量 1 500 ~ 2000mL/d，必要时给予呋塞米 20 ~ 40mg；⑧套管针为软性硅胶管，对肠道无任何刺激性，可较长时间放置，但应注意避免滑脱与无菌；⑨注入化疗药时，操作者应戴手套，保护自己不被化疗药污染，同时也应避免化疗药外渗至患者的皮肤或皮下，造成皮肤坏死等；⑩可用输液夹来控制放腹腔积液的速度，放腹腔积液的量可达到每次 1 500 ~ 2 000mL。

5）腹腔灌注化疗与介入联合化疗的优点：①腹腔局部给药，局部药物浓度高，组织渗透性好，不良反应轻；②腹腔局部给药与胃左动脉给药可互补，一方面有利于控制腹腔积液，另一方面局部血管给药，还有利于控制胃癌的血道转移；③腹腔内化疗药的排泄途径是经过门静脉循环的，对微小肝转移灶有治疗作用，因为微小肝转移灶的营养主要来自门静脉；④腹膜有吸收功能，化疗药可通过腹膜吸收而达到全身化疗的目的；⑤可作为晚期胃癌伴腹腔积液的姑息疗法，并可能使一部分患者获得再次手术的机会；⑥化疗药对腹膜引起的炎性刺激可致腹膜肥厚，壁层腹膜与脏层腹膜发生粘连有利于腹腔积液的包裹，减少腹腔积液产生的空间，但我们认为，另一方面也可能导致肠粘连和影响下一次治疗的疗效。

（4）动脉灌注化疗：介入放射学的发展，为胃癌的综合治疗提供了一项新的途径。术前经动脉灌注化疗及栓塞治疗能达到杀灭癌细胞、使癌灶局限或缩小、提高手术切除率。有效病理组织学所见：癌细胞核浓缩，细胞质嗜酸性，有空泡，癌腺管结构破坏，癌细胞坏死，核变性等，变性的癌细胞出现异型怪状的核或多核，癌间质炎性细胞浸润较明显，可见泡沫细胞及多核巨噬细胞，出现钙化及纤维化等。但介入治疗有着一定操作的风险和缺乏大样本的随机试验，以及详尽的临床研究资料，如近远期生存率，RO 的切除率，可接受的并发症等数据，目前尚处在一个临床研究的阶段。

动脉灌注化疗与全身静脉化疗相比有以下特点：①局部肿瘤组织药物浓度明显提高，全身体循环药物浓度明显降低；②全身不良反应明显降低，而局部脏器药物反应相对较重；③局部灌注所用化疗药的剂量可以大大提高；④疗效明显提高。动脉灌注化疗使用方法主要是将导管插入肿瘤供血区域动脉内并经该导管灌注化疗药物。目前动脉灌注化疗主要用于肝癌的治疗，动脉插管的方法有开腹插管（经胃、十二指肠动脉或经胃网膜右动脉插管）及经股动脉插管。近年来皮下灌注泵的应用大大地简化了动脉灌注的操作。动脉灌注化疗的并发症主要有导管感染、导管堵塞、导管脱落以及化疗本身的并发症如肝功能损害、骨髓抑制等。

（三）小肠腺癌化学治疗

小肠腺癌对化疗药物不是很敏感，且研究发现化疗并不能提高原发性小肠腺癌的生存期，但对于不能切除的小肠癌患者应用化疗后可使某些不能切除的肿块缩小，暂时缓解症状，并对控制亚临床转移灶可能有一定作用，若患者情况允许，则应采取化疗。有关小肠腺癌化疗的经验比较少，现有国内外有关小肠腺癌的临床研究中，涉及的化疗药物及方案均以老药为主，包括5－FU、MMC、CCNU和ADM等，疗效均不能令人满意。而目前以草酸铂、伊立替康等为代表的新一代化疗药物已经在大肠癌辅助化疗和姑息性化疗中广泛应用，提高了大肠癌患者的生存率。同时，化疗联合生物靶向治疗的临床研究也在进行中，因此，十分有必要借鉴大肠癌治疗的经验。

目前，参照结肠癌的方案进行，即使在小肠癌氟尿嘧啶（5－FU）也是明显有效的药物。但Coit证实十二指肠癌与胃癌有相似性。目前还没有明确的推荐方案。对小肠癌患者，考虑选用含5－FU的结直肠癌的化疗方案时，必须根据个体的情况来决定。在十二指肠癌的治疗中，我们可以选择有效的包含有5－FU的胃癌的治疗方案。

结肠直肠癌标准化疗方案如下。

（1）叶酸/5－FU（Machover方案）

叶酸200mg加入5%葡萄糖溶液250mL，静脉滴注，2h内滴完。

滴至一半时，静脉注入5－FU 370～400mg/m^2，每天1次，连用5天。

每月1个疗程，可连用半年。叶酸能够增强5－FU的抗肿瘤作用，可将大肠癌的缓解率提高1倍，被认为是目前治疗晚期大肠癌的最新和较有效的方案。

5－FU的剂量调整：根据在治疗间期观察到的按WHO标准毒性程度调整下个治疗周期的剂量。

WHO 0级　5－FU的每天剂量增加30mg/m^2。

WHO 1级　5－FU的每天剂量维持不变。

WHO≥2级　5－FU的每天剂量减少30mg/m^2。

（2）叶酸/5－FU

叶酸300mg/m^2，静脉滴注，第1～5天。

紧接着，5－FU 500mg/m^2，2h内静脉滴注，第1～5天。

每3～4周重复。

5－FU的剂量调整：根据化疗期间观察到的按WHO标准的毒性作用程度确定下个治疗周期的调整剂量，大多数情况下可提高5－FU的每天剂量，注射时间必须保持不变。

WHO 0级　5－FU的每天剂量增加50mg/m^2。

WHO 1级　5－FU的每天剂量维持不变。

WHO≥2级　5－FU的每天剂量减少50mg/m^2。

（3）低剂量的亚叶酸钙/5－FU（Poon方案）

亚叶酸钙20mg/m^2，静脉滴注，第1～5天。

5－FU 425mg/m^2，静脉滴注，第1～5天。

4周和8周重复1次，以后每周1次。

如果在化疗期间没有明显的骨髓和非血液系统的不良反应，可将5－FU的剂量增加10%每周1次的亚叶酸钙/5－FU方案。

亚叶酸钙 500mg/m^2，2h 内静脉滴注。

在叶酸注射后 1h，5 - FU 600mg/m^2，静脉滴注。

每周 1 次共 6 周为 1 个疗程，接着休息 2 周，然后再开始下一周期剂量调整：

骨髓毒性 WHO≥1，5 - FU 的剂量减少到 500mg/m^2。

粒细胞 <3 000/ml 和（或）血小板 <100 000/ml，停止治疗直到粒细胞≥3 000/ml 和（或）血小板≥100 000/ml。

胃肠道毒性≥1，5 - FU 的剂量减少到 500mg/m^2。

在所有检查正常后才再次开始化疗，在任何情况下不能应用于 60 岁以上的患者。

（四）大肠癌化疗

据统计大肠癌就诊病例中约有 20% ~30% 已属于Ⅵ期，单纯手术已经无法根治，因此必须综合考虑是否需要化疗。还有近 50% 左右的患者在手术治疗后的 5 年内出现复发或转移。此外，为了提高治愈率，减少复发，术后辅助化疗也被寄予了较高的期望。

但 30 余年来，尽管对大肠癌的化疗已进行了较广泛的研究，总的来说没有显著的进展，迄今无论单药化疗或联合化疗的疗效均不能令人满意，缓解期限较短。因此对术后辅助化疗与否至今仍存在争议。一些国外的肿瘤科医师则更倾向于术后给予辅助化疗。

1. 大肠癌化疗的适应证　①术前、术中应用化疗以减少扩散；②术后化疗防止复发或手术不彻底等；③手术后癌肿复发不宜再次手术；④晚期不能手术或已有远处转移者；⑤Duke B 期和 C 期根治术的辅助治疗；⑥癌肿大，切除有困难。术前化疗使其缩小以利肿瘤切除。

2. 大肠癌化疗常用药物　如下所述。

（1）氟尿嘧啶（fluorouracil，5 - FU）：它是一种嘧啶拮抗剂，抗代谢药，影响 DNA 及 RNA 的生物合成，对细胞增殖周期 S 期最敏感，从而抑制肿瘤生长。此药最早用于治疗大肠癌，自 1957 年氟尿嘧啶应用于临床以来，对其有效率报道不一，为 5% ~85%，至今仍是大肠癌化疗的基本药物。一般 10 ~15mg/kg 体重，总量 6 ~8g 为 1 个疗程。一般缓解期2 ~6 个月，亦有个别应用 5 - FU 全身化疗治愈直肠癌的报道。近年来对 5 - FU 不同给药途径、给药方案是研究的一大热点。部分学者认为 5 - FU 的半衰期极短，仅 10 ~20min，因此持续静脉滴注效果更好，并能减轻毒副反应，并为欧洲各国列为首选的给药方式，但美国学者则认为推注较为方便、简单，而滴注麻烦，影响生活质量，且需放置中心导管，不但增加费用并增加感染的风险等，故美国继续应用推注给药的方法。不良反应有骨髓抑制，消化道反应，严重者可有腹泻，局部注射部位静脉炎，也有极少见的急性小脑综合征和心肌缺血等，后者为短时性。用药期间应注意监测白细胞计数。

（2）替加氟（tegafur，FT - 207）：为氟尿嘧啶的衍生物，在体内经肝脏活化逐渐转变为氟尿嘧啶而起抗肿瘤作用。能干扰和阻断 DNA、RNA 及蛋白质合成，主要作用于 S 期，是抗嘧啶类的细胞周期特异性药物，其作用机制、疗效及抗瘤谱与氟尿嘧啶相似，但作用持久，口服吸收良好，毒性较低。剂量一般 800 ~1 200mg/d，分 4 次口服，20 ~40g 为 1 个疗程。直肠栓剂每次 0.5 ~1g，每日 1 次。注射剂每次 15 ~20mg/kg，每日 1 次，静脉注射或点滴，疗程总剂量 20 ~40g。此药不良反应同氟尿嘧啶，但毒性较低，疗效亦不及氟尿嘧啶。

（3）亚硝基类：亚硝基类药物对大肠癌也有一定疗效，常用的有氯乙亚硝尿（BCNU）、环已亚硝尿（CCNU）、甲环亚硝尿（Me - CCNU）和链尿霉素（streptozotocin）等。通过比较，BCNU 有效率明显低于 5 - FU，Me - CCNU 有效率约 15%。近年来对 Me - CCNU 的研究认识到了它的远期毒性，它可引起累计性肾损害，并使第 2 个原发恶性肿瘤的危险增加。

（4）丝裂霉素 C（mitomycin MMC）：对肿瘤细胞的 G1 期、特别是晚 G1 期及早 S 期最敏感，在组织中经酶活化后，它的作用似双功能或三功能烷化剂，可与 DNA 发生交叉联结，抑制 DNA 合成，对 RNA 及蛋白合成也有一定的抑制作用。MMC 亦广泛用于胃肠道肿瘤，治疗大肠癌的有效率为 12% ~16%，有效者缓解期为 3 ~4 个月。剂量为每次 6 ~10mg，每周 1 次，40 ~60mg 为 1 个疗程。此药的不良反应有骨髓抑制、胃肠道反应和对局部组织有较强的刺激性，此外少见的不良反应有间质性肺炎、不可逆的肾衰竭、心脏毒性等。对骨髓抑制的不良反应较大而限制了它的应用。

（5）长春新碱（vincristine VCR）：主要抑制微管蛋白的聚合而影响纺锤体微管的形成，使有丝分裂停止于中期。成人剂量25μg/kg（一般每次1～2mg），儿童75μg/kg，每周1次静脉注射或进行冲击疗法。不良反应有胃肠道反应、骨髓抑制、周围神经炎（如四肢麻木、腱反射消失、肌肉震颤、头痛、精神抑郁等）、脱发、体位性低血压、乏力、发热、局部刺激等。注意该药与吡咯类抗真菌剂合用增加神经系统不良反应，与苯妥英钠合用，降低苯妥英钠的吸收，肝功能异常时注意减量使用。

（6）顺铂（ciplatin，DDP，CDDP）：为金属铂的配位化合物，主要作用靶点为DNA，作用于DNA链间及链内交链，形成DDP－DNA复合物，干扰DNA复制，或与核蛋白及胞质蛋白结合。剂量一般为每次20mg/m^2，每天1次，连用5天，或1次30mg/m^2，连用3天，静脉滴注，并需利尿。治疗过程中注意血钾、血镁变化，必要时需纠正低钾、低镁。不良反应有消化道反应、肾毒性、神经毒性、骨髓抑制、过敏反应、心脏功能异常、肝功能改变及其他少见不良反应。

3. 联合化疗　联合化疗具有提高疗效、降低毒性、减少或延缓耐药性产生等优点，迄今已有不少联合化疗方案用于大肠癌的治疗，5－FU仍为大肠癌化疗的基础用药。常用的方案有以下几种。

（1）传统的MVF方案：即5－FU＋VCR（长春新碱）＋Me－CCNU（甲基洛莫司汀）。5－FU 10mg/kg·d静脉注射，共5天，VCR 1mg/m^{2}静脉注射，第1天用1次，此两药均每5周重复1次；Me－CCNU 175mg/m^2，第1天口服，隔周重复。

（2）FLE方案：5－FU＋左旋咪唑（levamisole）。左旋咪唑原为驱虫剂，单一用药对大肠癌无抗肿瘤活性，但有国外临床研究显示此方案能降低Duke C期结肠癌患者术后复发率、死亡率，提高生存率，故有人推荐作为Ⅲ期结肠癌术后辅助化疗的标准方案。此方案于大肠癌根治术后28天开始，5－FU 450mg/m^{2}静脉注射，每天1次，连用5天，以后改为每周1次，连用48周。左旋咪唑50mg，每8h 1次连服3天，每2周重复1次，共服1年。

（3）CF＋5－FU（leucovorin，柠檬胶因子，醛氢叶酸）方案：CF能够增强5－FU的抗肿瘤作用，提高大肠癌的缓解率。此治疗方案有多种剂量组合的报道，CF多用每天200mg/m^2×5天，5－FU每天370～500mg/m^2×5天，28天1个疗程，可连续用半年。但CF/FU方案的最佳剂量方案组合至今仍未确定。

（4）5－FU＋干扰素（interferon，α－IFN）：5－FU与干扰素并用对多种实验性肿瘤包括人结肠癌细胞株有协调作用，机制尚不明了。一般为5－FU 750mg/d，连续滴注5天，以后每周滴注1次；α－IFN 900万U皮下注射，每周3次。有报道此方案神经系统毒性反应达37%。还有人推荐在5－FU＋CF基础上第1～7天加用INF 500万～600万U/m^2，加用INF组黏膜炎、腹泻和血小板下降比较明显。

（5）FAM方案：即5－FU 500mg/m^{2}静脉滴注，第1～5天。ADM（多柔比星）30mg/m^2，静脉滴注第1天，28天重复，MMC（丝裂霉素）6～8mg/m^2，静脉滴注第1、8天。8周为1疗程。

（6）其他还有FAP方案（5－FU＋ADM＋DPP）、FMEA方案（5－FU＋Me－CCNU＋EPI）等。

4. 局部化疗方案　目前临床上对化疗药物、化疗方法的应用提出了更高的要求，目的是发挥最佳的杀灭肿瘤细胞的生物学效应，而对机体正常细胞及组织产生最小不良反应，为此学者们提出了许多解决方法。给药时间从过去单一的术后给药，改为现在的术前、术中、术后、间断或持续给药，且收到了一定临床效果。给药途径的改变，包括从静脉、动脉、淋巴管、局部注射，化疗药浸泡（如洗胃、灌肠），区域动脉灌注等。以下对大肠癌的局部化疗作简要介绍。

（1）肠腔内化疗：1960年，Rousselot提倡用肠腔化疗以提高结肠癌根治术疗效。患者按常规施行根治性手术，术中给予5－FU（30mg/kg体重）注入癌瘤所在大肠腔内，按常规实施手术。据报道，术中肠腔化疗可提高C期大肠癌患者的远期生存率并可减少肝转移，其机制是通过肠壁吸收5－FU进门静脉系统和引流的区域淋巴结，杀灭可能进入门静脉和区域淋巴结的癌细胞；同时肠腔内的5－FU可杀伤和消灭癌细胞，防止癌细胞扩散，有减少局部复发的可能性。也有临床研究将5－FU制成栓剂或乳剂，对直肠癌患者在手术前经肛门直肠腔内给药，发现用药后直肠癌均发生不同程度的组织学改变，效果远较静脉给药好。

（2）动脉灌注化疗：动脉灌注化疗是恶性肿瘤综合治疗的重要手段之一。正确选择靶血管，是动脉灌注化疗成功的关键。动脉造影可为动脉灌注化疗提供解剖依据。由于术后肿瘤的营养血管被切断，因此，动脉化疗只适用于术前、术中和直肠癌术后髂内动脉化疗。方法：经皮股动脉插管至肠系膜下动脉近端，行血管造影以明确载瘤肠段血管分布，用5－FU 1g、丝裂霉素 12mg 做选择性肠系膜下动脉及直肠上动脉灌注给药。动脉灌注化疗的优点：使肿瘤供血动脉内注入高浓度化疗药物，使其痉挛、收缩、甚至闭塞细小血管，使癌巢坏死，缩小；手术中出血减少，且术中见肿瘤坏死主要出现在边缘区，与周围组织分界较清楚，少有致密粘连，有利于完整切除肿瘤；灌注化疗药物刺激局部瘤组织引起大量细胞浸润及纤维组织增生，加强对肿瘤的抑制作用，防止癌细胞扩散和转移，减少癌细胞术中种植；化疗药物经过静脉回流门腔静脉，可达到全身化疗目的；动脉化疗给药局限，选择性高，全身不良反应少。

（3）门静脉灌注化疗：大肠癌在原发灶根治术后5年内约50%发生肝转移。为预防肝转移，1979年 Taylor 等开始进行术后门静脉灌注5－FU 的随机对照研究。其方法为，完成大肠癌切除后经大网膜静脉注入5－FU 250～500mg，或者经胃网膜右静脉插管，引出腹壁外，待术后持续灌注5－FU 1g/d，连续7天，同时加用5 000U 肝素。结果表明该疗法可延长 Duke B 期和 Duke C 期直肠癌患者的生存期。这一初步结果的报告引发了世界范围内多个类似的随机对照研究。因为门静脉灌注应用简便，毒性低、增加费用不多，采用该方法作为结肠癌术后的辅助化疗具有较大的吸引力。但其临床结果至今仍存在争议。

（4）腹腔化疗：大肠癌相当多的患者发生转移，最常见的部位依次是切除部位、腹膜表面和肝脏。大肠癌的腹腔化疗是近年来国内外研究较多的课题。经腹腔化疗，可直接提高腹内抗癌药物浓度，直接作用于复发部位和转移病灶，提高病灶局部的细胞毒性作用，减少全身不良反应，故对大肠癌术后复发和转移的防治有其独到之处，为大肠癌的术后辅助化疗开辟了新的途径。

化疗药物可选用5－FU、MMC、DDP 等，以5－FU 应用最多。腹腔化疗要求大容量贯注，一般每次以1.5～2.0L 为宜，保留23h，24h 内大多由腹膜吸收完毕，连续5天为1个疗程。

腹腔内反复注入大量化疗药物使其在腹腔内积蓄，增加了局部药物毒性，有的引起肠浆膜甚至肌层坏死。因此，应用过程中要严密观察腹部体征及白细胞计数变化。腹腔化疗的并发症与导管有关者有出血、肠穿孔、肠梗阻、液体外渗、腹腔和皮肤感染等。此外尚有白细胞减少、肺部感染等全身并发症。

腹腔化疗除了直接注入化疗药物外还有灌洗化疗，于手术切除病灶后关闭腹腔前用氮芥溶液（浓度20mg/L）浸浴腹腔、盆腔5～10min，吸净后，再放置5－FU 500～1 000mg（加水500～600mL），不再吸出，然后常规关腹。一些临床研究报道，灌洗化疗可有效地杀伤腹膜表面的微小病灶、降低复发和转移。目前多数学者认为，高温、低渗化疗药液灌洗有明显的药代动力学方面的优越性，值得临床推广应用。但选哪种化疗药物最有效以及其浓度和用量尚待进一步研究。

综上所述，近些年来大肠癌手术后辅助化疗取得了巨大进步并获得了一定肯定，有利于防止局部复发和远处转移，提高长期生存率，已经成为综合治疗中必不可少的重要组成部分，无论在晚期患者的姑息性治疗或者术后辅助治疗都已获得一定疗效。

5. 新辅助治疗　近年来，新辅助化疗作为综合治疗的一种方法在结直肠癌中的应用已得到越来越多的关注。新辅助化疗是指在施行手术或放射治疗之前应用的全身性化疗，其目的是使原发肿瘤或转移病灶缩小，降低肿瘤分期，使不能切除的肿瘤变成可以切除，提高治愈性手术切除率，降低复发率；控制术前存在的微小癌及亚临床灶，抑制由于手术作用引发的肿瘤增殖刺激，控制医源性转移；在损伤肿瘤病灶的血管应及淋巴管之前，化疗药物容易使肿瘤局部达到有效浓度，起到高剂量杀伤作用；帮助术后选择化疗方案，为术后判定或选择抗癌药物提供依据，并可协助评价预后，防止远处转移。因此，新辅助治疗有可能提高结直肠癌的治疗效果。尽管目前缺乏临床随机资料肯定其疗效。但结直肠癌患者术前放化疗的应用已经越来越普遍。但国外亦有临床研究显示大肠术前化疗加术后化疗及单纯术后化疗对可切除结直肠癌患者的5年生存率、术后并发症差异没有统计学意义。

目前新辅助化疗对大肠癌远期生存率的影响还没有明确的结论，且长程的术前治疗会耽误根治切除的时机，其临床应用有待进一步循证医学证据。

（邱道显）

第六节 恶性肿瘤化疗的适应证和禁忌证

一、化疗药物的应用原则

临床中常采用单药、两药或多药联合组成化疗方案的形式进行抗肿瘤治疗，只有在了解药物作用机制、药动学、肿瘤生物学特点及患者临床特点的基础上，针对不同治疗目的，把握好用药时机，合理选择药物的组合、剂量和疗程等，以达到最佳疗效。

（一）联合化疗

联合化疗是肿瘤内科治疗最重要的原则之一，目前大多数肿瘤的标准化疗方案中都包括两种或两种以上的抗肿瘤药。

肿瘤具有异质性，并且肿瘤细胞在组织中分别处于不同周期时相，对药物敏感性各异，单用一种药物很难完全杀灭。如将不同作用机制的药物联合应用，有助于更快速地杀灭不同类型、不同时相的肿瘤细胞，减少耐药的发生，提高疗效。细胞动力学研究表明，肿瘤是由处于细胞周期不同时相的肿瘤细胞组成，各类抗癌药物由于作用机制不同，有些仅对处于增殖状态的细胞有作用，有些对 G_0 期细胞也有作用。多数肿瘤都包含了对化疗药物敏感不同的细胞，因此联合应用作用于不同细胞周期时相的抗癌药物，有助于提高化疗的疗效。联合化疗的药物通常需要兼顾不同的细胞周期，规避相同的毒性，而且应该是由单独应用有效的药物组成，以获得最好的疗效，同时使不良反应得到最大限度的控制。理想状况下，联合给药应出现协同效应。联合用药的另一个关键因素是不良反应是否会叠加。遗憾的是多数细胞毒类药物的不良反应类似，主要为骨髓抑制，这就需要在联合给药时予以减量。而且两次给药的间隔也是无法避免的，主要就是为了能有足够的时间从严重的不良反应中得到恢复。抗肿瘤化疗，最为重要的是提高疗效，同时不良反应可以接受，但不影响患者的生活质量。

联合化疗并非随意选择几种药物进行简单相加拼凑，在设计方案时需要遵循一定的原则，包括：①选用的药物一般应为单药应用有效的药物，只有在已知有增效作用，并且不增加毒性的情况下，方可选择单用无效的药物；②选择不同作用机制的药物或作用于不同细胞周期的药物；③各种药物之间有或可能有互相增效的作用；④毒性作用的靶器官不同，或者虽然作用于同一靶器官，但是作用的时间不同；⑤各种药物之间无交叉耐药性；⑥合适的剂量和方案，根据药动学及作用机制安排给药顺序，避免拮抗。需要注意的是，在进行合理思考和设计后，联合方案的疗效和安全性仍然必须经临床研究证实，特别是考虑替代现有的标准治疗时，更加需要进行严谨的比较。

联合化疗对于提高疗效的重要性已经在临床实践中得到了广泛的证实。例如，急性淋巴细胞白血病单药化疗时，完全缓解率不足40%，治愈率为0，而目前的标准联合化疗方案完全缓解率超过95%，治愈率可达到80%。大多数细胞毒类药物的毒性较大，临床上使用患者所能耐受的最大剂量时，单一药物的疗效仍不够满意，联合使用多种药物是进一步提高疗效的必要手段。

（二）多周期化疗

根据对数杀伤理论，化疗药物按比例杀伤肿瘤细胞，鉴于目前化疗药物的有效率，即使对于较小的肿瘤，单周期化疗也难以将肿瘤细胞减少到可治愈的数量级。多周期治疗即通过定期给予的多次用药，实现肿瘤细胞数目的持续逐级递减，可以提高疗效。

（三）合适的用药剂量、时间和顺序

多数化疗药物的治疗窗狭窄，在组成联合方案时尤其需要谨慎确定剂量。通过临床研究进行剂量爬坡确定各种药物的推荐剂量，并根据患者的体表面积计算具体用量，目前描述剂量使用情况的度量单位仍为剂量强度，是指化疗周期内单位时间内给予的药物剂量，单位为 mg/m^2。虽然临床研究确定了化疗

方案中各种药物推荐的标准剂量，但是在治疗前和治疗过程中还需根据患者的耐受性进行调整，在患者能耐受的前提下，应给予充足剂量的治疗，随意减低剂量会降低疗效。

药物给药的持续时间、间隔时间和顺序都可能会影响其疗效和毒性，其设定需依据所选药物的作用机制。如化疗药物主要作用于增殖旺盛的细胞，因此剂量限制性毒性往往为骨髓毒性和消化道等其他系统或器官的毒性反应，一定的给药间隔是保证正常组织及时修复所必需的，在不良反应消失或减低至I度前不宜给予同种药物或具有相同毒性的其他药物。细胞周期非异性药物的剂量反应曲线接近直线，药物峰浓度是决定疗效的关键因素，对于细胞周期特异性药物，其剂量反应曲线是一条渐近线，达到一定剂量后，疗效不再提高，而延长药物的作用时间，可以让更大比例的细胞进入细胞周期中对药物敏感的时相，以提高疗效。因此，细胞周期非特异性药物常常一次性静脉注射，在短时间内一次给予本周期内全部剂量，而细胞周期特异性药物则通过缓慢静脉滴注、肌内注射或口服来延长药物的作用时间。

药物的给药间隔时间可能影响其疗效和毒性。细胞毒类药物对正常细胞也会产生毒性，常见的如骨髓毒性和胃肠道反应，这些毒性需要一定时间以恢复，在毒性恢复前不宜给予同种药物或具有相同毒性的其他药物。考虑到不同药物对细胞周期和其他药物代谢的影响，合适的间隔时间是重要的，如MTX滴注6小时后再滴注5-FU的疗效最好而且毒性减低。

出于细胞周期和药动学的考虑，一些化疗方案中规定了给药顺序。联合化疗中常用的策略之一为先使用细胞周期非特异性药物，以减小肿瘤负荷，待更多G_0期细胞进入增殖周期后，再使用细胞周期特异性药物，以杀灭增殖活跃的肿瘤细胞。又如，DDP可使PTX的清除率减低，若使用DDP后再给PTX，可产生较为严重的骨髓抑制，因此应先给予PTX，再给予DDP。

（四）合适的给药途径

化疗药物的给药途径可分为静脉给药、口服给药和局部给药等方式。各种方式分别具有不同的优缺点，治疗时应根据治疗的目的，选择合适的给药途径。

1. 静脉给药　静脉给药可以减小药物吸收过程中的差异，便于准确给予剂量，同时也可避免刺激性药物对胃肠道、皮肤和肌肉的毒性，因此是最常用的给药途径。但是静脉给药多为一次性或短时间内几次给予，一旦给药后发生严重的不良反应，可能会持续一段时间或者出现后延加重，恢复过程受制于肝肾功能及药物本身的代谢清除特点。

2. 口服给药　口服药物治疗具有药物作用持久、平缓、用药方便和毒性低的特点，并且易于随时调整或撤除药物，但也受到药物生物利用度等的影响，部分药物胃肠道吸收不完全，可能会影响疗效。

3. 局部给药　在一些特殊的情况下，需要通过局部给药以达到最佳治疗效果。局部给药包括腔内化疗、鞘内化疗和动脉内化疗。腔内化疗又分为胸膜腔内化疗、腹膜腔内化疗、心包内化疗和膀胱灌注。这种治疗模式是通过药物直接与局部肿瘤细胞接触，杀死局部肿瘤细胞，而对全身正常组织影响较少，能够减轻全身的毒性反应。胸膜腔内化疗还能产生局部化学性炎症，导致胸膜腔闭塞而起到控制胸腔积液的作用。腔内给药，药物仅能渗透到肿瘤大约1mm的深度，对治疗体积较大的肿瘤效果并不理想，但对于弥漫性肿瘤引起的体腔积液有较好的效果。腔内给药既可给予单药，也可根据肿瘤类型联合应用几种药物，一般选择局部刺激性小的药物，以免引起剧烈胸痛或腹痛。由于多数药物不能透过血脑屏障，在中枢神经系统受侵或受侵风险大时，需要鞘内注射药物。对于浓度依赖性的抗肿瘤药物，局部药物浓度对于疗效是至关重要的，而动脉内给药化疗既可提高肿瘤局部浓度，又不增加全身毒性。药动学表明，动脉内药物的灌注术，药物首先进入靶器官，使靶器官的药物分布量不受血液分布的影响，同时靶器官的首过效应使其成为全身药物分布最多的部位。动脉内给药对于某些实质性器官肿瘤的治疗具有优越性，如原发性肝癌的动脉内化疗可以使肿瘤缩小，从而达到可手术的水平，并能够最大限度地减少对肝功能的损害。

（五）不同化疗方案的合理安排

为避免肿瘤细胞发生耐药的最佳策略是尽早给予足够强度的多药联合治疗，最大限度地杀灭肿瘤细胞。因此，选取最有效且毒性不相重叠的药物组成联合化疗方案，多周期给药，是临床上最常用的方法。但这种方法也存在不足，多种药物存在相同的毒性时，毒性叠加会限制药物剂量。此外药物间的作用可能存在竞争性的干扰，这些都限制了联合治疗方案的疗效、化疗的周期数及在一个方案中能联合应用的有效药物的数量。为克服以上不足，人们对化疗方案的使用策略进行了调整，提出了序贯化疗、交替化疗、维持化疗和巩固治疗等一些治疗方法。交替化疗是将非交叉耐药的药物或联合化疗方案交替使用，更易于使药物达到最适治疗剂量，与序贯化疗相比，更能保障尽早使用多种非交叉耐药的药物，并且与同时使用多种药物相比，其毒性较低。序贯化疗是指先后给予一定周期数的非交叉耐药的药物或化疗方案，然后再序贯给予另一药物或化疗方案，通过序贯化疗，药物易于达到较高的剂量，并且可以避免单一化疗方案对耐药细胞的选择作用。此外，当序贯治疗采用联合方案时，也易于实现在整个治疗过程中使用更多种类的药物，从而减少发生耐药的可能性。序贯化疗在乳腺癌的辅助治疗中显示出了一定的优势。序贯化疗模式的优势可能归功于剂量密度的增加，而交替治疗与序贯化疗相比，可能会降低某些优势药物的剂量密度，从而影响其疗效。维持治疗和巩固治疗都是在完成初始化疗既定的周期数并达到最大的肿瘤缓解疗效后，继续进行的延续性治疗，其中维持治疗采用初始治疗中包括的药物，而巩固治疗采用与初始治疗不同的药物。如前所述，当肿瘤负荷减小时，细胞增殖加快，如果此时不继续治疗，不仅肿瘤增长加速，而且可能产生继发耐药，给今后的治疗带来困难。维持治疗前的初始治疗可以作为体内药敏试验，为维持治疗选择合适的药物，而巩固治疗则设想在肿瘤负荷较小时尽早使用非交叉耐药的药物以防止耐药发生。并且，在初始治疗后肿瘤进展时，部分患者由于耐受下降等原因难以接受二线治疗，维持治疗和巩固治疗可以为更多的患者争取到接受后续治疗的机会，以期提高疗效。维持治疗和巩固治疗的疗效已经在淋巴细胞白血病和非小细胞肺癌取得了一定的疗效，但在多数肿瘤中的地位尚未确立。

二、化疗在恶性肿瘤治疗中的应用

随着新机制及新剂型药物的不断研发，化疗亦从单纯的姑息性治疗向根治性治疗过渡，在肿瘤治疗中发挥着日益重要的作用。但是单纯通过药物即能够治愈的肿瘤依旧较少，多数仍需要配合放疗、手术等局部治疗手段进行多学科综合治疗，以最终达到提高疗效及延长生存期的目的。根据化疗的目的，化疗可分为以下几类。

（一）根治性化疗

有些肿瘤经积极化疗后有望治愈，如急性白血病（特别是小儿急性淋巴细胞白血病），绒癌、恶性葡萄胎、霍奇金淋巴瘤、非霍奇金淋巴瘤及睾丸癌等。一旦确诊，应尽早给予正规化疗，强调足剂量、足疗程的标准化疗；应积极给予强力止吐药物、集落刺激因子等对症支持治疗，以保证治疗的安全性、患者的耐受性和依从性。尽量避免减低剂量及延长化疗后间隙期，不可在取得临床完全缓解后即终止治疗，应要求患者完成根治性的全程治疗方案，治疗不正规或半途而废将会使患者失去宝贵的治愈机会。

（二）辅助化疗

辅助化疗是指恶性肿瘤在局部有效治疗（手术或放疗）后所给予的化疗。目前辅助化疗越来越受到广泛的重视，这是因为近年来对肿瘤开始转移时间的看法较过去有显著改变，而且通过辅助化疗使许多肿瘤患者获得了生存的益处。过去普遍认为肿瘤开始时仅是局部疾病，以后才向周围侵犯，并由淋巴结和血液向全身转移，因此，治疗肿瘤的步骤是早期将肿瘤彻底切除，手术范围力求广泛，如根治术、扩大根治术等。但是，近年来已认识到肿瘤自发生后，肿瘤细胞就不断自瘤体脱落并进入血液循环，其中的大部分虽能被自身的免疫防御机制所消灭，但有少数未被消灭的肿瘤细胞却会成为复发和转移的根源。因此，当临床发现肿瘤并进行手术时，大部分患者事实上已有远处转移。是否需要辅助化疗是根据疾病的复发概率、病理变化（浸润和细胞分化程度）、疾病分期（侵犯程度和淋巴结转移状态）来确定的，而且要参考所用的化疗方案所带来的不良反应。对化疗敏感或复发危险性较大的患者，辅助化疗的意义更大。早期肿瘤，局部治疗即可治愈，复发的概率很小，相对于化疗的不良反应，其给患者带来的收益不大，不需要辅助化疗，如ⅠA期非小细胞肺癌、低危的Ⅱ期结肠癌等。事实上，是否需要辅助化疗及采用什么方案用于辅助化疗，是基于大样本随机对照研究的结果来确定的。只有那些能够显著降低术后复发并带来生存优势的方案才会被推荐应用于辅助化疗。一般认为，辅助化疗应在术后1个月内进行，单一疗程不足以杀灭所有残留的肿瘤细胞，需要多疗程化疗。目前，辅助化疗主要用于乳腺癌、结直肠癌、骨肉瘤、胃癌、非小细胞肺癌等。

（三）新辅助化疗

新辅助化疗是指局限性肿瘤在手术或放疗前给予的化疗。对于未发生远处转移的局部进展期肿瘤患者，在接受手术或放疗前，先进行化疗，主要作用在于：缩小肿瘤体积，降低临床分期，提高手术切除率；在不影响治愈率的前提下，提高乳腺癌、骨肉瘤、头颈部鳞癌和直肠癌的器官保全率和患者的生活质量；可清除或抑制可能存在的微转移灶；作为体内药敏试验，为进一步药物治疗提供重要指导。新辅助化疗策略已应用于局部晚期乳腺癌、骨肉瘤、头颈部鳞癌、直肠癌和胃癌等的治疗。根据新辅助化疗的目的，可以看到，追求肿瘤体积缩小、降期是其特点。因此，在选择药物时强调高效药物的强强联合，针对可能发生的不良反应，提早预防积极处理，避免因此而影响疗效；在决定治疗方案和时限时既要考虑疗效又要兼顾安全性，不能增加围术期并发症；同姑息性化疗仅依赖于影像学判断疗效不同，新辅助化疗后可以获得手术标本，因此病理学观察肿瘤退缩分级也将提供重要的参考价值，决定后续治疗。

（四）姑息性化疗

晚期肿瘤多已全身扩散，不再适合手术或放疗等局部治疗手段，化疗往往是主要的治疗手段，大多数实体肿瘤是无法通过单纯药物治疗来实现治愈的。晚期肿瘤通过药物治疗，可使部分患者的肿瘤体积缩小，症状减轻，疾病得以控制，延长生存期。尽管不能治愈肿瘤，但通过姑息性化疗可以延长患者的中位生存期（median survival time，MST）。更重要的是，伴随着肿瘤体积的缩小，肿瘤所导致的相关症状缓解了、肿瘤负荷所导致系统反应综合征减轻了、营养状况改善了、患者生活质量提高了。总之，姑息性化疗的主要目的为提高患者生活质量和延长生存期。

三、恶性肿瘤化疗的适应证和禁忌证

恶性肿瘤化疗前应获得病理或细胞学诊断，个别确实难以取得组织学或细胞学材料的病例，也应通过临床物理学及实验室检查获取比较确切的诊断依据，并结合临床征象体检，充分了解肿瘤的侵犯范围，在经验丰富的专家指导下，获取充分的临床证据以支持诊断，并考虑到化疗可能给患者带来的益处远远超过其害处时，再酌情使用化疗。接受化疗的患者体质状况应比较好，生活基本能自理。无伴发其他严重的疾病，血常规、肝肾功能及心电图均正常。凡骨髓或肝肾功能有轻度损伤时，可参照有关标准调整化疗药物的用量。

化疗必须在肿瘤专业医生指导下进行，应该让患者熟悉有关药物的常见不良反应，加强临床观察和复查生化及血细胞分析等检查，详细了解药物不良反应的发生情况，做好各项指标的监测，以便及时发现情况，做出相应的处理，尽可能减轻不良反应，提高治疗效果。应根据肿瘤病理类型和分期，是否存在高危复发因素，按初治或复治等情况，制订合适的策略，选择合理的、最佳的化疗方案。化疗方案应选择经实践检验过的、疗效肯定的、国内外通用的“标准”联合化疗方案，必要时可邀请有关专科（如肿瘤外科、放疗科）医生共同研究制订综合治疗计划。对有望治愈的患者，应争取首次治疗取得完全缓解，此后再予巩固强化治疗，争取达到根治的目的。化疗期间应加强化疗药物过敏、粒细胞减少及并发感染、恶心、呕吐等常见不良反应的观察和处理。应帮助患者树立战胜肿瘤的信心，消除对化疗的恐惧心理，对可能出现的消化道反应及脱发要有足够的思想和心理准备，需及早采取预防措施，尽量减轻化疗的不良反应。治疗期间应注意卧床休息，进清淡、富于营养、易消化吸收的饮食，也要补充适量的新鲜水果及液体以便促进药物的代谢物从尿中排泄。此外，必须注意保持口腔清洁，防止黏膜损伤，减少并发感染的机会。

（一）恶性肿瘤化疗的适应证

（1）对化疗敏感的恶性肿瘤，化疗为首选治疗。对于这类肿瘤，部分患者可通过化疗治愈，如白血病、精原细胞瘤等。

（2）化疗是综合治疗的重要组成部分，可以控制远处转移，提高局部缓解率，如恶性淋巴瘤、肾母细胞瘤等。

（3）辅助化疗用于以手术为主要治疗方式的肿瘤，可消除微小残留病灶，有利于降低术后复发率。

（4）为了局限肿瘤，在应用局部治疗手段前先使用新辅助化疗，可促使局部肿瘤缩小，清除或抑制可能存在的微小转移灶，达到降低分期、缩小手术和放疗范围、增加手术切除率的目的，有利于最大限度地保持机体功能、防止转移、延长患者的生存时间。

（5）无手术或无放疗指征的播散性晚期肿瘤患者，或术后、放疗后复发转移的患者。

（6）因病情需要，选择经胸、腹膜腔，骨髓，椎管内及动脉内插管，给予局部区域化疗。

（二）恶性肿瘤化疗的禁忌证

化疗药物一般都有明显的不良反应，不宜用于预防性、诊断性治疗，或作为安慰剂使用，使用时需要权衡利弊得失。有下列情况之一者，应禁用或慎用。

（1）一般情况较差、年老体弱、恶病质等无法耐受化疗者。

（2）骨髓功能差、严重贫血、白细胞和血小板低于正常范围而无法满足正常化疗要求者（治疗前中性粒细胞计数 $<1.5\times10^9/L$，血小板计数 $<80\times10^9/L$ 者）。

（3）伴有心、肝、肾、肺功能异常，肾上腺功能不全，有出血倾向者，慎行化疗，并禁用对有关器官功能有严重不良反应的药物。

（4）以往做过多程化疗、骨髓转移者慎行化疗；进行重大手术及大面积放疗者，应避免同时进行化疗。

（5）过敏体质，尤其对化疗药物过敏者，应慎行化疗。

（6）严重感染、高热、出血、失水、电解质紊乱、酸碱平衡失调等并发症及有其他严重内科疾病的患者忌行化疗。

（7）精神病未能控制及无法自控的患者；由于依从性差，无法对化疗不良反应进行及时全面的观察和处理者，慎行化疗。

（8）食管、胃肠道有穿孔倾向或肠梗阻患者。

（三）化疗过程中需要调整药物的情况

在化疗中如出现以下情况应考虑减药、停药或换药。

（1）判断化疗无效者，如化疗 1 个周期后在间歇期中发生病情恶化，或治疗 2 个周期后病变评价为进展者。

（2）出现 3～4 级血液学毒性或非血液学毒性，如骨髓抑制，心、肝、肾功能损害，化学性肺炎等，应根据情况决定是否要在下个周期调整用药或停药。

（3）出现严重的相关并发症，如胃肠道出血、穿孔、大咯血等。

（4）出现较为严重的化疗药物过敏反应。

（5）因患者无法耐受或经济等原因，拒绝进一步化疗者。

（四）注意事项

（1）化疗必须在有经验医师的指导下进行，治疗中应根据病情变化和药物不良反应随时调整治疗用药，以及进行必要的处理。

（2）治疗过程中密切观察血象、肝肾功能和心电图变化，定期检查血象（包括血红蛋白、白细胞和血小板计数），一般每周检查 1～2 次，当白细胞和血小板降低时每周检查 2～3 次，直到化疗疗程结束后血象恢复正常为止；肝肾功能于每周期前检查 1 次，疗程结束时检查 1 次，如有异常应进行相应的治疗，并增加复查的次数；心电图根据情况复查。

（3）年龄 65 岁以上或一般状况较差者应酌情减量用药。

（4）有骨髓转移者应密切注意观察。

(5) 既往化疗、放疗后骨髓抑制严重者用药应注意。

(6) 全骨盆放疗后应注意患者血象，并根据情况调整用药。

(7) 严重贫血的患者应先纠正贫血。

(邱道显)

第七节 肿瘤化疗常见不良反应及处理

一、骨髓抑制

绝大多数细胞毒类药物都有骨髓抑制性。由于血细胞的半寿期不同，化疗药物对其的影响也不同。对化疗药物最敏感的是白细胞，其次是血小板，多疗程化疗也会引起血红蛋白降低。不同化疗药物导致骨髓抑制发生的时间、持续时间、严重程度均不相同。影响骨髓抑制的因素除药物外，还与患者个体骨髓储备能力密切相关。而肝病、脾功能亢进、曾接受过抗肿瘤治疗者更易引起明显的骨髓抑制。

(一) 中性粒细胞减少

化疗引起的白细胞减少以中性粒细胞减少为主。中性粒细胞减少时，感染的机会明显增加。感染发生的危险与中性粒细胞减少的程度和持续时间有关。中性粒细胞减少至 $0.5\times10^9/L$ 以下并持续 10 ~ 14 天时，感染的危险性将明显增加。对中性粒细胞抑制较明显的药物有：亚硝脲类、蒽环类、紫杉类、NVB、VLB、MMC、VP－16、IFO 等。大部分的细胞毒类药物出现中性粒细胞减少的时间为 7 ~ 14 天，一般于 21 天恢复正常。部分药物表现为延迟性骨髓抑制（如亚硝脲类），中性粒细胞减少发生于化疗后 28 ~35 天，42 ~60 天才得以恢复。临床上，粒细胞集落刺激因子（G－CSF）可缩短与细胞毒化疗有关的严重中性粒细胞缺乏持续的时间，使感染的机会减少。

接受普通剂量化疗时，G－CSF 的用法有 3 种：第 1 个周期化疗后预防性地给予 G－CSF；化疗导致了发热性的中性粒细胞减少，下周期化疗后预防性地给予 G－CSF；化疗后出现发热性的中性粒细胞减少时给予 G－CSF 治疗。

化疗导致发热性的中性粒细胞减少后，下一疗程可以考虑减量，延长休息时间或预防性地应用 G－CSF。如果减量将影响患者的疗效和生存期（如恶性淋巴瘤，化疗缓解率和生存率与剂量强度有关），则需要预防性地应用 G－CSF。如果化疗以姑息性治疗为目的，应考虑减量。

G－CSF 推荐剂量为每天 5μg/kg，用于外周血干细胞动员时为每天 10μg/kg，皮下注射。预防性应用时，在化疗后 24 ~48h 给予 G－CSF。G－CSF 应持续给药至中性粒细胞绝对计数达（2 ~3） $\times10^9/L$。近年来，长效 G－CSF 已经被批准用于临床。每疗程化疗仅需要应用长效 G－CSF 一次，疗效和普通剂量 G－CSF 相当。

(二) 血小板减少

血小板减少是临床常见化疗药物剂量限制性毒性反应。对血小板影响较明显的细胞毒类药物有 MMC、CBP、GEM、亚硝脲类等。严重的血小板下降会引起凝血功能障碍，可伴有出血并危及生命。对血小板减少的患者应密切注意出血倾向，防止重要器官出血的发生，同时避免使用有抗凝作用的药物。

对于化疗引起的血小板减少，输注血小板仍然是最主要的预防和治疗措施。在药物筛选中，已发现了多种具有促进血小板生长潜能的因子，如 IL－1、IL－3、IL－6、IL－11，巨核细胞生长和发育因子（MGDF）、血小板生成素（TPO）等。其中，重组人 IL－11（thIL－11）较常用于治疗化疗引起的血小板减少症。临床试验结果表明，化疗后给予 IL－11 可减少需要输注血小板的机会。IL－11 推荐剂量为每天 50μg/kg，皮下注射，主要不良反应为发热、水肿、心动过速、结膜充血等。TPO 的主要临床作用就是作为血小板减少症的治疗药物，特别是因放化疗而导致的血小板减少症。重组人 TPO（thTPO）具有刺激巨核细胞生成的作用，其临床应用致使更低的血小板输注率，出血风险减少且不良反应较少。

(三) 贫血

癌性贫血的原因包括癌症本身、放化疗引起的骨髓抑制、肿瘤侵犯骨髓、溶血、脾大、失血、铁生成障碍和促红细胞生成素（EPO）缺乏。DDP是最容易引起贫血的化疗药物，因DDP对肾小管损伤而使EPO产生减少，是导致贫血的原因之一。其他化疗药物多疗程治疗后也会导致贫血。脊髓和盆腔放疗，因照射范围包括了主要造血的部位，因此也会导致贫血。包括治疗因素在内的各种原因引起的癌性贫血，使患者的生活质量受到了影响。

内源性EPO产生于肾脏，对红细胞的生成起调节作用。当发生缺氧或红细胞携带氧的能力下降时，EPO生成增加并促进红细胞生长。基因重组EPO最早被批准用于治疗慢性肾衰竭导致的贫血。EPO可缓解癌性贫血，减少输血的需要，改善患者的一般状况。化疗后血红蛋白（Hb）≤100g/L可治疗性给予EPO；当Hb＜120g/L时，可根据临床情况决定是否使用EPO。EPO剂量为150U/kg，每周3次，连续4周。EPO治疗超过6~8周仍然无效的患者应停药，继续治疗将无临床获益。应检查患者是否存在缺铁。

除此之外，输血也是一种可选择的治疗措施。癌性贫血是一种慢性过程，患者对贫血的耐受性明显好于急性失血者。因此，Hb＞100g/L很少考虑输血。当Hb＜70g/L时可考虑输注红细胞。Hb为70~100g/L时应根据患者的具体情况决定是否输血。一般老年患者耐受性较差，如伴有其他心、肺疾病者，输注红细胞改善贫血症状可使患者获益。

二、恶心、呕吐

恶心、呕吐是化疗最常见的不良反应之一，总体发生率为70%~80%。接受不同的化疗药物或不同的药物剂量强度会产生不同程度的恶心、呕吐。化疗引起的恶心、呕吐是严重影响患者治疗耐受性和依从性的不良反应。严重的恶心、呕吐不仅明显影响患者的生活质量，而且将使患者对于今后的治疗失去信心。化疗前给予预防性使用抗呕吐药物可全部或部分缓解急性呕吐。

（一）化疗致呕吐的机制

化疗引起恶心、呕吐最常见的机制是化疗药物间接或直接地激活了大脑化学受体触发区（chemo-receptortrigger-zone，CTZ）。其一，导致呕吐的化学物质通过脑脊液或血液直接送达CTZ，化疗药物和CTZ相互作用后释放多种神经递质，这些物质激活了呕吐中枢，引起呕吐。CTZ释放的神经递质包括多巴胺、5-羟色胺（5-HT）、组胺、去甲肾上腺素、阿扑吗啡、血管紧张素Ⅱ、肠多肽、胃泌素、抗利尿激素、促甲状腺素释放激素、亮氨酸、脑啡肽和P物质等。其中，5-HT是引起急性呕吐的重要因素。其次，化疗药物损伤消化道黏膜（特别是回肠黏膜），导致肠上皮嗜铬细胞释放5-HT，刺激传人迷走神经的5-HT3受体，从而使呕吐中枢兴奋引起呕吐。P物质是另一个与化疗引起呕吐有关的重要神经递质。P物质通过中枢机制，与位于脑干的神经激肽1（NK1）受体结合导致呕吐。NK1受体的激活与后期的急性呕吐及延迟性呕吐有关。动物实验和临床研究表明，NK1受体的抑制剂可缓解DDP所致的急性和延迟性呕吐。

其他相关的机制包括前庭机制及味觉损伤。化疗药物存在于血液或唾液腺中，影响口腔黏膜和味蕾，使口中产生异味和味觉改变。化疗后味觉损伤，口中的异味、苦味会引起呕吐。化疗药物直接或间接作用于大脑皮质引起呕吐。

（二）化疗所致呕吐的类型

1. 急性呕吐　发生于化疗后24h内，通常在给药后1~2h内出现，给药后4~6h最严重。

2. 延迟性呕吐　发生于化疗24h后，可持续48~72h。常见于接受了明显致吐的化疗药物后，如DDP、CBP、CTX和ADM。虽然延迟性呕吐的严重程度不如急性呕吐，但对患者营养与进食影响很大，可导致脱水和电解质紊乱。

3. 预期性呕吐　可发生于化疗给药前、给药中和给药后。主要原因是以往化疗过程中未能很好地控制呕吐，不愉快的经历导致以后化疗的预期性呕吐。因此，在首次化疗时如能有效地给予止吐药物控制呕吐，有助于减少预期性呕吐的发生。治疗预期性呕吐可用镇静药物，如苯二氮䓬类药物。不同的化疗药物引起呕吐的发生率和强度明显不同，相同的化疗药物也因所给予的剂量不同而导致呕吐的程度不同。其中，DDP 是引起呕吐最严重的药物。

（三）治疗

1. 5 - HT3 受体拮抗剂　5 - HT3 受体拮抗剂可同时作用于中枢和外周的 5 - HT3 受体，对于化疗药物引起的急性呕吐具有明显的抑制作用。对于中度致吐药物引起呕吐的完全控制率达 50% ~90%，对于重度致吐药物（如 DDP）引起呕吐的完全控制率也可达 50% ~70%。5 - HT3 受体拮抗剂与地塞米松合用可提高呕吐的完全控制率。但 5 - HT3 受体拮抗剂对于延迟性呕吐的控制率在 50% 以下。5 - HT3 受体拮抗剂的同类药物有多种，各种药物的半衰期和与受体的亲和力有所差别，但这类药物的疗效和不良反应相似，均可选用。剂型包括口服和静脉给药，两者疗效相当。给药方案为：使用最低有效剂量，化疗前单剂给药，联合地塞米松可增加止吐效果。5 - HT3 受体拮抗剂对于延迟性呕吐的效果有限，和单用地塞米松相比，加 5 - HT3 受体拮抗剂不增加疗效。常用的药物有昂丹司琼、格雷司琼、托烷司琼、阿扎司琼、帕洛诺司琼等。

2. NK1 受体拮抗剂　如前所述，NK1 受体的激活与后期的急性呕吐及延迟性呕吐有关。阿瑞吡坦（aprepitant）是 NK1 受体拮抗剂。临床研究表明，与 5 - HT3 受体拮抗剂加地塞米松的两药联合方案相比，阿瑞吡坦加 5 - HT3 受体拮抗剂加地塞米松的三药联合方案对于预防高致吐性化疗的急性呕吐效果更明显，化疗第 1 天呕吐的完全缓解率分别为 89% 和 78%。在预防延迟性呕吐的两项双盲试验中比较了阿瑞吡坦加地塞米松和单用地塞米松的疗效，完全缓解率分别是 75% 和 68%，56% 和 47%，阿瑞吡坦加地塞米松的疗效优于单用地塞米松。因此对于延迟性呕吐，推荐阿瑞吡坦 80mg 口服加地塞米松，DDP 用药后第 2 ~3 天给药。

三、口腔黏膜炎

口腔黏膜上皮是更新较快的组织。在生理状态下，口腔黏膜上皮每 7 ~14 天更新一次，以修复因化学和机械等原因造成的损伤。因此，口腔黏膜也是对化疗和放疗损伤敏感的组织。化疗或放疗后短期内，上皮组织释放细胞因子产生炎性反应，进而造成组织损伤。化疗 4 ~5 天后，上皮细胞增生修复低下，上皮萎缩。化疗后 1 周左右，口腔黏膜产生溃疡。而此时恰好是化疗后粒细胞缺乏时期，黏膜溃疡可伴有细菌或真菌等感染。患者出现明显的症状，如口腔疼痛、吞咽困难、进食减少。一些化疗药物，如氟尿嘧啶，引起口腔黏膜炎的同时可能伴有腹泻，导致患者水电解质平衡紊乱。一般情况下，2 ~3 周后黏膜溃疡修复，口腔疼痛缓解。

（一）化疗致口腔黏膜炎

总体来说，约 40% 的患者化疗后将发生口腔黏膜炎，其中一半的患者因症状明显需要治疗和止痛。黏膜炎的发生因化疗药物、剂量及给药方案的不同而发生率及严重程度均不相同。在普通剂量下，MEL、TSPA、ADM、EADM、NVT、PTX、VP - 16、MTX、5 - FU 及衍生物、Ara - C 等均有不同程度的致口腔黏膜炎。部分细胞毒类药物，当提高给药剂量后，黏膜炎便成为剂量限制性毒性。例如，大剂量 EADM（120 ~150mg/m^2）、大剂量 VP - 16、MTX 和 Ara - C 等化疗后口腔溃疡的发生率可高达 80%。48% 的多发性骨髓瘤接受含大剂量 MEL 动员方案加自体外周血干细胞移植的患者，可发生溃疡性口腔黏膜炎。给药方法也与黏膜炎的发生有关。PTX 24h 静脉滴注时黏膜炎加重，而每周给药时黏膜炎是剂量限制性毒性。5 - FU 持续静脉滴注时，黏膜炎是剂量限制性毒性，而 5 - FU 静脉注射时黏膜炎较轻。卡培他滨口服后，其有效血药浓度时间延长，黏膜炎的发生也相应增加了，严重黏膜炎约占 3%。ADM 脂质体的黏膜炎发生较 ADM 多见，发生率为 30%，其中Ⅲ ~Ⅳ度黏膜炎发生率为 9%。

（二）治疗

将要进行化疗的患者在治疗 2 周前应接受口腔科医师的全面检查和相应治疗。如需拔牙或治疗口腔炎症，均应在 2 周前完成，使放化疗前伤口得以愈合，以免存在潜在的感染灶。同时，要教育患者注意口腔清洁和养成良好的口腔卫生习惯，进食后勤漱口、刷牙，如已经发生黏膜炎时要避免使用质地较硬的牙刷，可使用纱布或棉签清洁。

硫糖铝治疗消化性胃肠溃疡的疗效已得到了临床肯定。硫糖铝悬液漱口用以预防和治疗化疗引起的口腔溃疡也有一系列的研究。

palifermin 是重组人角化细胞生长因子，已被美国和欧盟批准用于需造血干细胞移植或骨髓移植的造血系统恶性肿瘤患者，以减少严重口腔溃疡的发生率和持续时间。接受 pali－fermin 的患者报告，日常活动功能如吞咽、进食、谈话和睡眠均有显著改善，阿片类镇痛药物的使用明显减少了。

四、心脏毒性

化疗引起的心脏毒性中，对蒽环类药物的研究最多。蒽环类药物引起的心脏毒性包括 3 种临床表现：急性、亚急性和迟发性。急性心脏毒性表现为：室上性心动过速、室性异位搏动、心内膜下心肌炎、明显的心电图改变、心肌病，甚至死亡。严重急性心脏毒性的发生率低，大多为轻度的可逆反应。亚急性心脏毒性出现在末次给药的 1 年内，高峰通常在给药后的第 3 个月。迟发性心脏毒性一般在给药 5 年后出现。急性心脏毒性的发生与蒽环类药物的剂量无关，而迟发性心脏毒性与蒽环类药物的累积剂量有关。迟发性心脏毒性是不可逆的，严重者表现为充血性心力衰竭（CHF），是蒽环类药物主要的剂量限制性毒性。

CHF 的发生率和蒽环类药物的累积剂量显著相关。ADM 剂量 $>450\sim550mg/m^2$，EADM $>900\sim1\,000mg/m^2$ 时，发生 CHF 的危险性明显增加。ADM 的累积剂量为 $550mg/m^2$、$600mg/m^2$ 和 $1\,000mg/m^2$ 时，CHF 的发生率分别为 1%～5%、30% 和 50%。其他相关危险因素包括高血压、既往心脏病史、老年人、纵隔放疗、女性和体质指数（BMI）明显超过正常。与其他抗肿瘤药物联合可能增加蒽环类药物的心脏毒性，如曲妥珠单抗、紫杉类等。蒽环类药物相关的心脏毒性一旦发生应积极给予药物治疗，包括联合应用利尿剂、血管紧张素转换酶抑制剂、β 受体阻滞剂和洋地黄。肿瘤稳定患者可考虑行心脏移植术。

蒽环类药物的心脏毒性与其累积剂量相关，但仍有少数患者在较少累积剂量时已发生明显的心脏毒性，而有各种危险因素的患者只能接受较低的累积剂量。心电图对于蒽环类药物引起心脏毒性的预测没有肯定的价值。虽然应用超声心动图或放射性核素的方法测定左室射血分数（left ventricular ejection fraction，LVEF）也不能很好地预测 CHF，但目前仍然是临床应用最多的方法。对于有危险因素的患者，应每 1～2 个疗程随访 LVEF。对于无危险因素的患者，当 ADM 的累积剂量 $>300mg/m^2$ 时也应随访 LVEF。心内膜下心肌活检可发现心肌损害，但创伤性的方法使其难以被广泛接受。近年来的研究发现，血浆肌钙蛋白是心肌受损的标记，测定肌钙蛋白可早期预测 CHF。研究显示，肌钙蛋白 T 水平和蒽环类药物相关的心肌损害有关，对预测 CHF 的发生有一定的价值。

ADM 脂质体是在 ADM 周围包裹脂质体。ADM 脂质体无法通过连接紧密的心肌细胞，使药物在心肌的峰浓度降低。但 ADM 脂质体可通过炎症和肿瘤区的血管，使药物在肿瘤部位的暴露不受影响。Batist 等的临床研究比较了 ADM 脂质体或传统多柔比星加 CTX 治疗晚期乳腺癌患者的心脏毒性和疗效。心脏毒性发生率有明显差别，分别为 ADM 脂质体组 6%，传统 ADM 组 21%。两组的肿瘤疗效和生存率相似。

抗代谢药 5－FU 引起心脏毒性的报道最早见于 1975 年。以后的研究发现，5－FU 所致心脏毒性的发生率为 3%。5－FU 持续静脉滴注时心脏毒性的发生率可增加到 7.6%，无症状性心电图改变可高达 68%。5－FU 持续滴注时少数患者出现心前区疼痛，心电图可出现类似心肌梗死的图形，但心肌酶谱没有异常改变，提示冠状动脉痉挛是可能的原因。

曲妥珠单抗是人源化的 HER－2 单抗，已被批准用于治疗 HER－2 过度表达的乳腺癌。在早期的临床试验中，曲妥珠单抗的心脏毒性就已经被认识到了，主要为 LVEF 下降和 CHF。曲妥珠单抗联合 ADM 的心脏毒性发生率最高为 27%，曲妥珠单抗联合 PTX 心脏毒性的发生率也会增加为 13%，而曲妥珠单抗单药心脏毒性的发生率较低，为 2%～8%。曲妥珠单抗引起的心脏毒性和其剂量无关，停药后及给予抗心力衰竭治疗可使 80% 的患者症状改善。临床使用曲妥珠单抗时建议定期复查 LVEF，当 LVEF 值较基础值下降超过 15% 时，建议暂停使用曲妥珠单抗。

五、肺毒性

多种化疗药物可引起肺毒性，除BLM外，大部分化疗药物引起肺毒性的机制并不清楚。可引起肺毒性的细胞毒类药物包括BLM、BU、BCNU、CLB、CTX、Ara－C、TXT、VP－16、氟达拉滨、GEM、MTX、MMC、PTX、丙卡巴肼、VLB。靶向治疗药物吉非替尼、利妥昔单抗和硼替佐米亦有肺毒性的报道。

BLM是化疗药物中引起肺毒性研究最多的药物，主要用于霍奇金淋巴瘤或生殖细胞肿瘤患者的化疗。霍奇金淋巴瘤患者接受ABVD方案化疗后急性肺毒性的发生率为25%～31%，但约10%的患者同时接受了放疗。BLM是多肽类抗癌抗生素，早在20世纪60年代已被认知其可引起肺毒性。其发生机制为：肿瘤坏死因子诱导的免疫反应；与Fe^{3+}形成复合物激活氧自由基。BLM引起的肺毒性主要表现为肺纤维化，少数为对BLM超过敏，后者较纤维化易于控制。临床表现为呼吸困难、干咳、乏力，可伴有发热。激素治疗可使部分患者缓解，但发生肺纤维化者难以逆转。BLM引起肺毒性的危险因素包括：BLM的累积剂量、肾功能减退、年龄、吸烟、纵隔放疗和高氧。当博来霉素的累积剂量＞300 000IU时，肺毒性的发生率可明显增加；累积剂量＜450 000IU时肺毒性的发生率约5%，而累积剂量达550 000IU时，其致死性肺毒性高达10%。BLM进入人体后，50%～70%以原型从肾脏清除。正常肾功能者半衰期为2～5h，肾小球滤过率下降者半衰期可延长到30h。肾功能减退者，BLM的暴露时间延长，肺毒性的危险增加。因此，对于肾功能减退患者，或同时应用DDP等具有肾毒性的药物时，应密切监测并调整BLM的剂量。

吉非替尼是小分子酪氨酸激酶抑制剂，作用于EGFR阻断信号转导，抑制肿瘤细胞增殖。临床研究表明，吉非替尼对于东方人种的非小细胞肺癌具有肯定的疗效，特别是女性、不吸烟、腺癌患者。美国和欧洲的研究发现，吉非替尼可导致间质性肺炎，发生率为1.1%。但日本患者的发生率较高。部分患者接受了肺活检，病理检查显示肺间质性炎症和纤维化。吸烟男性比不吸烟女性发生间质性肺炎的危险明显增加了（OR值为20.5），女性不吸烟者的发生率仅0.4%。治疗以激素为主，同时用抗生素治疗未增加疗效。

六、肾和膀胱毒性

（一）化疗引起的肾毒性

1. DDP　化疗引起的肾毒性，以DDP为著。DDP已在临床应用多年，至今仍然广泛应用于多种恶性肿瘤的治疗，对其肾毒性的产生和预防也有比较充分的研究。DDP以代谢产物的形式从肾脏清除。DDP引起的肾毒性主要是对近端肾小管的损害，可能累及集合管，但对肾小球无影响。DDP对肾小管的破坏不仅有重金属直接损伤的原因，也可能是DDP和肾小管上皮细胞DNA产生交叉联结所致。

DDP肾毒性的产生和其剂量有关，单次剂量＜$50mg/m^2$时发生肾功能损害的机会很小。单次剂量＞$50mg/m^2$时必须同时给予水化，不然将造成不可逆的肾功能损害。水化是预防DDP引起肾毒性的有效方法。水化可以使顺铂接触肾小管的药物浓度降低，接触时间缩短。因此，DDP用药前、后应给予大量生理盐水，使尿量保持在100mL/h以上。如DDP剂量＞$75mg/m^2$，则水化还要加强。水化的同时经常给予甘露醇或利尿剂，但是否能够进一步减少肾损害并不十分肯定。同时应用其他肾毒性药物将加重顺铂肾毒性的危险，如氨基糖苷类抗生素、长期应用非甾体解热镇痛药物等。

除使用水化方法减少DDP引起的肾毒性外，尚有一些研究致力于寻找具有减少肾毒性的药物，其中比较成功的是氨磷汀。氨磷汀在体外没有活性，在体内经碱性磷酸酶水解脱磷酸后成为含自由巯基的活性代谢产物WR－1065。自由巯基能直接与烷化剂和铂类药物的活性基团结合，减少烷化剂和铂类药物对DNA的破坏；另一方面，自由巯基可清除化疗药物产生的氧自由基，减少自由基对细胞膜及DNA的损伤。氨磷汀对正常细胞具有选择性的保护作用，与细胞毒类药物同时应用不减少其抗肿瘤作用。临床研究显示，卵巢癌患者接受含DDP方案化疗，加或不加氨磷汀保护。两组患者疗效相当，加氨磷汀组的肾毒性明显降低了。

2. 氨基蝶呤 MTX 给药后主要从肾脏排泄，通过肾小球滤过和肾小管主动分泌，很快从尿液中清除。普通剂量的 MTX 很少引起肾毒性。当排泄至肾小管的 MTX 和其代谢产物浓度很高时，药物即在肾小管上的沉积，导致急性肾衰竭。尿液在正常生理 pH 时，药物处于充分离子化状态，不易在肾小管产生沉积。但当尿液 pH 呈酸性（pH <5.7）时，药物易沉积于肾小管。大剂量 MTX 治疗时，水化和碱化尿液是有效防止其肾毒性的方法。水化可使尿液中的药物浓度减低，同时给予碳酸氢钠可使尿液的 pH 呈碱性（pH >8），从而减少了药物在肾小管上的沉积。尿液的排泄量应保持在 100mL/h 以上。大剂量 MTX 治疗时必须进行血药浓度监测，同时给予四氢叶酸解救。

3. IFO IFO 和 CTX 是同分异构体，两者具有相似的抗肿瘤活性和毒性。但 CTX 并无肾毒性，而 IFO 却可能产生不同程度的肾毒性，甚至为不可逆的肾衰竭，需血液透析或肾移植，严重者可威胁生命。IFO 引起肾毒性的机制可能是其代谢产物中有较多的氯乙醛，并且 IFO 对近端肾小管有直接影响。肾小管损伤后可表现为氨基酸尿、蛋白尿、肾小管酸毒症和低钾血症等。IFO 肾毒性的发生率为 5% ~ 30%。儿童对 IFO 特别易感，可导致肾性软骨病和生长迟缓。危险因素包括累积药物剂量，患者年龄较轻（特别是 <5 岁的儿童）、单侧肾切除、肾脏接受过放疗、后腹膜肿块、既往或同时接受 DDP 或其他具有肾毒性的药物。药物剂量是 IFO 导致肾毒性的重要相关因素。早期临床研究发现，单次大剂量给予 IFO 将造成肾小管急性坏死，几天内即出现肾衰竭。IFO 分次给药可明显降低肾毒性。因此，IFO 一般为 3 ~5 天分次给药，也有医生采用持续静脉滴注给药。美司钠对 IFO 引起的出血性膀胱炎有预防作用，但不能减轻其肾毒性。

（二）出血性膀胱炎

大剂量 CTX 和 IFO 都有明显的尿路毒性。大剂量 CTX 引起出血性膀胱炎的发生率为 5% ~35%。IFO 导致的严重出血性膀胱炎的发生率为 40%，而接受过盆腔放疗的患者发生率高达 70%。CTX 和 IFO 两者均产生代谢产物丙烯醛，后者经肾脏排泄至膀胱，是引起尿路毒性的主要物质。动物实验显示，丙烯醛使尿路上皮出现溃疡、炎性反应和水肿。临床上，出血性膀胱炎表现为血尿和下尿路刺激症状。预防出血性膀胱炎传统的治疗方法为给予大量液体水化和利尿，或同时进行膀胱冲洗。

美司钠是一种含有巯基的化合物，对大剂量 CTX 和 IFO 引起的出血性膀胱炎具有预防作用，并比其他巯基化合物具有更好的尿路保护作用。静脉给药后，美司钠完全由肾脏排泄。美司钠在血液中没有活性，经肾脏排泄至尿液后重新被激活。在尿液中，美司钠中的巯基和丙烯醛结合，形成无活性的物质而排出，对尿路不再具有刺激损伤作用。

美司钠应在 CTX 和 IFO 给药前、给药后 4h 及 8h 分别给予，每次用量为 CTX、IFO 剂量的 20%。当应用大剂量 CTX 进行骨髓移植前化疗时，美司钠的剂量可相应地提高到相当于 CTX 剂量的 120% 和 160%。以持续静脉滴注的方式给予 IFO 时，美司钠可以在给药前先给予相当于 IFO 20% 的剂量，然后再按照 IFO 剂量的 100% 与其同步输注。IFO 输注结束后，还应继续输注美司钠（相当于 IFO 剂量的 50%）6 ~12h，以便能更好地保护泌尿系统。

七、神经毒性

（一）长春花生物碱的神经毒性

长春花生物碱是一类具有神经毒性的细胞毒类药物，包括 VCR、VLB、VDS 和 NVB。长春花生物碱可抑制肿瘤细胞有丝分裂时微管蛋白的聚合，使纺锤丝形成受阻，有丝分裂停止于中期，导致肿瘤细胞死亡。长春花生物碱同时也非选择性地和微管 p 亚单位结合，干扰了神经轴突微管的功能，其中以感觉神经受损最明显。

长春花生物碱引起的神经毒性临床表现相似，以指（趾）末端感觉异常和深部腱反射减退为主要特征。腱反射减退一般为无症状性的，体检方能发现。随药物累积剂量的增加，指（趾）末端感觉异常的范围可扩大到整个手足，感觉由麻木加重至烧灼感。维生素对此类神经毒性无肯定的治疗作用。停药后神经毒性将逐渐减轻。长春花生物碱对副交感神经的功能也有影响，可导致患者便秘、排尿困难，严重者出现肠梗阻。对自主神经产生影响时可发生直立性低血压。

神经毒性是 VCR 的剂量限制性毒性。VCR 的单次给药剂量和累积剂量都和神经毒性的发生有关。VCR 的单次给药剂量应不 >2mg，年龄 >70 岁的患者应酌情减量至 1mg。VCR 的累积剂量超过 25mg 时，神经毒性明显增加。VLB、VDS 和 NVB 的剂量限制性毒性则为骨髓抑制，神经毒性较 VCR 为弱，但同样与单次给药剂量和累积剂量有关。NVB 和其他具有神经毒性的细胞毒类药物联合可能加重神经毒性的程度，如 NVB 联合 L－OHP 可导致严重便秘，但 NVB 和 DDP 联合并不增加神经毒性。

（二）紫杉类药物的神经毒性

PTX 和 TXT 引起神经毒性的机制和长春花生物碱相似。紫杉类药物作用于神经元的微管，使神经轴突破坏和脱髓鞘。临床表现为“手套（袜子）”型的感觉异常及麻木感，严重时表现为烧灼感。深部腱反射减退，震动觉消失，直立性低血压。视神经损害可引起短暂的黑蒙，运动功能受影响时出现下肢无力。

紫杉类药物引起的神经毒性和药物单次剂量及累积剂量均有关。当 PTX 250mg/m^2，每 3 周给药，或 PTX 超过 100mg/m^2，每周给药时，神经毒性成为剂量限制性毒性。累积剂量和神经毒性的发生有关。但无论 PTX 还是 TXT，并无绝对的剂量极限。

一旦发生神经毒性，停药是最主要的方法。大部分患者经较长时间后可获得症状缓解。目前尚无疗效肯定的预防或治疗神经毒性的药物。

（三）DDP 和 L－OHP 的神经毒性

神经毒性是 DDP 仅次于肾毒性的主要毒性之一，与 DDP 的累积剂量关系密切。DDP 的累积剂量达 300～500mg/m^2 时，神经毒性的发生率明显增加。DDP 引起神经毒性的原因并不十分清楚，可能的原因是与重金属铂离子在神经元的累积有关，这种损伤往往难以逆转。DDP 引起的神经毒性表现为周围感觉神经病、自主神经病、癫痫发作、脑病、短暂的皮质性失明、球后视神经炎、声带麻痹、视网膜损伤和高频区听力损伤。周围感觉神经病变时，以足趾和脚麻木多见。可发生腱反射减退，但运动神经受损少见。停止应用 DDP 后，部分患者神经毒性可缓慢恢复，但约 30% 的患者神经毒性不可逆。细胞保护剂氨磷汀对于 DDP 引起的神经毒性可能具有预防作用。

L－OHP 是近年来得到广泛应用的铂类药物，周围神经毒性是其最常见的毒性之一。L－OHP 引起的累积性神经毒性是剂量限制性毒性。临床表现为肢体末端或口唇周围感觉异常、感觉性共济失调、肌肉痉挛、注射药物的手臂疼痛、咀嚼时下颌疼痛等。这些症状可能仅持续数分钟至数小时。L－OHP 特征性的神经毒性表现为类似于喉痉挛的呼吸困难，但并无解剖学的异常改变。这种呼吸困难由感觉异常所致，并不伴有喉头或支气管水肿和痉挛，停药后可恢复。另一特征是，这些神经毒性在患者遇冷时会加重，如进食冷的食物、接触冷水或金属物质。神经毒性在停药后会缓慢恢复，至停药后 6 个月，约 3/4 的患者可减轻或消失。当 L－OHP 的累积剂量超过 800mg/m^2 时，有可能导致永久性的感觉异常和功能障碍。有研究表明，同时应用谷胱甘肽可减轻 L－OHP 的神经毒性。在 L－OHP 前、后注射钙和镁，可能有助于预防神经毒性。

（四）沙利多胺的神经毒性

沙利多胺具有抗肿瘤新生血管的作用，已被批准用于多发性骨髓瘤的治疗，但其神经毒性为剂量限制性毒性。沙利多胺的神经毒性发生率为 25%～70%，和该药物应用时间的长短有关。神经毒性的本质为轴突性神经病。典型的临床表现为周围性末梢感觉异常，或疼痛性感觉异常。感觉丧失以手和足为主，可同时伴有运动和位置觉减退。接受沙利多胺治疗时间的长短和神经毒性的发生有关。有报道显示，沙利多胺每日剂量 >400mg 时，发生神经毒性的危险性明显增加，但累积剂量和神经毒性的关系存在争议。

（五）硼替佐米的神经毒性

硼替佐米是蛋白酶体抑制剂，目前已用于多发性骨髓瘤和套细胞淋巴瘤的治疗。和既往接受的治疗有关，多发性骨髓瘤接受过沙利多胺治疗者，更易于发生神经毒性，发生率为 30%～60%。主要为周围感觉神经病，极少数为感觉运动神经病。

八、性腺功能障碍

（一）化疗对儿童性腺的影响

现代化疗已能够使一些肿瘤患者获得长期生存。在肿瘤得到控制后，长期生存者生活质量的保证已成为重要问题。特别是儿童或青年期肿瘤患者，接受抑制性腺功能的化疗药物将不同程度地影响这些患者今后的生活质量。化疗药物对性腺功能的影响早在20世纪40年代后期就已经受到了关注。当时已认识到 HN_2 会引起男性精子缺乏、女性闭经。至今，已有许多研究评价了烷化剂对性腺功能的影响。其他对性腺功能影响较大的细胞毒类药物类包括丙卡巴肼、DTIC和铂类化合物，可能对性腺有抑制的药物还包括蒽环类，而抗代谢药对性腺的影响不大。

烷化剂和DDP、CBP是最容易引起不育的药物。烷化剂中仅CTX和CLB被证实单药可引起不育，其他药物的评价都是从联合化疗中获得的，结果可能受到其他药物的影响。CBP是DDP的类似物，但临床试验显示CBP所致不育的危险性小于DDP。化疗药物对性腺的影响程度因化疗药物的选择、药物累积剂量、患者的性别和接受化疗时患者的年龄而不同。

一般来说，青春期前男孩和女孩的性腺对化疗不敏感，因为生殖上皮还未开始增殖。化疗对青春期前男孩性功能损伤的发生率为0～24%，成人为68%～95%。和成年男性一样，丙卡巴肼、CTX、CLB对青春期前男孩的影响最大，而不含烷化剂的化疗可能不影响青春期的精子发育，不影响成年后的精子数和生育能力。化疗不影响产生睾酮的睾丸间质细胞，因此一般青春发育期无明显延迟，青春期后的睾酮水平也在正常水平。化疗对青春期前性腺的抑制也存在剂量依赖关系。相同的化疗对女孩今后生育能力的影响小于男孩。大部分化疗不会导致女孩发育停止，青春发育和青春期后的卵巢功能正常。甚至患霍奇金病接受MOPP（HN2、VCR、丙卡巴肼、泼尼松）化疗的女孩，90%发育正常。但大剂量化疗还是会对青春期前的卵巢功能造成损害，但一般不影响正常发育。

（二）化疗对成人性腺的影响

化疗引起不育，是由于化疗损害了睾丸基底上皮和成人卵巢的卵泡及生长期卵母细胞。烷化剂和DDP、CBP引起男性精子缺乏、女性闭经的危险性最大。青春期后，男性睾丸生殖上皮终身对烷化剂的损伤敏感，其敏感性是青春期前的5倍。烷化剂可引起精子减少或缺乏，导致不育。接受低剂量化疗的患者，1～3年内精子水平可能恢复正常。如果化疗损伤了精原干细胞，有可能导致永久的精子缺乏。烷化剂和丙卡巴肼对男性性腺的损害最明显。烷化剂可导致85%～95%男性和50%女性不育。MOPP是治疗霍奇金病的有效方案，接受MOPP方案化疗者有97%出现精子缺乏，而接受ABVD方案者有54%出现精子缺乏，且几乎所有患者均恢复精子生成。由于ABVD方案疗效与MOPP相等，致不育及第二肿瘤的危险比MOPP小，因此，ABVD已很大程度上替代了MOPP。

卵巢对烷化剂的敏感性随年龄的增长而增加。年龄<30岁的妇女CTX导致闭经的危险是年龄>40岁妇女的1/4。大部分化疗药物引起的闭经是暂时的，持续数月或数年后可恢复。但年长女性化疗后可能导致提前绝经。可能的解释是，细胞毒类药物加速了卵母细胞的排空。年轻女性的卵巢拥有众多的卵母细胞，化疗可能减少了存活的卵母细胞数，但影响不大。化疗药物加速了年长女性卵母细胞的正常排空过程，导致了提前绝经。烷化剂是可能导致永久性卵巢功能损害的主要化疗药物，并与累积剂量有关。

（三）化疗对妊娠的影响

细胞毒类药物对胎儿的影响与妊娠时间有关。在妊娠前3个月，化疗可致流产和畸胎。妊娠后期，化疗可使新生儿体重不足，但很少引起先天性畸形。临床研究发现，儿童或少年期接受过化疗的长期生存者，他们所生子女中先天性畸形或遗传性疾病的发生率并不比普通人群高。除外遗传性肿瘤（如视网膜母细胞瘤），这些长期生存者的子女恶性肿瘤的发生也未明显增加。

（四）预防

在预期可获得长期生存的肿瘤患者接受抗肿瘤治疗前，应评价其性腺的功能状况和生育情况。由于烷化剂对性腺的毒性最大，在选择化疗药物前应考虑治疗后对性腺的远期影响。在疗效相当的情况下，选择毒性较小的药物。如以 ABVD 方案替代 MOPP 方案治疗霍奇金病。对于需要保存生育能力的患者，在接受烷化剂治疗前可将精子和卵子采集后保存起来。

九、第二原发肿瘤

第二原发肿瘤是抗肿瘤治疗相关远期毒性中最严重的并发症。自 20 世纪 70 年代以来，已有许多研究评价了抗肿瘤治疗与第二肿瘤的相关性。美国的研究表明，儿童肿瘤患者治疗后发生第二肿瘤的危险性是普通人群的 5.9 倍。化疗引起白血病已被很多研究所证实，而治疗相关的实体瘤更多地与放疗有关。霍奇金病、睾丸癌和儿童肿瘤是化疗提高患者生存率最明显的肿瘤，这些患者的发病年龄一般比较轻，对于长期生存患者第二肿瘤的研究也最多。其次为乳腺癌和卵巢癌。值得注意的是，第二肿瘤的发生并不都与治疗有关，生活方式、遗传因素、免疫缺陷等都是第二肿瘤的相关原因。

化疗药物中，烷化剂、鬼臼毒素、蒽环类和铂类药物被认为具有致癌性，并随其累积剂量的增加而危险性增加。可能引起白血病的烷化剂包括 NH_2、CLB、CTX、MEL、MeCCNU、CCNU、BCNU、BU 等，而 CTX 致白血病的危险性相对较小。烷化剂相关白血病的危险性在化疗后 1～2 年开始增加，高峰在 5～10 年，10 年后危险性降低。化疗引起的白血病主要为急性粒细胞白血病（AML），占所有白血病的 10%～20%。其次为急性淋巴细胞白血病（ALL）、慢性粒细胞白血病（CML）和骨髓增生异常综合征（MDS）。烷化剂相关的 AML 发生率为 1%～20%，50% 病例以 MDS 为先期表现，而原发 AML 很少有这种情况。

霍奇金病传统 MOPP 方案治疗后长期生存患者的第二原发白血病的危险性明显增加，主要与 NH_2 和丙卡巴肼有关。MOPP 10～12 个疗程比 6 个疗程致白血病的危险性增加 3～5 倍。20 世纪 80 年代后，ABVD 方案逐渐取代了 MOPP 方案。铂类药物的作用机制与烷化剂相似，广泛应用于各种肿瘤的治疗。在卵巢癌的研究中发现，含铂类药物的联合方案化疗显著增加了白血病的危险。许多大型研究显示，他莫昔芬可降低对侧乳腺癌的危险。据早期乳腺癌协作组统计，服他莫昔芬 5 年的患者可相对降低 47% 对侧乳腺癌的危险的。但长期服用他莫昔芬有致子宫内膜癌的危险。服用他莫昔芬 2 年，患子宫内膜癌的危险性增加 2 倍；服用他莫昔芬 5 年，患子宫内膜癌的危险性增加 4～8 倍。对于乳腺癌术后需要进行辅助内分泌治疗的患者来说，他莫昔芬治疗后生存期的提高和对侧乳腺癌的减少带来的益处，远大于子宫内膜癌所带来的害处。但必须对长期服用他莫昔芬的患者进行子宫内膜癌的监测，特别是以往有雌激素替代治疗史的患者。

（邱道显）

第四章

干细胞支持下的大剂量化疗

第一节　造血干细胞移植

一、造血干细胞移植的发展

造血干细胞移植（hematopoietic stem cell transplantation，HSCT）是将供者的造血干细胞经静脉输注给受体，完全或部分取代并重建受体造血系统的过程，以达到治疗恶性肿瘤或其他疾病的目的。造血干细胞移植发展初期，干细胞来源于骨髓，称为骨髓移植。目前除了骨髓之外，造血干细胞有多种来源，如外周血和脐血等，因此骨髓移植这一用语已被更为广义的造血干细胞移植取代。造血干细胞移植在良恶性疾病治疗中的作用有：①提供足够数量的造血干细胞重建受体造血系统，使患者（受体）从致死性骨髓抑制中恢复。对于恶性肿瘤，患者可以接受常规条件下所不允许的超大剂量化/放疗，获得更好的疗效。当化疗剂量与肿瘤疗效正相关，而剂量限制性毒性为骨髓抑制时，自体造血干细胞移植是最有效的治疗手段。对于非恶性疾病如先天性或后天性骨髓衰竭、异常造血等，异基因造血干细胞移植为患者提供正常的造血系统，恢复骨髓功能。②重建受体的免疫功能。对于恶性肿瘤患者，异基因供者的免疫细胞以及输注供者淋巴细胞可以发挥移植物抗肿瘤作用，清除化/放疗后患者体内残留的肿瘤细胞。对于非恶性疾病如自身免疫性疾病或先天性免疫缺陷性疾病，自体或异基因移植使患者获得健康的免疫系统。③为受体提供健康的基因。对于基因缺陷的疾病如 Hurler 综合征或其他先天性代谢性疾病，异基因移植使患者获得健康的基因，以减慢或阻断疾病的进展。

造血干细胞移植的临床应用历史可以追溯至 20 世纪 40 年代，骨髓输注最初用于研究性治疗原子弹辐射造成的严重骨髓抑制。由于供者和受体之间骨髓配型不相合，早期的骨髓移植动物实验受挫于致死性的移植物排斥反应和移植物抗宿主病（graft - versus - host disease，GVHD）。20 世纪 60 年代末期，人类白细胞抗原（human leukocyte antigen，HLA）以及其在移植物排斥反应中的决定性作用得以发现和认识，HLA 分型技术随之建立，这一关键性进展推动了造血干细胞移植的实验室研究和临床应用。20 世纪 60 年代末至 70 年代，Thomas 率先将异基因骨髓移植从动物试验应用于临床，成功地采用来自 HLA 配型相合的同胞供者的骨髓移植治愈了部分白血病患者。70 年代末，自体骨髓移植支持下的大剂量化疗被应用于治疗淋巴瘤。时至今日，造血干细胞移植的机制研究、动物试验和临床应用均取得显著进展，成为多种良恶性疾病的标准治疗或研究性治疗方案，在全世界范围广泛开展，并组成数个大规模的区域性或国际性数据采集和合作研究中心，如欧洲血液和骨髓移植组（European Group for Blood and Marrow Transplantation，EBMT）、美国血液与骨髓移植学会（American Society for Blood and Marrow Transplantation，ASBMT）和国际血液和骨髓移植研究中心（Center for International Blood and Marrow Transplant Research，CIBMTR）等。造血干细胞移植例数逐年递增（图 4 - 1）。90 年代初期，乳腺癌患者成为自体移植的主体，1999 年后淋巴系统疾病成为自体移植的主要适应证。随着自体移植患者年龄限制的放宽和更多中心开展这项技术，自体移植在全球的例数持续增长。异基因移植例数在过去 30 年稳定增长，至 21 世纪初期，由于伊马替尼的应用，慢性粒细胞白血病的移植例数减少，异基因移植数年增长缓慢。此后随着无关供者移植、非清髓性移植以及脐血移植的迅速发展，异基因移植例数在最近几年加速增长。目前造血干细胞移植最常见适应证为淋巴系统疾病，2008 年约 60% 的移植患者为浆细胞病或淋巴瘤。自体移植主要用于治疗多发性骨髓瘤和淋巴瘤，异基因移植用于治疗急性白血病。

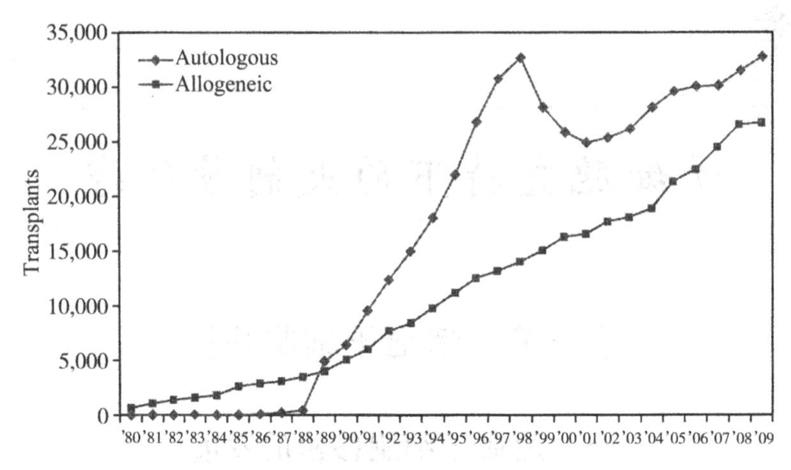

图 4-1　1980—2009 年全球造血干细胞移植例数

二、造血干细胞来源

CD34 是临床上用于识别造血干细胞的分子标志物，通过检测表达 CD34 的细胞（CD34 + 细胞）可以计算造血干细胞含量。自体或异体采集的造血干细胞为含有多种细胞成分的混合物，除了 CD34 + 细胞外，还混有大量成熟淋巴细胞、粒细胞、红细胞、基质细胞、血小板等，肿瘤患者的自体造血干细胞中还可能混有肿瘤细胞。不同来源的造血干细胞各种细胞成分比例略有差别，造血干细胞来源的选择取决于患者疾病对移植物的要求和供者的意愿。目前用于临床的造血干细胞来源有骨髓、外周血造血干细胞和脐带血（图 4-2）。

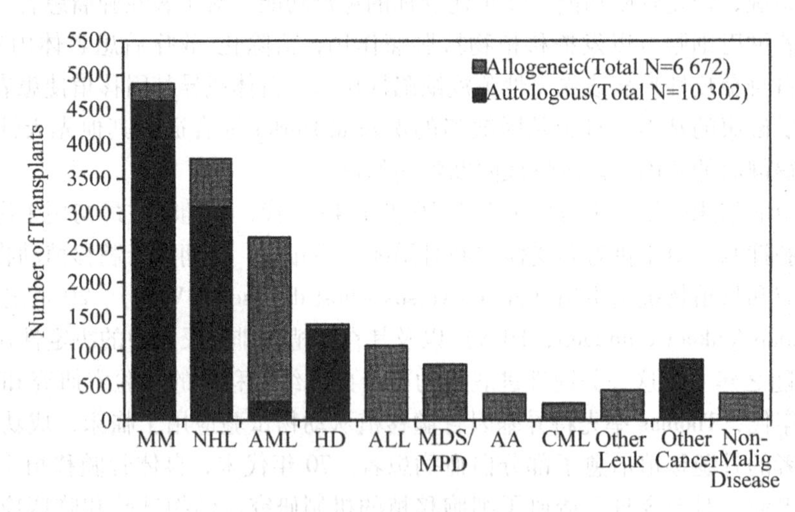

图 4-2　2008 年北美造血干细胞移植适应证及例数

（一）骨髓

骨髓是移植发展早期的造血干细胞主要来源，目前很大程度上被外周血造血干细胞取代。采集骨髓时，供者需要接受全身麻醉或硬膜外麻醉，采集部位通常为髂后上棘，如果采集量大，还可以从髂前上棘和胸骨采集。成人受体造血功能重建需要的骨髓细胞数为 2×10^8 有核细胞/kg 受体体重，通常需要供者提供 700～1 500mL 的骨髓。美国骨髓库（National Marrow Donor Program，NMDP）规定骨髓采集量上限为 15mL/kg 供者体重。由于失血量大，采集过程中需要回输预先储存的自体红细胞。采集的骨髓不能长期保存，4℃下保存 24 小时骨髓干细胞活性基本没有下降，保存 72 小时后干细胞活性损失近 1/3。

骨髓采集的并发症主要为麻醉相关的不良反应，其中危及生命的并发症发生率为0.27% ~0.40%。由于骨髓采集需要麻醉以及创伤相对较大，骨髓在自体移植中已基本被外周血造血干细胞取代，在成人异基因移植中的使用也明显减少，但仍为儿童移植的造血干细胞主要来源（图4-3，图4-4）。骨髓干细胞中成熟淋巴细胞含量较外周血干细胞少，GVHD发生率相对降低。非肿瘤性疾病（如再生障碍性贫血等）不需要移植物抗肿瘤作用，为了减少GVHD的发生，骨髓为移植首选的干细胞来源。

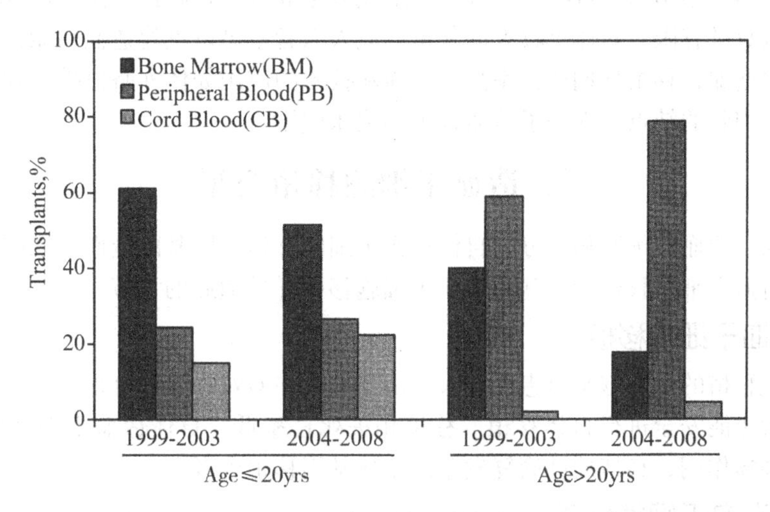

图4-3 1999—2008年异基因移植造血干细胞来源

（出自CIBMRT 2010年总结报告）

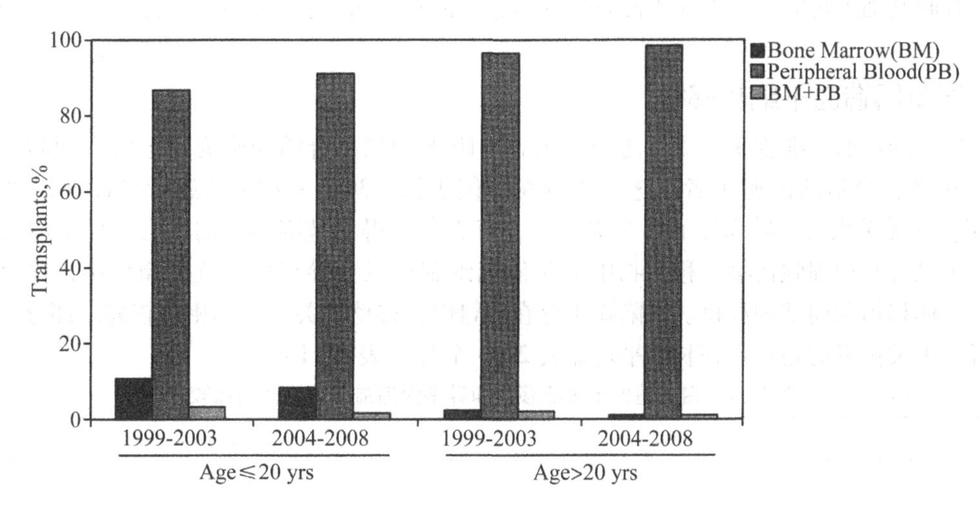

图4-4 1999—2008年自体移植造血干细胞来源

（出自CIBMRT 2010年总结报告）

（二）外周血造血干细胞

骨髓是造血干细胞增殖分化的场所，正常状态下，少量的造血干细胞进入血液循环，在骨髓和外周血中形成动态平衡。当机体处于稳态时，外周血的CD34+细胞数量极少，仅占白细胞的0.01%左右。一些化疗药物和细胞因子可以改变造血干细胞表面黏附分子表达，造成大量干细胞从骨髓脱落，进入血液循环，这一过程称为造血干细胞动员，此时可以通过血细胞分离机从供体外周血中采集到造血干细胞。外周血造血干细胞采集过程简单、方便、安全，供者创伤和血容量丢失小，移植后造血功能恢复迅速。单次移植需要采集造血干细胞的下限为2.5×10^6 $CD34^+$细胞/kg受体体重。自体移植中，98%的成人患者和91%儿童患者的干细胞来源为外周血造血干细胞。对于异基因移植，外周血干细胞中成熟T淋巴细胞含量高，增加了慢性GVHD的发生率。经过反复化疗的患者造血干细胞动员不良，需要多次采集，造血干细胞动员失败的比例可高达30%。

（三）脐血

20世纪80年代末以来，脐血成为造血干细胞的重要来源之一。异基因移植所需的脐血干细胞数量下限为1.7×10^{5} $CD34^{+}$细胞/kg受体体重。脐血干细胞在产妇分娩后立即采集储存，其优势为来源广泛，采集方便，对供者没有任何损害。脐血移植重要的优势在于容易获得；采集方便、安全；脐血免疫细胞相对幼稚、不成熟，移植后GVHD的发生率低；对供者的HLA配型要求相对不严格。单份脐血的缺陷在于造血干细胞数量有限，对体重较大的儿童或成人患者不足以重建造血功能；移植后造血和免疫重建延迟，感染风险增加，移植早期死亡率高。目前新技术的应用如体外脐血扩增和多份脐血移植等一定程度上克服脐血干细胞的缺点，促进了脐血移植的临床应用。

三、造血干细胞移植类型

根据供者的不同，造血干细胞移植分为自体造血干细胞移植、同基因造血干细胞移植和异基因造血干细胞移植。自体造血干细胞移植和异基因造血干细胞移植详见随后的章节。

（一）自体造血干细胞移植

自体造血干细胞移植的干细胞来自患者本人，由于不存在GVHD，移植并发症较轻，对患者的年龄限制较宽，老年患者也能安全进行自体移植。移植相关死亡率低。自体造血干细胞中可能混有肿瘤细胞，缺乏移植物抗肿瘤作用，移植后肿瘤复发率高于异基因移植患者。

（二）同基因造血干细胞移植

同基因移植的造血干细胞来自同卵孪生同胞。其优势在于不存在GVHD或移植物排斥反应，造血干细胞中没有肿瘤细胞污染。缺点在于没有异基因移植的移植物抗肿瘤作用，而且不足1%的患者有同卵孪生供者。

（三）异基因造血干细胞移植

异基因移植的造血干细胞来自受体之外的供者。HLA配型相合的同胞为首选的干细胞供者，但仅不足30%的患者有合适的同胞供者，这一比例在中国更低。30%～40%的患者可以通过骨髓库找到HLA配型相合的无关供者。脐血库的建立提高了儿童患者获得异基因移植的机会。异基因移植的优势在于移植物中没有肿瘤细胞污染，移植物中的T淋巴细胞可以介导移植物抗肿瘤作用，移植后患者的复发率低于自体移植和同基因移植。缺陷在于存在GVHD，移植相关死亡率相对较高。部分患者无法获得合适供者。无关供者的甄选过程长，平均需要2～3个月（表4－1）。

表4－1　自体造血干细胞移植和异基因造血干细胞移植比较

	异基因移植	自体移植
患者年龄上限		60～70岁
清髓性移植	40～60岁	
非清髓性移植	65～75岁	
移植物抗肿瘤作用	存在	不存在
移植物肿瘤细胞污染	不存在	存在
主要并发症	GVHD	肿瘤复发
主要适应证	急性白血病	多发性骨髓瘤
		淋巴瘤

四、预处理

输注造血干细胞之前（即移植前）受体需要接受大剂量化疗和（或）放疗，这一过程称为预处理。预处理的目的为：①尽可能清除患者体内残留的肿瘤细胞；②清除患者体内导致自身免疫疾病的异常免疫细胞；③清除患者体内免疫细胞．预防移植物排斥反应和GVHD。根据疾病和移植类型采用的不同预处理方案。例如肿瘤患者自体移植的预处理方案由该肿瘤敏感的化疗药物和（或）放疗组成，异基因移植的预处理方案通常包含免疫抑制作用强的药物以提高异体干细胞植入成功率。

异基因移植的常规预处理方案强度大，称为清髓性造血干细胞移植，患者的骨髓抑制和非血液毒性均很显著，因此在老年患者和一般状态较差的患者中的应用受到限制。减低预处理强度的异基因造血干细胞移植（reduced - intensity transplant），又称为非清髓性移植（non - myeloablative transplant）或小移植（mini - transplant），采用免疫抑制药物如氟达拉滨和低剂量全身照射的预处理方案，对患者的免疫系统有很强的抑制作用，从而保证移植物植入。其预处理强度显著低于常规预处理方案，对患者的造血系统抑制较轻，毒性相对较轻，移植相关死亡率降低，可以用于老年患者。但减低强度的预处理方案不足以清除肿瘤细胞，抗肿瘤作用主要依赖于移植物抗肿瘤作用。恶性度高、进展迅速的肿瘤减低强度移植后的复发率增高。

五、造血干细胞移植适应证

造血干细胞移植最常见适应证为淋巴系统肿瘤。60%的成人移植患者的诊断为多发性骨髓瘤或淋巴瘤，异基因移植的成人患者中，急性白血病患者占52%。20岁以下的异基因移植患者中，50%为急性白血病，36%为非肿瘤性疾病。随着新药的出现和新的临床研究结果的应用，造血干细胞移植的适应证也随之改变。例如过去异基因移植是慢性粒细胞白血病的首选治疗，随着伊马替尼的出现并在临床研究证实了对慢性粒细胞白血病的治疗作用，异基因移植已成为二线治疗方案。目前造血干细胞移植的适应证见表4-2。

表4-2 造血干细胞移植适应证

	自体移植		异基因移植
白血病	急性粒细胞性白血病	白血病	急性粒细胞性白血病
	骨髓增生异常综合征		急性淋巴细胞性白血病
	慢性淋巴细胞性白血病		慢性粒细胞性白血病
			骨髓增生异常综合征
			慢性淋巴细胞性白血病
骨髓增生性疾病		骨髓增生性疾病	
淋巴瘤	非霍奇金淋巴瘤	淋巴瘤	非霍奇金淋巴瘤
	霍奇金淋巴瘤		霍奇金淋巴瘤
浆细胞病	多发性骨髓瘤	浆细胞病	多发性骨髓瘤
	原发性淀粉样变性		原发性淀粉样变性
实体瘤	生殖细胞瘤		
	神经母细胞瘤		
其他疾病	自身免疫性血细胞减少症	其他疾病	再生障碍性贫血
	系统性硬化症		阵发性夜间血红蛋白尿
	类风湿关节炎		范可尼贫血
	多发性硬化症		先天性纯红细胞再生障碍性贫血
	系统性红斑狼疮		中型地中海贫血
	克罗恩病		重症联合免疫缺陷
			Wiskott - Aldrich综合征
			先天性代谢缺陷

六、造血干细胞移植并发症

造血干细胞移植并发症来自于预处理方案的毒性、长时间的骨髓抑制和免疫抑制，以及异基因免疫细胞的攻击。移植相关并发症分为感染、GVHD、移植早期非感染性并发症和移植远期非感染性并发症。

（一）感染

移植相关感染与预处理造成的消化道黏膜和皮肤屏障损害、粒细胞缺乏、移植前后免疫抑制剂的使用，以及静脉插管相关。自体移植的感染主要发生于移植后骨髓抑制期，并且较容易控制。异基因抑制患者的感染风险则存在于移植全过程，尤其合并慢性 GVHD 的患者，感染仍是移植远期相关死亡的主要原因。减低强度移植患者的早期感染率较常规异基因移植低，但远期感染风险相似。

移植早期 30% 患者发生细菌感染，常见的病原体为来自皮肤和上消化道的革兰氏阳性菌和来自肠道的革兰阴性菌。感染性腹泻患者的最常见的病原体为艰难梭状芽孢杆菌。自体移植和异基因移植后侵袭性真菌感染的发生率约为 5% 和 30%。常规预防性治疗下，卡氏肺囊虫性肺炎的发生率仅占移植相关肺炎的 1% ~2%。既往 15% 的异基因移植患者死于巨细胞病毒（cytomegalovirus，CMV）肺炎，随着对 CMV 感染早期检测方法的进步，有效的监测和早期治疗使 CMV 肺炎的发生显著降低。但 CMV 血清学阳性脐血移植患者移植后 CMV 再活化风险增高，这类患者除了进行 CMV 抗原监测外，还应给予 CMV 预防性用药。造血干细胞移植相关感染的预防原则详见本章节附录。

乙型肝炎携带患者接受造血干细胞移植时，由于大剂量化疗严重抑制了患者的免疫功能，导致乙肝病毒在肝细胞内大量复制，移植后随着患者免疫功能恢复，免疫细胞攻击受感染的肝细胞，有可能造成急性重型肝炎。未接受乙肝病毒活化预防治疗的患者自体移植后接近 2/3 的患者出现肝炎激活。拉米夫啶或其他抗乙肝病毒复制药物可以有效预防乙肝携带移植患者发生肝炎激活。

（二）移植物抗宿主病（graft versus host disease，GVHD）

是异基因移植最重要的并发症，主要的危险因素是 HLA 配型不相合。根据 GVHD 发生时间分为急性 GVHD 和慢性 GVHD。

（三）移植早期非感染性并发症

1. 黏膜炎　是预处理方案和甲氨蝶呤最常见的并发症，患者出现严重的口腔疼痛、恶心、腹痛和腹泻等症，严重时需要肠外全营养支持和使用阿片类镇痛药。接受 $140mg/m^2$ 及以上剂量的美法仑治疗的患者，在美法仑输注前 15 ~3 分钟开始吸食冰块，用至美法仑输注结束后 4 ~6 个小时可有效减少和减轻口腔黏膜炎的发生。接受 TBI/CY/VP –16 预处理的自体移植患者给予重组人角质细胞生长因子 palifermin 可明显降低口腔黏膜炎的发生率。

2. 肝窦阻塞综合征（sinusoidal obstruction syndrome，SOS）　是预处理相关的肝脏毒性，由肝窦内皮细胞坏死脱落阻塞肝窦流出道所引起的肝内窦性门脉高压症。临床特征为肝脏肿大伴肝区疼痛、体重增加和黄疸。出现症状时间通常在 Day –3 至 Day +20 之间，含有环磷酰胺的预处理方案如 BuCy、Cy7TBI 等，发生 SOS 的时间早于其他方案。SOS 的发生率与预处理强度有关，减低强度的预处理发生率可为 0%，环磷酰胺 120mg/kg 加上 TBI >14Gy 的方案发生率可高达 50%。环磷酰胺和 TBI 是导致肝窦毒性最常见的因素。有肝脏基础疾病等 SOS 高危因素的患者尽量避免使用 Cy/TBI 预处理。目前临床上缺乏可靠的 SOS 预防性和治疗性药物，去纤苷（defibrotide）在儿童患者中对肝脏具有保护作用，目前仅用于研究性治疗。

3. 移植相关肺损伤　移植后 4 个月内发生，危险因素有 TBI、异基因移植和急性 GVHD。供者淋巴细胞、中性粒细胞和肿瘤坏死因子（TNF）等参与肺损伤的发生。移植性肺损伤的死亡率可高达 60%，早期采用激素和 TNF –α 拮抗剂依那西普治疗可以减轻肺损伤，改善症状。

4. 植入综合征　在自体或异基因移植后粒细胞恢复过程中发生。症状包括发热、皮疹和非心源性肺水肿，少数严重者可发生急性肾功能衰竭和弥漫性肺泡出血。发生机制与炎症因子释放、血管内皮细胞损伤、毛细血管通透性增加有关。症状与超急性 GVHD 难以鉴别，多见于自体移植，激素治疗可迅速缓解症状，尤其是肺部临床表现。

5. 植入失败　原发植入失败是指在移植后受体存活≥28 天，ANC 不能达到 $\geq 0.5 \times 10^9/L$。继发植入失败是指初次植入后，ANC 又下降到 $0.5 \times 10^9/L$ 以下。植入失败的患者应进行血液和骨髓检查以鉴别移植物排斥或白血病复发，并排除感染。

6. 其他毒性 预处理化/放疗相关的急性毒性如严重的血液学毒性、恶心、呕吐等消化道反应、心脏毒性、出血性膀胱炎、肾脏毒性、脱发、皮肤毒性等。血栓性微血管病，表现为移植相关的溶血尿毒综合征。

(四) 移植远期非感染性并发症

1. 不育 女性患者移植后大多数出现绝经和不育，预处理前以药物去势抑制卵巢功能对卵巢具有保护作用。男性患者移植后通常合并不育，年轻患者有可能恢复生育功能。不同预处理药物对生育功能影响不同，含 TBI 的预处理对生育功能影响最显著。

2. 继发性肿瘤 异基因移植后皮肤、口腔黏膜、甲状腺、骨和脑肿瘤的发生率增高。自体移植患者骨髓增生异常综合征和急性白血病的发生率增高。移植后发生第二肿瘤的时间顺序为移植后淋巴增殖性疾病、骨髓增生异常综合征、急性白血病和实体瘤。

3. 儿童生长发育障碍 清髓性预处理方案对儿童生长发育造成影响，生长激素治疗可以促进移植后儿童的身高。

4. 其他 甲状腺功能减退、白内障、无血管性骨坏死等。

七、造血干细胞移植预后

造血干细胞移植预后因肿瘤类型、移植前疾病状态、移植和供者类型，以及患者年龄、体力状态、脏器功能不同而变化。常见造血系统肿瘤的移植疗效见表 4－3。移植后 100 天死亡率通常用于反映移植毒性，但也取决于移植前疾病状态。急性白血病初次完全缓解时移植的早期死亡率低，长期生存率高，移植时未获得完全缓解的患者移植疗效最差。自体移植过程相对安全，移植目的为根治肿瘤或延长生存期，其 100 天死亡率显著低于异基因移植，淋巴瘤自体移植的 100 天死亡率约为 2%～4%，急性白血病为 6%～7%。自体移植后原发肿瘤是最常见死因。异基因移植的 100 天死亡率约 10%～40%，无关供者移植的移植早期死亡率高于 HLA 配型相合的同胞供者移植，主要死因为原发肿瘤、GVHD、感染和重要器官损伤。无关供者移植后肿瘤复发死亡率最低，但脏器功能衰竭和感染的死亡率高于其他类型移植（图 4－5，表 4－3）。

表 4－3 造血干细胞移植治疗成人白血病/淋巴瘤疗效（1998—2008 年）

疾病状态	移植后 3 年 OS				
	自体移植	清髓性移植		减低强度移植	
		HLA 相合同胞供者	无关供者	HLA 相合同胞供者	无关供者
AML					
早期	50%	59%	45%	49%	40%
中期	50%	49%	43%	43%	35%
晚期	21%	25%	20%	21%	21%
MDS					
早期		50%	44%	45%	42%
晚期		41%	32%	41%	28%
ALL					
早期		49%	43%		
中期		34%	32%		
晚期		20%	15%		
CML					
慢性期		71%			

续 表

疾病状态	移植后3年OS				
	自体移植	清髓性移植		减低强度移植	
		HLA相合同胞供者	无关供者	HLA相合同胞供者	无关供者
加速期		56%			
CLL	77%	51%		58%	
HL					
完全缓解	82%	38%	32%	43%	41%
部分缓解	70%				
化疗耐药	51%				
FL					
化疗敏感	74%	67%		64%	
化疗耐药	56%	64%		60%	
DLBCL					
化疗敏感	62%	39%		46%	
化疗耐药	36%	21%		20%	
MCL	69%	53%	42%	55%	43%
MM	68%	47%	28%		

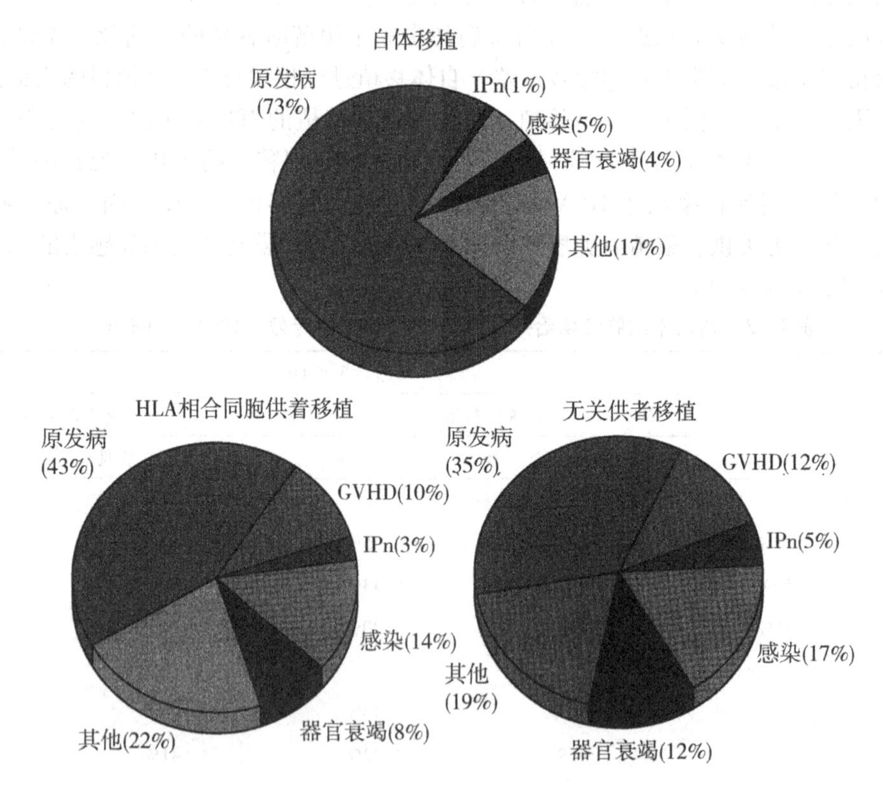

图4-5 不同类型移植后的主要死因（出自CIBMRT 2010年总结报告）

IPn：特发性肺炎

附录

造血干细胞移植抗感染预防用药原则（成人剂量）

（一）抗生素预防用药原则

左氧氟沙星750mg/d PO/IV，自粒细胞减少起用至中性粒细胞绝对值（ANC）$>0.5\times10^9$/L后48

小时。

（二）抗真菌预防用药原则

见图 4－6。

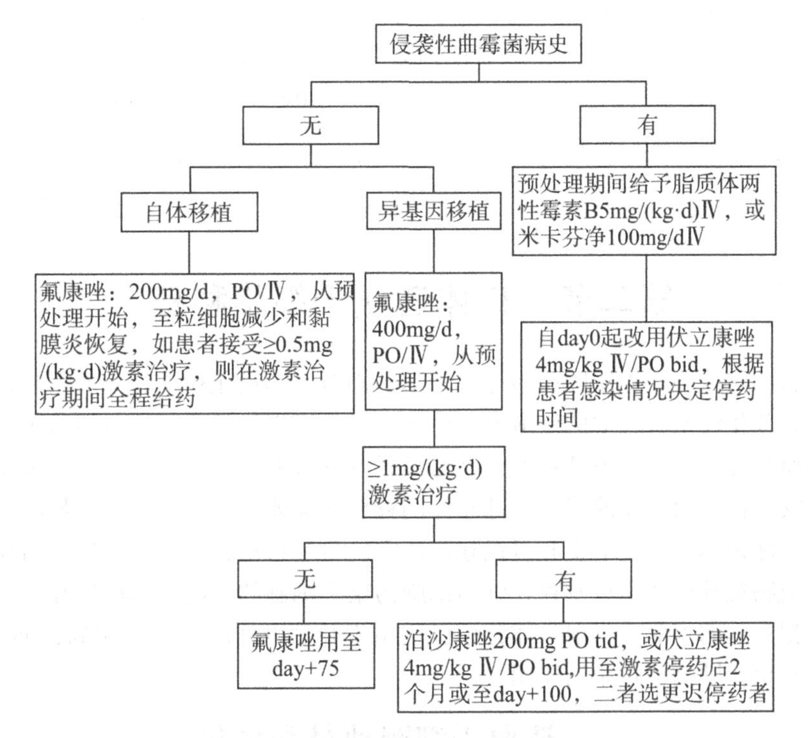

图 4－6 抗真菌预防用药原则

（三）卡氏肺囊虫性肺炎的预防用药原则

（1）药物：甲氧苄啶/磺胺甲χ唑（TMP/SMX）160mg/800mg。

（2）用法

1）移植前：TMP/SMX 160mg/800mg PO bid，自预处理起用至 Day－2。

2）移植后：TMP/SMX 160mg/800mg PO bid，每周连用 2 天，自 ANC＞0.5×10^9/L 连续 3 天后开始至移植后 6 个月。

（四）抗单纯疱疹病毒/水痘－带状疱疹病毒（HSV/VZV）预防用药原则

（1）药物和剂量。

	阿昔洛韦	伐昔洛韦［患者接受≥0.5mg/（kg·d）激素时］
患者体重≥40kg	800mg PO bid	500mg PO bid
患者体重＜40kg	600mg/m^2 PO bid	250mg PO bid
无法口服患者：阿昔洛韦 250mg/m^2 IV q12h		

（2）用药时间。

异基因移植			
受体血清 HSV 抗体	受体血清 VZV 抗体	开始给药时间	停药时间
阳性或阴性	阳性（无接种史）	预处理开始	Day＋365 或免疫抑制剂停药后 6 个月，选更迟停药者
阳性或阴性	阳性（疫苗接种）	预处理开始	Day＋100 或免疫抑制剂停药后，选更迟停药者
阳性	阴性	预处理开始	Day＋100
阴性	阴性	无	

续 表

自体移植			
受体血清 HSV 抗体	受体血清 VZV 抗体	开始给药时间	停药时间
阳性或阴性	阳性（无接种史）	预处理开始	Day +365
阳性或阴性	阳性（疫苗接种）	预处理开始	Day +100
阳性	阴性	预处理开始	Day +30 或黏膜炎恢复，选更早停药者
阴性	阴性	无	

（张　靖）

第二节　自体造血干细胞移植

自体造血干细胞的支持可以克服肿瘤治疗上骨髓抑制对大剂量化疗或放疗的限制，最大程度提高放化疗剂量，以期提高放化疗敏感肿瘤的治愈率。由于有造血干细胞的支持，自体移植患者的骨髓抑制程度和时间与急性白血病的诱导化疗或高强度的淋巴瘤常规化疗相当。经过四十多年的临床研究和应用，自体移植的疗效和安全性取得明显改善，全球总体的移植相关死亡率低于5%，老年患者已不被排除于自体移植之外。门诊随访体系完善的中心可以在门诊实施自体移植，患者需要住院治疗的时间缩短。自体移植由于缺乏移植物抗肿瘤作用以及存在肿瘤细胞污染干细胞的问题，移植后复发是该治疗的主要缺陷，尤其是肿瘤侵犯骨髓的疾病。目前自体移植已适用于肿瘤以外的非恶性疾病，如自身免疫性疾病。本章节仅介绍自体移植在肿瘤治疗中的应用。

一、造血干细胞动员和采集

目前外周血造血干细胞移植已基本取代骨髓移植。从外周血采集足够数量的造血干细胞是保障移植后造血恢复尤其是血小板恢复的关键因素，从而降低感染风险、减少成分输血。基础状态下，外周血造血干细胞数量极少，需要进行造血干细胞动员促进干细胞从骨髓释放入外周血。造血干细胞和骨髓基质细胞之间通过一系列黏附分子的相互作用使干细胞定居于骨髓微环境，细胞因子如 G－CSF、化疗联合细胞因子，以及一些新药通过下调、降解或抑制黏附分子之间的作用使造血干细胞脱离骨髓基质细胞，大量进入血液循环（图4－7）。细胞因子 G－CSF 和 GM－CSF 是干细胞动员的常规药物，其他因子如 TPO、EPO、干细胞因子等目前用于临床研究，新药普来沙福（Plerixafor）用于既往动员失败或预计动员不良的患者。化疗联合细胞因子较单纯细胞因子明显提高动员效率，减少采集次数，其干细胞采集量可提高达2.5倍。淋巴瘤或多发性骨髓瘤最常用的动员化疗方案为环磷酰胺单药或环磷酰胺联合依托泊苷，但目前并没有各种肿瘤的“标准”动员方案，CHOP、ICE、DHAP 等常见方案均可作为动员方案，G－CSF 通常在化疗结束24小时后开始使用，剂量5μg/kg，每日2次，用至采集结束。在此基础上加用 GM－CSF，干细胞采集量没有明显改善。

经外周血采集的“造血干细胞”为真正的干细胞和各级造血祖细胞的总称。干细胞和早期祖细胞表面表达 CD34，因此，临床上以 CD34＋细胞数来监测动员效果、决定采集时机和计算采集量。化疗联合 G－CSF 的动员方案于化疗后7～10天白细胞达到最低点，随后外周血 CD34＋细胞数逐日递增，当外周血 CD34＋细胞数≥（10～20）$\times 10^6$/L 可以开始采集造血干细胞，通常需要1～3次的采集。不同患者的采集时机变化很大并且难以预测。单次自体移植的采集目标为 CD34＋细胞数≥5$\times 10^6$/kg 受体体重，最低可接受的造血干细胞数为 CD34＋细胞数≥2$\times 10^6$/kg 受体体重。更低的造血干细胞数可导致移植后血小板恢复明显延迟，更长的住院天数、更多的抗生素使用和成分输血。一些研究报道淋巴瘤移植后 OS 与 CD34＋细胞数呈正相关。骨髓侵犯的患者骨髓中的肿瘤细胞可以随造血干细胞动员过程进入血液循环，这类患者动员时机应选择骨髓完全缓解后进行。多发性骨髓瘤难以获得骨髓完全缓解，在于细胞采集前应进行外周血骨髓瘤细胞流式细胞仪检测，避免在外周血骨髓瘤细胞阳性的情况下采集干细胞，以尽量减少肿瘤细胞污染。

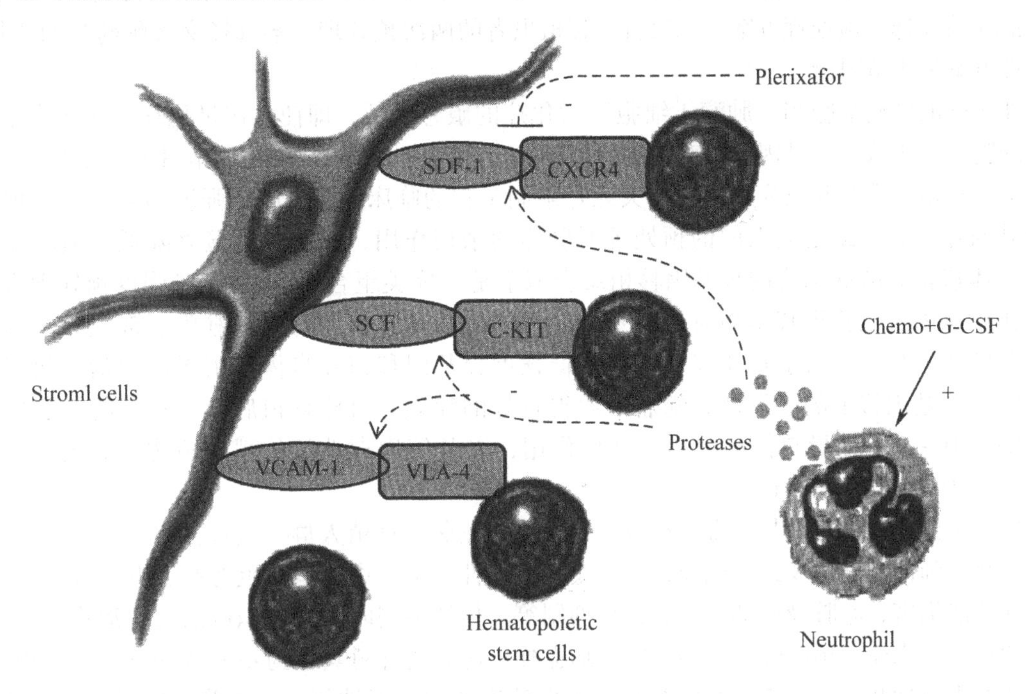

图 4-7 造血干细胞动员机制示意图

Plerixafor 可逆性抑制 CXCR4 与 SDF-1 结合，化疗和 G-CSF 通过活化粒细胞释放蛋白酶，降解干细胞和基质细胞表面的黏附分子，动员造血干细胞进入血循环。

总体而言，10% ~30% 的患者动员后采集的干细胞数不足 2×10^6CD34+细胞/kg 体重，称为动员失败。动员前接受高强度的反复化疗是动员失败的主要原因，复发性淋巴瘤和多发性骨髓瘤的患者中较多见。年龄和骨髓侵犯也与动员失败相关。主治医师根据动员过程外周血 CD34+细胞数的监测情况调整动员方案或尝试第二次动员。挽救措施包括加大 G-CSF 剂量、联合其他细胞因子、联合新药等。临床实验中 Plerixafor 显著提高 G-CSF 的动员效果，在 NHL 患者中动员成功率接近单用 G-CSF 的两倍。Plerixafor 是 CXCR4 抑制剂，可逆性抑制造血干细胞表面的 CXCR4 与骨髓基质细胞表面的基质细胞衍生因子（stromal cell derived factor-1α，SDF-1α）结合，削弱骨髓基质细胞对干细胞的锚定作用，促进干细胞脱离骨髓微环境，释放入血。自体移植动员方案见本节附录。

二、预处理

自体移植缺乏异基因移植的移植物抗肿瘤功能，治疗肿瘤依靠高强度的预处理对残留肿瘤细胞的杀伤作用，自体移植预处理的目的在于最大限度杀灭肿瘤细胞。自体造血干细胞的支持克服了化放疗的剂量限制性血液学毒性，预处理剂量显著高于常规化疗剂量，但剂量仍受到非血液学毒性限制，如黏膜炎、肺毒性、SOS 等。因此预处理方案选择以主要毒性为骨髓抑制、非骨髓毒性交叉少的不同药物组成，以保证每个组成药物均可用至接近最大剂量。骨髓抑制轻微而非血液学毒性明显的药物如长春新碱、甲氨蝶呤、博来霉素等则不适合用于预处理方案。烷化剂是理想的和最重要的预处理组成药物，其毒性以骨髓抑制为主，非骨髓毒性较小。体外研究显示烷化剂对肿瘤细胞杀伤作用的量效关系曲线呈陡直斜线，因此通过提高剂量或不同类型烷化剂联合使用可以有效克服肿瘤细胞耐药性。现有的预处理方案基本都含有 1~2 个烷化剂或作用类似烷化剂的铂类药物，如卡铂、异环磷酰胺用于生殖细胞瘤，白消安、美法仑、环磷酰胺等用于血液肿瘤、淋巴瘤和实体瘤。除了传统的细胞毒药物外，靶点药物因毒性和作用机制不同，并与化疗药物有协同作用，目前也在临床试验与传统的预处理方案联用，如利妥昔单抗（美罗华）和放射免疫靶向药物等。放疗的作用机制与化疗药物不同，二者联合可以起协同作用，但全身照射受到肺毒性的剂量限制，仅用于对放疗高度敏感肿瘤如白血病、淋巴瘤的预处理方案中。不同肿瘤有各自常用的预处理方案，但没有“标准”方案。临床上根据肿瘤对化疗药物或放疗的敏感性，患者既往治疗情况选择预处理方案。二次自体移植患者的两次预处理方案选择交叉耐药少的药物组成。常见预处理方案见本节附录。

耐药性显著的肿瘤细胞和“肿瘤干细胞”对化疗的敏感度低，即使大剂量化疗也无法完全清除所有的肿瘤细胞，由于缺乏异基因移植对肿瘤持续的免疫杀伤作用，自体移植移植后肿瘤复发是其最大缺陷。但异基因移植严重的并发症和移植相关死亡限制了它的临床应用。减低强度的异基因移植保留了移植物抗肿瘤作用，但缺乏高强度的预处理对肿瘤的杀伤作用，尽管毒性显著降低，但肿瘤复发率增高。将自体移植和减低强度的异基因移植结合似乎是“完美组合”，保留了高强度预处理方案对肿瘤和杀伤作用，患者也获得移植物对微小残留病灶的持续清除作用，同时避免了常规异基因移植的高毒性和移植相关死亡。目前自体移植后加减低强度异基因移植在自体移植无法根治，而多数患者不能耐受常规异基因移植的多发性骨髓瘤中取得较好的疗效。自体移植后预防复发的方法还有应用免疫增强剂如 IL－2 等诱导自体移植物抗肿瘤作用，以及使用毒性低的靶向药物如利妥昔单抗、沙利度胺等维持治疗。

自体移植预处理剂量强度高，毒性相应较常规化疗显著。移植人群一般选择 70 岁以下，无严重心血管、肝、肾、肺部基础病变或功能损害，以及无活动性感染。患者有严重恶心、呕吐等胃肠道反应，黏膜炎，肝功能损害，心脏及肺部毒性和骨髓抑制等。预处理同时应给予积极的支持治疗和毒性监测。除了常规的止呕、水化、预防性抗感染、成分输血外，还需要针对具体药物的特殊毒性进行预防用药，如环磷酰胺的出血性膀胱炎、美法仑的黏膜炎和白消安的中枢毒性等。干细胞回输后不需要常规给予 G－CSF，但 G－CSF 可以缩短粒细胞恢复时间。随着对并发症防治和支持治疗的进展，自体移植已成为安全的治疗手段，其移植相关死亡率一般低于 5%。

三、自体造血干细胞移植在肿瘤中的应用

自体造血干细胞移植适应证见表 4－4。

表 4－4　自体造血干细胞移植成人适应证

疾病	疾病状态	自体移植	疾病	疾病状态	自体移植
DLBCL	CR 1（aaIPI 2～3）	CO/D	HL	CR1	NR
	PR 1，CR/PR＞1	S		CR＞1，PR	S
	化疗耐药	NR		化疗耐药	CO
MCL	CR/PR 1	S	APL	CR 2	S
	CR/PR＞1	S	AML	CR 1	CO
	化疗耐药	NR		CR 2	CO
LBL	CR 1	CO	CLL	不良预后因素	CO
	敏感复发	CO	MDS	CR 1，2（RAEBt，sAML）	CO
	化疗耐药	NR	EWS/PNET	高危因素	CO
BL	CR 1	CO		CR＞1	CO
	敏感复发	CO	神经母细胞瘤	高危因素	S
	化疗耐药	NR		CR＞1	CO
FL	CR/PR 1	CO	软组织肉瘤	CR 1	CO
	CR/PR＞1	S	生殖细胞瘤	敏感复发	CO
	化疗耐药	NR		三线或以上治疗	S
PTCL	CR/PR 1	CO		顺铂耐药	S
	CR/PR＞1	S	乳腺癌	辅助性（高危）	CO
	化疗耐药	NR		敏感性	D

续 表

疾病	疾病状态	自体移植	疾病	疾病状态	自体移植
MM	CR/PR 1	S	卵巢癌	CR/PR	D
	CR/PR >1	S		化疗耐药	NR
AL		CO	小细胞肺癌	局限期	D

注：S：“standard indication”，指特定疾病状态下，移植被认为优于其他治疗方法，在所有合格的移植中心均可作为常规治疗方法；

CO：“clinical option”，指特定疾病状态下，移植的获益预期大于风险，移植应在经验丰富的专科移植中心进行；

D：“developmental”，指特定疾病状态下，目前缺乏足够的证据支持移植的效果，移植应在设计合理的临床研究中进行；

NR：“generally not recommended”，指特定疾病状态下，其他治疗方法被认为优于移植，不推荐移植治疗；

DLBCL：弥漫大B细胞淋巴瘤；MCL：套细胞淋巴瘤；LBL：淋巴母细胞性淋巴瘤；BL：Burkitt淋巴瘤；FL：滤泡性淋巴瘤；PTCL：外周T细胞淋巴瘤；MM：多发性骨髓瘤；AL：原发性淀粉样变性；HL：霍奇金淋巴瘤；APL：急性早幼粒细胞性白血病；AML：急性髓细胞性白血病；CLL：慢性淋巴细胞性白血病；MDS：骨髓增生异常综合征；EWS/PNET：尤文氏/原始神经外胚叶肿瘤。

（一）弥漫大B细胞淋巴瘤

根据2008年Cochrane database的数据，Greb等对自体移植一线治疗成人侵袭性淋巴瘤进行系统回顾和meta分析，共15个随机对照研究、3 079例患者纳入分析，绝大多数病理类型为DLBCL。结果显示总体上自体移植改善患者的CR率和无复发生存率，但并没有转化为OS和EFS的获益。根据aaIPI评分进行亚组分析，接受自体移植的低危患者OS差于常规化疗患者，对于这类患者自体移植不推荐作为一线巩固治疗；aaIPI高危患者倾向于从自体移植中获益，对于这类患者自体移植可以作为一线治疗选择，但不应作为标准治疗。meta分析结果也显示自体移植的治疗相关死亡率与常规治疗没有差别。由于抗CD20单克隆抗体一线使用显著改善aaIPI低危和高危DLBCL患者的生存，自体移植在高危DLBCL一线治疗中的作用亟须大样本的临床研究来评价。

对于化疗敏感的复发患者，自体移植是标准治疗。前瞻性随机对照研究显示自体移植和常规化疗的5年OS分别为53%和32%，EFS分别为46%和12%。自体移植前的救援方案中加用利妥昔单抗可以提高化疗疗效，使更多患者得以接受自体移植治疗，提高患者的长期生存。HOVON前瞻性研究结果显示自体移植前救援方案RDHAP有效率75%，DHAP仅54%，两组的2年FFS分别为50%和24%。回顾性研究提示自体移植后以利妥昔单抗维持治疗可能延长OS，但自体移植后利妥昔单抗维持治疗的CORAL随机对照试验中期分析结果显示2年EFS的不良预后因素为早期复发、一线治疗未获得CR、second－IPI大于1和既往使用过利妥昔单抗，自体移植后利妥昔单抗维持的价值还需要等待CORAL的最终结果解答。对化疗抵抗的NHL预后不良，自体移植的作用有限，1年OS仅22%，对这类患者和自体移植后复发患者一般不推荐进行自体移植治疗。

（二）套细胞淋巴瘤

大量Ⅱ期临床试验结果显示自体移植作为MCL的一线巩固治疗可以改善患者的CR率和生存，欧洲多中心Ⅲ期临床研究证实自体移植一线巩固治疗明显延长患者的PFS，诱导化疗获得CR的患者，自体移植倾向于延长患者OS。这项临床研究中常规化疗强度和利妥昔单抗的使用比例较低。近期较大样本的MCL_2，临床试验以高强度的R－Maxi－CHOP和R－HD－AraC作为诱导化疗，随后以BEAM或BEAC大剂量化疗和自体移植，患者6年OS和EFS分别为70%和56%，5年后没有再发生MCL复发。M. D. Anderson的R－hyper－CVAD/MTX－HA的高强度化疗一线治疗MCL的3年FFS 64%，但该方案带来5%的毒性死亡和较高的继发性MDS。因此对于化疗敏感的MCL，自体移植巩固治疗推荐作为一线标准治疗。比较MCL_2和MCL_1的结果，移植前的诱导治疗对于MCL也至关重要，联合利妥昔单抗、高强度诱导化疗（含HD－AraC）和自体移植才能获得较好的长期生存。敏感复发患者的自体移植治疗仍有部分患者获得长期生存，但预后明显差于 CR_1 患者。MD - Anderson 中心的回顾性分析结果显示，CR_1 的患者自体移植的6年OS和PFS为61%和39%，CR_2、PR或化疗耐药的患者自体移植的6年OS和PFS仅为35%和10%。

（三）滤泡性淋巴瘤

滤泡性淋巴瘤的GLSG、GOELAMS和GELF - 94三个随机对照研究对比一线自体移植治疗FL。三个研究患者的OS常规化疗和自体移植没有差别，GELF - 94随访7.5年自体移植组与常规化疗在患者的EFS没有差别，GLSG和GOELAMS的研究中自体移植患者的EFS和PFS显著优于常规化疗。GOELAMS随访9年的结果显示自体移植与常规化疗的EFS分别为64%和39%，自体移植组的PFS曲线在7年后出现平台，提示部分患者受益于自体移植并有可能获得根治。因此，自体移植对于部分患者尤其是一线化疗没有取得临床CR或分子学CR的患者可以作为一线治疗选择。GELF - 94的研究自体移植组的诱导化疗仅为4个疗程CHOP方案，常规化疗组接受12个疗程CHVP化疗和18个月IFN治疗，提示诱导化疗不足可能影响自体移植效果。在利妥昔单抗应用时代，需要新的临床研究重新评价自体移植联合利妥昔单抗一线治疗FL的价值。

对于敏感复发的患者，自体移植是标准治疗。欧洲CUP前瞻性随机对照临床试验显示化疗敏感的复发FL患者其OS和PFS都显著优于常规化疗患者。多个回顾性研究同样支持这一结果。对于化疗耐药和自体移植后复发患者不推荐自体移植治疗。

（四）外周T细胞淋巴瘤

自体移植治疗的大量回顾性和前瞻性研究由于样本量小和所包含病理类型不一，结果差异较大。前瞻性研究结果显示自体移植一线治疗PTCL的3年OS 48% ~86%。2009年德国报道了83例自体移植一线治疗PTLC的前瞻性研究，主要病理类型为非特殊性、血管免疫母细胞性和ALK阴性的ALCL。78%患者接受自体移植，ITT分析自体移植治疗CR 56%，3年OS和PFS为48%和36%，移植患者的3年OS 71%。Lee等针对NK/T细胞NHL的对照研究显示CR患者接受自体移植具有生存获益，但Ⅲ/Ⅳ患者的中位无复发生存仅4.2个月。由于常规化疗对PTCL效果差，根据现有的临床证据，自体移植可以作为PTCL一线治疗选择，但由于目前缺乏自体移植一线治疗PTCL的随机对照研究，自体移植不作为一线标准治疗。

目前缺乏自体移植治疗复发PTCL的前瞻性研究，回顾性资料显示自体移植治疗PTCL的疗效在2年OS 35%至5年OS 70%之间。Memorial Sloan Kettering中心报道了24例复发或难治性PTCL（不包括ALK + 的ALCL）患者自体移植后的长期随访结果，5年OS和PFS为33%和24%。与同时期接受自体移植的复发或难治性DLBCL患者比较，aaIPI亚组分析对比PTCL和DLBCL，二者的OS和PFS都没有显著差别，提示自体移植有可能改善复发性PTCL的生存。由于常规化疗难以获得长期缓解，自体移植可考虑作为敏感复发的PTCL的标准治疗。对于化疗抵抗的PTCL患者，自体移植的效果差，移植后长期生存的概率几乎为0%，这类患者和自体移植后复发的患者不推荐自体移植治疗。

（五）淋巴母细胞性淋巴瘤和Burkitt淋巴瘤

成人淋巴母细胞性淋巴瘤和Burkitt淋巴瘤为进展迅速的高度恶性淋巴瘤，与儿童相应类型淋巴瘤不同，成人的常规化疗预后很差。由于这两个类型淋巴瘤在成人淋巴瘤中所占比例很小，目前仅有少量小规模的Ⅱ/Ⅲ期临床试验研究自体移植对成人Burkitt和淋巴母细胞淋巴瘤的治疗价值。EBMT的一个小样本多中心随机对照临床试验比较自体移植与常规化疗一线治疗成人淋巴母细胞淋巴瘤的疗效，自体移植明显提高患者的无复发生存，3年无复发生存率移植组为55%，常规化疗组为24%，但移植组患者总生存没有明显改善。对于骨髓侵犯 <30%的成人Burkitt或Burkitt样淋巴瘤，Ⅲ期临床试验显示自体移植一线治疗的5年生存率高达81%。基于现有的研究结果，自体移植可以作为对化疗敏感的成人淋巴母细胞性淋巴瘤和Burkitt淋巴瘤的治疗选择。但这两个类型淋巴瘤容易合并骨髓广泛受累，这类患者可能难以从自体移植中获益。

（六）多发性骨髓瘤（multiple myeloma，MM）

数个前瞻性随机对照研究比较常规化疗和自体移植一线治疗 MM。法国 IFM90 研究显示自体移植下 MEL + TBI 预处理作为常规化疗后巩固治疗提高患者有效率、DFS 和 OSO Medical Research Council Myeloma Ⅶ Trial 的大样本研究同样证实自体移植较常规化疗延长 OS 和 EFS 将近 1 年。未经自体移植的敏感复发患者接受自体移植同样具有 OS 和 PFS 获益。因此，自体移植成为 MM 的一线治疗和挽救治疗标准治疗。尽管自体移植改善患者 OS，复发仍然是移植后主要问题，干细胞体外净化并没有解决这一问题。随机对照研究显示，双移植比单次自体移植延长 OS 约 10%，具有生存获益的患者主要为首次自体移植未获得 CR 的患者。因此，对于首次自体移植未获得 CR 的患者第二次自体移植可以作为治疗选择。首次自体移植后 18 个月之后复发的患者可以考虑将第二次自体移植作为挽救方案，但对化疗抵抗的患者不推荐进行自体移植。

（七）霍奇金淋巴瘤

对 Strauss - derived system 定义的高危初治 HL 患者的接受随机对照研究显示 4 疗程 ABVD 获得 CR 或 PR 后以自体移植巩固治疗的 10 年 OS 与 FFS 与继续给予 4 疗程 ABVD 的结果相同。目前还没有可靠的证据提示具有哪些高危因素的 CR_1 患者能够从自体移植中获益。因此，对于一线常规治疗获得 CR 的初治患者，自体移植不推荐作为一线巩固治疗，但对高危患者采用比 ABVD 更强烈的化疗如 BEACOPP 可以改善生存。

对于仅接受放疗作为一线治疗的复发患者，80% 以上的患者通过常规化疗仍可获得长期生存，这类患者可以不进行自体移植。临床上绝大多数复发患者一线治疗时已经接受过 ABVD 或类似方案化疗，常规的二线救援方案难以获得长期缓解，OS 仅为 17% ~28%。两个随机对照研究（英国的 BNLI 和欧洲 GHSG/EBMT 的研究）均证实自体移植明显提高患者的 FFS，中位随访 83 个月的长期结果仍证实自体移植优于常规化疗，FFS 分别为 49% 和 32%。由于常规化疗组的患者仍可从随后的自体移植挽救治疗中获益，两个临床研究患者的 OS 没有差别。对于预后不良的复发患者，EBMT 的数据显示超过 50% 的双移植患者获得长期生存。对于化疗敏感复发患者，自体移植是标准治疗。

对于化疗耐药的 HL 患者是否进行自体移植仍有争议。西班牙的 GEL - TAMO 回顾性结果显示移植前获得 CR_2 的患者 5 年 FFS 为 68%，耐药患者仅为 11%。但 BNLI 和 GHSG/EBMT 的研究显示即使患者在移植前未获得 CR 或 PR，患者仍可从自体移植中获益。加拿大 Seftel 的回顾性研究也显示移植前化疗抵抗的患者 5 年生存与化疗敏感患者相近。因此，对于化疗耐药的患者，自体移植仍可作为治疗选择。但临床上疾病进展迅速、一般状态差、动员或骨髓采集失败的患者通常无法进行自体移植。自体移植后复发的患者一般不推荐再次行自体移植治疗。

（八）急性白血病

异基因移植是急性淋巴细胞白血病患者的首选治疗方案。自体移植对急淋的疗效并不优于常规化疗加维持和强化治疗，目前不推荐用于急淋的治疗。对于高危的急性髓系白血病患者，异基因移植是初次完全缓解后的巩固治疗，或复发后再次获得缓解后的挽救治疗的标准方案。对于没有合适供者的急性髓系白血病，Meta 分析显示，自体移植作为巩固治疗比常规化疗有更好的无病生存，但总生存没有明显改善。自体移植可以作为缺乏供者的急性髓系白血病患者的巩固治疗选择，但不作为标准治疗。

（九）成人实体瘤

除了生殖细胞瘤以外，自体移植对成人实体瘤的应用还处于研究阶段，仅特定亚群的患者有可能从自体移植中获益。生殖细胞瘤对化疗高度敏感，低危、中危和高危患者的治愈率分别为 90% ~95%、75% 和 40% ~50%。中高危患者一线治疗的随机对照临床试验显示，与常规化疗比较，双移植并没有显著改善患者的完全缓解率和生存率，因此自体移植不推荐用于生殖细胞瘤的一线治疗。对于复发或耐药性患者，大剂量卡铂加 VP - 16 的双移植治疗的长期生存率为 63%。对于三线及以上治疗、对顺铂耐药或顺铂加异环磷酰胺治疗失败的患者，双移植可以作为标准治疗，对于初次复发患者，自体移植可以作为治疗选择。

乳腺癌辅助化疗的15个临床试验的meta分析显示，对于有4个及以上腋窝淋巴结转移的高危患者，自体移植延长无病生存期，患者并有乳腺癌特异性生存和总生存获益，年轻患者从自体移植中的获益大于老年患者。但在以紫杉烷类药物和靶向药物辅助化疗的基础上，患者能否从自体移植中获益还没有结论。自体移植可以作为高危乳腺癌患者的辅助治疗选择。对于转移性乳腺癌，2005年的Meta分析显示自体移植改善患者无事件生存，但对总生存没有影响。自体移植不推荐用于临床研究以外的转移性乳腺癌患者。卵巢癌和小细胞肺癌的Ⅲ期随机对照临床试验中，自体移植和常规化疗组的无进展生存和总生存没有显著差别，目前自体移植仅限于临床研究中。

（十）儿童实体瘤

神经母细胞瘤是儿童常见实体瘤，对化疗高度敏感，高危患者是唯一经随机对照研究证实的自体移植适应证。Ⅲ期临床试验显示自体移植可以提高无病生存率10%～15%。儿童和青少年实体瘤的化疗敏感性显著高于成人，尽管缺乏随机对照研究证据的支持，根据现有的临床研究结果一，自体移植仍作为多种儿童实体瘤的治疗选择。目前儿童实体瘤自体移植的适应证为：①神经母细胞瘤，高危或>CR_1；②尤文肉瘤，高危或>CR_1；③脑肿瘤：化疗敏感的髓母细胞瘤和高度恶性胶质细胞瘤；④软组织肉瘤，Ⅳ期或化疗敏感复发；⑤生殖细胞瘤：复发或耐药；⑥复发性Wilms瘤。

附录

（一）自体造血干细胞移植动员方案

（1）G－CSF单药动员方案：G－CSF 10～32μg/（kg·d），SC，一次或分2次给药，用至采集结束。

（2）化疗加G－CSF动员方案。

	Day 1	Day 2	Day 3	Day 4
CTX＋G－CSF				
CTX $4g/m^2$ IV	X			
Mesna $4g/m^2$ IV，分4次	X			
G－CSF 10μg/kg SC		X（用至采集结束）		
CTX/VP16＋G－CSF				
CTX $4g/m^2$ IV	X			
Mesna $4g/m^2$ IV，分4次	X			
Etoposide 200mg（m^2·d）IV	X	X	X	
G－CSF 10μg/（kg·d）SC				X（用至采集结束）
CTX/VP16/DDP＋G－CSF				
CTX $4g/m^2$ IV	X			
Mesna $4g/m^2$ IV，分4次	X			
Etoposide 200mg/（m^2·d）IV	X	X	X	
Cisplatin 35mg/（m^2·d）IV	X	X	X	
G－CSF 10μg/（kg·d）SC				X（用至采集结束）
CTX/Taxol＋G－CSF				
CTX $4g/m^2$ IV	X			
Mesna $4g/m^2$ IV，分4次	X			
Taxol $250mg/m^2$ IV		X		
G－CSF 10μg/（kg·d）SC			X（用至采集结束）	

（3）Plerixafor 加 G－CSF 动员方案。

1）适应证

A. 已接受＞3 个疗程美法仑或来那度胺（Lenalidomide）治疗并且不考虑化疗动员；

B. 曾经接受盆腔放疗；

C. 曾经接受氟达拉滨治疗；

D. 曾经接受高强度化疗（＞3 个疗程 ICE 挽救治疗，或＞4 个疗程 Hyper－CVAD/Methetrex-ateAra－C）；

E. 既往动员失败；

F. 预计目前化疗联合 G－CSF 动员不成功。

2）禁忌证：Plerixafor 可能动员白血病细胞入血，污染采集的干细胞，对于白血病患者不推荐使用。

3）Plerixafor 加 G－CSF 联合化疗：采用化疗加 G－CSF 动员方案时，加用 Plerixafor 前，G－CSF 剂量增加至 16μg/kg，每日 2 次，连续 4～7 天，每日监测外周血 CD34 细胞数，当 CD34 细胞数至少达到（5～10）$\times 10^6$/L 时，当晚加用 Plerixafor，次日起 G－CSF 改为每日一次。

4）Plerixafor 加 G－CSF：采用 G－CSF 单药动员时，如果动员第 4 天血 CD34 细胞数在(5～10）$\times 10^6$/L 之间，当晚加用 Plerixafor，每晚 1 次，最多使用 4 次。

5）Plerixafor 剂量和用法：Plerixafor 240μg/kg，最大剂量不超过 40mg，于 8：00～9：00pm 皮下注射给药，第二天早上 8：00am 开始采集干细胞。当外周血 WBC＞100 $\times 10^9$ZL 对，应停用 Plerixafor 和 G－CSF。Plerixafor 经肾排泄，肾功能不全患者根据肌酐清除率（CrCl）调整剂量，当 CrCl≤50mL/min，Plerixafor 剂量为 160μg/kg，最大剂量不超过 27mg。需要透析患者不推荐使用 Plerixafor。

（二）自体造血干细胞移植预处理方案

1. CyBu　用于白血病。

	day－7	day－6	day－5	day－4	day－3	day－2	day－1	day 0
CTX 60mg/kg IV	X	X						
* Busulfan 0. 8mg/kg IV q6h			X	X	X	X		
PBSC								X

注：*：口服 Dilantin 预防中枢毒性，day－6～day－1，负荷剂量 10～15mg/kg，随后 300mg qd。

2. BEAM　用于淋巴瘤。

	day－6	day－5	day－4	day－3	day－2	day－1	day 0
Carmustine 300mg/m^2 IV	X						
Etoposide 200mg/m^2 IV qd～bid		X	X	X	X		
Cytarabine 200mg/m^{2}IV ql2h		X	X	X	X		
Melphalan 140mg/m^2 IV						X	
PBSC							X

3. TBI/Cy　用于淋巴瘤、白血病。

	day－6	day－5	day－4	day－3	day－2	day－0	day 0
TBI 200cGy bi	X	X	X				
CTX 60mg/kg IV				X	X		
PBSC							X

4. Busulfan/Melphalan/Thiotepa　用于淋巴瘤、实体瘤。

	day -8	day -7	day -6	day -5	day -4	day -3	day -2	day -1	day 0
* Busulfan 0.8mg/kg IV q6h	X	X	X						
Melphalan $50mg/m^2$ IV				X	X				
Thiotepa $250mg/m^2$ IV						X	X		
PBSC									X

注：*：口服 Dilantin 预防中枢毒性，day -9 ~ day -5，负荷剂量 10 ~ 15mg/kg，随后 300mg qd。

5. MEL　用于多发性骨髓瘤、原发性淀粉样变性。

	day -2	day -1	day 0
Melphalan $140mg/m^2$ 或 $200mg/m^2$ IV	X		
PBSC			X

6. TEC - TIC　用于生殖细胞肿瘤双移植。

TEC

	day -6	day -5	day -4	day -3	day -2	day -1	day 0
* Paclitaxel $425mg/m^2$ CIV	X						
Carboplatin AUC = 7 IV		X	X	X			
Etoposide20mg/kg IV		X	X	X			
PBSC ($\geq 4 \times 10^6$ CD34 cells/kg)							X

TIC

	day -7	day -6	day -5	day -4	day -3	day -2	day -1	day 0
* Paclitaxel $425mg/m^2$ CIV	X							
Carboplatin AUC 7 IV		X	X	X				
** Ifosfamide $3gm/m^2$ IV		X	X	X				
PBSC ($\geq 4 \times 10^6$ CD34 cells/kg)								X

*：给予地塞米松、西咪替丁、苯海拉明预处理。

**：Mesna　$1g/m^2$IV，随后 $10g/m^2$CIV 72h，day -6 起持续至 Ifosfamide 结束后 24 小时。

（张　靖）

第三节　异基因造血干细胞移植

患者（受者）在放/化疗后输注来源于异体健康的造血干细胞（hemopoietic stem cell，HSC）替代患者病态的或已经衰竭的骨髓，达到重建受者造血和免疫系统的治疗方法，称为异基因造血干细胞移植（allogeneic hemopoietic stem cell transplantation，allo - HSCT）。allo - HSCT 的基础是供受者间人类白细胞抗原系统（human leukocyte antigen，HLA）的相合性和 HSC 所具有的特点包括：高度自我复制和分化成为各系成熟血细胞和免疫细胞的能力、从静脉输注后能归巢骨髓等。在 allo - HSCT 中，输入一定数量的供者 HSC 可使受者完全和持久的淋巴和造血系统重建，包括全部红细胞、粒细胞、血小板、B 淋巴细胞和 T 淋巴细胞，以及固定巨噬细胞群如肝的 Kupffer 细胞、肺泡巨噬细胞、破骨细胞、皮肤的朗格汉斯细胞以及脑的小神经胶质细胞等。随着 HLA 配型和 allo - HSCT 技术日趋成熟，现 allo - HSCT 已经成为治疗血液系统疾病和某些非血液系统疾病的重要手段，甚至是治愈某些白血病和遗传性疾病的唯一方法。

一、allo - HSCT 的类型、适应证和移植时机

（一）allo - HSCT 的类型

按照供者来源可分为同卵双生间的同基因（syn - ）和同种异基因（allo - ）HSCT，后者又分为血缘相关供者（related donor）移植和非血缘相关供者（unrelated donor）移植。根据HSC的来源器官可分为骨髓移植（bone marrow transplantation，BMT）、外周造血干细胞移植（peripheral blood stem cell transplantation，PBSCT）和脐血移植（cord blood transplantation，CBT）。在临床实践中，由于供者来源的关系，同基因移植十分罕见。在我国由于独生子女家庭的普及，近年来非血缘关系供者移植和HLA不相合移植越来越多。最早HSCT大多采用骨髓，随着粒细胞集落刺激因子（G - CSF）在外周造血干细胞（peripheral blood stem cell，PBSC）动员中的应用，且PBSC具有采集方便、无须提前备自体血、供者痛苦小及造血重建快等特点，PBSCT的应用越来越广泛。

（二）allo - HSCT 的适应证

1. 肿瘤性疾病　成人高危急性髓系白血病（AML）及有HLA相合同胞供者的儿童AML患者应在CR_1后行allo - HSCT，而成人中危或低危患者应在CR_2行allo - HSCT；对于预后不良的高危白血病、难治/复发白血病，allo - HSCT是治愈疾病的唯一选择。成人急性淋巴细胞白血病（ALL），特别是Ph + ALL，均应在CR_1行allo - HSCT。由于酪氨酸激酶抑制剂（如伊马替尼、尼洛替尼等）口服方便，不良反应小，目前已被NCCN推荐为CML的一线治疗，但在中国由于国情特殊，国内专家共识推荐allo - HSCT和酪氨酸激酶抑制剂均为CML的一线治疗，对于CIVIL加速期及急变期患者主张早期行allo - HSCT。对于慢性淋巴细胞白血病（CLL），对嘌呤类似物治疗无反应或在治疗后1年内复发、使用嘌呤类似物联合治疗或自体移植后2年复发以及需要治疗的p53基因缺失或突变患者均需行allo - HSCT。预期生存期短的高危骨髓增生异常综合征（MDS）患者如MDS - RAEB、IPSS积分中危 - I以上和需要频繁输血的年轻患者更能从allo - HSCT获益，宜尽早进行移植。allo - HSCT是霍奇金淋巴瘤（HL）自体造血干细胞移植后复发的挽救性治疗措施，非血缘相关移植和HLA全合同胞移植的疗效相当。难治复发性非霍奇金淋巴瘤（NHL）或自体造血干细胞移植后复发的NHL患者，为取得长期生存，需行allo - HSCT。小于40岁且有HLA全合同胞供者的多发性骨髓瘤患者，为获得治愈，可行allo - HSCT。

2. 非肿瘤性疾病　HLA相合的同胞供者移植治疗重度联合免疫缺陷病（SCID）治愈率可达到90%，半相合的父母供者成功率也可达到50% ~70%。年龄<40岁的重型再障选择HLA同胞供者移植治愈率可达90%。PNH、Fanconi贫血移植效果明显，但后者往往对烷化剂敏感，预处理宜减轻强度。重型地中海贫血HLA相合同胞HSCT治愈率70% ~90%，在疾病进展至肝大、门静脉纤维化之前，其5年生存率和无病生存（DFS）率分别是95%和90%。镰状细胞性贫血HLA相合同胞HSCT，2年生存率和DFS分别是90%和80%。从理论上说HSCT可以治疗所有先天性淋巴造血系统疾病和部分酶缺乏所致的代谢性疾病。如细胞黏附缺陷、戈谢氏病等，虽然成功率各家报道不一致，但是在疾病早期，病变尚未损害器官功能时，成功率较高。对重度急性放射病，allo - HSCT是唯一能挽救生命的治疗措施。

（三）allo - HSCT 的禁忌证

有心、肺、肝、肾功能不全，存在其他致命危险的疾病，有不能去除或控制的感染病灶，不能耐受预处理方案，患精神病不能单独生活是allo - HSCT的禁忌证。

二、allo - HSCT 供者的选择

（一）HLA 配型

与移植相关的“主要组织相容性复合体（major histocompatibility complex，MHC）”在人类称为HLA，其抗原决定簇位于6号染色体短臂上，HLA分子可分为Ⅰ、Ⅱ、Ⅲ类，其中Ⅰ和Ⅱ类与移植免疫最为密切。其等位基因为连锁遗传。HLA - Ⅰ类基因位点HLA - A、HLA - B、HLA - C等和Ⅱ类基因

位点 HLA－DR、HLA－DP、HLA－DQ 等连锁形成单倍型（haplotype），均具有高度多态性。供受者间主要位点 A、B、C、DR. DQ 任一点不合均与植活延迟、移植物抗宿主病（graft versus host disease, GVHD）的发生有关，其中 DR 位点最重要。当前 HLA 配型相同主要方法包括血清学发检测抗原和分子生物学发检测等位基因。随着 HLA 配型技术的发展和完善，目前临床上血清学配型已较少应用，主要应用高分辨基因学方法，该方法提高了供受者基因主要特征一致性，减少了 GVHD 的发生，使非血缘供者移植的生存率达到同胞供者移植的水平。HLA 用四位数来表示，如 A＊0101，前两位数是 A 抗原的编码，表示血清抗原的 HLA 免疫特异性，称为低分辨；后两位数是等位基因的编码，表示亚型的 DNA 的不同序列，称为高分辨。目前 HLA 配型主要检测 A、B、C、DR、DP 及 DQ 等共 10 个位点，临床上应尽可能选择与患者 10 个主要位点全相合的供者，尤其在非血缘相关（unrelated donor）移植。

（二）allo－HSCT 供者的选择

HLA 配型相合程度是选择供者的第一要素，此外要求供者健康体检合格，无遗传性、先天性疾病，无严重或未控制的感染。供者年龄一般 8～65 岁，一般认为年轻供者易于植活并较少发生 GVHD，以男性和未曾受孕的女性为优，有妊娠史的女性较易引起 GVHD。HLA 相合的供者中，首选同胞供者（sibling donor），同胞之间 HLA 主要位点相合概率为 0.25，如同胞有 n 个，相合概率为 1－（3/4）n。高危患者如无相合同胞供者时可选择 1～2 个位点不合的同胞供者。其次可选择 HLA 相合的非血缘相关供者。非血缘供、受者之间 HLA 相配的机会，随患者的 HLA 型的罕见程度，从数千分之一到数十万分之一。我国中华骨髓库已在各省市建立了 30 余个分库，截至 2011 年 4 月底登记在册的捐献者达 128 万余人。无 HLA 相合供者的患者，可考虑单倍型相合的血缘供者、HLA 不全相合的非血缘相关供者及非血缘相关脐血。对于 HLA 不全相合非血缘相关供者，一些研究表明高分辨 8/10 位点相合与 10/10 位点全合移植，其 GVHD 的发生率差异并不明显。每个患者都有不止一个 HLA 单倍型相同的家庭成员，如患者的父母、子女和部分同胞。单倍型移植的免疫排斥较强，易引起严重的 GVHD。如选择非血缘 CBT，除了 HLA 配型外，还应确定胎儿无遗传性疾病。检查自然杀伤细胞免疫球蛋白样受体（KIR）的配体，如 HLA－C 和 HLA－Bw4 的等位基因型。如受者不表达供者 KIR 的配体等位基因，供者的 NK 细胞将会攻击白血病细胞，并抑制免疫排斥和 GVHD。选择单倍型相合供者时，还要考虑母胎微嵌合对免疫耐受的影响，优先选择母亲与子女间的移植，其次是同胞间的半相合移植，最后是父亲作为供者的移植。

血型不影响供者的选择。供受者间血型不合有两种情况，受者血清中无供者红细胞的抗体，称为次要不合，见于供者是 O 型或受者是 AB 型时。除此以外，均称为主要不合。主要不合时因受者血清中有供者红细胞的抗体，可引起输入的供者红细胞破坏，出现移植早期急性溶血，重者可危及生命。植活后残留受者同种抗体可致再生的红细胞破坏，造成慢性溶血或纯红再障。为此可用羟乙基淀粉沉降移去移植物中红细胞，预防急性溶血。用 AB 型的血浆置换受者的血浆，使受者同种抗体下降到原来的 1/8 以下，预防慢性溶血。供受者间血型次要不合不须处理。

三、造血干细胞的采集、动员、保存和纯化

（一）骨髓干细胞采集

骨髓干细胞的采集最早是用于临床。在局部或全身麻醉下从髂后上棘处多点穿刺，抽吸血与骨髓的混合物（2～4）$\times 10^8$ 有核细胞/kg（受者体重），采集量约 20mL/kg。如供、受者间 ABO 血型不合，去除红细胞时常丢失部分骨髓血的有核细胞，因此，采集骨髓的有核细胞数的还应增加。骨髓干细胞采集是很安全的过程，并发症通常与麻醉相关。为保持供者的有效循环血量，需在移植数周前开始自体循环采血，使最后的采血量与骨髓液的采集大致相当。采集骨髓液的同时回输自体血液。一般供者不接受同种异体输血，以免 HLA 不合的异体血液混入干细胞产品中，导致受者致死性 GVHD 的发生。血型不合的骨髓血处理有三种情况。

1. 主血型不合 受者为A型或B型，供者为AB型；或受者O型，供者A型或B型或AB型；其处理方法：①沉降法：在采集的骨髓血中加入6%羟乙基淀粉（hydroxyethyl starch，HES）沉淀红细胞，两者的体积比为骨髓血：HES为4：1混匀后静置约30分钟，取其上层富含干细胞的血浆回输给受；②去除受者体内ABO系统的凝集素：通过血浆交换法降低受者体内的抗A或抗B凝集素。

2. 次要血型不合 如受者为A型或B型，供者为O型；或受者AB型，供者O型。其处理方法：一般供者骨髓血不必特殊处理，可直接输给受者。

3. 供、受者间主次血型均不合（供受者一个为A型或B型，一个为B型或A型） 如将供者与受者血进行交叉配血时，主试验和副试验均有凝集反应。需同时采用针对主要和次要不合的措施。

（二）外周血干细胞（PBSC）采集

PBSC在外周血中量很低，大约是骨髓的1%，需用动员剂将骨髓中的HSC动员（mobilization）到外周血中，经血细胞分离机单采才能得到。常用的动员剂包括：G－CSF、趋化因子相关受体（CXCR4）的拮抗剂如AMD3100等。动员机制研究表明，G－CSF使黏附分子CD44、CD49d等在HSC表面表达下降，HSC易脱离骨髓基质动员到外周血。动员可使外周血中干细胞含量提高20 ~1 000倍。对供者而言PBSC采集干细胞不需要麻醉和多部位穿刺，较安全，更易被接受；对受者而言移植后造血重建快，因而感染与出血概率减少，所需的血制品、住院天数和费用也减少。我国中华骨髓库的非血缘供者动员采集方案坚持对健康人小剂量短程动员的原则。要求供者年龄小于45岁，实行严格的健康检查。thG－CSF（非格司亭，惠尔血）5μg/（kg·d），皮下注射4天。第5、6天采集，采集前2小时皮下注射G－CSF 5μg/kg。虽然PBSC中所含的T细胞比骨髓中显著增多，但是致死性的急性GVHD发病情况并无差异。但有研究认为allo－PBSCT后慢性GVHD发病较比allo－BMT高，因此部分移植医院同时采集PBSC和BM进行混合移植。

（三）脐带血的采集

脐带血采集应在结扎脐带移去胎儿后、胎盘娩出前，于无菌条件下直接从脐静脉采集，每份脐血量60~100mL左右。由于脐带血中淋巴细胞的免疫不成熟性较少引起GVHD，因此对HLA配型的要求比较低，即使有两个位点不配也可使用，但单个脐血的干细胞数量有限，一般不适合体重大的受者。近年来为弥补单份脐血干细胞数量的不足，越来越多的单位采用双份脐血移植，但双份脐血移植植入的为单份脐血，另一份主要提供造血支持。在一些国家，把CB作为HLA全合同胞、全合无关之后的第三供者选择。

四、预处理方案

预处理是指在造血干细胞移植前采用大剂量化疗、放疗和免疫抑制药物清除患病的骨髓或肿瘤克隆，并破坏或抑制对移植物产生的免疫排斥的免疫活性细胞。allo－HSCT治疗联合免疫缺陷症无须预处理，除非HLA不相合。其他allo HSCT前患者必须经过预处理。预处理的目的有以下三点：①最大程度杀灭体内恶性细胞或骨髓中的异常细胞群；②抑制机体的免疫功能以减轻受者对移植物的排斥反应，使HSC容易植活；③摧毁受者体内原有的造血细胞，给植入的造血干细胞准备生长的空间。根据预处理对骨髓的抑制程度分为：清髓性移植（myeloablative transplantation）、非清髓性移植（non－myeloablative transplantation or mini transplantation）和减低剂量预处理移植（reduced intensity transplantation）。在alloHSCT中传统标准预处理方案有：①全身照射（TBI）分次照射总剂量为8~12Gy，CTX 60mg/（kg·d）连续2天；②白消安1mg/（kg·6h）连用4天及CTX 50mg/（kg·d）连用4天。上述预处理方案分别称为经典TBI+CY或BuCy方案，现广泛为许多BMT中心沿用，以后发展的预处理方案也是以此为基础的。一般根据病种或病情选择包括TBI或非TBI两种预处理方案之一。以上方案可合用免疫抑制药物如抗胸腺球蛋白（ATG），氟达拉滨或细胞毒药物。通常在淋巴细胞肿瘤多选择含TBI的预处理方案，而髓系肿瘤多选择不含TBI预处理方案。allo－HSCT常见的预处理方案见表4－5。

表4-5 allo-HSCT常见的预处理方案

方案	总剂量	每日剂量	用法	时间（天）
经典预处理方案				
Cy/TBI				
Cy	120mg/kg	60mg/kg	IV（1小时）	-6，-5
TBI	12~14.4Gy	2~2.4Gy（2x/d）		-3，-2，-1
Bu/Cy				
Bu	16mg/kg	4mg/kg*	q6h口服	-9，-8，-7，-6
Cy	200mg/kg	50mg/kg	IV（1小时）	-5，-4，-3，-2
BACT				
BCNU	200mg/m^2	200mg/m^2	IV（2小时）	-6
Ara-C	800mg/m^2	200mg/m^2	IV（2小时）	-5，-4，-3，-2
Cy	200mg/m^2	50mg/m^2	IV（1小时）	-5，-4，-3，-2
6-TG	800mg/m^2	200mg/m^2	口服	-5，-4，-3，-2
改良标准方案				
TBI/VP				
TBI	12~13.2Gy	2~2.5Gy（2×/d）		-7，-6，-5，-4
VP-16	60mg/kg	60mg/kg	IV（2小时）	-3
AC/TBI				
Ara-C	36g/m^2	3g/m^2	IV q12h（2小时）	-9，-8，-7，-6，-5，-4
TBI	12Gy	2Gy（2×/d）		-3，-2，-1
Mel/TBI				
MEL	110~140mg/m^2	110~140mg/m^2	IV（1小时）	-3
TBI	12Gy	2Gy（×2/d）		-2，-1，0
Bu/Cy				
Bu	16mg/kg	4mg/kg*	q6h口服	-7，-6，-5，-4
Cy	120mg/kg	60mg/kg	IV（1小时）	-3，-2
Bu/MEL				
Bu	16mg/kg	4mg/kg*	q6h口服	-5，-4，-3，-2
MEL	140mg/m^2	140mg/m^2	IV（1小时）	-1
超强预处理				
Cy/VP/TBI				
Cy	120mg/kg	60mg/kg	IV（1小时）	-6，-5
VP-16	30~60mg/kg	30~60mg/kg	IV（2小时）	-4
TBI	12~13.75Gy	2~2.5Gy（2×/d）		-3，-2，-1
TBI/TT/Cy/ATG				
TBI	13.75Gy	1.25Gy（3/d）		-9，-8，-7，-6
TT	10mg/kg	5g/kg	q6h口服	-5，-4
Cy	120mg/kg	60mg/kg	IV（1小时）	-3，-2
ATG**	120mg/kg	3mg/kg	IV（5~6小时）	-5，-4，-3，-2
Bu/Cy/MEL				
Bu	16mg/kg	4mg/kg*	q6h口服	-7，-6，-5，-4
Cy	120mg/kg	60mg/kg	IV（1小时）	-3，-2

续 表

方案	总剂量	每日剂量	用法	时间（天）
超强预处理				
MEL	140mg/m²	140mg/m²	IV（1小时）	-1
减低强度预处理				
TBI/Flu				
TBI	2Gy	2Gy		0
Flu	90mg/m²	30mg/m²	IV（30分钟）	-4，-3，-2
Flu/Bu/ATG				
Flu	180mg/m²	30mg/m²	IV（30分钟）	-10～-5
Bu	8mg/kg	4mg/kg*	q6小时口服	-6，-5
±ATG**	40mg/kg	10mg/kg	IV（8～10小时）	-4，-3，-2，-1

注：Cy：环磷酰胺；TBI：全身照射：VP-16；依托泊苷；TT：塞替哌；ATG：抗胸腺球蛋白；AC：阿糖胞苷；MEL：美法仑。

*：Bu经静脉使用时，改为3.2mg/kg。

*：品牌不同，剂量不同。

（摘自Gratwohl A. Principles of conditioning//Apperley J，Carreras E，Gluchman E，et a1. Blood and Marrow Transplantation The EBMT Handbook 2008 Revised Edition. 2008：132）

五、移植过程

（一）供、受者准备

1. 供者准备　除HLA配型外，对供者进行健康体检，对于巨细胞病毒（CMV）、EB病毒（EBV）血症供者，需进行相应的处理，包括抗病毒治疗等；人类免疫缺陷病毒（HIV）阳性者禁止作为供者；单纯HBsAg阳性者原则上不能作为合格供者，但对于高危疾病必须接受allo-HSCT的患者，可在知情同意且供者在捐献HSC前2周开始抗乙肝病毒治疗的条件下，捐献造血干细胞。

2. 受者准备　患结核或肝炎者应作相应的治疗，其他的病灶均应予清除，活动性结核是移植的禁忌证。移植中感染预防是患者度过移植后免疫缺陷状态危险期的重要保证。移植前需进行CMV的预防性治疗，复方磺胺甲χ唑及诺氟沙星进行肠道准备，系统地使用广谱抗生素清理体内可能残留的亚临床微小感染病灶。经过全身无菌和胃肠道除菌后进入无菌层流病房。

（二）预处理

根据病情选择适合的预处理方案。

（三）GVHD预防

HLA相合同胞移植GVHD标准预防方案为：环孢素（Ciclosporin）与短程甲氨蝶呤（methotrexate，MTX）联合使用。MTX 15mg/m² +1d静脉用，10mg/m²分别于+3d、+6d、+11d静脉用，近年来一些研究表明+11d的MTX可以不用。CsA2. 5mg/（kg·d），分次给药，如无明显GVHD，则自第56天开始逐步减量，当血肌酐>226. 4μmoL/L（2mg%）时必须完全停药，以后逐渐减量，直至6个月后完全停药。应用CsA治疗中，要定期（每周）监测CsA血清浓度，使其维持在200～400mg/ml。HLA不合移植GVHD的预防：常在CsA+MTX的基础上联合1～2种免疫抑制剂，包括吗替麦考酚酯（Mycophenolate mofetil，MMF，霉酚酸酯，骁悉）、抗胸腺细胞球蛋白（ATG）、抗CD25单抗等。

（四）造血干细胞回输

预处理药物细胞毒作用消失后，可以将采集或保存的造血干细胞回输给受者。骨髓液应在采集后6小时之内回输。每袋的最后10mL应弃去，以避免脂肪栓塞。如骨髓液容量较大，因含肝素较多，要用与肝素等量的鱼精蛋白来中和。采集的外周造血干细胞和脐血可以直接回输。液氮冷冻保存的骨髓、外周造血干细胞或脐血，使用前放在37℃水浴中快速融化后静脉输注。冷冻保存剂二甲亚砜可引起部分受者头痛、心率缓慢、高血压、发热、恶心和呕吐。可减慢滴注速度，缓解症状。

（五）支持治疗

因预处理是超大剂量的放化疗，受者原有的骨髓造血功能已被清除，而移植进去的供者的造血干细胞重建造血需要时间，全血细胞减少会持续一段时间。白细胞可下降到零，机体处于免疫缺陷状态，极易发生各种细菌、病毒和真菌感染。除了靠病室的洁净和无菌护理外，要及时使用广谱抗生素控制感染。此外，还应输血小板预防出血和输红细胞纠正贫血。为防止输血相关的GVHD，血制品均需经15～25Gy照射或进口滤器过滤。如供受者血型不合，应选用供受双方都能接受的血制品，如O型红细胞和AB型血浆。后期选用供者型的红细胞和血浆。使用G－CSF可缩短中性粒细胞缺乏的时间，减少感染的机会和加速造血重建。

（六）造血重建与植活

1. 造血重建标准　造血干细胞输入后，受者外周血中性粒细胞数连续3天大于0.5×10^9/L，为白细胞重建；血小板数连续3天大于20×10^9/L，为血小板重建。

2. allo－HSCT植活的证据　①出现供者的性染色体；②DNA可变数目串联重复（VNRT）、短片段串联重复（STR）或DNA限制片段长度多态性（RFLP）分析与供者一致；③血型转变为供者血型。

六、并发症的防治

移植并发症的有效治疗是提高移植成功率的重要组成部分，主要并发症包括：预处理相关毒性、植入失败、感染、GVHD、疾病复发、移植后淋巴细胞增殖性疾病等。

（一）预处理相关毒性及其防治

预处理相关毒性（regimen related toxicity，RRT）可以发生在全身各个器官和系统，发生的类型和程度依不同的预处理方案不同，常见的有如下几点。

1. 胃肠道反应　预处理的化放疗损害消化系统，引起恶心、厌食、呕吐、腹泻等几乎不同程度地发生于所有预处理患者，一般延续至移植后7天左右。治疗措施包括预防和对症处理。强效止吐药物的预防应用使严重的恶心呕吐明显减少。口腔黏膜炎一般发生在移植后5～7天，疼痛严重时可用麻醉性止痛药物含漱。患者食物摄入减少，消化功能、吸收功能和肝蛋白合成功能减退均可引起营养不良，易发各种感染，移植前进行中心静脉置管，以便移植后进行完全胃肠道外营养支持（TPN）。TPN应保证患者每天热量30～40cal/kg（126～168J/kg）、脂肪：糖＝1：1；氨基酸1～1.2g/kg；水分1～1.5mL/cal（4.2～6.3mL/J），以及电解质（钠、钾、钙、镁）、各种维生素、微量元素的摄入。

2. 心脏毒性　CTX可导致致死性心脏并发症，CTX的总剂量若超过200mg/kg，出血性心肌病的发生率增加。因为CTX及其代谢产物不溶于脂肪，对于肥胖患者推荐使用理想体重计算CTX的用量，一些单位在理想体重基础上加20%～25%的实际体重。

3. 出血性膀胱炎（HC）　早期HC（30d内）经常发生在预处理后2周内，绝大多数由于大剂量CTX代谢产物——丙烯醛对膀胱黏膜的毒性作用而引起，TBI和白消安也有引起HC的作用。晚期HC发生在移植30天以后，多与GVHD或病毒感染有关。HC的临床表现轻者仅为镜下血尿，重者可为肉眼血尿，出现尿频、尿急、尿痛等膀胱刺激症状，血块阻塞尿道出现排尿困难、尿潴留，甚至出现肾盂积水和尿素氮升高等。治疗以对症、碱化水化及利尿为主。早期HC预防方法：①补液：每日补液5 000～6 000mL左右为宜，尤其在用环磷酰胺前4小时与最后一次用环磷酰胺后6小时适当增加输液速度更为重要，鼓励患者勤排尿；②利尿；③碱化尿液：使尿液pH维持在7～8之间；④α－巯基乙基磺酸钠盐（美司钠），可减少环磷酰胺的毒性，用法：在用环磷酰胺后0、3、6、9小时各给药1次，静脉滴注，总量为环磷酰胺的1～1.5倍。晚期HC针对病因进行相应的处理。

4. 肝素静脉闭塞综合征（hepatic veno－occlusive diease，HVOD或VOD）　VOD是一种以肝内小

叶中央静脉及其窦状隙纤维性闭塞并在局部呈现高凝状态的疾病，多发生于移植后1个月内。临床特征为：不明原因的体重增加、黄疸、腹痛和腹水。发病率约10%，危险因素有：①移植前有活动性肝炎或肝功能不正常；②接受HBV或HCV阳性供者的干细胞；③预处理的强度。在排除由其他肝疾病引起的可能性后，在下列症状中符合两项即可诊断：①黄疸；②肝区疼痛；③腹水或不明原因的体重突然增加>5%。治疗以支持、对症为主。轻、中度VOD可自行缓解且无后遗症；约25%～30%的VOD为重型，预后恶劣，多死于急性肝衰竭、肝肾综合征和多器官衰竭。应用前列腺素E_1（PGE_1）、低剂量肝素100U/（kg·d）持续静脉滴注连用30天和熊去氧胆酸预防有效。有报道重组组织纤溶酶原激活物（recombinant tissue plasminogen activator，th－tPA）联合小剂量肝素治疗有一定疗效。

5. 间质性肺炎　移植中多种因素可引起间质性肺炎的表现，大部分肺炎的原因是移植后感染，尤其是病毒感染，小部分患者由非感染因素所致，如预处理毒性、GVHD等。临床特点为：高危因素包括TIB、BU和CCNU的应用，诊断主要依靠临床诊断，支气管肺泡灌洗液的典型表现为弥漫性肺泡出血，活检典型表现为肺泡损伤，有些为间质性肺炎。预防：减低预处理剂量，患者肺基础不好时应避免暴露于高危因素。大量糖皮质激素治疗有效。

6. 晚期的预处理毒性　主要为生长发育延迟及各种腺体功能低下。根据需要可行替代性治疗。白内障的发生率10%～20%，多发生于TBI患者或接受糖皮质激素治疗的患者。

（二）植入失败

植入失败（graft failure，GF）是指移植后患者骨髓功能不能达到稳定、持久植入的情况，发生在早期、造血未达重建，称为原发性植入失败；发生时间较晚，造血重建后又下降，称为继发性植入失败。allo－HSCT后植入失败的危险因素包括导致骨髓微环境损伤的治疗、HSC损伤或数量不足、病毒感染（如CMV和HHV6）、移植后的某些药物治疗、移植前致敏的记忆效应或针对骨髓的GVH效应造成免疫损伤或宿主的免疫活性细胞导致的排斥。一旦发生植入失败，首先需去除可能的原因，应用G－CSF刺激骨髓造血，也可输注第三方间充质干细胞，造血衰竭时还可直接输注HSC。

植入失败还包括移植排斥（graft rejection，GR），是指在allo－HSCT后受者来源的淋巴细胞（通常为T淋巴细胞）持续存在或再次出现，伴或不伴受者造血的重新出现。GR的危险因素为：原发病：如AA等；移植前输血、预处理方案免疫抑制较弱、HLA不合、体外去T细胞、MTX应用、复方磺胺甲χ唑、CMV感染及其治疗均可诱发GR。对于GR患者，若不再次应用免疫抑制剂而直接输注供者HSC进行挽救性治疗往往不能成功，当出现受者造血细胞时可采用二次移植的方法。如果采用原供者行二次移植，原发性植入失败患者成功率为S%～20%，继发性植入失败患者成功率为30%～75%。

（三）感染

感染是allo－HSCT后最常见的并发症之一，也是最常见的死亡原因之一。其易感因素主要有：①原发病治疗及预处理导致中性粒细胞低下和免疫功能低下；②预处理导致黏膜屏障损害；③中心经脉导管等相关操作所致皮肤、黏膜屏障不完整；④大量广谱抗生素的应用；⑤预防和治疗用免疫抑制剂如CsA、ATG、糖皮质激素等进一步造成免疫功能低下；⑥并发症如GVHD造成免疫重建延迟等。其主要临床特点有：①临床表现常不典型；②感染病原分布有一定的时间规律，如植入前病原菌大部分为革兰氏阴性杆菌，植入后到移植后3月，最常见的致病菌为革兰氏阳性细菌、真菌、病毒等；③混合感染或多部位感染较为常见；④疾病进展较快；⑤机会性感染多见。alloHSCT患者在移植期间经历了三个阶段，第一阶段主要为预处理期间至白细胞重建前，由于患者移植时接受超大剂量化疗及放疗预处理，免疫功能受到严重破坏，粒细胞缺乏，以及口腔肠道黏膜屏障损害，极易发生严重感染，死亡率很高；第二阶段主要为急性GVHD发生时期，T细胞功能受损，这一阶段的感染发生率与allo－HSCT的类型有关，HLA相合的亲缘供者移植，一般较少发生GVHD，感染发生率低，而非亲缘供者移植和HLA不相合的亲缘供者移植易发生急性GVHD，感染发生率明显高于HLA相和的亲缘供者移植；第三阶段则为慢性GVHD发生时期，常有T细胞、B细胞功能异常。以上每一阶段的感染都有一定特征，应根据患者不同时间、不同情况进行处理。

1. 预防措施　①保护性隔离：层流无菌室保护，肠道内除菌，所有接触的物品均经过严格消毒，无菌饮食；②缩短移植后粒细胞缺乏的时间，予 G－CSF 促进粒细胞的恢复；③重视口腔、鼻腔、肛门和会阴的无菌护理；④提高机体体液免疫功能，可定期输注静脉用丙种球蛋白。

2. 细菌感染　移植后早期常见的细菌感染通常是以革兰阴性杆菌为主，危险因素除了粒细胞缺乏外，更主要是由于置管和预处理引起的组织损伤。除了确定感染部位、采集标本送培养和药敏外，迅速联合使用足量广谱抗生素。在感染未明确以前，先给予经验性抗感染治疗，以后根据病原菌检查结果调整抗生素。首选碳青霉烯类、第四代头孢菌素/或联合氨基糖苷类；如 3 天后仍未控制体温，需考虑可能存在革兰氏阳性球菌感染和真菌感染。

3. 真菌感染　移植后真菌感染以曲霉菌和念珠菌感染较为常见，感染的常见部位为肺。可选用伊曲康唑、伏立康唑、卡泊芬净、米卡芬净、脂质体两性霉素 B 等。使用三唑类抗真菌药物时，需注意其与环孢素的相互作用。

4. 病毒感染　怀疑有病毒感染时，应减低免疫抑制剂的剂量，联合使用抗病毒药物如更昔洛韦（Ganciclovir）、膦甲酸钠（Foscarnet Sodium）或大蒜素等。

巨细胞病毒（CMV）引起的疾病是最严重的移植后病毒性感染，多发生于移植后 35～100 天。控制 CMV 疾病最好的办法是预防，即输注 CMV 阴性的供者干细胞，输注去除白细胞的血制品。CMV 血清学阳性的供、受者可预防性应用更昔洛韦等。更昔洛韦在细胞内的半衰期长达 24 小时以上，对巨细胞病毒感染有良好作用，用于 HSCT 患者 CMV 血症的治疗，以预防 CMV 疾病的发生。用法：5～10mg/(kg・d)，分 2 次静脉滴注，疗程 10～21 天。主要不良反应是骨髓抑制，中性粒细胞 $<0.5\times10^9$/L 时需停药。膦甲酸钠为广谱抗病毒药物，作用机制为直接抑制病毒特异的 DNA 多聚酶和反转录酶。剂量、给药间隔及连续应用时间须根据患者的肾功能与用药的耐受程度予以调节，肾功能不全者需减量用药。CMV 疾病表现为间质性肺炎、CMV 肠炎和 CMV 视网膜炎等。CMV 间质性肺炎起病急、进展快，表现为呼吸困难、低氧血症、发热和血流动力学改变，胸片呈弥漫性间质性改变。必须及早给予高流量面罩或正压给氧，必要时机械辅助通气，同时静脉用免疫球蛋白和更昔洛韦。

由于 allo－HSCT 后 EB 病毒（EBV）再激活/感染可导致包括移植后淋巴细胞增殖性疾病（PTLD）在内的各种 EBV 相关疾病，近年来 EBV 感染越来越受到重视。随着 EBV 检测技术的发展，EBV 再激活的诊断变得越来越快速准确。相关研究报道 allo－HSCT 后 EBV 再激活发生率约为 31%～65%。EBV 由于不表达胸苷激酶，因而目前的抗病毒药物（胸苷激酶抑制剂）不能有效清除该病毒。EBV 再激活/感染所致疾病的防治主要措施在于预防：移植后定期使用实时定量 PCR 技术监测 EBV 水平的变化，若滴度进行性升高，则需采取减量免疫抑制剂、应用 CD20 单抗（美罗华）、输注供者淋巴细胞及 EBV 特异性 CTL 等措施。

（四）移植物抗宿主病（graft versus host disease，GVHD）

GVHD 是 allo－HSCT 植入成功后的最严重并发症，其诊断要依靠活组织检查。其严重程度取决于激活的淋巴细胞数量和 HLA 相合程度，还与下列因素有关：①男性受者接受女性供者，特别是因妊娠或输血后致敏的女性供者骨髓，发生 GVHD 的危险性显著增加；②年龄大者发生 GVHD 的可能性也较大；③预处理的强度和 GVHD 的预防方案；④感染、ABO 血型不合等也与 GVHD 的发生有关。临床上 GVHD 分急性 GVHD（aGVHD）和慢性 GVHD（cGVHD）两种。

传统移植后 100 天内出现的 GVHD 称为 aGVHD，10 天内发生的 GVHD 称为超急性 GVHD。靶器官为皮肤、肝和消化道。临床表现为皮肤红疹、斑丘疹、水疱甚至剥脱性皮炎；黄疸，转氨酶和胆红素升高，AKP 升高，可进展为急性重型肝功能衰竭；严重的腹痛、腹泻。根据累及器官和严重程度分为Ⅰ～Ⅳ度（表 4－6、表 4－7）。Ⅱ～Ⅳ度代表中至重度，与病死率显著相关。如果皮疹面积超过体表的 50% 或胆红素超过 6mg% 或腹泻量超过 1 500mL，提示 GVHD 已进入Ⅲ度以上。

表4－6　急性GVHD靶器官受累分级

分级	皮肤	肝脏	胃肠道
0	无皮疹	胆红素<2mg/dl	腹泻量<500mL/d
1＋	体表皮疹<25%	胆红素2～3mg/dl	腹泻量>500mL/d
2＋	体表皮疹25%～50%	胆红素3～6mg/dl	腹泻量>1000mL/d
3＋	全身皮疹、红斑	胆红素6～15mg/dl	腹泻量>1500mL/d
4＋	皮肤剥脱、水疱	胆红素>15mg/dl	腹痛或肠梗阻

注：1mL/dl＝17.1μmol/L。

表4－7　急性GVHD分度

分度	皮肤	肝脏	肠道	功能损害
Ⅰ（轻度）	1＋～2＋	0	0	0
Ⅱ（中度）	1＋～3＋	1＋	1＋	1＋
Ⅲ（重度）	2＋～3＋	2＋～3＋	2＋～3＋	2＋
Ⅳ（危及生命）	2＋～4＋	2＋～4＋	2＋～4＋	3＋

1. 急性GVHD的治疗　如下所述。

（1）在CsA与MTX联合预防GVHD基础上应用甲泼尼龙是治疗初期GVHD的最常用药物，甲泼尼龙的剂量为1～5mg/（kg·d），对有效的病例应逐渐减量维持。近年来主张一般应用甲泼尼龙1～2mg/（kg·d）治疗初期患者，判断糖皮质激素耐药的标准：①甲泼尼龙治疗3天后病情仍在进展；②甲泼尼龙治疗7天后病情无改善；③甲泼尼龙治疗14天后病情仍未完全控制者。

（2）治疗失败的患者需要接受二线治疗，主要包括以下措施

1）大剂量甲泼尼龙：5～10mg/（kg·d）；

2）抗胸腺细胞球蛋白（antithymocyte globulin，ATG）：ATG是治疗急性GVHD的常用第二线药物，一般剂量：1mg/（kg·d），连续5～7天，应用ATG后应积极防治感染；

3）各种单抗，如：OKT3，抗IL－2受体单抗（抗CD25），抗TNF单抗；

4）免疫抑制剂：MMF与FK506等；

5）布地奈德，为肠道难吸收的糖皮质激素活性药物，控制肠道GVHD有效；

6）间充质干细胞（MSC）：近年来MSC用于治疗Ⅲ～Ⅳ度重度aGVHD的报道越来越多，其有效率在30%左右。

100天以后发生的GVHD称为慢性GVHI（cGVHD）。可由aGVHD延续而来，亦可开始就呈慢性发作，cGVHD的临床症状类似干燥综合征、红斑狼疮或硬皮病等自身免疫性疾病。根据累及的器官分为局限性和广泛性（表4－8）。局限性cGVHD表现为各种皮肤病和肝功能损害。广泛性cGVHD除局限性cGVHD的临床表现外还有眼、口干燥，全身皮肤和多器官累及。cGVHID经常伴有细胞和体液免疫功能缺陷，经常发生各种感染。

表4－8　慢性GVHD的分类（西雅图分类，Shulman等，1980）

Ⅰ. 局限性cGHVD
具备以下两条或其中之一：
1. 局部皮肤受累
2. 由cGHVD导致的肝功能异常
Ⅱ. 广泛性cGVHD
具备以下两条之一：
1. 全身皮肤累及
2. 局部皮肤累及和（或）由cGVHD导致的肝功能异常加：
3a. 肝组织学显示为慢性活动性肝炎、桥接坏死或肝硬化，或
3b. 眼受累（Schirmer试验湿度<5mm）或

续 表

3c. 唾液腺受累或唇活检示口腔黏膜受累
3d. 任何其他靶器官受累

2. 慢性 GVHD 预防　慢性 GVHD 多为急性 GVHD 发展而来，故预防慢性 GVHD 的主要方法是减少急性 GVHD 的发生和减低其发病程度。

3. 慢性 GVHD 的治疗　局限性慢性 GVHD 的患者通常不需治疗，只需密切观察。广泛性慢性 GVHD 的患者，联合应用泼尼松和 CsA 是目前认为最有效的，泼尼松 1mg/（kg·d），CsA 6mg/（kg·d），12h，两药交替隔天应用。定期监测 CsA 血药浓度，根据 CsA 血药浓度调整其用量。二线治疗药物包括沙利度胺、利妥昔单抗（美罗华）、间充质干细胞等，上述治疗急性 GVHD 的药物也可合并使用。局限性预后好，而广泛性较差。

（五）移植后疾病复发

复发是 allo-HSCT 治疗恶性血液系统疾病失败的主要原因之一。白血病复发多发生在移植后前 2～3 年内，复发率由高到低排列为：同基因移植 > 去 T 细胞移植 > 无 GVHD 者 > 仅有急性 GVHD 者 > 仅有慢性 GVHD 者 > 兼有急性和慢性 GVHD 者，其复发还与移植时白血病的阶段、细胞遗传学及分子生物学特征等有密切关系。预防：①移植前提高抗白血病治疗质量，积极急取尽早做 alloHSCT；②过继免疫治疗（adoptive immunotherapy）；如应用 IL-2、LAK 细胞、细胞因子诱导的杀伤细胞（cytokine induced killer，CIK）等；③检测微小残留病（minimal residual disease，MRD），早期防治；④供者淋巴细胞输注（donor lymphocyte infusion，DLI）。治疗：allo-HSCT 后白血病复发的患者预后差，首先停用免疫抑制剂，应化疗和（或）行 DLI 争取再次达到完全缓解，然后进行第二次 HSCT。

（六）移植后淋巴细胞增殖性疾病（posttransplant lymphoproliferative disorders，PTLD）

PTLD 是指发生在造血干细胞移植或实体器官移植后由于受者免疫抑制所发生的淋巴或浆细胞增殖性疾病。文献报道：allo-HSCT 后 PTLD 的发病率为 1%～2%，瘤细胞通常起源于供者淋巴细胞。大约有 85% 起源于 B 淋巴细胞，10%～15% 起源于 T 淋巴细胞。allo-HSCT 后 PTLD 发生中位时间为 70～90 天。其主要危险包括：T 细胞去除（包括 ATG 的应用），非血缘或 HLA 不合 HSCT，二次移植及氟达拉滨的应用等。WHO 2008 血液系统肿瘤分类将 PLTD 分为早期损害、多形性 PTLD、单形性 PTLD 及经典型霍奇金淋巴瘤样 PTLD。主要治疗措施有：减量免疫抑制剂、CD20 单抗（美罗华）的应用、供者淋巴细胞输注以及 EBV 特异性 CTL 的输注等，部分患者还可在以上措施的基础上联合放化疗。大多数早期病变和多形性 PTLD 随着免疫抑制剂的减量可自行消退，而大部分单形性 PTLD 的预后很差，死亡率很高。随着 CD20 单抗及 EBV 特异性 CTL 的应用，部分单形性 PTLD 的预后得以改善。

七、allo-HSCT 的预后

AML 获 CR1 后行 allo-HSCT 的总生存（OS）为 55%～60%，而 CR2 或 CR1 后复发接受 alloHSCT 患者的 OS 为 30%～35%，而对于原发难治性 AML，allo-HSCT 后的 OS 只有 15%～20%。近年来，随者移植技术的进步，AML 行 allo-HSCT 后的 OS 逐步延长，南方医院采用超强预处理及移植后早期减量免疫抑制剂等措施，使难治性 AML 的 5 年 OS 达 44.6%。ALL-CR2 接受 allo-HSCT 其 OS 为 30%～50%，而 CR1 期为 55%；对于 Ph+ALL 在 CR1 期行 allo-HSCT 的无病生存（DFS）为 38%～49%，在非 CR1 期的患者 DFS 只有 5%～11%。

对于确诊在 1 年内的 CML-CP 患者，HLA 相合的 allo-HSCT 后 3 年 OS 为 70%，而病程在 1 年以上的慢性期患者，HLA 相合的 allo-HSCT 后 3 年 OS 为 59%。既往 CML-AP 或 BC 期患者经 allo-HSCT 后 5 年 OS 只有 40% 和 15%，近年来随着酪氨酸激酶抑制剂如伊马替尼进行移植前的准备和移植后的预防并结合 DLI 使 AP 和 BC 期 allo-HSCT 的患者预后有明显改善。

allo-HSCT 可治愈 1VIDS，有 HLA 相合供者的 allo-HSCT，1 年的 DFS 为 60%。

（张　靖）

第五章

肾上腺肿瘤

第一节　肾上腺和肾上腺疾病概述

肾上腺是人体内最重要的内分泌腺体之一，分皮质和髓质两部分，分泌多种激素。肾上腺内不同的细胞或组织发生病变所引起的疾病亦不相同。

一、肾上腺胚胎学

肾上腺皮质和髓质分别源于中胚层和外胚层，他们的组织结构和激素分泌功能是相对独立的。肾上腺皮质于胚胎第5~6周开始分化，第8周形成独立的腺体，肾上腺皮质的三层结构，即球状带、束状带和网状带于出生3岁时才完全形成。肾上腺髓质起源于外胚层的神经嵴，与交感神经同源。在胚胎第7周，靠近原始皮质的嗜铬细胞向肾上腺皮质移行。到胚胎中期，这些移行到皮质中央的嗜铬细胞发育成为肾上腺髓质。少数肾上腺组织可异位或迷走于腹膜后腹主动脉旁、肾脏、脾附近、阔韧带、睾丸/卵巢附件、精索等处，形成迷走肾上腺。

二、肾上腺解剖学

（1）大体解剖及四邻：肾上腺左右各一，右侧呈三角形或圆锥形，左侧呈半月形或椭圆形，表面呈金黄色。双侧肾上腺的体积大致相等，长4~6cm、宽2~3cm、厚0.3~0.6cm，左侧比右侧略大。无应激状态下，健康成人的单个肾上腺重量为4~6g，男性较女性约重11%。肾上腺有完整的包膜，其周围为脂肪囊，对肾上腺有固定作用。肾上腺有三个面，腹面、背面及肾面。腹面与腹腔器官相近，其内侧缘有一凹陷，称门（Hilum），肾上腺静脉从此门穿出；背面与横膈相贴；肾面凹陷称底，紧贴于肾上极。

肾上腺为腹膜后器官，位于双侧肾脏的前上方和内侧面，第1腰椎椎体的两侧，相对于第11肋间水平。右侧肾上腺比左侧稍高，上方为肋膈角，前外侧为肝右叶，内侧为下腔静脉及十二指肠。左侧肾上腺更靠近中线，后方为横膈和内脏神经丛，内侧为腹主动脉，前方上1/3与小网膜腔的腹膜相靠，下1/3与胰体和脾血管相接。

（2）血液供应：肾上腺血液供应（血供）精细并且丰富，每分钟流量可达6~7mL/g，但可能没有单独的占支配地位的动脉。每侧有上、中、下3支动脉供应：肾上腺上动脉为膈下动脉的分支；肾上腺中动脉为腹主动脉的直接分支，少数可由膈下动脉或腹腔动脉分出；肾上腺下动脉为肾动脉的分支。这些动脉进入腺体之前再分成数十细支呈“梳齿状”进入肾上腺包膜，在包膜下形成小动脉网。小动脉网进入肾上腺皮质后大部分在束状排列的肾上腺皮质细胞间形成静脉窦。

肾上腺髓质有两种血供：一种是静脉型血供，由皮质的静脉窦向髓质延伸，血流中富含肾上腺皮质分泌的激素；另一种是动脉型血供，为包膜下小动脉网穿过皮质直接到达髓质再分支的小动脉，含氧多。

肾上腺的静脉不与动脉伴行。皮质无静脉回流，仅作为一种静脉型血供。髓质的毛细血管汇成小静脉，最后汇入中央静脉，中央静脉穿出皮质，即为肾上腺静脉。每侧肾上腺静脉只有一支，但左右各异。右侧肾上腺静脉起自肾上腺顶端，进入下腔静脉的后侧，该静脉短并且脆，是右侧肾上腺切除术中最易发生出血的部位。左侧肾上腺静脉起自肾上腺底部，直接注入左肾静脉，止于左肾静脉的部位常与左侧精索内静脉相对应。左肾上腺静脉与左膈下静脉常有侧支循环且跨越左肾上腺内侧，故在分离左侧肾上腺内侧缘时有可能损伤该静脉。

（3）神经支配：肾上腺髓质主要受交感神经支配。来自 T_{10} ~ L_2 水平的脊神经元的交感神经节前纤维，通过腹腔神经丛，随肾上腺小动脉进入肾上腺髓质，以突触的形式终止于嗜铬细胞的周围。少许副交感神经以相同的途径进入肾上腺髓质。肾上腺皮质细胞无直接的神经支配，仅少量交感神经末梢可终止于皮质的小血管壁。肾上腺不仅受到经典递质能神经，而且也受到一氧化氮能神经和多种肽能神经的支配，不仅产生经典的激素，而且也产生多种神经肽物质，两者共同调控肾上腺的功能活动。换言之，肾上腺的内分泌活动受到复杂的神经肽调节，其内在关系远比迄今的认识复杂。

（4）淋巴回流：肾上腺的淋巴管极其丰富，其被膜深面有毛细淋巴管和淋巴管丛。肾上腺皮质各带和髓质间的结缔组织内也有毛细淋巴管网。皮质和髓质毛细淋巴管网发出的淋巴管至被膜下汇合，沿肾上腺血管斜向内下，注入左右腰淋巴结和中间腰淋巴结。左侧肾上腺的淋巴管有时沿左内脏大神经上行，注入纵隔后淋巴结。

三、肾上腺组织学

成人肾上腺皮质占腺体的90%，髓质占腺体的10%。

（1）肾上腺皮质组织学：肾上腺皮质细胞为上皮样细胞，胞核位于中央，胞浆嗜碱性，含有抗坏血酸及胆固醇。肾上腺皮质由外到内分为球状带、束状带、网状带3个带。球状带占皮质的15%，各处厚薄不均，细胞排列成椭圆形或不规则的球状团块，此带细胞主要产生以醛固酮（aldosterone）为代表的盐皮质激素。束状带占皮质的75%，细胞排列成索条状，此带细胞主要合成糖皮质激素，包括皮质醇（cortisol）、皮质酮和皮质素。网状带占皮质的10%，细胞排列成网状，此带细胞主要合成糖皮质激素和性激素，如脱氢表雄酮和雄雌二酮。

（2）肾上腺髓质组织学：髓质位于肾上腺的腺体中央，并与皮质网状带紧密相接和交错排列。髓质主要有高分化的嗜铬细胞组成，呈圆柱状排列，圆柱体外有动脉型毛细血管通过，圆柱体中央有静脉型毛细血管通过。嗜铬细胞的功能是合成和分泌肾上腺素或去甲肾上腺素。肾上腺素分泌型细胞和去甲肾上腺素分泌型细胞为彼此独立的两型细胞。绝大多数嗜铬细胞存在于肾上腺髓质内，少数肾上腺外嗜铬细胞可存在于交感神经节附近或其内，此为肾上腺外嗜铬细胞瘤（副神经节瘤）产生的组织学基础。

四、肾上腺生理学

肾上腺皮质和髓质的生理功能截然不同，各自有其独特的生理功能，产生不同的激素产物。但肾上腺皮质细胞和嗜铬细胞之间存在密切的相互作用。

（1）肾上腺皮质激素：有三类：①糖皮质激素，以皮质醇为代表；②盐皮质激素，以醛固酮为代表；③雄激素，以脱氢表雄酮和雄雌二酮为代表。肾上腺皮质还可以生成很多中间产物，或作用较弱的皮质激素，以及少量睾酮和雌激素，这些都数量不等地分泌人血液循环。

糖皮质激素主要促进糖异生、脂肪合成及蛋白质分解等（表5－1）。糖异生增强导致血糖增高和糖尿，血糖增高又兴奋胰岛素分泌，进而促进脂肪合成，使头、面、躯干等部位脂肪的集聚；蛋白质分解的增强使氮的排出增加，导致肌萎缩、骨质疏松、伤口愈合延缓。糖皮质激素也有微弱的盐皮质激素的作用，过度分泌或长期应用，也可出现水钠潴留和低血钾。糖皮质激素对应激反应有重要作用，CRH－ACTH－皮质醇分泌的急剧增加是机体对应激反应的一个主要方面。皮质醇由束状带分泌，受下丘脑（CRH）－垂体（ACTH）－肾上腺轴的调控，同时皮质醇浓度对其有负反馈调节作用。皮质醇的分泌具有明显的昼夜节律变化，外周血质质醇的峰值在上午8～9点，然后逐渐降低，谷值在午夜24时前后，与睡－醒模式有关，与进食无关，皮质醇分泌的昼夜节律变化源于CRH、ACTH的节律性变化。

表5-1 糖皮质激素的效应及意义

效应	临床意义
增强骨骼肌及心肌的收缩性	缺乏可导致无力
促进蛋白质分解	过量可导致消瘦和无力
抑制骨形成	过量可导致骨质丢失
抑制胶原合成	过量可导致皮肤菲薄和毛细血管脆弱
增加血管收缩性并减少通透性	缺乏可导致血压维持困难
抗炎活性	外源性类固醇有助于炎性疾病的治疗
抗免疫系统活性	外源性类固醇有助于移植后治疗和各种免疫性疾病的治疗
维持正常肾小球滤过率	缺乏可导致肾小球滤过率降低

机体最重要的盐皮质激素是醛固酮。盐皮质激素主要维持正常的血容量及血钾浓度，主要作用点为肾脏远曲小管和集合管的上皮细胞，通过 Na^+-K^+、Na^+-H^+交换，促进 Na^+重的吸收、K^+和 H^+的排泄。盐皮质激素还可以作用于汗腺、唾液腺及大、小肠的上皮细胞，起潴钠排钾作用。当醛固酮分泌不足时，血液中的 Na^+和 Cl^-浓度降低，K^+浓度增高，并随之出现脱水，严重者影响血压，甚至出现休克。醛固酮分泌过多则可造成大量 K^+排出、低血钾、碱中毒、水钠潴留、血容量增加。此时，由于细胞外 Na^+浓度增高，Na^+便向细胞内转移，使细胞内水潴留，外周阻力增强，即形成原发性醛固酮增多症典型的高血压临床症状。醛固酮由球状带分泌，主要受肾素-血管紧张素-醛固酮系统的调节（其中血管紧张素Ⅱ的调节最重要），其次是血钾和 ACTH 等，心钠素对醛固酮分泌具有抑制作用。

性激素主要来自人体的性腺，肾上腺皮质分泌的雄激素和雌激素量很小，也不受性别的影响。成人肾上腺直接和间接产生的睾酮约 100μg/d，占女性睾酮日分泌量的 50%，仅占男性睾酮日分泌量的 2%。这些雄激素对青春期的发动有重要意义，使男女少年出现早期的阴毛和腋毛，并通过正反馈机制，促进下丘脑-垂体-性腺轴的成熟，使得青春发育期真正开始。在肾上腺皮质功能降低时，并不出现性激素总量不足，在肾上腺分泌的性激素超过正常时，则出现性征方面的改变。肾上腺雄性激素主要由网状带分泌，调节机制至今不甚清楚，ACTH 可能是调节者之一。

（2）肾上腺髓质激素：肾上腺髓质激素即儿茶酚胺（catecholamine，CA）包括去甲肾上腺素（norepinephrine，NE）、肾上腺素（epinephrine，E）、多巴胺（dopamine，DA）。能够合成和释放 CA 的组织有肾上腺髓质、交感神经末梢和中枢神经系统。肾上腺髓质主要分泌 E（占 70%），同时还分泌 NE 及 DA；交感神经末梢主要释放 NE；中枢神经系统以 NE 和 DA 为主。血浆游离儿茶酚中，73% 为 NE、14% 为 E、13% 为 DA。

CA 的合成起始于经食物摄入的底物酪氨酸和苯丙氨酸，酪氨酸羟化酶活性的激活或抑制是 CA 生物合成的主要调节因素，并且可受到肾上腺皮质的影响。NE 的甲基化形成 E 的反应由苯乙醇胺-氮-甲基转移酶（PNMT）催化，该酶几乎仅存于肾上腺髓质，如果 NE 和 E 产生过多，病灶几乎均位于肾上腺内，而非其他嗜铬组织。高水平的糖皮质激素是维持高浓度的 PNMT 以及 E 分泌所必需的，而肾上腺内的中央静脉引流系统可以使肾上腺髓质细胞处于高水平的糖皮质激素环境。CA 的半衰期很短（<20 秒），主要通过 3 种途径被灭活：①被交感神经末梢再摄取；②转化为无活性的代谢产物；③肾脏排泄。E 和 NE 在儿茶酚-氧-甲基转移酶（COMT）作用下，分别被降解为变肾上腺素（metanephrine，MN）和去甲变肾上腺素（normetanephrine，NMN），并经单胺氧化酶（MAO）的作用生成终产物香草基扁桃酸（urinary vanillylmandelic acid，VMA）。因 CA 这种代谢途径也存在于嗜铬细胞瘤的瘤细胞中，故 MN、NMN 和 VMA 等产物常作为嗜铬细胞瘤的诊断指标。

E 和 NE 通过与靶细胞膜上的特异受体结合而发挥作用。儿茶酚胺受体有 α 和 β 两类，α 受体又分为 α_1 和 α_2 等亚型，β 受体又分为 β_1 和 β_2 等亚型。不同的器官和组织分布的儿茶酚胺受体不同，循环中的 CA 作用于不同器官和组织的特异性受体所产生的生物效应也不同（表 5-2）。

表 5-2　儿茶酚胺受体的分类及作用

α_1 肾上腺素能受体
突触后激动剂
血管平滑肌——血管收缩
前列腺——收缩
肝脏——肝糖原生成
α_2 肾上腺素能受体
突触前——抑制去甲肾上腺素释放
突触后——激动剂
大静脉——静脉收缩
脑——减少交感神经冲动传出
胰腺——抑制胰岛素分泌
肠道——舒张
脂肪细胞——抑制脂解作用
β_1 肾上腺素能受体
心脏——收缩性及变力性作用
脂肪细胞——脂解作用
肾脏——刺激肾素释放
β_2 肾上腺素能受体
肺——支气管舒张，
血管平滑肌——血管舒张
肝脏——糖异生
子宫——舒张
肠道——舒张
多巴胺能受体
DA_1：血管——血管舒张
DA_2：突触前——抑制去甲肾上腺素能释放

E 和 NE 的作用并非完全独立，而是相互影响的。因此，对自然存在的肾上腺素能激素进行分类，如分为 α 类或 β 类，或阻滞剂（如 α_1 受体阻滞剂），并不能充分显示激素或其阻滞剂所有的活性特征。

五、肾上腺外科疾病分类

肾上腺外科有关的主要疾病将在本章的下面各节中详细叙述，本节仅作一简单概述。

（1）按部位分类：肾上腺分为皮质和髓质两部分，其疾病也可相应的分为皮质疾病和髓质疾病。

1）肾上腺皮质疾病

A. 皮质醇症：即库欣综合征（Cushing's syndrome，CS），又称为皮质醇增多症（hypercortisolism），是由于机体长期处于过量糖皮质激素的作用而产生的一系列典型的临床综合征，主要是由肾上腺束状带分泌过量皮质醇所致，是最常见的肾上腺皮质疾病。

B. 原发性醛固酮增多症（primary hyperaldosteronism，PHA，简称原醛症）：是由于肾上腺皮质球状带分泌过多的醛固酮，引起的以高血压、低血钾、低血浆肾素活性、碱中毒、周期性瘫痪以及血、尿醛固酮升高为特征的临床综合征，也称为低肾素性醛固酮增多症。

C. 肾上腺性征异常症：又称为肾上腺性征异常综合征（adrenogenital syndrome），系肾上腺皮质增生或肿瘤分泌过量性激素（主要是雄激素），致性征和代谢异常。临床上分为先天性和后天性两大类，前者系先天性肾上腺皮质增生症（congenital adrenal hyper plasia，CAH）所致，占肾上腺性征异常症的大多数；后者多见于肾上腺皮质腺瘤或癌。

D. 慢性原发性肾上腺皮质功能低下症（Addison 病）：是由于自身免疫性肾上腺炎或肾上腺结核等严重感染破坏了大部分肾上腺皮质引起肾上腺皮质激素分泌不足所致的疾病，双侧肾上腺皮质大部或全部切除、严重的精神创伤、淀粉样变、肿瘤、梅毒、真菌、血栓等也可使肾上腺皮质毁坏或萎缩而影响其功能，临床表现为皮质醇缺乏所引起的症状，如全身乏力、虚弱消瘦，皮肤、黏膜色素沉着，以暴露、压迫、摩擦部位最明显，如前额、眼周、四肢屈侧、肩、腋窝、腰、臀皱襞、关节皱褶等处，病情严重者可导致肾上腺危象。虽然近年来国内外均有肾上腺皮质移植治疗本病的报道，但主要治疗方法还是肾上腺皮质激素（可的松类）终生替代治疗，本章暂不讨论。

2）肾上腺髓质疾病：最主要的疾病是儿茶酚胺增多症，它是体内嗜铬细胞分泌过多的儿茶酚胺（肾上腺素、去甲肾上腺、多巴胺）引起以高血压和代谢紊乱为主要特征的临床综合征。主要包括肾上腺嗜铬细胞瘤（pheochromocytoma，PHEO）、副神经节瘤（paraganglioma，PGL，即肾上腺外嗜铬细胞瘤）和肾上腺髓质增生（adrenal medulla hyperplasia）等。

（2）按疾病组织学分类：分为肿瘤性和非肿瘤性疾病，后者包括肾上腺增生、肾上腺囊肿、肾上腺结构等。2004 年，WTO 将肾上腺肿瘤按组织学分类如表 5－3 所示。

表 5－3　WTO 肾上腺肿瘤组织学分类

肾上腺皮质肿瘤	肾上腺皮质腺瘤
	肾上腺皮质腺癌
肾上腺髓质肿瘤	良性嗜铬细胞瘤
	恶性嗜铬细胞瘤
	混合性嗜铬细胞瘤/副神经节瘤
肾上腺外副神经节瘤	交感神经性
	副交感神经性
其他肾上腺肿瘤	腺瘤样瘤
	性索－间质肿瘤
	软组织和生殖细胞肿瘤
	髓样脂肪瘤
	畸胎瘤
	神经鞘瘤
	节细胞神经瘤
	血管肉瘤
继发性肿瘤	转移癌

（3）按内分泌功能分类：将肾上腺疾病分为功能性和非功能性两大类。

1）肾上腺功能性疾病：由于肾上腺内分泌功能亢进或低下导致肾上腺皮质或髓质分泌过量的激素而产生一系列特异性临床表现的疾病。肾上腺皮质功能亢进的疾病主要是前述的皮质醇症、原发性醛固酮增多症和肾上腺性征异常症；肾上腺皮质功能低下，既可以是原发于肾上腺本身的疾病，如 Addison 病，也可以继发于垂体或下丘脑的疾病，如产后大出血引起的希恩综合征，鞍区肿瘤、炎症或自身免疫性疾病等；肾上腺髓质功能亢进症主要是指儿茶酚胺增多症。

2）肾上腺非功能性疾病：指不产生或少产生肾上腺皮质激素，不分泌或少分泌儿茶酚胺，临床上不表现肾上腺皮质功能亢进的症状和体征，或不存在以高血压为主的儿茶酚胺血症的一系列临床表现的肾上腺疾病。如非功能性肾上腺皮质腺瘤、非功能性肾上腺皮质癌、非功能性嗜铬细胞瘤、神经母细胞瘤、节细胞神经瘤、肾上腺转移癌、肾上腺髓样脂肪瘤、肾上腺囊肿等。

（严如银）

第二节　皮质醇症

一、概述

皮质醇症是由于机体长期处于过量糖皮质激素的作用而产生的一系列典型的临床综合征，是最常见的肾上腺皮质疾病。1912 年 Harvey Cushing 收集文献中的 10 例病例，结合自己观察的 2 例，首次对其临床特点作了系统描述，故也称为库欣综合征（Cushing's syndrome）。通常把由于垂体分泌过量促肾上腺皮质激素（ACTH）而引起的肾上腺皮质增生症称为库欣病（Cushing' s disease）。伊森科（Huehko）在 1925 年曾提出此病症在垂体和间脑有病变的观点，故亦称之为“伊森科 - 库欣综合征”。现在可以肯定这一类病症的直接原因都是皮质醇量过多，故不论其原因如何，均称之为皮质醇增多症（hypercortisolism），简称皮质醇症。

二、病因和分类

皮质醇症分为外源性（医源性）和内源性，其中医源性最常见。内源性又分为 ACTH 依赖性和 ACTH 非依赖性两大类。ACTH 依赖性皮质醇症包括库欣病和异位 ACTH 综合征；ACTH 非依赖性皮质醇症包括肾上腺皮质腺瘤和腺癌及少部分原发性肾上腺皮质增生。内源性皮质醇症中，以库欣病的比例最高，约占 70%；肾上腺皮质肿瘤占 20%；异位 ACTH 综合征占 10% ~20%。

（1）医源性皮质醇症：长期大量使用糖皮质激素治疗某些疾病可出现皮质醇症的临床表现，这在临床上十分常见。这是由外源性激素造成的，停药后可逐渐复原。但长期大量应用糖皮质激素可反馈抑制垂体分泌 ACTH，造成肾上腺皮质萎缩，一旦急骤停药，可导致一系列皮质功能不足的表现，甚至发生危象，故应予注意。长期使用 ACTH 也可出现皮质醇症。

（2）库欣病：专门指垂体性双侧肾上腺皮质增生，主要是由于垂体分泌过多 ACTH 引起双侧肾上腺皮质弥漫性或结节状增生，进而产生大量糖皮质激素所致。这类病例由于垂体分泌 ACTH 已达反常的高水平，血浆皮质醇的增高不足以引起正常的反馈抑制，但口服大剂量地塞米松仍可有抑制作用。其原因：①垂体肿瘤：80% 以上的库欣病患者存在自主或相对自主地分泌 ACTH 的腺瘤或微腺瘤，多见嗜碱细胞瘤，10% ~20% 为嫌色细胞瘤。垂体 ACTH 瘤大多数为良性肿瘤，平均直径 6mm，仅小部分为较大的腺瘤，因此库欣病患者多数在 X 线及 CT 检查中较难发现垂体占位性病变及蝶鞍改变。这类患者在垂体 ACTH 瘤摘除后，90% 左右的患者可获得临床症状及内分泌检查指标的缓解。②垂体 ACTH 细胞增生：垂体无明显肿瘤，而表现为垂体 ACTH 细胞弥漫性、簇状增生或形成多个结节。此类患者比例较小，可能是由于下丘脑或下丘脑外分泌过量促肾上腺皮质激素释放因子（CRF）刺激垂体分泌 ACTH 的细胞增生所致。

（3）异位 ACTH 综合征：是指垂体以外的肿瘤组织分泌大量 ACTH 或 ACTH 类似物质，刺激双侧肾上腺皮质增生，进而分泌过量皮质激素所引起的一系列综合征。能引起异位 ACTH 综合征的肿瘤很多，最常见的是小细胞性肺癌（约占 50%），胰岛细胞瘤和胸腺细胞瘤各占 10% 左右，支气管类癌约占 5%，其他还有甲状腺髓样癌、嗜铬细胞瘤、神经节瘤、神经节旁瘤、神经母细胞瘤、胃肠道恶性肿瘤、鼻咽癌、卵巢或睾丸的恶性肿瘤。异位 ACTH 综合征的肾上腺皮质的病理改变和库欣病相同，但增生程度更明显。这类患者常伴有明显的肌萎缩和低钾血症。病灶分泌 ACTH 类物质是自主的，不受 CRH 的兴奋，口服大剂量地塞米松亦无抑制作用。病灶切除或治愈后，症状可缓解。

（4）肾上腺皮质肿瘤：其中 60% 为良性的肾上腺皮质腺瘤，40% 为恶性腺癌。肿瘤的生长和分泌肾上腺皮质激素是自主性的，不受 ACTH 的控制。由于肿瘤分泌了大量的皮质激素，反馈抑制垂体的分泌功能，使血浆 ACTH 浓度降低，从而使非肿瘤部分的正常肾上腺皮质明显萎缩。此类患者无论是给予 ACTH 兴奋或大剂量地塞米松抑制，皮质醇的分泌量都不会改变。肾上腺皮质肿瘤多为单个良性腺瘤，直径一般 2 ~4cm，色棕黄，有完整的包膜，瘤细胞形态和排列与肾上腺皮质细胞相似。腺癌则常较大，鱼肉状，有浸润或蔓延到周围脏器，常有淋巴结和远处转移，细胞呈恶性细胞特征。肾上腺腺瘤通常只分泌糖皮质激素；而肾上腺皮质癌除分泌糖皮质激素外，还可以分泌雄激素，甚至醛固酮、雌二醇等；无内分泌功能的肾上腺皮质肿瘤则不导致皮质醇症。

（5）原发性肾上腺皮质增生：包括ACTH非依赖性肾上腺大结节性增生（adrenocorticotropin - independent macronodular adrenal hyperplasia，AIMAH）和原发性色素结节性肾上腺皮质病（primary pigmented nodular adrenocortical disease9 PPNN），两者都比较少见。AIMAH属增生与腺瘤的中间型，为良性疾病，发病原因不清，可能与异位受体表达或遗传有关。AIMAH患者肾上腺增生不依赖于ACTH，血浆ACTH可呈较低水平，大剂量地塞米松不被抑制。PPNAD多单独存在，也可以伴随多发肿瘤综合征，即Carney综合征。PPNAD患者双侧肾上腺外观仅轻度增大，切面多发深褐色或黑褐色色素沉重结节为其特征，结节间肾上腺皮质大多数明显萎缩。

三、临床表现

皮质醇症可发生于任何年龄组，但以青壮年女性最多见。本病均为体内皮质醇过多所致，但不同患者临床轻重不一、表现各异。

（1）向心性肥胖：为皮质醇症的经典表现，包括满月脸、水牛背、悬垂腹和锁骨上窝脂肪垫，而四肢瘦小。向心性肥胖是由于皮质醇过量引起的脂代谢异常和脂肪异常分布所致。

（2）皮肤紫纹、皮肤菲薄：此为蛋白质代谢障碍所致的典型表现。大量皮质醇促进蛋白质分解，抑制蛋白质合成，形成负氮平衡状态。患者因蛋白质过度消耗而表现的皮肤菲薄，毛细血管脆性增加，呈现典型的宽大皮肤紫纹，多见于下腹部、大腿内侧、臀部、腋下等处皮肤。

（3）糖耐量下降或糖尿病：皮质醇症患者半数有糖耐量受损，约20%有显性糖尿病。高皮质醇血症加速糖原异生，使肝脏向血液中分泌葡萄糖增多；同时使脂肪细胞和肌肉细胞对胰岛素的敏感性下降，使这些细胞对葡萄糖的摄取和利用减少，结果导致血糖增高、糖尿、糖耐量减低，甚至糖尿病。

（4）高血压、低血钾：大量皮质醇有潴钠排钾作用，且部分皮质醇症患者还伴有盐皮质激素分泌增加。患者常表现为轻中度高血压、低钾血症、高尿钾及轻度碱中毒等。

（5）性功能紊乱：高皮质醇血症不仅直接影响性腺功能，还可抑制下丘脑促性腺激素释放激素的分泌。男性表现为性功能低下、阳痿、睾丸变软等；女性表现为月经不调、闭经、不育等，男性化性征亦常见，如女性长胡须、体毛旺盛、面部痤疮、皮脂腺分泌增加、阴蒂肥大等。

（6）神经精神障碍：患者易出现不同程度的激动、烦躁、失眠、抑郁、妄想、记忆力减退等神经精神的改变，但一般较轻。

（7）骨骼系统：可见骨质疏松，出现腰背痛、脊柱压缩性骨折，后期可因椎体塌陷而成驼背。

（8）其他症状：如肌肉消瘦无力，伤口愈合不良，体重增加，多血质，机体抵抗力下降、易发感染，小儿生长发育迟缓，肾结石发病率增高等。

四、诊断和鉴别诊断

皮质醇症的诊断首先是结合病史、典型症状和体征进行初步筛选。对可疑者再借助一些实验室和影像学检查进一步明确。主要分为两部分：定性诊断明确是否为皮质醇症；定位诊断明确皮质醇症的病因、病变部位（表5－4）。

表5－4 皮质醇症的诊断方法

诊断步骤	具体方法
定性诊断	24小时尿游离皮质醇（UFC）（重要）
	24小时尿17－羟皮质类固醇（17－OHCS）
	血浆皮质醇（PF）及节律
	小剂量地塞米松抑制实验（重要）

续 表

诊断步骤		具体方法
		胰岛素诱发低血糖试验
功能定位诊断		血浆 ACTH 测定
		大剂量地塞米松抑制实验（重要）
		CRH 兴奋试验
		岩下窦静脉分段取血测 ACTH
		24 小时尿 17 - 酮类固醇（17 - KS）
		甲吡酮（美替拉酮）试验
解剖定位诊断	垂体定位	蝶鞍 X 线片、CT、IVIRI（重要）
	肾上腺定位	B 超、CT（重要）、h/IRI、^{131}I - 标记胆固醇肾上腺皮质扫描
	异位 ACTH 肿，瘤定位	X 线、CT、MRI

（1）24 小时尿游离皮质醇（UFC）：人体内约 1/100 的皮质醇分泌量是以游离及未代谢的形式从尿中排泄。24 小时 - UFC 可以客观地反映人体 24 小时内肾上腺皮质醇的分泌量，即不受血液中皮质醇结合蛋白（CBG）浓度的影响，也不受血浆皮质醇昼夜节律波动的影响，是皮质醇症较重要的定性诊断方法。测定 2 次以上 24 小时 - UFC 超过正常上限的 5 倍以上（ >300μg 或 828nmol/d），即可诊断为皮质醇症。应注意过量饮水、酒精中毒、抑郁症、肥胖、肝硬化、妊娠等可造成一定的假阳性，周期性皮质醇症、严重肾功能不全等可造成一定的假阴性。

（2）24 小时尿 17 - 羟皮质类固醇（17 - OHCS）：尿 17 - OHCS 的水平代表着体内皮质醇代谢产物的水平，也反映着体内皮质醇的分泌量。当皮质醇症时，患者体内皮质醇分泌量明显增加，24 小时尿 17 - OHCS 的也明显升高（正常值男性 5 ~15mg/24 小时，女性 4 ~10mg/24 小时）。

（3）血浆皮质醇（PF）及节律：皮质醇的分泌有明显的昼夜变化：于清晨 8 时达最高峰［（10 ± 2.1）μg/dl］，以后逐渐下降，下午 4 时平均值（4.7 ±1.9）μg/dl，午夜 0 时水平最低。若每 4 小时测定 1 次血浆皮质醇浓度并标在坐标上连成一曲线，应呈 V 形。而皮质醇症时其血浆皮质醇浓度可 > 30μg/dl，并失去 V 形曲线的变化规律，常常下午 4 时及午夜 0 时 PF 均增高，甚至可接近上午 8 时的最高水平。PF 昼夜节律的消失对早期提示本病有重要意义。但应注意血浆皮质醇受 CBG 浓度的影响，妊娠及服用含雌激素的药物均可使血浆皮质醇总量上升。

（4）小剂量地塞米松抑制实验（LDDST）：地塞米松是一种人工合成的高效糖皮质激素，服用后不干扰血尿皮质醇的测定值，但可抑制下丘脑 - 垂体 - 肾上腺轴的功能，正常情况下，可使皮质醇分泌量减少。故地塞米松抑制试验为皮质醇症重要的诊断方法。LDDST 有两种实施方法：①每 6 小时口服 1 次地塞米松，0.5mg/次，连服 8 次。服药前 1 日和服药第 2 日留 24 小时尿测 UFC 和 17 - OHCS。正常反应为第 2 天 UFC <20μg/24h 或 17 - OHCS <4mg/24h，而皮质醇症患者不被抑制；②过夜小剂量地塞米松抑制试验：适用于门诊患者留取 24 小时尿困难者，方法为晚上 23：00 ~24：00 顿服地塞米松 1.0mg，服药日晨及次晨 8：00 ~9：00 测定血浆皮质醇浓度。正常反应，次晨 PF <1.8μg/dl（50nmol/L）为被抑制，皮质醇症患者不被抑制，若 >5μg/dl（140nmol/L）可提高诊断皮质醇症的特异性。LDDST 敏感性可达 95% 以上，特异性可达 80%。假阳性见于抑郁、焦虑、强迫症、病态肥胖、嗜酒、糖尿病、雌激素、妊娠等情况。

（5）胰岛素诱发低血糖试验：本试验是利用低血糖这种人为刺激来兴奋下丘脑 - 垂体 - 肾上腺轴，是了解该轴功能完整性的重要试验。如果这一轴系的任一环节有问题，则有效的低血糖刺激不能使皮质醇分泌增加。正常注射胰岛素后血糖应明显下降，血糖最低值 <2.2mmol/L 为有效刺激。皮质醇症患者，不论是何种原因，有效的低血糖刺激并不能使血浆皮质醇水平显著上升。这是因为本病的病因是肾上腺皮质分泌自主性增强或异位 ACTH 分泌过量所致，故本试验也是皮质醇症定性诊断的重要方法之一。本试验有一定危险性，应事先准备好高渗葡萄糖，一旦患者于试验中出现低血糖休克表现，应及时

静脉推注高渗葡萄糖，以免发生生命危险。

（6）血浆 ACTH 测定：对于皮质醇症的病因鉴别具有重要意义。血浆 ACTH < 1.1pmol/L（5pg/ml），提示 ACTH 非依赖性皮质醇症（来源于肾上腺）；持续血浆 ACTH > 3.3pmol/L（15pg/ml），提示 ACTH 依赖性皮质醇症；异位 ACTH 综合征患者血浆 ACTH 常 > 100pg/ml。通常采用放射免疫法测定血浆 ACTH 的含量。

（7）大剂量地塞米松抑制试验（HDDST）：方法同 LDDST，只是地塞米松的服用量从每次 0.5mg 增至 2mg 或过夜地塞米松的顿服量由 1mg 增至 8mg。服药第 2 天 24 小时 UFC 和 17 - OHCS 或血浆 PF 较服药前 1 日下降 50% 以上为被抑制。库欣病多数被抑制；肾上腺皮质肿瘤患者几乎均不被抑制；异位 ACTH 综合征除支气管类癌外，其余均不被抑制。

（8）CRH 兴奋试验：一般用人工合成的羊 CRH_{1-41}100μg（或 1μg/kg），静脉注射，测定注射前后 -30、0、30、60、90、120 分钟血 ACTH 和皮质醇的水平。注射后 ACTH 峰值比基础值增加 50% 以上，血皮质醇峰值比基础值增加 25% 以上为兴奋试验有反应。86% 的库欣病有反应，90% 的异位 ACTH 综合征和 100% 的肾上腺肿瘤无反应。此试验主要用于 ACTH 依赖性皮质醇症的病因鉴别。如同时 HDDST 被抑制，诊断库欣病的特异性可到 98%。

（9）岩下窦静脉分段取血测 ACTH：主要用于临床表现、生化和放射结果不一致或不明确的 ACTH 依赖性皮质醇症的病因鉴别。方法为：双侧岩下窦静脉插管后，同时在双侧岩下窦和外周静脉抽取基础血样，以及在静脉注射 CRH（100μg）后 3、5、10 分钟分别取血样用于测定 ACTH，测泌乳素作对照。一方面，血 ACTH 中枢与外周比值超过 2 ：1 或 CRH 兴奋后比值超过 3 ：1 则诊断为库欣病；血 ACTH 中枢与外周无明显差别而又大于正常水平时，则为异位 ACTH 综合征；另一方面，双侧岩下窦静脉血 ACTH 比值 > 1.4，则提示垂体 ACTH 微腺瘤的部位在左侧或右侧，以便在经蝶窦探查微腺瘤未果时可做患侧垂体半切除术。本项检查系有创性检查，操作复杂，有一定的危险性，需在 X 线下进行。

（10）24 小时尿 17 - 酮类固醇（17 - KS）：尿 17 - KS 反映人体内 C17 为酮基的类固醇激素的含量，即盐皮质激素的水平。库欣病患者尿 17 - KS 水平可正常（正常值男性 6 ~ 18mg/24h，女性 4 ~ 13mg/24h）；而异位 ACTH 综合征和肾上腺皮质腺癌时尿 17 - KS 常显著高于正常水平。本检查对病因鉴别有一定价值。

（11）甲吡酮（美替拉酮）试验：甲吡酮抑制 11β - 羟化酶而使 11 - 脱氧皮质醇转变成皮质醇的过程受阻。正常人用药后血浆皮质醇会降低，皮质醇的前体 11 - 脱氧皮质醇生成增加，其代谢产物 17 - OHCS 从尿中排出增加。血皮质醇的降低使垂体 ACTH 分泌增加，导致 11 - 脱氧皮质醇进一步增加，但皮质醇的生成仍因 11β - 羟化酶的阻断而无增加。垂体性皮质醇症患者对甲吡酮的反应与正常人相似，且反应更大些。肾上腺肿瘤和异位 ACTH 综合征患者皮质醇的合成也可以被甲吡酮抑制，但由于异位肿瘤已大量分泌 ACTH 或肾上腺肿瘤自主性分泌大量皮质醇，使下丘脑和垂体被反馈抑制，当血皮质醇降低时，不能兴奋垂体 ACTH 分泌，血 ACTH 不会比试验前明显升高，同时 24 小时尿 17 - OHCS 也无明显变化。本试验主要用于皮质醇症的病因诊断。

（12）垂体定位（蝶鞍 X 线片、CT、MRI）：蝶鞍侧位 X 线摄片和正侧位体层摄片是皮质醇症患者的常规检查。但由于 80% 以上的垂体 ACTH 瘤为微腺瘤，因此蝶鞍片较难发现垂体异常，只有在大腺瘤时才可能在 X 线片上发现蝶鞍体积增大、鞍底双边及鞍背直立等异常征象。CT 扫描垂体瘤的发现率明显优于一般 X 线检查，需要做蝶鞍部的 CT 冠状位扫描，以 2mm 的薄层切片加造影剂增强及矢状位重建等方法检查，能使垂体微腺瘤的发现率提高到 50% 左右，垂体大腺瘤则基本不会漏诊。对鞍区进行局部薄层 MRI 扫描可使垂体微腺瘤的发现率高达 90% 以上，扰相梯度序列 MRI 更能增加鞍区肿物的发现率。

（13）肾上腺定位（B 超、CT、MRI、^{131}I - 标记胆固醇肾上腺皮质扫描）：肾上腺腺瘤直径一般 > 2cm，腺癌体积更大，均在 B 超检出范围，加之 B 超简单易行、价格低廉、无损伤，故常作为首选的初步检查方法，符合率在 80% 左右。CT 对肾上腺的分辨率最高，对肾上腺肿瘤的检出率几乎达 100%。对于临床上和实验室检查符合皮质醇症的患者，当 CT 扫描未见肾上腺肿瘤，同时双侧肾上腺体积增大、变厚则可诊断为肾上腺皮质增生。但CT较难明确肾上腺增生的部位。MRI对肾上腺疾病的敏感性与CT相仿，主要用于肾上腺疾病的分型。^{131}I－标记胆固醇肾上腺皮质扫描对肾上腺肿瘤的诊断率也较高。正常肾上腺显影较淡且对称，部分人不显像；皮质腺瘤或腺癌时则腺瘤侧肾上腺放射性浓集，对侧不显像，但部分腺癌病例两侧都不显像；皮质增生时两侧肾上腺显像对称但浓集。本法也适用于手术后残留肾上腺组织、移植的肾上腺组织的测定和寻找迷走的肾上腺组织。但此法需要几天时间，患者接受核素的时间较长，费用高，故其应用不如CT普遍。以往临床也常用腹膜后充气造影检查显示双侧肾上腺区域的占位性病变，或采用静脉尿路造影通过肾脏是否受压移位反映肾上腺的情况，目前都已较少使用。

（14）异位ACTH肿瘤定位（X线、CT、MRI）：对于垂体影像正常、CRH兴奋试验无反应和HDDST无抑制的ACTH依赖性皮质醇症，需怀疑为异位ACTH综合征患者，应努力需找原发肿瘤的位置。异位分泌ACTH的肿瘤位于胸腔内的比例最高，故应常规进行胸部正侧位X线片、胸部CT或MRI扫描等。必要时还应探查腹腔、盆腔等。但5%～15%的患者经过仔细检查仍不能发现具体的病因，应密切随访。

（15）鉴别诊断

1）单纯性肥胖及2型糖尿病：可有肥胖、高血压、唐代谢异常、月经紊乱、皮肤白纹等，血尿皮质醇及其弋谢产物也可轻度增高，但可被小剂量地塞米松所抑制，皮质醇及ACTH昼夜节律正常。

2）假性Cushing综合征：酒精性肝脏损害时，不仅各种症状及激素水平类似本病，且对小剂量地塞米松给药无反应或反应减弱，但戒酒即可恢复。

3）抑郁症：虽然增高的激素及其代谢物不被小剂量地塞米松所抑制，但无Cushing综合征的特征性临床表现。

五、治疗

皮质醇症的诊断一旦确立，应立即进行治疗。病因不同，治疗方案有很大差别，但针对病因的手术为一线治疗。垂体有腺瘤的库欣病首选显微镜下经鼻经蝶窦行垂体瘤切除术，手术失败或存在手术禁忌证者则行垂体放疗或双侧肾上腺次全切除术或药物治疗；病变部位已确定的异位ACTH综合征，需手术切除肿瘤，若无法确定或不能切除时，可按库欣病的原则做肾上腺切除，以减轻症状；肾上腺肿瘤则首选腹腔镜下或开放性肾上腺肿瘤切除术。总之，皮质醇症治疗的目标是：第一切除任何致病肿瘤；第二及早控制高皮质醇血症及其并发症；第三减少永久性内分泌缺陷；第四避免终身依赖药物治疗。

（1）垂体肿瘤切除：适用于由垂体肿瘤所致的双侧肾上腺皮质增生，尤其伴有视神经受压症状的病例更为适宜。由垂体微腺瘤引起的双侧肾上腺皮质增生首选显微镜下经鼻经蝶窦行选择性垂体微腺瘤切除，此法创伤小，不影响垂体功能，而且属病因治疗，故效果好。然而该手术要求的设备条件、经验和技术都比较高，国内能开展此项手术的医院还比较少。目前国内不少医院仍然采取以肾上腺大部分切除或全肾加肾上腺组织自体移植为主的治疗方法。垂体手术常常不能彻底切除肿瘤，长期缓解率仅50%左右，复发率20%，并可影响垂体其他的内分泌功能。而手术切除不彻底或不能切除者，可作垂体放射治疗。如出现垂体功能不足者应补充必要量的激素。

（2）肾上腺皮质肿瘤切除：适用于肾上腺皮质腺瘤及肾上腺皮质腺癌。对于体积较小的良性腺瘤可选腹腔镜下肾上腺肿瘤切除术；双侧的腺瘤应尽量保留肾上腺，减少激素长期替代；对于体积较大的腺瘤和腺癌可以谨慎采用腹腔镜手术或开放手术。开放主手术多经患侧第11肋间切口进行。如不能明确定的，则需经腹部或背部切口探查双侧肾上腺。肾上腺皮质腺瘤切除术效果较好，但肾上腺皮质腺癌者常不能达到根治的目的。由于肿瘤以外的正常肾上腺呈萎缩状态，故术前、术后均应补充皮质激素。术后尚可肌内注射ACTH，共2周，以促进萎缩的皮质功能恢复。术后激素的维持需达3个月以上，然后再逐步减量至停服。

（3）双侧肾上腺切除：适用于双侧肾上腺皮质增生病例，一般作为治疗ACTH依赖性皮质醇症的最后手段。其方法有：①双侧肾上腺全切除：优点是控制病情迅速，并可避免复发；缺点是术后要终身补充皮质激素，术后易发生 Nelson 综合征（垂体肿瘤+色素沉着）；②一侧肾上腺全切除，另一侧肾上腺次全切除：由于右侧肾上腺紧贴下腔静脉，如有残留或肾上腺增生复发，再次手术十分困难，故一般做右侧肾上腺全切除。左侧残留肾上腺应占全部肾上腺重量的5%左右。残留过多，则复发率高。残留过少或残留肾上腺组织血供损伤，则出现肾上腺皮质功能不全或 Nelson 综合征，故术中应注意勿损伤其血供。由于肾上腺血供是呈梳状通向其边缘，故残留的组织应是边缘的一小片组织。有人采用一侧肾上腺全切除加垂体放疗，但常无效或易复发。

在作肾上腺手术时，应注意以下几点：①切口的选择：可经第 11 肋间切口进行，但部分肾上腺皮质腺瘤患者可能误诊为肾上腺皮质增生，术中需更换体位时，则发生困难。患者肥胖，经腹部探查双侧肾上腺较困难，比较合适的是患者全麻下取俯卧位，经背部八字切口，或经第 1 1 肋间切口探查。一般先探查右侧，如发现右侧肾上腺增生（常为双侧肾上腺增生）或萎缩（左侧肾上腺常有皮质腺瘤），则需再探查左侧肾上腺。如发现右侧肾上腺皮质腺瘤则可做腺瘤摘除，不需再探查左侧。巨大的肾上腺腺癌可选用胸腹联合切口进行手术。腹腔镜手术可采用经腹腔或经后腹腔进路。②皮质激素的补充：皮质醇症患者体内皮质醇分泌处于高水平，术后皮质醇水平骤降易导致急性肾上腺皮质功能不足而发生危象。其临床表现为休克、心率快、呼吸急促、发绀、恶心、呕吐、腹痛、腹泻、高热、昏迷甚至死亡，故于术前、术中和术后均应补充皮质激素以预防。一旦危象发生，应快速静脉补充皮质激素，纠正水、电解质紊乱以及对症处理。情绪波动、感染以及某些手术并发症可诱发危象发生，并有时会混淆诊断（如气胸、出血等），应予注意避免发生。常规补充的皮质激素量虽已超过正常生理分泌量，但由于术前患者皮质醇分泌处于很高的水平，故部分病例仍有发生危象的可能。由于术后危象大多发生于手术后 2 天之内，故可于手术日及术后 2 天再静脉补充氢化可的松 100～200mg/d，从而使危象的发生大大减少。如怀疑有危象或有手术并发症，均应加大皮质激素用量。皮质激素的长期维持是醋酸可的松 25～37.5mg/d（为正常生理需要量）。腺瘤患者一般需维持 3～6 个月后停药，双侧肾上腺全切除者需终生服药。如患者有其他疾病、感染及拔牙等手术时，应增大激素用量。如有腹泻及不能进食时，应改成肌注用药。患者应随身携带诊断书，随时供医生参考。肾上腺腺瘤及肾上腺大部切除患者在病情稳定后可逐步停药。停药前如需测定体内皮质醇分泌水平，可停服醋酸可的松，改服地塞米松（0.75mg 地塞米松相当于 25mg 醋酸可的松）1～2 周，再测 24 小时尿 UFC、17－OHCS、17－KS 的排出量。如已接近正常，则可逐步减量停药。如水平极低，则仍继续改服醋酸可的松维持。有作者报道将切除的肾上腺切成小块，埋植在缝匠肌或肠系膜中治疗手术后肾上腺皮质功能低下，获得一定疗效。经放射性核素标记胆固醇扫描证明移植区确有放射性浓集，尿 17－OHCS 排出量也有升高，部分病例可停服或减少皮质激素的维持量。由于肾上腺动脉细小，带血管的自体肾上腺移植有一定困难。③Nelson 综合征的处理：肾上腺全切除后，垂体原有的腺瘤或微腺瘤可继续增大，压迫视神经，引起视力障碍。垂体分泌的促黑色素激素引起全身皮肤黏膜色素沉着，甚至呈古铜色。垂体腺瘤摘除术可以挽救视力，垂体局部放疗可以抑制肿瘤的生长。中医中药对缓解色素沉着也有一定疗效。

（4）垂体放射治疗：作为库欣病的二线治疗，常用于垂体肿瘤手术无效或复发，并且不能再次手术者。缓解率在 83%左右，20%病例可获持久疗效，但大多数病例疗效差且易复发。垂体放疗前必须确定肾上腺无肿瘤。

（5）药物治疗：药物治疗也是皮质醇症治疗的重要手段，但仅仅是辅助治疗，不良反应大，疗效不肯定。主要用于以下情况：手术前准备；存在手术/放疗禁忌证或不愿手术或其他治疗失败者；不能明确病因的异位 ACTH 综合征；对无法手术切除的肾上腺皮质腺癌做姑息性治疗。常用的药物有两类：

1）抑制皮质醇生物合成的药：主要有甲吡酮、酮康唑、氨鲁米特、密妥坦、依托咪酯等。通过抑制皮质醇生物合成途经中某一酶的活性，或阻断合成的某一环节而减少体内皮质醇的生成量。①甲吡酮（美替拉酮，metyrapone，SU4885）：是 11β－羟化酶抑制剂。可抑制 11－脱氧皮质醇转化为皮质醇和抑制 11－脱氧皮质酮转化为皮质酮，从而使皮质醇合成减少。不良反应相对小，主要为头痛、头晕、消化道反应。但作用暂时，只能起缓解症状的作用。一旦皮质醇分泌减少，刺激 ACTH 的分泌作用减弱，可降低其阻断作用。②酮康唑（ketoconazole）：本药对碳链酶和 17－羟化酶均有抑制作用，对于严重的高皮质醇症血症需要紧急控制者有效。不良反应主要是肝功能损害。③氨鲁米特（aminoglutethamide）：主要抑制胆固醇合成孕烯醇酮。轻型肾上腺皮质增生症服0.75～1.0g/d，严重者1.5～2.0g/d，1～2周后皮质醇症的临床症状可获得不同程度的缓解。但需密切随访皮质激素水平，必要时应补充小剂量的糖皮质激素和盐皮质激素，以免发生肾上腺皮质功能不足现象。④密妥坦（mitotane 邻、对二氯苯二氯甲烷）：除有抑制皮质醇合成的作用外，还可直接作用于肾上腺皮质的正常或肿瘤细胞，使束状带和网状带萎缩坏死，即起到药物性肾上腺切除的作用。适用于已转移和无法根治的功能性或无功能性的皮质癌。但有严重的胃肠道和神经系统不良反应，并可导致急性肾上腺皮质功能不足。⑤多靶点药物：可能是一种很有希望的治疗用药。

2）直接作用于下丘脑－垂体水平，抑制ACTH释放的药物：主要有赛庚啶、溴隐亭、罗格列酮、奥曲肽、麦卡角林等。①赛庚啶（cyproheptadine）：是血清素的竞争剂，而血清素可兴奋下丘脑－垂体轴而释放ACTH，故赛庚啶可抑制垂体分泌ACTH。适用于双侧肾上腺增生病例的治疗。剂量由8mg/d逐渐增加到24mg/d。在双侧肾上腺全切除或次全切除术后皮质功能不足的情况下，一方面补充皮质激素，一方面服用赛庚啶能减少垂体瘤的发生机会。②奥曲肽（Octreotide）：是生长抑素的衍生物。有些类癌细胞膜上存在生长抑素受体，因而可以和奥曲肽结合。放射性核素 ^{111}In 标记的奥曲肽不仅在作为示踪剂时有助于分泌ACTH类癌的定位，也可对类癌进行治疗。③麦卡角林（cabergoline）：可使60%的库欣病高皮质醇症下降，40%降至正常，30%以上可长期控制，可抑制Nelson综合征ACTH的分泌，是治疗库欣病很有希望的药物。

（严如银）

第三节　原发性醛固酮增多症

一、概述

原发性醛固酮增多症（primary hyperaldosteronism PHA，简称原醛症）是由于肾上腺皮质球状带分泌过多的醛固酮，引起的以高血压、低血钾、高血钠、低血浆肾素活性、碱中毒、周期性瘫痪以及血、尿醛固酮升高为特征的临床综合征。醛固酮的分泌是自主性或部分自主性的，过多醛固酮负反馈抑制肾素的分泌和血浆肾素的活性，故原发性醛固酮增多症也称为低肾素性醛固酮增多症。Conn于1954年首先报道1例分泌醛固酮的肾上腺皮质腺瘤，手术切除后获得痊愈故本病又称Conn综合征。上海交通大学医学院附属瑞金医院于1957年发现国内首例原醛症，泌尿外科程一雄教授等切除肾上腺腺瘤后获得治愈。原醛症占高血压病因的0.5%～16%，平均10%左右。原醛症最主要的两种病理类型为单侧肾上腺皮质腺瘤和双侧肾上腺皮质增生。

二、病因和分类

根据病因或病理改变的不同，原发性醛固酮增多症可以分为以下几种亚型：

（1）特发性醛固酮增多症（idiopathic hyperaldoateronism，IHA）：以往认为IHA占原醛症的10%～20%，近年来随着影像学技术和内分泌生化检查等诊断手段的提高，其发现比例显著增加，50%～60%，成为最常见的临床亚型。病理表现为双侧肾上腺球状带弥漫性或局灶性增生。发病机制尚不明确，多数学者认为其病因不在肾上腺本身，可能与垂体产生的POMC、醛固酮刺激因子（ASF）、γ－黑素细胞刺激因子（Y－MSH）等物质刺激肾上腺皮质分泌醛固酮有关。该类型对血管紧张素敏感，临床症状多不典型，并较醛固酮腺瘤为轻。IHA的患者通常在接受单侧肾上泉切除后血压改善不明显，主要依靠药物治疗。

（2）醛固酮腺瘤（aldosterone－producing adenomas，YPA）：以往认为此型为原醛症的最常见原因，现研究发现约占原醛症的40%～50%。病理变化为肾上腺皮质球状带中有合成和分泌醛固酮的良性肿瘤，故亦称之肾上腺皮质腺瘤，以单侧肿瘤多见（90%左右），左侧略多于右侧，腺瘤同侧及对侧肾上腺组织一般呈轻度萎缩性病理变化。肿瘤圆形或卵圆形，有完整包膜，肿瘤切面呈橘黄色，直径一般较小，仅0.5~2.5cm，直径>3~4cm者需考虑肾上腺醛固酮腺癌的可能。电镜下瘤细胞呈分泌醛固酮的球状带细胞的特征。大多数APA对ACTH较敏感，血浆醛固酮水平与ACTH昼夜节律平行，其醛固酮的分泌不受肾素及血管紧张素Ⅱ的影响。APA的临床症状典型，手术切除腺瘤或腺瘤侧肾上腺后，临床症状都得到较好的纠正。

（3）原发性肾上腺皮质增生（primary adrenal hymerplasia，PAH）：较少见，只占原醛症的1%~2%。病理上多表现为单侧或一侧肾上腺结节状增生，但在勺分泌及临床生化检查结果类似于APA，其病因可能巧在肾上腺本身，做一侧肾上腺切除或肾上腺次全切除，也和皮质腺瘤一样，可以使代谢异常以及高血压症状恢复正常。

（4）家族性醛固酮增多症（familial hyperaldosteonism，FH）：临床少见，不到原醛症的1%，分Ⅰ型和Ⅱ型两种。Ⅰ型为糖皮质激素可抑制的原发性醛固酮增多症（glucocorticoid-remediable aldosteronism，GRA），是一种常染色体显性遗传病。病理上肾上腺皮质球状带和束状带均有增生，可轻度弥漫性增生到严重的结节性增生。本型病因可能是在皮质类固醇合成过程中某些酶系（11-β羟化酶）缺乏，致使皮质醇合成受阻，由此引起ACTH负反馈分泌增多，但因去氧皮质酮和醛固酮合成未受影响，故醛固酮合成和分泌增加。GRA与APA类似，醛固酮的分泌受ACTH的调节，而非肾素-血管紧张素系统。临床特征包括早发性高血压，同时可能合并有脑出血或主动脉壁夹层形成，并且具有高血压病的显著家族史。最常见的实验室检查结果为低肾素水平，可能缺乏醛固酮增多的其他证据（如24小时尿醛固酮水平、低钾血症、代谢性碱中毒）。本型常规降压药无效，但糖皮质激素可维持血压和血钾正常。Ⅱ型发病机制尚不清楚，与Ⅰ型不同，糖皮质激素治疗无效，肾上腺切除可治愈或显著缓解高血压症状。

（5）醛固酮癌（aldosterone-producing carcinoma，APC）：指肾上腺皮质能分泌醛固酮的癌肿，占原醛症1%以内。肿瘤直径常>3cm，形态不规则。本型除分泌大量醛固酮外，往往同时分泌大量糖皮质激素和性激素，引起相应的生化改变和临床症状。此型进展快，早期即可发生血行转移，手术、药物和放疗的治疗效果均不理想。术后复发率高，平均生存期半年左右。

（6）异位分泌醛固酮的肿瘤：临床罕见，这是胚胎发育过程中残留在器官上的肾上腺皮质组织发生的恶性肿瘤，它是6个亚型中唯一的完全自主分泌醛固酮的病变，对ACTH、肾素、血管紧张素均不起反应。

三、病理生理

醛固酮主要维持体内正常的血容量及血钾浓度，主要作用点为肾脏远曲小管和集合管的上皮细胞，通过Na^+-K^+、Na^+-H^+交换机制，促进Na^+的重吸收、K^+和H^+的排泄。正常生理性的醛固酮分泌主要受肾素-血管紧张素-醛固酮系统的调节（其中血管紧张素Ⅱ的调节最重要），其次是血钾和ACTH等。

原醛症的一系列病理生理改变均因肾上腺皮质分泌过量的醛固酮，从而导致高血钠、低血钾、碱中毒等一系列电解质紊乱和酸碱失衡现象以及肾素-血管紧张素被抑制现象。当体内醛固酮分泌过多时，使肾脏远曲小管和集合管Na^+重吸收明显增加，同时伴有水的重吸收增加、尿中Na^+排出减少，从而导致体内水、钠潴留、血容量增加。细胞外Na^+浓度增高，Na^+便向细胞内转移，使细胞内水、钠潴留，外周阻力增强，即形成原发性醛固酮增多症典型的高血压临床症状。Na^+重吸收增加后，肾小管腔内的电离状态为负性，使Na^+-K^+、Na^+-H^+交换增强，造成大量K^+和H^+排出，从而产生低钾血症、碱中毒。当水钠潴留、血容量增加到一定程度后，Na^+在近曲小管的重吸收减少，体内Na^+水平和血容量稳定在一个比原来高的新水平上，出现Na^+代谢的“逃逸现象”。这种逃逸机制目前尚不清，可能在某些初始Na^+重吸收的非重要位点中，存在Na^+重吸收的减少。钠潴留的这种限制可以解释原发性醛固酮增多症患者的特征性临床表现，该类患者具有轻度高血压，较少见恶性高血压，同时无水肿表现。与醛固酮诱导性钠潴留逃逸相反的是，该病不存在钾丢失的逃逸，醛固酮介导的肾脏排钾则是持续的，并导致全身钾不足，低血钾及其相关症状。

四、临床表现

原发性醛固酮增多症患者的临床表现基本上是由体内钠潴留和钾缺乏所引起的，主要临床表现如下。

（1）高血压：是原发性醛固酮增多症最主要和最先出现的症状。高血压产生的机制主要是水钠潴留导致血容量增加及血管阻力增强两方面所致。原醛症患者的高血压程度与体内可交换的 Na^+ 量有关，因为 Na^+ 的潴留和血容量的扩张是受盐皮质激素逃逸现象控制的，所以原醛的患者的血压往往是中度或稍重度增高，多位良性高血压，恶性高血压少见。患者对一般的抗高血压药物反应很差。有腺瘤的患者与肾上腺增生的患者相比，高血压通常严重。头痛、头晕、乏力、视物模糊等是高血压常见韵症状，多不甚严重，眼底血管改变也很轻，患者一般也不出现水肿表现。但病程长时也可导致心、脑、肾等器官并发症。

（2）低血钾：疾病早期由于细胞内 K^+ 外移，血钾可维持在正常值低限，随着病程发展，血钾逐渐下降。一般认为，血钾正常、高血压是大部分原醛症的早期症状，而低血钾可能是症状加重的表现，也存在血钾正常性原醛症。低血钾可出现一系列典型症状：乏力、倦怠、虚弱、肌无力或典型的周期性瘫痪。四肢受累多见，严重者可发生呼吸及吞咽困难。可累及心脏，出现低钾性心电图改变：出现 U 波，ST 段延长，T 波低平、倒置，可出现期前收缩、阵发性心动过速甚至室颤等心律失常。低钾血症合并代谢性碱中毒可使血中游离钙降低，导致低钙血症，引起肢体麻木、手足抽搐及肌肉痉挛等症状，血镁降低时症状更严重。长期缺钾可引起肾小管上皮空泡样变性，对尿液的浓缩功能减退，出现烦渴、多饮、多尿，特别是夜尿增多。夜尿增多除肾浓缩功能减退外，还与原醛症患者尿排钠的昼夜规律颠倒有关，正常人因体位关系，大多数钠在白天排泄，而原醛症患者大多数钠在夜间排泄。病程晚期，继发肾小球和肾间质退行性病变，肾功能难以恢复，导致慢性肾功能不全，甚至肾衰竭。

五、诊断和鉴别诊断

原发性醛固酮增多症的诊断确立非常重要，主要分三步：第一，筛选诊断：运用简单易行的检查方法对临床表现可疑的患者进行初筛，初步确立诊断；第二，定性诊断：运用敏感性和特异性均较高的检查方法对初筛患者进一步诊断，明确原醛症为高血压的原因；第三，分型定位诊断：运用影像学及一些实验室检查指标明确原醛症的病变部位及原醛症的各类亚型，以选择相应的治疗方法。具体诊断方法较多（表5-5）。

表5-5　原发性醛固酮增多症的诊断方法

诊断步骤		具体方法
筛选诊断		血浆醛固酮/肾素浓度比值（A剐R）（重要）
		血钠、血钾、血醛固酮、血浆肾素活性
		24小时尿钠、尿钾、尿醛固酮
定性诊断		醛固酮抑制试验（盐负荷试验）（重要）
		醛固酮刺激试验（肾素活性刺激试验）
定位诊断影	像定位诊断	肾上腺CT（重要）
		超声、IVIRI、肾上腺核素碘化胆固醇扫描
	功能定位诊断	肾上腺静脉取样测定血浆醛固酮浓度（重要）
		体位刺激试验（重要）
		血浆18-羟皮质酮

（1）筛选人群：高血压患者有下列情况时需考虑原醛症：①一般降压药疗效不明显或无效；②伴有原因不能解释的自发性低血钾或易触发低血钾；③伴有肌无力或周期性瘫痪；④难治性高血压或高血压2级以上；⑤原醛症患者一级亲属患高血压者；⑥儿童、青少年高血压患者；⑦肾功能减退而尿液呈

碱性。

（2）血浆醛固酮/肾素浓度比值（aldosterone/renin ratio，ARR）：目前认为是高血压患者中筛选原醛症首选的试验。ARR≥40［血浆醛固酮的单位：ng/dl，肾素活性单位：ng/（ml·h）］提示醛固酮分泌为肾上腺自主性，结合血浆醛固酮浓度>20ng/dl，则ARR对诊断原醛的敏感性和特异性均达90%左右。ARR对于筛选血钾正常的原醛症更有效。注意检查时需标化试验条件：直立体位，纠正低血钾，血浆醛固酮>15ng/dl，肾素活性>0.2ng/（ml·h），排除药物影响。比如，需要停用螺内酯、β受体阻滞剂、钙通道阻滞剂、血管紧张素酶转换酶抑制剂、血管紧张素受体阻滞剂等干扰ARR测定的药物。

（3）血钾、血钠、血醛固酮、血浆肾素活性：典型原发性醛固酮增多症患者一般表现为持续性低血钾，≤3.5mmol/L；血钠正常或轻度升高，>140mmol/L；血醛固酮明显升高，>15ng/dl（554pmol/L）；血浆肾素活性降低，<1ng/（ml·h）（站立位4小时后测定）。这些指标异常可以为原醛症提供线索和佐证，但应注意这些指标并非原醛症所特有的，其值正常者亦不能排除原醛症。另外，这些指标的正常值标准在各医疗单位可能有所差别。

（4）24小时尿钾、尿钠、尿醛固酮：原醛症患者尿钾排出增加，尿钠排出减少，尿醛固酮升高。测定这些指标的24小时值，异常者有利于原醛症的诊断，但同血钾、血钠等指标类似，不能仅据此确诊原醛症。

（5）醛固酮抑制试验（盐负荷试验）：此试验的敏感性和特异性均高，是原发性醛固酮增多症重要的确诊检查方法之一。原理：正常人、原发性高血压患者钠负荷和容量增加时会使血浆肾素活性下降、醛固酮分泌减少，而原发性醛固酮增多症的过量醛固酮分泌则不被钠盐负荷或肾素-血管紧张素系统的阻断等因素抑制。该试验可采用口服氯化钠，测定24小时尿醛固酮排出量或静脉注射氯化钠，测定血浆醛固酮浓度，也可以用氟氢可的松产生潴钠作用。具体方法：试验前留取24小时尿醛固酮、钾、钠及皮质醇，同时抽血测醛固酮、钾、钠、皮质醇和肾素活性，试验开始后患者每日增加氯化钠6~9g（口服或静脉注射），共3~5天。最后1天同样检测上述指标。如为原发性醛固酮增多症患者，则血醛固酮>20ng/dl（554pmol/L），尿醛固酮>12~14μg/24h（33.3~38.8nmol/24h）。试验前需了解患者的血容量和低钾程度，并停用一些影响肾素-血管紧张素-醛固酮系统的药物，如螺内酯、雌激素、β受体阻滞剂、钙通道阻滞剂、血管紧张素酶转换酶抑制剂、血管紧张素受体阻滞剂等。该试验禁用于未控制的严重高血压、肾功能不全、充血性心力衰竭、心律失常、严重低血钾等。

（6）醛固酮刺激试验（肾素活性刺激试验）：原理同醛固酮抑制试验相同。给予低钠饮食或呋塞米40mg/d，共3~5天，造成低钠和血容量不足，测定其肾素活性，正常人肾素活性增加值在2.0ng/（ml·h）以上，原醛者低于此值。此试验敏感性和特异性不如盐负荷试验，只有在严重高血压不宜行盐负荷试验时，方考虑使用。

总之，一位高血压患者如有醛固酮分泌增多，自发性低血钾和尿钾排除增多并存，站立位血浆肾素活性低，高醛固酮分泌不被钠负荷试验所抑制，而糖皮质激素正常者，即可确诊为原发性醛固酮增多症。接下来的就是要明确原醛症的病变分类，以便选择不同的治疗方法，主要是IHA和APA之间的鉴别。

（7）肾上腺CT：CT扫描能提供肾上腺疾病最准确的解剖学信息，是原醛症定位诊断的首选影像学检查方法。上腹部CT薄层扫描（0.2~0.3cm）可检出直径>0.5cm的肾上腺肿物，螺旋CT甚至可检测出直径0.2~0.3cm的肾上腺肿块。APA直径多<1~2cm，低密度或等密度，强化不明显；IHA表现为双侧肾上腺增生肥厚或呈结节样改变；直径>3cm的不规则肾上腺肿块，边缘模糊不光滑，形态呈浸润状时，需考虑肾上腺皮质癌的可能。CT测量肾上腺各肢的厚度可用来鉴别APA和IHA，厚度>0.5cm，应考虑IHA。但不能单独依靠CT进行定位，CT不能区分结节样增生的IHA，小的APA可能漏诊。

（8）其他影像学检查：超声检查简单易行、价格低廉，但较为粗略，常作为定位诊断的初步手段；MRI检查空间分辨率低于CT，价格较贵，还可能出现运动伪像，仅用于CT造影剂过敏者；肾上腺核素碘化胆固醇扫描，目前已经基本被CT所取代，仅在其他检查结果不明时才采用。

（9）肾上腺静脉取样测定血浆醛固酮浓度：肾上腺静脉取样测定血浆醛固酮浓度是分侧定位原发性醛固酮增多症的“金标准”，敏感性和特异性分别为95%和100%。CT扫描结合肾上腺静脉取样测定血浆醛固酮浓度是目前公认的最准确的定位诊断方法。对于有醛固酮腺瘤的患者，患侧肾上腺的醛固酮水平高，而对侧的醛固酮则被抑制，低于正常。相反，在特发性醛固酮增多症患者，双侧醛固酮分泌都增多，当然有些病例也并不对称。试验结果的分析要注意插管的位置是否正确，并同时测皮质醇浓度来校正混血误差。虽然此法分侧诊断原醛症的敏感性和特异性均很高，但其为有创检查，存在一定的并发症和插管失败率，费用也很高，不应作为常规检查，仅推荐用于原醛症的确诊、拟行手术者。若CT等已明确诊断为单侧孤立的肾上腺腺瘤，可不再行此检测。

（10）体位刺激试验：方法：患者仰卧一夜后，上午8时卧位抽血测血浆醛固酮、皮质醇、肾素活性及血管紧张素Ⅱ的浓度，然后站立活动2～4小时后再测上述指标。正常人和原发性高血压患者站立位刺激肾素分泌，继而血浆醛固酮浓度急剧升高（增高值>30%）。醛固酮腺瘤的分泌不受肾素及血管紧张素Ⅱ的影响，而对ACTH敏感，血浆醛固酮水平与ACTH昼夜节律平行，醛固酮腺瘤患者进行体位刺激试验时可见醛固酮分泌减少，这反映了ACTH日间分泌水平降低的特点。如果血浆皮质醇在站立位时升高，便可鉴别出可能因应激性ACTH增高而出现的假阴性反应。特发性醛固酮增多症由于直立位血管紧张素Ⅱ合成增加及球状带对血管紧张素Ⅱ的敏感性增加，醛固酮含量增加（增高值<30%）。

（11）血浆18－羟皮质酮（18－OHB）：18－OHB是醛固酮合成的前体物质，血浆正常值为11.5～55.0ng/dl。禁食8～12小时，次晨8：00采血测血浆18－OHB，醛固酮瘤患者>100ng/dl，特发性醛固酮增多症患者<100ng/dl。此法是无创性分型诊断的较好的方法。

（12）鉴别诊断：临床上其他一些疾病也可表现为高血压、低血钾等，需要与原发性醛固酮增多症相鉴别。

1）继发性醛固酮增多症：是由于肾上腺以外的因素导致肾素分泌过多，继而激活肾素－血管紧张素－醛固酮系统，导致醛固酮分泌过量。肾素和醛固酮的量均增高是与原醛症的主要鉴别点。常见于肾素瘤、恶性高血压、肾动脉狭窄等。

2）原发性高血压：10%～20%的原发性高血压患者的肾素是被抑制的，与原醛症较难鉴别，但原发性高血压患者一般无自发性低血钾。

3）Liddle综合征：由于肾小管上皮细胞膜上钠通道蛋白异常，使钠通道常处于激活状态，除醛固酮和肾素水平降低外，其他症状与原醛症几乎相同。

4）Cushing综合征：由于肾上腺分泌过多的糖皮质激素而导致的一系列临床综合征，也可表现为高血压和低血钾。但该类患者同时还有其他Cushing综合征的典型表现，如向心性肥胖、皮肤紫纹等。

六、治疗

（1）手术治疗

1）手术适应证：①醛固酮腺瘤；②原发性肾上腺皮质增生；③分泌醛固酮的肾上腺皮质癌或异位肿瘤，条件允许，也应尽量手术；④不能耐受长期药物治疗的特发性醛固酮增多症患者。

2）手术方式：醛固酮腺瘤行肿瘤切除术或肿瘤侧肾上腺次全切或全切术，术后患者临床症状可迅速缓解，生化和内分泌指标渐趋正常，远期疗效较佳；原发性肾上腺皮质增生行增生严重侧（一般为右侧）肾上腺切除或肾上腺次全切除术；分泌醛固酮的肾上腺皮质癌或异位肿瘤须行肿瘤根治性切除术，必要时将癌肿周围区域淋巴结同时清扫；特发性醛固酮增多症患者表现为双侧肾上腺皮质增生，对于不能耐受药物治疗者可选择切除一侧分泌功能旺盛的肾上腺，另一侧做次全切或不切除，但效果往往不甚理想。

手术切除方式分开放手术和腹腔镜手术。经典的开放手术目前仍具有不可替代的作用，特别是对多发腺瘤、醛固酮癌、异位肿瘤等应首选开放手术，经第11肋间腰背切口为常用的手术切口。1993年，上海交通大学医学院附属瑞金医院泌尿外科陈其智、张祖豹等在国内率先成功开展了腹腔镜肾上腺切除术，目前腹腔镜手术已成为肾上腺切除术的首选，对于单发或单侧醛固酮腺瘤更是腹腔镜肾上腺手术的最佳适应证。腹腔镜肾上腺手术具有损伤小、出血少、并发症少、患者恢复快、住院时间短等优点。腹腔镜手术入路主要分为分经腹腔和腹膜后两种方式，腹膜后入路对腹腔脏器影响小、手术创伤小、更符合泌尿外科手术习惯，其应用日益广泛。2005 年以来，上海交通大学医学院附属瑞金医院泌尿外科沈周俊教授对腹腔镜肾上腺切除术的手术效果、手术技巧、手术并发症、中转开放手术的因素、“肾上腺微小病变”的腹腔镜手术技巧等进行了一系列的深入分析研究，这些结果发表在著名的 Journal of EndouroLogy、BritishJournal of Uroalogy 等杂志上，得到国内外同道的一致好评。2010 年 7 月，沈周俊在国内率先成功开展了达芬奇机器人辅助腹腔镜肾上腺切除术，标志着肾上腺微创外科手术进入了新的发展阶段。

3）围手术期处理：术前要对原醛症患者作充分准备，详细了解患者的心、肝、肺、肾、脑等主要器官的功能，充分估计手术的危险性，及时调整全身状况。纠正高血压、低血钾和其他代谢异常。肾功能正常者首选螺内酯做术前准备来控制血压，剂量 100～400mg，每天 2～4 次，用药时间 1～2 周。血压控制不理想者，再加用其他降压药物，如依那普利、卡托普利等血管紧张素转换酶抑制剂和硝苯地平等钙离子通道阻滞剂。低血钾严重者应口服或静脉补钾，每天 4～6g，1～2 周后血钾可逐步恢复正常。病程较长的醛固酮瘤患者同侧及对侧肾上腺组织一般呈轻度萎缩性病理变化，因此术前应补充一定量的糖皮质激素，但应注意防止糖皮质激素补充不足造成肾上腺危象。

术后第 1 天即可停钾盐、螺内酯和降压药物。静脉补液应有适量生理盐水。术后最初几周应行钠盐丰富的饮食，以免对侧肾上腺长期被抑制、醛固酮分泌不足导致高血钾。罕见情况，需要补充糖皮质激素。

（2）药物治疗：无论是否进行手术治疗，药物治疗对于所有原发性醛固酮增多症患者降低血压和纠正代谢异常都是必要的。

1）药物治疗适应证：①术前准备；②特发性醛固酮增多症；③有手术禁忌证或拒绝手术的醛固酮腺瘤；④糖皮质激素可抑制的原发性醛固酮增多症；⑤不能手术的肾上腺皮质癌或作为术后辅助治疗；⑥肾上腺全切术后激素替代治疗。

2）利尿剂：①螺内酯（安体舒通）：是原发性醛固酮增多症药物治疗的关键，也是 IHA 最主要的治疗手段。螺内酯是醛固酮受体拮抗剂，通过拮抗醛固酮的作用起到排钠、潴钾和降压作用，而并不抑制醛固酮的合成和分泌。初始剂量 20～40mg/d，逐渐增量，最大 <400mg/d，2～4 次/天，2～6 周后可使血压和血钾恢复正常。作为术前准备，可降低手术的危险率。血压控制不佳时，联用其他降压药物，如氢氯噻嗪。主要不良反应是因其与孕激素受体、雄激素受体结合有关，常见的有痛性男性乳房发育、勃起功能障碍、性欲减退、女性月经不调、恶心、厌食等，对于有肾功能不全的患者应用大剂量螺内酯可导致肾前性氮质血症和高血钾，需慎用或不用。不良反应发生率为剂量依赖性，通常在每天应用超过 100mg 时产生。应用螺内酯时应每月检测血电解质、肌酐、尿素氮直到螺内酯剂量稳定为止。②阿米洛利：保钾排钠利尿剂，通过阻断集合管上皮细胞的钠通道，抑制钠的重吸收、有效降低血压、纠正低血钾，还能避免螺内酯引起的男性乳房发育及其他不良反应，常用于不能耐受螺内酯不良反应者。初始剂量为每天 10～40mg，分次口服，能较好地控制血压和血钾。对特发性醛固酮增多症需要长期服药的患者，阿米洛利联合螺内酯作为标准治疗，即可以增强螺内酯的作用，同时又减少其使用剂量和不良反应。③依普利酮：为高选择性醛固酮受体阻滞剂，是一种新型的抗高血压药，与性激素相关的不良反应比螺内酯少，可用于不能耐受螺内酯的患者。

3）钙通道阻滞剂：醛固酮合成过程中的一些环节需要有钙离子参与方能完成，二氢吡啶钙通道阻滞剂（如硝苯地平）通过阻滞钙离子通道降低血浆醛固酮水平。硝苯地平还可以抑制血管平滑肌收缩，降低血管阻力，起到降压作用。一般硝苯地平和保钾利尿剂合用，血钾和血压可以很快恢复正常，但应用此类药物，需十分注意其安全性。

4）血管紧张素转化酶抑制剂（ACEI）：能够有效降低低 IHA 醛固酮的分泌和缓解高血压症状。常用的药物有依那普利、卡托普利等。对 ACEI 有效的患者对血管紧张素Ⅱ受体拮抗剂也有作用。ACEI 常和其他抗肾素制剂合用治疗对利尿剂无效的高血压患者。

5）糖皮质激素：除用于部分患者术前准备和肾上腺全切术后替代治疗外，主要用于糖皮质激素可抑制的原发性醛固酮增多症。初始剂量，地塞米松0.125～0.25mg/d，或泼尼松2.5～5.0mg/d，睡前服，以维持正常血压、血钾和ACTH水平的最小剂量为佳。血压控制不满意者加用依普利酮。

（严如银）

第四节　肾上腺性征异常症

一、概述

肾上腺性征异常症又称为肾上腺性征异常综合征（adrenogenital syndrome），系肾上腺皮质增生或肿瘤分泌过量性激素（主要是雄激素），致性征和代谢异常。临床上分为先天性和后天性两大类：前者系先天性肾上腺皮质增生症（congenital adrenal hyperplasia，CAH）所致，占肾上腺性征异常症的大多数；后者多见于肾上腺皮质腺瘤或癌，以恶性者居多。国外，1865年DeCrecchio首先描述此病；国内，1956年吴阶平首先报道2例。CAH主要是激素替代治疗，辅以手术矫正两性畸形；肾上腺皮质腺瘤或癌主要是尽早手术切除肿瘤。

二、病因和分类

（1）先天性肾上腺皮质增生症（CAH）：是一组常染色体隐性遗传的先天性疾病，与多种合成皮质激素的酶缺陷有关，其性染色体和性腺正常或基本正常，多发病于胎儿或婴儿期。正常肾上腺皮质激素由胆固醇合成，需要多种酶的参与，并受下丘脑－垂体－肾上腺轴的反馈机制调节。CAH因先天性基因缺失或突变，引起肾上腺皮质激素合成过程中某些酶的缺陷，任何一种酶的缺陷均造成相应的某些皮质激素合成减少或缺失，负反馈刺激下丘脑（CRH）和垂体（ACTH）大量分泌，刺激肾上腺皮质增生，同时造成该酶的前体底物集聚。在雄激素合成途径不受阻碍的情况下，雄激素合成与分泌增加，诱发性分化异常和不同程度的肾上腺皮质功能减退。主要有5种酶缺陷，最常见的是21－羟化酶缺陷，占CAH的90%～95%；其次是11β－羟化酶缺陷，占3%～5%；其他3种少见的类型为3β－类固醇脱氢酶缺陷、17α－羟化酶缺陷和20，22－碳链裂解酶缺陷。

（2）男性化肾上腺肿瘤：是指肾上腺皮质分泌雄激素的肿瘤，其中恶性的腺癌多于良性的腺瘤。这些肿瘤组织自主性地分泌大量脱氢表雄酮和雄雌二酮，并在外周组织转化为睾酮，从而引起男性化表现，但单纯分泌睾酮的肿瘤罕见。这些患者垂体ACTH分泌处于抑制状态。女性的发病率是男性的2倍，各年龄均可发病，但未见胎儿和新生儿发病的报道。良性腺瘤可有完整的包膜，切面黄褐色。如肿瘤较大，生长迅速，切面有出血、坏死及斑片状散在钙化则有肾上腺皮质癌可能。晚期肿瘤能够沿主动脉淋巴结转移，并可侵犯邻近组织和远处转移至肺、肝、脑及骨等器官。

（3）女性化肾上腺肿瘤：是指能够分泌过量的雌激素使患者女性化的功能性肾上腺皮质肿瘤，绝大多数为恶性肿瘤。多发生于25～50岁的男性，儿童少见，成年女性更罕见。女性化肾上腺肿瘤或癌的外观和组织学特性与男性化肾上腺肿瘤相似。肿瘤主要经肝、肺和局部淋巴结转移。

三、临床表现

（1）先天性肾上腺皮质增生症（CAH）：各型CAH的临床表现既有类似，又因所缺陷酶的种类和程度的差异而不同，男性化和高血压等为主要表现。

1）21－羟化酶缺陷：以糖皮质激素、醛固酮合成下降，雄激素分泌增加，肾上腺髓质发育和功能受损为特点。典型表现是出生前后女性假两性畸形、男性性早熟或失盐危象。根据酶缺陷的程度由重到轻可分为3种类型。①典型失盐型（男性化伴醛固酮分泌不足）：此型为21－羟化酶完全缺陷所致，占典型CAH的75%左右，以水电解质紊乱为突出表现，伴有男性化。出生后早期即出现低钠血症、高血钾、脱水、代谢性酸中毒等相关症状，常伴有急性肾上腺皮质功能不足，并且最终可因失钠、脱水及高血钾等导致循环衰竭，死亡率高。其他表现如厌食、恶心、呕吐、肤色灰暗及消瘦也较常见。此型外生殖器畸形较其他类型严重。出生时外生殖器官性别不明，表现为男性化，如大阴唇融合，阴蒂肥大如阴茎，呈尿道下裂外观，阴道与尿道共同开口于尿生殖窦。青春期女性第二性征不明显、喉结粗大、声音低沉、多毛、闭经等。②典型单纯男性化型（有男性化而无失钠）：占典型 CAH 的25%，醛固酮分泌基本能够维持钠盐的平衡，而表现为出生前后女性假两性畸形和男性性早熟，儿童早期身材高大，但因骨骺提前融合，最后身高低于同龄人；女性青春期无第二性征，原发性闭经。③非典型：此型酶缺陷较轻，可无明显男性化和电解质紊乱表现。女性可在青春期后出现多毛、月经稀少或闭经、男人型脱发、多囊卵巢、不育等；失盐不明显的男性，主要表现为性早熟、少精、不育等。但本型多数可无症状。

2）11β－羟化酶缺陷：该酶缺陷使11－脱氧皮质酮和11－脱氧皮质醇增多，而醛固酮和皮质醇合成受阻，在 ACTH 作用下造成肾上腺分泌过量雄激素，引起女性男性化、男性性早熟和慢性肾上腺皮质功能不全。多数患者有轻度高血压，高血压与血清中11－脱氧皮质酮升高有关，应用糖皮质激素后血压下降，而停用糖皮质激素后血压又会升高，少数患者有重度高血压和低钾血症。

3）3β－类固醇脱氢酶缺陷：该酶缺陷使孕烯醇酮、17－羟孕烯醇酮、去氧表雄酮大量堆积，皮质醇、醛固酮和睾酮合成均受阻。此型罕见，临床表现为失盐症状和慢性肾上腺皮质功能不全；女性轻度男性化；男性出生时男性化不完全，有尿道下裂、隐睾甚至男性假两性畸形。

4）17α－羟化酶缺陷：该酶缺陷使雄激素、雌激素和糖皮质激素合成均受阻。患者两性分化均差，男性表现为假两性畸形；女性表现为青春期发育受阻，原发性闭经、性腺功能减退、性幼稚、无腋毛、无阴毛；同时可伴有肾上腺皮质功能不足、高血压、低血钾、碱中毒等。

5）20、22－碳链裂解酶缺陷：此型最少见，此酶缺乏使皮质醇、醛固酮和性激素都不能合成，造成大量胆固醇堆积。因皮质激素缺乏，患儿表现为肾上腺皮质功能不全、严重失盐症状、易发感染。同时，由于雄激素和雌激素合成障碍，不论男女，出生时均表现为女性外生殖器。用糖皮质激素治疗后能改善症状，此亦为重要诊断依据之一。

（2）男性化肾上腺肿瘤：男女患儿均表现为生长迅速、肌肉发达、骨龄和骨骺提前融合。青春期前的女孩可见阴毛和腋毛丛生、阴蒂肥大、色素沉着、皮肤痤疮；而青春期前的男孩可见阴茎、阴毛和腋毛如成人状，前列腺增大，但睾丸体积不大。成年女性常见停经，颜面、躯干及四肢多毛，阴毛呈男性分布，阴蒂肥大，皮肤痤疮，声音低沉，乳房、卵巢和子宫萎缩等。成年男性患者难以发现，多在 B 超检查或雄激素测定中偶然发现。

（3）女性化肾上腺肿瘤：本病多发生于25～50岁的男性。男性乳房女性化为最常见的表现，一般双侧多见，伴有乳房压痛，乳晕区色素沉着，甚至有溢乳现象。1/2的患者性欲或性功能减退，1/4的患者有肥胖、骨骼肌萎缩、阴毛分布呈女性特征，部分肾上腺皮质癌患者有 Cushing 综合征的表现。此类肿瘤通常很大，50%以上的患者在腹部可扪及肿瘤包块。儿童患者除乳房女性化外，生长及骨质成熟加速。

四、诊断和鉴别诊断

对于两性性征异常的患者，应明确是否存在肾上腺疾病；如属肾上腺疾病应明确是增生还是肿瘤；如系肿瘤，应准确定位，并判断肿瘤的良、恶性。肾上腺性征异常综合征的诊断需结合完整的病史（包括家族史）、典型的临床症状（如男性化、失盐等）、仔细的全身体格检查（特别注意外生殖器）及下列一些辅助检查综合考虑。

（1）性染色体检查：对可疑新生儿做染色体检查以明确患儿的染色体性别。遗传学研究表明，通常 CAH 患者性染色体和性腺是正常或基本正常的。即女性 CAH 的细胞核染色质阳性，染色体为 XX；男性 CAH 的细胞核染色质阴性，染色体为 XY。

（2）实验室检查：通过一系列内分泌指标的检查对明确诊断有重要意义。

1）21－羟化酶缺陷型 CAH：血浆17－羟孕酮（17－OHP）的检查最为重要，基础血浆17－OHP > 300nmol/L（正常值3～6nmol/L），特别是 > 600nmol/L 可临床诊断典型 CAH。妊娠15～19周，羊膜腔穿刺测定羊水17 - OHP，用于产前诊断；新生儿出生48 ~72小时，足底血测17 - OHP可用于新生儿筛查。血浆黄体酮、AGTH、睾酮升高，血浆皮质醇降低，24小时尿17 - 酮类固醇（17 - KS）、孕三醇等升高可提供辅助诊断依据。典型失盐型还可见血浆醛固酮降低、肾素活性增高、低血钠、高血钾、酸中毒。非典型者血浆17 - OHP多数可正常，可进行ACTH兴奋试验鉴别，即静脉注射ACTH后测血浆17 - OHP的水平，非典型者血浆17 - OHP升高的幅度小于典型者。

2）11β - 羟化酶缺陷型CAH：主要是血浆11 - 脱氧皮质酮（DOC）和11 - 脱氧皮质醇显著升高。血浆雄激素、ACTH、17 - KS、肾素活性和24小时尿17 - OHCS、17 - KS等也升高。

3）3β - 类固醇脱氢酶缺陷型CAH：主要是血清17 - 羟孕烯醇酮和脱氢表雄酮（DHEA）显著升高。另外孕烯醇酮、ACTH、血浆肾素活性等也升高。

4）17α - 羟化酶缺陷型CAH：血清黄体酮、DOC、皮质酮、18 - 羟皮质酮、醛固酮和ACTH等升高。尿17 - KS、17 - OHP、17 - OHCS降低。

5）20，22 - 碳链裂解酶缺陷型CAH：各种类固醇水平均降低，ACTH和血浆肾素活性升高。

6）男性化肾上腺肿瘤：血清雄激素水平为必查指标，90%表现有多毛的女性睾酮或双氢睾酮的水平升高。几乎所有病例尿17 - KS明显升高，主要是DHEA升高。此外，尿中孕烯醇酮和17 - 羟孕酮及其衍生物的水平也增高。并且男性化肾上腺肿瘤患者的血浆雌激素或尿17 - KS不能被地塞米松所抑制，呈现ACTH非依赖性的自主性分泌现象。

7）女性化肾上腺肿瘤：血、尿中雌激素水平升高，以雌酮、雌二醇、雌三醇升高为主，且对地塞米松抑制试验和ACTH兴奋试验均无阳性反应。尿17 - KS增加。由于肿瘤分泌大量雌激素反馈抑制垂体分泌促性腺激素，因而血中FSH和LH浓度明显降低，且对FSH和LH刺激无反应。

（3）影像学检查：内生殖器官和肾上腺B超、CT或MRI为重要检查手段，可以明确内生殖器官的类别、部位、发育情况，有无多囊卵巢、异位睾丸，肾上腺肿瘤或增生情况。影像学检查对肾上腺肿瘤有很高的诊断价值，一般腺瘤形态多为圆形、有包膜、边缘规则，而腺癌边缘多不规则。B超、CT或MRI检查对肿瘤有无局部转移、邻近器官受累情况及手术难易的评估有重要意义。其他影像学检查，如X线片可评价骨龄；生殖道造影可评价尿道生殖窦发育程度；静脉尿路造影可显示是否合并尿路畸形及肾上腺体积大的肿瘤对肾脏的挤压、下移及肾上盏变形改变。

（4）鉴别诊断：主要是区别是肾上腺增生、肿瘤引起的性征异常还是肾上腺外（如性腺）疾病引起的性征异常。

1）CAH：主要是与各种非肾上腺因素的性征异常疾病相鉴别。如女孩肾上腺男性化应与体质性多毛或单纯阴毛出现的性早熟相鉴别。男孩出现青春期提前时需要与睾丸非精原细胞瘤型生殖细胞瘤和间质细胞瘤区别。成人肾上腺性征异常症还应与特发性多毛、Cushing综合征、Stein - Levinthal综合征、合并肢端肥大症的肾上腺男性化病、卵巢雄性细胞瘤等相鉴别。

2）男性化肾上腺肿瘤：主要是与各种性腺起源的雄激素过多引起的男性化相鉴别。常见的有CAH、多囊卵巢综合征、卵巢肿瘤、儿童睾丸间质细胞瘤、特发性性早熟等。

3）女性化肾上腺肿瘤：主要是与各种性腺起源的雌激素过多引起的女性化相鉴别。常见的有睾丸肿瘤、Klinfelter征、特发性性早熟和乳房早发育、药物引起的乳房发育，如长期服用利舍平、甲丙氨酯（眠尔通）和地西泮以及含雌激素药物或避孕药等都可以导致男性化乳房发育。

五、治疗

（1）CAH：激素替代是CAH的主要治疗手段，辅以手术矫正两性畸形，重塑患者的社会生理性别。

1）激素替代治疗：激素替代是通过补充缺乏的皮质激素以抑制ACTH的分泌和肾上腺皮质增生，减少肾上腺性激素的分泌并避免医源性皮质激素过量，达到抑制男性化、促进正常生长、促进性腺发育和保护潜在生育能力的目的。

21 - 羟化酶缺陷的典型失盐型、3β - 类固醇脱氢酶缺陷和20，22 - 碳链裂解酶缺陷的患者需补充糖皮质激素和盐皮质激素；21－羟化酶缺陷的单纯男性化型和非典型、11β－羟化酶缺陷和17α－羟化酶缺陷的患者一般只需补充糖皮质激素；17α－羟化酶缺陷的患者在青春期时需补充性激素。

激素具体选择如下：①糖皮质激素：婴幼儿、青少年首选氢化可的松，10～15mg/（m^2·d），因其为短效，抑制生长不良反应小，也可以醋酸可的松20～30mg/（m^2·d）替代；性腺发育完成的青少年和成年者，首选长效制剂如泼尼松5～7.5mg/d或地塞米松0.25～0.5mg/d。②盐皮质激素：主要使用氟氢可的松0.05～0.15mg/d。糖皮质激素合用盐皮质激素可以减少前者的使用量和不良反应。氢化可的松联合氟氢可的松常常是最为有效的治疗方案。部分严重的婴儿尚需补充氯化钠1～2g/d。③性激素：主要是对性激素合成不足的患儿（如17α－羟化酶缺陷型CAH），若出生时为女性生殖器，到青春期时需补充一定量的女性激素，以促进女性性征的发育，并尽可能恢复生育能力。

2）两性畸形的外科治疗：对于生殖器官有异常者，在药物治疗成功的基础上，通过外科手术进一步提高治疗效果。两性畸形外科治疗的原则是：生育潜能和性功能的保护、最简单的医学干预、恰如其分的性别外观、稳定的性别特征、社会心理健康。①重赋社会性别：社会性别的确定需综合考虑基因性别、外生殖器的解剖状态、性腺和生殖通道的潜在功能以及当前的社会性别，其中以基因性别和外生殖器解剖状态为主要决定因素。通常临床上大多选择为女性。②去除内生殖器：性别确定后，与性别相矛盾的生殖器应切除，如输卵管、子宫或输精管可在手术中切除，手术时间多取在2～3岁之内。③切除性腺：首先考虑第二性征的形式，对与青春期第二性征相矛盾的性腺应切除。真两性畸形中，一侧为睾丸，一侧为卵巢，需切除有矛盾的性腺。对有卵睾结构者，若作为女孩抚养，其卵睾组织需保留；若作为男孩抚养，卵睾组织应切除。④外生殖器重建：目的在于恢复正常的解剖和性别外观、保存正常的性功能、矫正或预防泌尿系畸形或并发症。一般多重建女性外生殖器，因为女性外生殖器重建相对容易。只有在阴茎发育到足以保持男性功能时才考虑男性重建手术。

（2）男性化肾上腺肿瘤：首选手术治疗，通过手术切除腺体肿瘤可以达到治愈的目的。手术切除范围包括肿瘤、肾上腺及周围组织，如有孤立转移灶也一并切除。由于男性化肾上腺肿瘤的对侧肾上腺多无萎缩，肿瘤切除后无须补充激素或仅需短期补充皮质激素。对于恶性肿瘤有明显转移无法手术切除或存在手术禁忌证时可采用放疗或化疗，以改善症状、延长生存期。常用的化疗药物有密妥坦、氨鲁米特、酮康唑、氟尿嘧啶等。①密妥坦：作用于肾上腺皮质的正常或肿瘤细胞，改变肾上腺线粒体功能，使束状带和网状带萎缩坏死，即起到药物性肾上腺切除的作用，一般使用剂量为10～20g/d；②氨鲁米特：抑制胆固醇合成孕烯醇酮，初试剂量0.25g/d、分2次口服，逐渐增加至0.5g/d、分4次口服；③酮康唑：为抗真菌药物，同时可有抑制皮质类固醇合成的作用，1.2g/d。

（3）女性化肾上腺肿瘤：治疗原则是尽早手术，切除范围包括肿瘤、同侧肾上腺及肾上腺周围脂肪、结缔组织和淋巴组织。因为对侧肾上腺可能存在萎缩，故手术前后应适当补充糖皮质激素。经手术治疗后女性化症状消退，性欲恢复，睾丸体积增大，尿中雌激素、17－KS、17－OH水平下降。若术后症状持续存在，类固醇水平不降或下降后又升高，提示肿瘤有转移或复发。肿瘤多向肝、肺和局部淋巴结等处转移。对于肿瘤不能切除或切除后复发者可行放射治疗或密妥坦等药物治疗，以减轻症状。

（严如银）

第五节　儿茶酚胺增多症

一、概述

儿茶酚胺增多症（hypercatecholaminemia）是体内嗜铬细胞分泌过多的儿茶酚胺（肾上腺素、去甲肾上腺、多巴胺）从而引起以高血压和代谢紊乱为主要特征的临床综合征，主要包括肾上腺嗜铬细胞瘤（pheochromocytoma，PHEO）、副神经节瘤（paraganglioma PGL，即肾上腺外嗜铬细胞瘤）和肾上腺髓质增生（adrenal medulla hyperplasia）等。虽然儿茶酚胺增多症仅占高血压患者的0.1%～0.6%，但其检出却是十分必要的，因为严重的高血压危象可以致命；手术切除肿瘤或增生的病灶可以治愈；约

10%的肾上腺嗜铬细胞瘤为恶性，副神经节瘤恶性率更高，为15%～35%；确诊嗜铬细胞瘤后可以为寻找其他内分泌肿瘤提供线索。手术切除是嗜铬细胞瘤最有效的治疗方法，肾上腺髓质增生也常采用手术治疗，妥善的围手术期处理是降低手术风险和保证手术成功的关键。

二、病因

嗜铬细胞瘤是第一种在肾上腺发现的肿瘤，1920年Roux首次成功地切除了嗜铬细胞瘤；肾上腺髓质增生是一种临床少见的疾病，1977年吴阶平首先提出肾上腺髓质增生是一种独立疾病，通常双侧发病。到目前为止，嗜铬细胞瘤和肾上腺髓质增生的病因都不明确，但有几种特殊情况可能与其发病原因有关。

（1）多发性内分泌肿瘤（multiple endocrine neo plasia，MEN）．：多发性内分泌肿瘤是一种累及多种内分泌器官的伴有常染色体显性遗传的遗传性肿瘤综合征，临床表现多样，两个或两个以上的内分泌腺体同时或先后发生功能性肿瘤，引起相应激素过剩的临床综合征。分为MEN－1、MEN－2a、MEN－2b、MEN－1和MEN－2混合型等4型。其中，MEN－2a型：又称Sipple综合征，包括嗜铬细胞瘤或肾上腺髓质增生症并甲状腺髓样癌、原发性甲状旁腺功能亢进症。MEN－2b型：除有MEN－2a型的肿瘤外，还可发生多发性皮肤或黏膜神经瘤。

（2）家族性嗜铬细胞瘤（familial pheochromocytoma）：家族性嗜铬细胞瘤系常染色体显性遗传疾病，有高度外显率。家族性嗜铬细胞瘤的发病率占嗜铬细胞瘤的6%～10%，多为双侧多发或两个以上内分泌腺体受累，发病年龄较早，常见于儿童；双侧性嗜铬细胞瘤中约50%为家族性，同一家族的发病成员其发病年龄和肿瘤部位往往相同。家族性嗜铬细胞瘤患者存在各种各样的基因缺陷，如SDHD、SDHB或SDHC基因突变，具有这类基因缺陷的胚胎，一部分外胚层的神经嵴细胞可迁移至身体的其他部位，衍化成特殊的细胞群即APUD（amine precusor uptake and decarboxylation）细胞系统，肿瘤可分泌多肽激素，形成以嗜铬细胞瘤为主的各型内分泌肿瘤综合征，常与MEN－2a型和（或）MEN－2b型和（或）神经外胚层发育异常同时存在。另外家族性嗜铬细胞瘤还可以与神经纤维瘤病（von recklinghausen）、视网膜血管瘤（vonhippel）、脑脊髓血管母细胞瘤（lindiau）等并发。

（3）多内分泌功能性嗜铬细胞瘤：有报道嗜铬细胞瘤能分泌两种以上的内分泌激素。以前对嗜铬细胞瘤并发高血钙原因有过多种猜测，直到1981年Fairhust从瘤组织中分离出类甲状旁腺活性激素，1985年Shanberg在10例患者中证实嗜铬细胞是自主分泌异位性甲状旁腺素的肿瘤，而并非是儿茶酚胺增高后刺激甲状旁腺素分泌增加所致，因而提出“多内分泌功能性嗜铬细胞瘤”这种新的概念。虽然此类患者的甲状旁腺素增高但其甲状旁腺往往是正常的，既无增殖现象，亦无肿瘤。嗜铬细胞瘤还可分泌ACTH，70%为小形ACTH，是人类标准的ACTH，若分泌过量即可形成典型的Cushing综合征，它与肺癌及其他肿瘤所分泌的大形ACTH有所不同。此外嗜铬细胞瘤还可分泌a－MSH、血管活性肠肽（VIP）、前列腺素、P物质、神经肽Y、生长抑素等物质而引起相应的特征表现，其临床意义有待进一步明确。

（4）特殊部位的嗜铬细胞瘤：嗜铬细胞瘤可遍布盆腔以上的身体各部。若生长在特殊部位，则其病因及临床表现更为复杂。如肾门部的嗜铬细胞瘤通过直接压迫和内分泌作用可造成肾动脉狭窄；肾实质内的嗜铬细胞瘤可造成肾素分泌增高；胰腺后方的嗜铬细胞瘤可引起血管内浸润、肾血管性高血压；膀胱内嗜铬细胞瘤可导致排尿性高血压、晕厥等。

（5）神经外胚层发育异常：神经外胚层发育异常（neuroectodermal dysplasia）是一组伴有皮肤损害的中枢神经系统疾病，有明显的家族性。因为嗜铬细胞来源于神经外胚层的神经嵴，故神经外胚层发育异常可伴有嗜铬细胞瘤。常见的有：①多发性神经纤维瘤病：NF基因突变所致，5%～23%的嗜铬细胞瘤可并发本病；②Von Hippel－Lindan病（VHL病）：VHL基因突变所致，是一种伴有囊性小脑或血管细胞瘤视网膜畸形的视网膜血管瘤；③结节性硬化症：以多发性皮脂腺瘤样面痣和智力减退为特征，可同时伴有多发性神经纤维瘤病、癫痫发作，也常见血管畸形和囊肿；④Sturge－Weber综合征：又称三叉神经多发性血管瘤，以沿三叉神经走向部位的面部血管瘤为其特点，并伴有脑及脑膜血管畸形，可并发嗜铬细胞瘤。

三、病理和病理生理

嗜铬细胞瘤主要来源于肾上腺髓质，多为单侧，双侧者占10%左右，但遗传性者多为双侧、多发。10%～15%的嗜铬细胞瘤来源于肾上腺外，包括源于交感神经（腹部、盆腔、胸部）和副交感神经（头颈部）者，也称为副神经节瘤，主要位于腹部和盆腔，常见的部位有腹主动脉旁、肾门附近、下腔静脉旁、膀胱、胸腔纵隔、头颈部等。

嗜铬细胞瘤病理上可分为良性、恶性和混合性三类。良性居多，良性嗜铬细胞瘤一般呈圆形或卵圆形，直径大小不一，多3～5m，表面光滑，血供丰富，有完整包膜，其包膜发出的纤维索伸入瘤组织内将瘤组织分割成分叶状，而瘤组织外的正常髓质可无变化或被挤压而萎缩。肿瘤体积大小并不与功能强弱呈正比。恶性者直径多>5cm，重量多>80g，肿瘤质地较硬，向周围浸润生长，表面血管怒张，包膜不完整，形态不规则，瘤体剖面可有退行性囊性变或形成血肿，有粗肿瘤结节或多个结节，邻近肿大或发硬的淋巴结内有嗜铬细胞或组织。肿瘤组织的细胞很不规则，有的由正常的髓质细胞所组成，有的则由瘤细胞组成。瘤细胞呈不规则的多面形，较大，胞质丰富，并含有嗜铬性颗粒，细胞核大而圆，内含空泡，细胞内的颗粒及空泡内含有大量升压物质。仅根据病理组织学特征本身不能鉴别肿瘤的良恶性，在良性和恶性肿瘤细胞中都可以看到重的嗜铬性颗粒、奇特的核分裂象、血管内浸润性生长、瘤细胞形成的肿瘤假包膜等肿瘤组织浸润现象。瘤细胞形态异常可能是内分泌功能行为的一种表现，不能作为良、恶性肿瘤鉴别诊断的最终依据。恶性嗜铬细胞瘤的诊断只能是在没有嗜铬组织的区域出现嗜铬细胞（转移灶）时才能成立，如淋巴结、肝脏、肺及骨等处。

肾上腺髓质增生和肾上腺嗜铬细胞瘤在细胞学上无差异，但有组织学差异，肾上腺髓质增生是肾上腺髓质弥漫性或结节状增生的改变，没有包膜；在肾上腺尾部和两翼都有髓质存在（正常情况下不存在）；肾上腺髓/皮质之比发生根本变化，肾上腺髓质的绝对重量增加2倍以上，且多为双侧病变。

儿茶酚胺增多症主要分泌去甲肾上腺素和肾上腺素，极少数分泌多巴胺。儿茶酚胺、交感神经系统及α受体、β受体下调和敏感性降低等多种因素参与维持其血流动力学变化。嗜铬细胞瘤还可以分泌其他35种以上激素或多肽如血管活性肠肽、P物质、神经肽Y、ACTH、阿片肽、生长激素释放因子、生长抑素、心房钠尿肽、甲状旁腺素相关肽等而引起不同的病理生理和临床表现。

四、临床表现

儿茶酚胺增多症患者的临床表现某种程度上取决于肿瘤或增生组织分泌产物的种类和量，其临床表现千变万化，犹如多种不同的疾病，故被称为“伟大模仿者”，但多数患者表现为肿瘤或增生组织分泌过多儿茶酚胺为基础的症状和体征。严重患者可表现为高血压危象、恶性高血压、急腹症或心血管并发症，此时常需紧急药物处理和（或）手术治疗；相反，大约10%的“功能隐匿性嗜铬细胞瘤”可无儿茶酚胺增多症的典型症状和体征。嗜铬细胞瘤的临床表现与其肿瘤大小并不成正比，小的肿瘤儿茶酚胺含量虽少，但它们通常结合儿茶酚胺不紧密，可直接释放儿茶酚胺进入血液循环，造成其症状有时可能较严重；大的肿瘤儿茶酚胺含量高，但是结合儿茶酚胺比较紧密，并且大部分在肿瘤内直接生成代谢产物，因此只有相对少量的血管活性肽及大量无活性的代谢产物分泌，故其临床症状有时反而较轻。

高血压是本病最常见的典型特征，发生率80%～90%，可伴有典型的头痛、心悸、多汗“三联征”。高血压本身作为一种体征，也有多种表现，主要有以下三种形式：①持续性高血压：发生率50%左右，患者表现为波动较小的持续性高血压，此类高血压用常用的降压药效果不佳，而钙通道拮抗剂、硝普钠、α受体阻滞剂有效，此类型多见于儿童和MEN－2型患者。②阵发性高血压：系本病特征性表现，发生率45%左右，患者平时血压正常、无症状，高血压突然发作时可达（200～300）/（130～180）mmHg，同时伴有其他症状和体征。阵发性高血压有发作渐频、间隔渐短的趋势，最终可成为持续性高血压。这一类高血压通常比较容易引起嗜铬细胞瘤的怀疑，阵发性高血压女性通常比男性更多。③持续性高血压阵发性发作：平时血压即高于正常，在某些诱因或无诱因情况下可出现血压阵发性急剧增高，甚至出现高血压危象。另外有患者表现为高血压与低血压交替，大约5%的嗜铬细胞瘤患者血压可正常，10%～50%的患者可出现直立性低血压。

高血压发作的频率差别较大，从1年几次到1天几次，每次发作持续时间从几分钟到几小时。75%的患者每周发生1次或以上，80%的患者发作时间不超过1小时。通常发作迅速，症状逐渐消失。随着初次发作以后，患者的发作频率增加，虽然发作严重程度可有或者可无改变。高血压发生可以无明显诱因刺激，但许多因素可以诱发高血压危象，包括挤压肿瘤、体育锻炼、某一特定姿势、直接的外伤、穿紧衣服、用力大小便或呕吐、膀胱膨胀、性交、大笑、打喷嚏、咳嗽、干呕、Valsalva动作、用力呼吸等引起腹内压增高；精神刺激、麻醉诱导期；富含酪胺的食物、啤酒、白酒、成熟干酪；可能诱发高血压危象的药物有：酪胺、组胺、肾上腺素、去甲肾上腺素、尼古丁、胰高血糖素、三环类抗抑郁药、四乙胺、醋甲胆碱、琥珀酰胆碱、吩噻嗪类、ACTH、β受体阻滞剂（如普萘洛尔等）。

与儿茶酚胺分泌过度和高血压有关的症状和体征多种多样但又缺乏特异性，包括：严重头痛、全身多汗、心悸、心动过速、苍白、面红；焦虑、紧张、恐惧震颤、头昏、晕厥、脑出血、脑栓塞症状；胸痛、腹痛、腰痛、腹股沟区疼痛；恶心、呕吐、食欲减退、便秘、腹泻；虚弱、乏力、疲劳。与并发症有关的表现有：充血性心力衰竭、心肌病变、心肌梗死、脑血管意外、缺血性小肠结肠炎、氮质血症、低钾血症、高血糖、脂代谢紊乱、壁间动脉瘤、脑病、休克。其他并存疾病或综合征有关的表现有：胆石症、甲状腺髓质癌，以及分泌5-羟色胺、降钙素、前列腺素或ACTH样物质产生的效应，甲状旁腺功能亢进症、黏膜皮肤神经瘤、角膜神经增粗、消化道神经节神经瘤病、神经纤维瘤及其并发症、Cushing综合征、VHL病、性征异常、Addition病、肢端肥大症。其他还有转移或侵犯邻近组织而产生的临床表现。总之患者个体差异很大。肾上腺髓质增生症患者最主要的临床表现是高血压，多无代谢表现。

妊娠期嗜铬细胞瘤是嗜铬细胞瘤中较严重的一种，确诊前母婴的死亡率超过40%，即使确诊后并采取一定的措施，其死亡率仍较高，严重危及母婴的生命安全。妊娠期嗜铬细胞瘤的症状通常与子痫、先兆子痫、毒血症相似，头痛、多汗、视觉障碍、心悸和高血压（阵发性或者持续性）都常见。妊娠期嗜铬细胞瘤在分娩以前得到确诊的只有1/3，大部分情况下是在产后或分娩时突然发生高血压或晕厥，潜在的嗜铬细胞瘤才被注意到。即使患者曾经有过顺利的生产，但是如果患者有不稳定的高血压或直立性高血压、充血性心力衰竭或心律失常等，应考虑嗜铬细胞瘤的诊断。

儿童嗜铬细胞瘤较少见，约占总的嗜铬细胞瘤的10%，其表现与成人相比有某种改变：头痛、恶心、呕吐、体重减轻和视觉困难较成人常见；烦渴、多尿，以及惊厥在成人中少见，而在儿童中发病率可达25%；11%的儿童患者可有水肿、发红、发绀的手部表现；儿童嗜铬细胞瘤的患者中，90%有持续性的高血压，阵发性高血压<10%；相比成人，儿童的家族性嗜铬细胞瘤、双侧嗜铬细胞瘤、多发性嗜铬细胞瘤、肾上腺外嗜铬细胞瘤、恶性嗜铬细胞瘤发病率较高。与成人发病率在性别上相反，小儿嗜铬细胞瘤男性多于女性，男女之比为2∶1。男性儿童的发病按年龄随机分布，9～12岁年龄组为该病的好发年龄，女孩则62%的患者发生于月经初潮时期。

五、诊断和鉴别诊断

儿茶酚胺增多症的诊断首先是根据临床表现做出初步诊断，然后运用生化检查做出定性诊断，运用解剖影像学和功能影像学做出定位诊断，以明确病变的部位、大小、对邻近脏器的影响以及有无远处转移等（图5-1）。

（1）24小时尿儿茶酚胺（CA）及其代谢产物（MNs和VMA）：CA包括NE、E和DA；MNs包括甲基福林（MN）和甲基去甲福林（NMN），分别为E和NE的中间代谢产物；香草基扁桃酸（VMA）为CA的最终代谢产物。测定24小时尿CA和VMA为传统的定性诊断方法，目前仍然是主要的生化检查手段，常用于初步筛检，98%的儿茶酚胺增多症患者24小时尿CA增高，但症状不发作时尿内CA可正常，并且有许多食物或者药物可以影响尿中儿茶酚胺及其代谢物的水平，故检查结果阴性不能排除诊断。对于结果阴性而临床高度可疑者需重复多次和（或）高血压发作时或发作后留尿测定。MNs化学结构稳定，受食物或药物影响较小，特异性可达97%，敏感性稍低，为69%，适于低危人群的筛检。

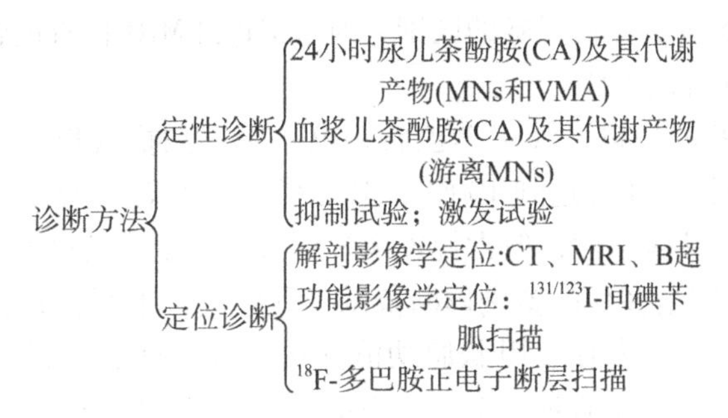

图5－1　儿茶酚胺增多症的主要诊断方法

（2）血浆儿茶酚胺（CA）及其代谢产物（游离 INs）：血浆 CA 亦为传统的定性诊断方法。但血浆 CA 不稳定，NE 在血液中的半衰期仅 2 分钟，并且血浆 CA 受应激、活动、失血、吸烟及多种药物的影响较大，所以血浆 CA 测定不如 24 小时尿 CA 测定价值高。血浆游离 MNs 受血循环中 CAs 和精神因素的影响较小。测定血浆 MN、NMN 诊断嗜铬细胞瘤的敏感性为 97% ~99%，特异性为 82% ~96%，假阴性率仅 1% ~2%，为较好的生化检测指标，适于高危人群的筛检，目前应用尚不普及，建议推广。孙福康等研究发现患者血浆 NMN 在不同时间点有明显变化，而 MN 相对稳定，提示 MN 是诊断肾上腺嗜铬细胞瘤更为稳定的监测指标。

（3）抑制试验：目前常用可乐定或喷托铵（安血定）进行抑制试验来鉴别假阳性。可乐定可兴奋中枢 α2 受体，抑制交感神经末梢释放 NE 和肾脏分泌肾素，故能降压。口服可乐定 0.3mg，服药前和后 1、2、3 小时各抽血测定血浆 CA，或服药前、后各留取 24 小时尿测定 CA 及其代谢产物。服药后血浆或尿 CA 降至正常范围（ <500pg/ml）或下降 50% 以上者是抑制阳性，提示为神经源性的血压升高或非儿茶酚胺增多症性高血压，抑制阴性提示儿茶酚胺增多症。当血浆 CA 浓度轻度升高难以区分原发性高血压和儿茶酚胺增多症时，可进行可乐定抑制试验。喷托铵为神经节阻滞剂，也有降压作用，同样可用于抑制试验。

（4）激发试验：随着现代检查方法的进展，胰高血糖素、纳洛酮、甲氧氯普胺（灭吐灵）等激发试验目前已较少实用。对于阵发性高血压发作间期较长、高血压发作不易观察以及血浆 CA 在 400 ~ 2 000pg/ml 者，也可尝试进行激发试验。

（5）CT：CT 平扫十增强扫描为首选的影像学定位诊断检查，可发现肾上腺 0.5cm 和肾上腺外 1.0cm 以上的肿瘤，其定位诊断的准确性达 90% 以上，CT 在检测肾上腺外嗜铬细胞瘤方面已经取代了动、静脉造影和超声显像等。肿瘤内密度不均和显著强化为其特点，能充分反映肿瘤形态及与周围组织的解剖关系。但 CT 较难鉴别嗜铬细胞瘤与其他肾上腺肿瘤，也无法预测肿瘤的良、恶性。若 CT 检查显示肾上腺体积增大但无肿瘤征象，可间接支持肾上腺髓质增生的诊断。

（6）MRI：在识别病变的准确度上与 CT 不分伯仲，而且无电离辐射、无造影剂过敏之虞，冠状位和矢状位成像可以获得绝佳的肿瘤与周围脉管系统之间解剖关系以及静脉引流途径的信息。适用于儿童、孕妇和肾上腺外嗜铬细胞瘤的诊断。嗜铬细胞瘤血供丰富，在 T1WI 低信号、T2WI 高信号，反向序列信号无衰减为其特点。

（7）B 超：敏感性低，不推荐用于定位，但因其简单、无创、价廉，可作为初筛检查，特别是可疑颈部嗜铬细胞瘤及婴幼儿、孕妇等。

（8）$^{131/123}$I－间碘苄胍扫描（$^{131/123}$I－MIBG）：^{131}I－MIBG 和 ^{131}I－MIBG 扫描是诊断儿茶酚胺增多症的一种安全、灵敏、特异和无创的技术，是目前肿瘤术前定位及术后随访的重要方法。MIBG 为去甲肾上腺素类似物，能被嗜铬细胞儿茶酚胺囊泡摄取，肾上腺髓质发生肿瘤或增生时，摄取的 MIBG 增多，行 γ 照相时能显影。$^{131/123}$I－MIBG 对儿茶酚胺增多症既能做出定性诊断，又能做出解剖和功能的定位诊断。一次性注药可做全身检查，对家族性、小病变、多发性、肾上腺外、复发或转移性肿瘤有较大的诊断价值，其中对于发现肾上腺外嗜铬细胞瘤的敏感性高于 CT 检查，对骨转移能比 X 线更早发现，对恶性嗜铬细胞瘤和肾上腺髓质增生还有治疗作用。应用 $^{131/123}$I－MIBG 对肾上腺髓质扫描，对嗜铬细胞瘤和肾上腺髓质增生可在形态上显示比较明确的区别。对于 CT 和 MRI 检查阴性或不能明确诊断而临床怀疑者，$^{131/123}$I－MIBG 是有效的替代手段。

（9）^{18}F－多巴胺正电子断层扫描：^{18}F－多巴胺正电子断层扫描（PET）是诊断嗜铬细胞瘤的新方法，优于 MIBG，其敏感性和特异性可达到 100%，其显像对肿瘤转移及复发的诊断较为有利。常用于症状提示嗜铬细胞瘤，对生化试验阳性，但常规影像学检查不能定位的肿瘤。

（10）鉴别诊断：儿茶酚胺增多症的鉴别诊断范围极其广泛，主要包括：原发性高血压、各种原因的继发性高血压、焦虑紧张、癫痫发作、甲状腺功能亢进、阵发性心动过速、冠状动脉灌注不足综合征、血管舒张性头痛、急性高血压性脑病、交感神经系统的肿瘤、糖尿病、肾上腺皮质肿瘤、多发性神经炎、多发性神经根炎、甲状腺髓样癌、甲状旁腺功能亢进等。

区分嗜铬细胞瘤的良、恶性对于早期诊断、治疗及判断预后具有重要意义。但目前根据临床表现、生化指标、影像学检查及组织病理学结果并不能完全区分肿瘤的良、恶性。沈周俊研究认为，下列指标符合越多恶性的可能性越大：①肿瘤直径 >5cm，重量 >80g；②影像学检查示肿瘤内部结构紊乱，密度不均匀，可有液化坏死，呈囊实混合性结构，肾上腺结构消失，血管周围淋巴结增大；③异位或多发性嗜铬细胞瘤；④复发性嗜铬细胞瘤的恶性率增高；⑤进行性消瘦、血沉快、多脏器受累表现；⑥术中见肿瘤质地较硬，向周围浸润生长，表面血管怒张，包膜不完整，形态不规则；瘤体剖面有囊性变，有粗肿瘤结节或多个结节；⑦术中取邻近淋巴结，特别是肿大或发硬的淋巴结做病理检查，如发现其内有嗜铬细胞或组织；⑧镜下肿瘤细胞小、缺乏胞质玻璃样小球；⑨免疫组织化学缺乏神经肽类的表达和（或）S－100 阳性的支持细胞；⑩术前有高血压者在术后仍表现为持续性的血压升高，考虑恶性的可能性较大。

六、治疗

手术切除是治疗嗜铬细胞瘤最有效的方法。单侧散发的嗜铬细胞瘤常将单侧肾上腺切除；双侧、家族性或具有遗传背景者常实施保留肾上腺的肿瘤切除，以避免皮质激素终身替代；肾上腺外嗜铬细胞瘤需切除异位的肿瘤；恶性嗜铬细胞瘤需行肿瘤根治性切除，并辅以 ^{131}I－MIBG 放射性核素治疗和放化疗；双侧肾上腺髓质增生常采用肾上腺次全切除术（一侧全切，另一侧 2/3～4/5 切除）。积极的围手术期准备、恰当的术式选择、精细的术中操作以及术后的相应处理是确保手术成功的关键。

（1）术前准备：嗜铬细胞瘤切除较其他肾上腺病变的手术危险性为大，充分的术前准备对于儿茶酚胺增多症特别是嗜铬细胞瘤患者具有极其重要的意义，以往未常规使用 α 受体阻滞剂等进行术前准备时，手术死亡率高达 50%，充分的药物准备可使手术死亡率降至 1%～5%。首先要充分认识儿茶酚胺增多症低血容量性高血压的特点。长期高浓度的儿茶酚胺使血管收缩、血压增高、血容量减少，术中切除肿瘤后其表现更为突出，同时高浓度儿茶酚胺对心肌的损害也十分严重，可引起心律失常、心力衰竭，使手术危险性增大。故术前进行有效降压、扩容及营养心肌治疗非常重要，也极为必需。术前准备的目标在于阻断过量 CA 的作用，维持正常血压、心率和心律；改善心脏和其他脏器功能；纠正有效血容量不足；防止手术、麻醉诱发 CA 的大量释放所致的血压剧烈波动，减少急性心力衰竭、肺水肿等严重并发症的发生。

1）控制血压：①α 受体阻滞剂：最常用的是长效非选择性 α 受体阻滞剂，如酚苄明，初始剂量 5～10mg，2 次/日，每 2～3 日递增 10～20mg，直到血压稳定，并有轻度的直立性低血压。通常，剂量需要达到每日 30～60mg。有研究认为选择性 α1 受体阻滞剂如哌唑嗪（2～5mg，2～3 次/日）特拉唑嗪（2～5mg/d）、多沙唑嗪（2～16mg/d）具有更好的效果；比如，上海交通大学医学院附属瑞金医院泌尿外科即在术前常规应用选择性 α1 受体阻滞剂甲磺酸多沙唑嗪控释片（商品名：可多华），最大剂量为 12mg/d，最小剂量为 4mg/d，同时在术中补充血容量，使术前准备时间明显缩短，中位时间为 11 天，且术中血压更稳定。②钙离子通道阻滞剂：钙离子通道阻滞剂能够阻断 NE 介导的钙离子内流入血管平滑肌细胞内，达到控制血压和心律失常的目的，它还能防止 CA 相关的冠状动脉痉挛，有利于改善心功能。其疗效与α受体阻滞剂相当，但不会引起直立性低血压。对于单用α受体阻滞剂血压控制不满意或α受体阻滞剂严重不良反应患者不能耐受或血压仅间歇升高时，可换用或联合使用钙通道阻滞剂，如哨苯地平、维拉帕米等。

2）纠正心律失常：对于CA或α受体阻滞剂所导改的心动过速或室上性心律失常多使用 l3 受体阻滞剂，如阿替洛尔、美托洛尔、埃莫洛尔等。β受体阻滞剂用于手术和麻醉前的准备还可以减少α受体阻滞剂的使用量。但应用β受体阻滞剂必须在α受体阻滞剂使用2～3日以后，因单用β受体阻滞剂可阻断肾上腺素兴奋β2受体扩张血管的作用而可能诱发高血压危象、心肌梗死、肺水肿等致命的并发症。

3）扩容疗法：儿茶酚胺增多症患者多数存在血容量绝对不足，加之术前使用α受体阻滞使血管床扩张，血管容积相对增加，这可造成腺瘤切除或肾上腺切除后，回心血量及有效心排血量锐减，患者可发生严重的低血容量性休克，故术前应补充液体使血容量恢复至正常生理状态，再根据患者术中的中心静脉压、即时动脉血压及心电监测结果指导术中补血补液。

术前准备时间一般10～14天，发作频繁者需4～6周。沈周俊、张荣明等研究认为术前准备应达到以下标准：①血压控制在140/90mmHg以下，心率<80次/分，直立性低血压不低于80/45mmHg，阵发性高血压发作次数减少或不发作；②心电图ST段与T波的改变恢复到正常，极少发生室性期前收缩；③低血容量得到有效纠正，即术前血细胞比容下降≥5%并伴有体重增加；④轻度鼻塞，四肢末端发凉感消失或有温暖感，甲床红润等表明微循环灌注良好。

（2）手术方式：合适的手术方式取决于患者的病情、体形，肿瘤的大小、部位及与周围血管的关系，以及手术医生的经验和习惯等。①腹腔镜手术：对于直径<6cm、无局部浸润或远处转移的嗜铬细胞瘤常首选腹腔镜手术。与开放手术相比，腹腔镜嗜铬细胞瘤切除术具有术中CA释放少、血压波动幅度小、创伤小、术后恢复快、住院时间短等优点。单纯肿瘤大小非绝对限制，这与术者的经验有关，国外有报道直径12cm的肾上腺肿瘤经腹膜腔安全切除者。分为经腹腔和腹膜后两种途径，两者无显著差异，但腹膜后途径恢复更快、应用较多。②开放手术：对于巨大、怀疑恶性、肾上腺外嗜铬细胞瘤，仍首选开放手术，更有利于充分暴露肿瘤和周围脏器，探查肿瘤的其他好发部位。开放手术切口选择如下：经肋间切口（10或11肋间）方便、简单，组织创伤小、术后并发症少、恢复快、对胸腔及腹腔的干扰少并且更适合泌尿外科手术习惯，适用于肿瘤局限于肾上腺者；腹部正中切口的手术视野显露好，可以探查全腹腔发现转移病灶，在恶性嗜铬细胞瘤手术中应用较多；上腹部L形切口是在腹部切口的基础上向右或向左水平延长至腋中线，从而使肾上极、肾上腺、肝门、门静脉下方、腔静脉内上方、脾脏等都能得到充分暴露，应用也较多；肿瘤巨大、位置较高、广泛转移或有下腔静脉癌栓者可选用胸腹联合切口或胸膜外胸腹联合切口。

手术选择全身麻醉，手术医师和麻醉医师需密切配合。术中持续监护极其重要，包括心电图、血压（包括监测动脉压的动脉置管）、尿量和中心静脉压的监测等。术中要彻底切除肿瘤，避免肿瘤种植播散，在接触肿瘤时应尽量减少对肿瘤组织的挤压，先结扎肿瘤内侧血管组织，以减少肿瘤内激素进入血循环。肿瘤切除后若血压下降不明显或下降后又很快回升，则应警惕有肿瘤残余或转移瘤的存在，此时对于肿瘤好发部位应仔细探查并密切监测血压。在处理右侧肾上腺肿瘤时应特别注意防止损伤下腔静脉。

（3）手术技巧：无论选择什么样的手术方式，其手术原则都相同：对肾上腺进行精细分离以获得对肾上腺组织的最轻微操作，这种无接触操作技术确保了肿瘤完整切除并且防止儿茶酚胺释放。肿瘤一般为中等大小，即使是良性肿瘤也往往与附近正常的肾上腺组织紧贴，因此手术时常将同侧肾上腺与肿瘤一并切除。当肿瘤与周围组织紧密粘连，无法包膜外剥离时，可切开包膜，迅速将肿瘤自包膜内剜出。此法可避免损伤周围器官，创面出血也较易控制。手术时避免挤压肿瘤，及时注入α受体阻滞剂和补充血液。手术时应注意多发肿瘤的可能，肿瘤切除后如血压不降更应详细检查双侧肾上腺和其附件组织，以及主动脉旁交感神经系统等处。

（4）术后处理：术后密切监测血压、中心静脉压、尿量、心电图等，及时发现并处理可能的心血管和代谢相关并发症。给予吸氧，及时调整输液速度和输液量，防止低血压和低血糖的发生。当出现低血压时，增加补液量的同时适当给予多巴胺或去甲肾上腺素等升压药物治疗。术后必要时适当补充皮质激素以减轻毛细血管脆性，防止组织水肿，同时弥补肾上腺切除后体内激素分泌不足。

（5）其他治疗：对于肿瘤不能切除、存在手术禁忌证、多发转移、恶性嗜铬细胞瘤术后以及术后肿瘤残留或复发等情况，可选用大剂量 ^{131}I－MIBG 放射性核素治疗，环磷酰胺、长春新碱、氮烯唑胺等联合化疗，外放射治疗和甲基酪氨酸等。但这些方法长期疗效欠佳，易复发或转移。

七、预后和随访

儿茶酚胺增多症的预后取决于患者的年龄、肿瘤的良恶性、有无家族史及治疗的早晚等。总体上良性者5年生存率达95%以上，而在心血管系统未出现不可逆性损伤之前，手术切除则可以完全治愈，但仍存在6.5%～17%的复发率，复发可能出现在手术后很长时间，家族性、肾上腺外及右侧者更易复发。恶性嗜铬细胞瘤不可治愈，5年生存率约50%，肝、肺转移较骨转移者预后差，其中50%死于1～3年，但约50%可存活20年以上。

组织病理检查难于鉴别肿瘤的良恶性，有些病理为恶性特征，但临床表现良性过程；有些病理表现为良性肿瘤，但随访过程中出现转移等恶变表现。加之肿瘤易复发、多发，因此术后随诊非常重要。术后第1年内每3个月随访1次，以后每年1次，至少连续10年，高危患者则需终生随访。包括临床症状（如高血压）、生化指标（血浆游离 MNs、24小时尿 CA、MNs 等）、CT 扫描等。

（严如银）

第六节　肾上腺非功能性肿瘤

一、肾上腺皮质非功能性肿瘤

肾上腺皮质非功能性肿瘤是指不产生大量糖皮质激素、盐皮质激素以及性激素的肾上腺皮质肿瘤，临床上不表现肾上腺皮质功能亢进的症状和体征，常因肿瘤本身引起的症状而就诊。

（1）非功能性肾上腺皮质腺瘤（nonfunctional adrenal cortex adenoma，NACA）：是指临床和生化检查无内分泌功能亢进表现的肾上腺皮质腺瘤。多为单侧发病，也有双侧同时发生者，为良性肿瘤。非功能性肾上腺腺瘤占肾上腺无功能性肿瘤的25%～30%，女性略多于男性，年龄多在30岁以上。

1）临床表现：非功能性肾上腺皮质腺瘤为良性肿瘤，生长缓慢，病程较长，一般无临床症状。少数患者因瘤体大，出现局部压迫症状（如腰部酸痛等），也有极少数出现高血压。体格检查一般没有阳性体征。

2）诊断：患者一般无明显临床表现，而且各项生化检查指标（如醛固酮、糖皮质激素和性激素）均在正常范围内，因此影像学检查具有重要意义。非功能性肾上腺皮质腺瘤常常在体检中由B超检查首先发现，表现为类圆形的低回声声像，体积较小者肿瘤内部回声均匀，较大者内部回声可不均。CT多发现单侧肾上腺区类圆形边缘光滑的等密度或者低密度病灶，肿瘤内偶见钙化灶，增强检查时肿瘤多呈轻至中度均匀强化。MRI 检查，在 T_1 和 T_2 加权像上，多数肿瘤信号呈均质，与肝脏实质信号类似，增强检查时腺瘤有轻度强化，并迅速廓清。

3）鉴别诊断：①功能性肾上腺腺瘤：在影像学上，功能性和非功能性肿瘤之间很难做出鉴别，但结合实验室检查以及临床表现，使两者之间的鉴别变得相对简单；②非功能性嗜铬细胞瘤：亦称功能隐匿性嗜铭细胞瘤，由于该类肿瘤血供丰富，CT 检查增强后其强化程度较皮质腺瘤为高；③转移性肾上腺瘤：为恶性，多来自肺癌、乳腺癌及淋巴瘤，常为双侧受累。多伴有原发灶的临床表现。

4）治疗和预后：手术治疗为首选治疗方案。对于直径 <3.0cm 的肿瘤，可以先随诊，每3～6个月复查一次B超。如果肿瘤直径 >3.0cm，特别是生长较快者，必须考虑手术切除肿瘤。后腹腔镜下肾上腺肿瘤切除术是近来手术治疗非功能性肾上腺皮脂腺瘤的最好选择。术后一般恢复良好，可以长期存活。

（2）非功能性肾上腺皮质癌（nonfunction adrenal cortex carcmoma，NACC）：原发性肾上腺皮质癌，是一种极其少见的恶性肿瘤，其中非功能性和功能性肾上腺皮质癌约各占50%。非功能性肾上腺皮质癌特异性临床表现较少，肿瘤早期确诊率不高，多数患者在初次就诊时，肿瘤已出现局部浸润或者远处转移，且进展迅速，预后极差。随着影像学的发展和人们健康观念的进步，肾上腺皮质癌常在健康体检或其他疾病就诊时发现。

1）临床表现：无功能性肾上腺皮质癌，起病多缓慢，症状表现各异。①全身表现：约一半的患者出现间歇性发热，与肿瘤内坏死组织吸收有关，亦常有消瘦乏力表现；②疼痛：约70%的患者出现腰腹部或者腰背部疼痛，多数由于肿瘤侵犯包膜或者使肾脏移位、扭转引起；③腹部包块：约1/3的患者可触及腹部包块；④转移症状：肺部转移可见咯血、呼吸困难等肾脏转移可见血尿；胃肠道转移可见消化道出血，出现呕血或者便血；骨转移时出现骨骼疼痛，或者转移灶处肢体疼痛；转移至眼、脑时出现视物模糊或者头痛等。

2）诊断：主要是依靠实验室检查和影像学检查。

所有肾上腺皮质肿瘤都要进行肾上腺功能测定以明确是功能性还是非功能性肿瘤。肾上腺皮质功能检查包括血浆皮质醇、17 - OHCS、17 - KS、CA、VM以及血浆醛固酮、肾素活性、电解质、性激素（雄性激素、孕烯雌酮）及糖耐量试验、小剂量地塞米松抑制试验等。非功能性肾上腺皮质癌实验室检查一般表现正常或轻度异常，如肿瘤过大、消耗过多，可发生低蛋白血症。

通过影像学检查可以确定肾上腺是否发生异常、是否有肿瘤，若发现肿瘤，还可以帮助肿瘤得到定位和定性。①B超检查：可见肾上腺区低回声区，瘤体内部存在液化坏死时，回声不均匀。②CT检查：非功能性肾上腺皮质癌多表现为肾上腺较大肿块，直径一般>5.0cm，呈类圆形、分叶状或者形状不规则，由于肿瘤体积较大，内部常有液化坏死，使CT表现出密度不均；增强扫描可见肿瘤实质强化明显，而内部低密度区无强化；CT扫描可见邻近器官（如下腔静脉、胰腺等）受压移位表现，还可发现下腔静脉内是否有瘤栓存在；CT检查对肺、骨骼、肝脏及淋巴结转移的判断也具有非常重要的意义。③MRI检查：相对于CT检查，更易于发现肾上腺皮质癌，冠状位和矢状位扫描有助于明确来自肾上腺的肿块。MRI能清楚地显示肿瘤与周围组织的关系，能敏感地发现腹膜后、纵隔、脊柱及肝脏等部位的转移。④核医学检查：核素扫描可见肾上腺皮质癌呈不均匀放射性浓集表现。

3）鉴别诊断：①肾上腺皮质腺瘤：一般腺瘤直径<5.0cm，边缘光滑，轮廓规整，CT和MRI信号显示均匀，强化不明显，无浸润转移灶出现。肾上腺皮质癌则表现出体积较大，边缘及肿瘤轮廓不规整，特别是CT和MRI均呈现不均匀信号且能被显著增强，常伴有浸润转移。②神经母细胞瘤：在影像学上可能与肾上腺皮质癌表现极为相似，所以此时CT引导下细针穿刺取活检，对两者的鉴别有重要意义。③肾上腺皮质转移瘤：转移瘤一般为恶性，双侧受累常见，而原发性肾上腺皮质癌多见于一侧肾上腺。原发灶最常见于肺癌、乳腺癌等，原发灶的症状有助于与原发性肾上腺皮质癌相鉴别。

4）治疗：①手术治疗：为非功能性肾上腺皮质癌最有效的治疗方法。手术需完整切除瘤体及周围脂肪组织和可疑受侵犯的区域。非功能性肾上腺皮质癌不主张行腹腔镜手术。肾上腺皮质癌术后易复发，一般情况下对于局部复发的病灶可再次行手术切除。②米托坦（双氯苯二氯乙烷）治疗：适用于无法手术、术后肿瘤残留或者有转移病灶的患者。晚期患者口服该药物，有利于延长患者的生存期。使用该药物，宜从小剂量开始，即开始时每日500mg，分4次服用，若无不良反应，以后每3日增加500mg，最大用量29/d。服药期间需要注意恶心、呕吐、嗜睡、视力模糊等不良反应，适时减量或者停药。③化学治疗：目前临床上对非功能性肾上腺皮质癌进行化疗多与米托坦联合应用。常用的药物包括环磷酰胺、氟尿嘧啶、多柔比星、顺铂、依托泊苷等。但疗效不能肯定。④其他治疗：射频消融治疗适用于无法手术的非功能性肾上腺皮质癌或转移灶。介入治疗通过栓塞肿瘤血供，能明显缩小肿瘤体积，为手术提供条件，并缓解原发灶引起的局部症状，有利于提高晚期肿瘤患者的生存质量。

5）预后：决定非功能性肾上腺皮质癌预后的主要因素包括肿瘤的分期、病理情况等。肾上腺皮质癌总体预后不良，这与不易早期诊断，发现时肿瘤多已为晚期且较早发生转移有关，根据病理和临床表现，肾上腺皮质癌分为4期，Ⅰ期：肿瘤直径<5.0cm，未侵犯包膜；Ⅱ期：肿瘤直径>5.0cm，未侵犯包膜；Ⅲ期：肿瘤侵犯包膜及周围组织；Ⅳ期：出现远处转移。一般情况，Ⅰ~Ⅱ期肿瘤预后明显好于Ⅲ~Ⅳ期肿瘤。5年生存率如下：Ⅰ期患者为30%~45%；Ⅱ期患者12.5%~57%；Ⅲ期患者为5%~18%；Ⅳ期为0。

二、肾上腺髓质非功能性肿瘤

肾上腺髓质非功能性肿瘤是指发生于肾上腺髓质的不分泌或者分泌少量儿茶酚胺的肿瘤，临床上不表现出以高血压为主的儿茶酚胺血症的一系列症状。

（1）非功能性嗜铬细胞瘤（nonfunctional pheochromocytoma）：高血压是绝大多数嗜铬细胞瘤的突出临床表现，主要是由病变部位产生过量儿茶酚胺造成的，主要表现为3种形式：持续性高血压、阵发性高血压、持续性高血压阵发性加剧。大约10%的患者确实存在嗜铬细胞瘤，但多次检查儿茶酚胺及其代谢产物表现均为正常，并且多无儿茶酚胺血症的临床表现。这些患者往往是在体检时或因其他疾病检查时偶然发现或者因为肿瘤体积大而产生局部压迫症状或者腹部包块等就诊时发现，从而行手术治疗，被术后病理证实为嗜铬细胞瘤。发生在肾上腺的这类嗜铬细胞瘤称为非功能性嗜铬细胞瘤。

内分泌检查对非功能性嗜铬细胞瘤的作用有限，术前主要依靠影像学进行诊断，特别是借助CT检查。非功能性嗜铬细胞瘤在影像学上的表现与功能性嗜铬细胞瘤相似。CT检查多表现为一侧肾上腺类圆形肿块，直径常<2cm或>5cm（功能性嗜铬细胞瘤直径多为2~5cm），少数为双侧。密度均匀或者不均，增强扫描可见肿块实质区域明显强化。^{131}I-MIBG或^{123}I-MIBG检查提示病变肾上腺区高浓集病变，具有非常高的特异性。

临床上需要与肾上腺转移瘤、非功能性肾上腺皮质腺瘤或腺癌、神经母细胞瘤等其他肾上腺非功能性肿瘤相鉴别。影像学检查，如CT、MRI等对肾上腺非功能性肿瘤之间的鉴别有一定的意义。

首选治疗方案为手术治疗。对于瘤体较大、性质不明的肾上腺肿瘤，即使是非功能性的，术前也应该按嗜铬细胞瘤常规作药物准备，以减少手术的危险性，术中更应严密监测血压、心率等生命体征变化。

（2）神经母细胞瘤（neuroblastoma）：起源于神经嵴，可以发生于任何部位的交感神经轴。最常见的是后腹膜神经母细胞瘤，其中45%来源于肾上腺，预后极差。神经母细胞瘤是儿童最常见的恶性肿瘤之一，发病率排在第3位，仅次于白血病和脑部肿瘤。绝大部分发生在2岁以下儿童。神经母细胞瘤常常发生局部浸润和远处转移，主要的转移途径是经血液循环和淋巴系统，儿童最常见的转移部位是颅骨和长骨、区域淋巴结、肝脏和肺。发生在婴幼儿的神经母细胞瘤预后相对较好，远处转移往往仅限于肝脏和皮下脂肪。

1）分期：Evans儿童癌症医学中心将神经母细胞瘤分为Ⅰ~Ⅳ及Ⅳ-S共5期（表5-6），此分期方法在临床上广为应用。

表5-6 神经母细胞瘤的分期

分期	分期依据
Ⅰ	肿瘤局限在原发部位
Ⅱ	肿瘤呈现局部浸润蔓延，但不超过腹中线，伴或者不伴同侧区域淋巴结受累
Ⅲ	肿瘤蔓延超过腹中线，伴有区域淋巴结受累
Ⅳ	远处转移，累及骨骼、远处淋巴结
Ⅳ-S	Ⅰ~Ⅱ期肿瘤发生远处转移，并至少累及肝脏、皮肤、骨髓之一；X线片骨骼呈阴性表现

2）临床表现：①腹部肿块：为神经母细胞瘤最主要的临床表现，肿块呈结节状，且较固定，多无疼痛，肿块增大迅速，从一侧开始生长，很容易发展到超过腹中线。患儿及其家属发现时70%的肿瘤已经发生转移。②全身表现：全身情况迅速恶化，出现贫血、低热、消瘦等表现。多有恶心、呕吐、食欲下降、腹泻等消化道症状，但一般没有腹痛，主要是由于肿瘤分泌血管活性肠多肽造成的。可有低血

钾表现。婴幼儿生长发育亦可受到影响，出现发育停滞。③神经系统症状：部分患儿可出现神经系统症状，包括视性眼挛缩、眼球震颤、Hornner 综合征、小脑共济失调、轻截瘫等。④远处转移症状：转移到颅骨，可以引起眼眶和颅骨隆起，眼球被推向前突出；肝脏受累，肝实质被破坏，常常引发肝细胞性黄疸；长骨发生转移，会出现局部疼痛或者病理性骨折。

3）诊断：结合病史、临床表现、实验室检查和辅助检查综合考虑。

实验室检查：①大约 70% 的神经母细胞瘤，血液中儿茶酚胺类物质及其代谢产物的水平会升高，儿茶酚胺的前体物质也会升高，如儿茶酚丙氨酸、多巴胺，这些前体物质在其他肿瘤中包括嗜铬细胞瘤是没有的。因此，如果怀疑该疾病，尿液中 VMA 和 HVA 水平须做常规检测。研究发现，上述指标的水平与肿瘤恶性程度呈正相关，因此这些物质可以判断预后以及治疗效果。②胱硫醚不存在正常人尿中，但可在高达半数的神经母细胞瘤患者尿中观察到，如能排除先天性胱硫醚尿症和原发性肝癌，则可作为有价值的神经母细胞瘤的肿瘤标志物。③尿常规及肾功能检查是正常的，这对神经母细胞瘤与肾脏来源肿瘤的鉴别有较重要的意义。④贫血是该肿瘤实验室检查中的常见表现。必要时可行骨髓穿刺，常常发现肿瘤细胞，对神经母细胞瘤的诊断也有一定帮助。

影像学检查：①B 超检查：是首选的诊断和随访手段，有助于区分囊性和实性改变。②CT 检查：可以判断肿瘤大小、血管情况、局部蔓延以及远处转移情况，CT 扫描时可发现肿瘤组织内有散在钙化。③静脉肾盂造影：发现肾脏集合系统受压移位，而非扭曲变形，有助于与肾母细胞瘤鉴别。④MRI：在神经母细胞瘤影像学诊断中也越来越受到重视，可以对肿瘤进行代谢的检测。⑤放射性核素：大部分神经母细胞瘤可以摄取 ^{131}I – MIBG，这个实验可以用于该肿瘤的分期；放射性核素骨扫描比 X 线检查骨转移更敏感。⑥X 线：胸片、骨骼放射片需要常规检查，以排除远处转移。

4）鉴别诊断：①肾母细胞瘤（Wilms 瘤）：与神经母细胞瘤共同的一个特点就是常见于儿童。Wilms 瘤患者，在行静脉肾盂造影时常常发现肾盂肾盏的变形，这是肾脏来源肿瘤的一个重要表现。神经母细胞瘤少见肾盂肾盏变形，主要表现为肿瘤取代肾脏位置，将肾脏推向下方。②肾积水、肾脏囊性病变和肾上腺血肿：很容易与神经母细胞瘤混淆。CT 检查对于这些疾病的鉴别很有意义。另外，神经母细胞瘤可以分泌大量的儿茶酚胺类物质，而其他疾病这种表现较为少见。

5）治疗：临床分期有助于临床医生决定治疗方案。对于Ⅰ～Ⅱ期和部分Ⅲ期肿瘤，手术切除是首选治疗方案，经常可以根治性切除。神经母细胞瘤是对放疗最敏感的肿瘤之一，手术切除之后行放射治疗，对高危肿瘤是较好的选择。Ⅲ期高危肿瘤及Ⅳ期肿瘤需要考虑施行以化疗为主的综合治疗方案，化疗后再行手术治疗和放疗，敏感的化疗药物包括顺铂、环磷酰胺、多柔比星和依托泊苷等。也有证据表明，在综合治疗后行骨髓移植可以延长患者带瘤生存时间，改善预后，当然这主要适用于高危肿瘤。

6）预后：总体来说，神经母细胞瘤预后极差。Ⅰ～Ⅱ期患者的生存率约为 80%，所有患者中能达到长期存活的仅达 15%。婴幼儿患者在所有患者中预后最好，2 年生存率可达 60%，如果肿瘤局限在原发部位，治愈率在 80% 左右。患者年龄 >1 岁、有远处转移、MYCN 癌基因异常扩增者预后较差。

（3）节细胞神经瘤（ganglioneuroma）：是一种极少见的良性肿瘤，起源于神经嵴细胞，由交感神经纤维和成熟的神经节细胞组成，可发生于胸、腹部交感神经，较少发生于肾上腺髓质，是极为罕见的肾上腺非功能性肿瘤。可见于任何年龄段的人群，但以 20 岁以上成年人为主，女性略多。临床表现取决于肿瘤的部位和大小。肿瘤生长缓慢，体积较小时可无特殊的临床表现。肿瘤长到很大，压迫周围邻近器官时，才表现出相应的症状。如压迫脊髓可导致神经源性膀胱，压迫泌尿系统可导致肾输尿管移位和梗阻。节细胞神经瘤可分泌儿茶酚胺，尿中 VMA 和 HVA 有时可能轻度升高。CT 检查可见肾上腺区肿块呈卵圆形或分叶状，较小的肿瘤密度均匀，而大肿瘤由于有囊性变或者陈旧性出血灶而出现类圆形或者不规则的低密度区。增强时肿瘤呈均一或不规则强化，内部低密度区无强化。MRI 表现为肾上腺区不均质信号肿块。治疗方法为手术切除，有时因肿瘤巨大也可做姑息性切除。此病复发概率很低。预后良好，多数患者可长期存活。

三、肾上腺转移瘤

肾上腺转移瘤实际比原发性肾上腺皮质癌更为常见。在包含 500 例肿瘤患者的尸检研究中，Willis

发现9%有肾上腺转移，其中40%～60%患有黑色素瘤、乳腺癌、肺癌和肾细胞癌的患者，都发现有肾上腺转移。恶性肿瘤转移到肾上腺的方式主要为血性转移，其中肺癌血性转移最多。文献报道肾上腺转移癌多位双侧，而临床统计多数为单侧转移，左侧比右侧多见。肾上腺转移癌既能发生于皮质，也能发生于髓质，其中以髓质转移较为常见。

（1）临床表现：肾上腺转移癌一般无明显肾上腺皮质和髓质功能表现，发病初期无特异临床表现。晚期除了原发病灶的症状外，仅表现为腰腹部肿块、胀痛不适，其症状主要取决于肿块的大小。总的来说，肾上腺转移癌的临床表现只是弥漫性转移疾病的一部分表现。

（2）诊断和鉴别诊断：肾上腺转移癌的诊断主要依靠影像学和经皮细针穿刺活检。肾上腺的影像学检查特别是CT及MRI的普及，可以早期发现肾上腺病变。但是影像学检查较难区分肾上腺转移癌和肾上腺原发癌，需行经皮细穿刺活检，若肾上腺肿瘤和身体其他部位肿瘤穿刺病理检查结果一致，方可诊断为肾上腺转移癌。肾上腺转移癌也主要是与肾上腺原发癌及肾上腺良性肿瘤相鉴别。肾上腺原发肿瘤可能会伴有肾上腺皮质或髓质功能亢进的表现，通过实验室检查、影像学检查、核素扫描及经皮细针穿刺活检有助于鉴别。

（3）治疗：肾上腺转移癌的治疗主要包括手术，化疗和放疗。多数研究认为，对于能够耐受手术的患者，积极治疗原发病灶和手术切除肾上腺转移癌为首选的治疗，术后可辅以化疗和放疗。一般肾上腺转移癌瘤体较大，血管丰富，术中出血量多，操作困难，不太适于腹腔镜手术，而多采取开放性手术切除。对于肿瘤无法切除或不能耐受手术的患者可行化疗、放疗或选择性动脉栓塞治疗，可缓解症状，延长患者的生存期。

四、肾上腺髓样脂肪瘤

肾上腺髓样脂肪瘤（adrenal myelolipoma）属肾上腺无功能性良性肿瘤，因肿瘤内含有骨髓造血成分和脂肪成分而得名。通常在尸检或影像学检查时偶然发现，多无特异临床表现。肿瘤一般为单侧，直径<5cm，圆形，边界清楚，无包膜，质地中等。手术切除预后良好。

（1）临床表现：肾上腺髓样脂肪瘤多见于肥胖者，瘤体较小时一般无特异临床症状和体征。如果肿瘤过大，可能会形成腹部包块，引起腰腹部胀痛不适等。极少数患者可伴有高血压或血尿。

（2）诊断和鉴别诊断：主要依靠影像学检查来进行诊断。B超、CT、MRI可提示肾上腺区域富含脂肪的低密度不均的包块，很少发生钙化，边界清楚，无浸润倾向，增强扫描无明显变化。此外，也常检测激素的水平，因为肾上腺髓样脂肪瘤可能与功能性肾上腺腺瘤同时存在。肾上腺髓样脂肪瘤主要应与肾上腺皮脂腺癌、肾上腺血管平滑肌脂肪瘤和畸胎瘤等相鉴别。影像学检查，特别是CT增强扫描对鉴别有重要意义。

（3）治疗：肾上腺髓样脂肪瘤未见有恶性的报道，故对于直径<3cm的无症状的肿瘤可以先暂时观察。肿瘤体积较大出现压迫症状或与肾上腺癌病灶坏死不能区别时可行手术治疗，首选腹腔镜手术方式，预后良好。

（严如银）

第七节　肾上腺囊肿

一、概述

肾上腺囊肿是一种临床少见的疾病，多在影像检查、手术或尸检时偶然发现。1670年，Greiseleus首先报道，国外文献报道其发病率为0.06%左右，占同期肾上腺占位性病变的3%～5%。近年来随着B超和CT应用的普及，临床发现率有所增加。肾上腺囊肿好发于成年人，女性为多，男女之比1∶3。单侧病变为主，右侧较左侧稍多，双侧者占8%～15%。大多数患者无临床症状，主要靠影像学诊断，对于有手术指征者首选后腹腔镜下肾上腺囊肿切除术。

二、分类

1966年，Foster分析了220例肾上腺囊肿的标本，其中手术标本120例，尸解标本100例，按病因不同将其分为4类，目前仍较常采用。①内皮性囊肿：约占45%，包括淋巴囊肿和血管、淋巴管扩张性囊肿；②上皮性囊肿：约占9%，内壁为柱状上皮，由皮脂腺上皮细胞变性或胚胎残留错构瘤组织形成，包括真性腺样囊肿，胚胎性囊肿以及囊性腺瘤；③假性囊肿：约占39%，由外伤、传染病、良性或恶性的肾上腺肿瘤致肾上腺出血而形成，常为单囊性囊肿，直径1~10cm。组织学上有纤维组织形成的囊壁而无内皮或上皮细胞覆盖，且囊壁有钙化斑，囊液常为淡黄、黄绿、棕色、血色，有时见胶冻样凝块；④寄生虫性囊肿：约占7%，常为包虫囊肿，囊壁厚多有钙化，囊内有子囊、孙囊。目前，内皮性囊肿和寄生虫性囊肿比例下降。恶性囊肿很少见，但对于囊壁厚薄不均或有原发恶性肿瘤患者需警惕囊肿恶变的可能。在B超或CT引导下经皮穿刺抽吸检查可以鉴别囊肿的良、恶性。如囊液澄清则为良性囊肿，囊液血性或混有杂质时应进行生化或病理组织学检查明确是否为恶性。

三、临床表现

肾上腺囊肿的临床表现主要取决于囊肿的大小、性质及与周围组织的关系。绝大多数患者无明确临床症状，仅在体检或因其他脏器疾病检查或手术时意外发现。少数较大的囊肿可出现一些非特异性的症状，如腰部疼痛和（或）上腹饱胀不适，主要是由于囊肿体积较大推移压迫周围脏器或并发出血、感染所致。个别患者可出现高血压，手术切除囊肿或抽液后，血压可降至正常范围。

四、诊断和鉴别诊断

由于肾上腺囊肿的病史、症状、体征以及血液学及内分泌检查很少有明显的异常发现，因此诊断主要依靠影像学检查，其中B超、CT和MRI是诊断肾上腺囊肿的主要方法，而联合检查可提高确诊率。

（1）B超：能分辨1cm以上的囊肿，亦能辨出是囊性或实性。肾上腺囊肿B超多表现为肾上腺区边缘光滑的圆形无回声区，壁薄，后壁回声可增强。囊内或囊壁有钙化时，可表现为细小回声或囊壁强回声。囊内有出血或感染时，可见无回声区内有细点状物漂动或强光点。由于肾上腺出血后血肿形成及机化均需一定过程，故不同时期B超检查结果可不同，在一系列B超监测中，如囊性区变化很大且内壁不规则，可确立出血性肾上腺囊肿的诊断。

（2）CT：在确定囊肿来源以及判定囊肿与周围组织关系方面优于B超。本病典型CT表现为肾上腺区边界清楚的圆形或类圆形肿块，直径多在1~10cm，囊壁薄，内壁边缘光滑规整，部分囊壁可见钙化灶，内容物密度低，CT值近于水（5~20Hu），注射造影剂后不增强或仅周边轻度增强。囊肿内有出血、感染时密度增高（CT值>20Hu）。囊肿较大者可使肾上腺内外支受压移位，并将肾脏、肝脏、胰、脾及下腔静脉等向四周推挤，但与周围脏器分界清楚。薄层三维重建对全面了解囊肿与邻近结构的关系有重要意义。

（3）MRI：肾上腺囊肿的MRI主要表现为T_1加权像呈低信号、T_2加权像呈高信号的圆形肿物，随囊内容物的不同囊肿信号亦可发生改变，比如囊肿内出血时，T_1、T_2加权像均呈高信号，有时可见液-液面。因MRI三维空间多层切面，对囊肿较大而来源不清时，定位意义较大。

（4）鉴别诊断：本病需与肝、肾、脾、胰腺等邻近脏器的囊肿相鉴别。肾上腺囊肿因内部出血、感染密度增高时需与肾上腺肿瘤相鉴别。肾上腺肿瘤内出血或坏死液化而形成的囊性为主的病灶，是假性囊肿的一种，它的基础病变是良性或恶性肿瘤，最常见的是嗜铬细胞瘤。肾上腺单纯囊肿与肿瘤囊性变的治疗原则不同，因此术前确诊有重要意义。

五、治疗

肾上腺囊肿治疗方案的选择主要取决于囊肿的大小、性质、临床症状及有无并发症等。

（1）随访观察：对于直径<3cm、临床无症状、无内分泌功能、CT检查提示低密度包块且增强后

无强化的囊肿可以暂时不做治疗，定期B超复查、严密观察随访。

（2）穿刺抽液：有人主张对于直径3～5cm、无症状的囊肿可在B超或CT引导下行穿刺抽液术，若抽出囊液为澄清，可在抽液后囊腔内注入无水乙醇或四环素硬化剂。但因肾上腺位置高且深，穿刺易引起血气胸、出血、感染等并发症。另有资料显示，大的囊肿穿刺抽液后复发率较高（32%），远期效果不佳。对于术前无法排除肾上腺肿瘤特别是嗜铬细胞瘤囊性变可能者，穿刺抽液为禁忌证，故选择穿刺抽夜治疗时需慎重。对于此类的患者也可随访或进行手术治疗。

（3）手术治疗：对于有临床症状、直径>5cm、壁厚>5mm、密度较高伴钙化的囊肿，特别是术前不能完全排除恶性病变可能者，多主张积极手术治疗。对于术前明确诊断为单纯性囊肿的患者，多行单纯囊肿切除术或囊肿切除加肾上腺部分切除。对于出现症状较重、内分泌功能异常、怀疑恶性可能和（或）肿瘤直径>5cm者，应予以患侧肾上腺切除术。由于高密度肾上腺囊肿难以和肾上腺肿瘤鉴别，因此对于CT值>20Hu的囊肿也常采用肾上腺切除术。

手术方法分为开放手术和腹腔镜手术。腹腔镜囊肿切除术或肾上腺切除术因其创伤小、出血少、术后康复快、住院时间短，是一种安全有效的治疗方式，逐渐成为本病首选的外科治疗手段。腹腔镜手术又分为经腹腔和经腹膜后两种途径。经腹腔途径对腹腔脏器有一定干扰；而经腹膜后途径可以保留腹膜的完整性，不干扰腹腔脏器，分离组织较少，并且更符合泌尿外科医生的手术习惯及解剖特点从而成少并发症的发生，故后腹腔镜途径逐渐成为腹腔镜的主流。

（严如银）

第八节 肾上腺手术

一、肾上腺手术概述

外科手术是肾上腺疾病的重要治疗手段。自1889年Thornton完成首例开放性肾上腺切除术，到1991年Gagner成功实施首台腹腔镜下肾上腺切除术（laparoscopic adrenalectomy，LA），再到2001年Horgan等应用daVinci机器人手术系统实施首例机器人辅助腹腔镜肾上腺切除术（robot-assisted laparoscopic adrenalectomy，RALA）。一个多世纪以来，肾上腺外科手术技术发生了许多革命性的变化，但一些基本的外科治疗原则是基本没变的。

（1）肾上腺解剖：肾上腺左右各一，位于腹膜后腔肾周筋膜的脂肪囊中，右侧肾上腺比左侧稍高，左侧肾上腺比右侧更靠近中线。右侧肾上腺呈三角形，其前为肝脏，内为下腔静脉，外侧和下方为右肾，上方和后面为膈；左侧肾上腺呈半月形，其内侧与主动脉相邻，前方为胰体和胃，下方为肾，上方为脾，后方为膈。在进行手术解剖时，需特别注意这些毗邻关系。

肾上腺血供精细并且丰富，每侧有上、中、下3支动脉供应：肾上腺上动脉为膈下动脉的分支，肾上腺中动脉为腹主动脉的直接分支，肾上腺下动脉为肾动脉的分支。肾上腺的静脉不与动脉伴行，每侧肾上腺静脉只有一支，但左右各异。右侧肾上腺静脉起自肾上腺顶端，进入下腔静脉的后侧，该静脉短并且脆，是右侧肾上腺切除术中最易发生出血的部位，并且出血较难处理。左侧肾上腺静脉起自肾上腺底部，直接注入左肾静脉，止于肾静脉的部位常与左侧精索内静脉相对应。左肾上腺静脉与左膈下静脉常有侧支循环且跨越左肾上腺内侧，故在分离左侧肾上腺内侧缘时有可能损伤该静脉。肾上腺淋巴回流由主动脉旁淋巴结链组成，由膈延伸至同侧肾动脉。

（2）手术适应证：肾上腺切除术是各种肾上腺肿瘤的首选治疗方法。包括原发性醛固酮增多症（孤立腺瘤及双侧肾上腺增生）、皮质醇症、嗜铬细胞瘤、肾上腺腺瘤、肾上腺髓样脂肪瘤、肾上腺囊肿、转移性肿瘤、肾上腺皮质癌、神经母细胞瘤、肾上腺偶发瘤等。对于双侧多发性肾上腺肿瘤及少见的孤立肾上腺患者，为保留部分肾上腺功能，可进行肾上腺部分切除术。对于一侧肾上腺较大的肿瘤或恶性倾向的肿瘤行肾上腺切除术，而另一侧较小的肿瘤或良性肿瘤行部分肾上腺切除术。确实有证据表明，在肾上腺部分切除后，残余肾上腺有代偿性增生作用。肾上腺部分切除术应注意肾上腺血供特点，彻底止血。

（3）术前准备：肾上腺是人体内具有多种内分泌功能的重要器官之一，其外科疾病一般分为两类，一类是具有内分泌功能的疾病，包括肿瘤和增生性病变，术前应根据肾上腺不同疾病所分泌的各种激素的特点及其病理生理变化，对患者所造成的危害，加以调整和纠正。另一类为无内分泌功能的疾病（主要是无功能性肿瘤），如非功能性肾上腺皮质腺瘤、非功能性肾上腺皮质癌、非功能性嗜铬细胞瘤、神经母细胞瘤、节细胞神经瘤、肾上腺转移癌、肾上腺髓样脂肪瘤、肾上腺囊肿等，其术前准备与一般的腹部手术或肾脏手术相同，但需注意部分静止期嗜铬细胞瘤术前可无任何症状，在麻醉或手术的刺激下可能突发高血压或其他心血管系统症状，因此，肾上腺非功能性腺瘤的术前准备应按嗜铬细胞瘤进行，以保证患者术中、术后的生命安全（表5－7）。

表5－7　肾上腺手术术前准备注意点

疾病类型	术前准备注意点
皮质醇症	术前纠正电解质紊乱和高血糖、抑制糖皮质激素过度分泌、应用广谱抗生素，术中、术后糖皮质激素替代治疗
原发性醛固酮增多症	纠正高血压、低血钾和其他代谢异常；主要使用螺内酯和补钾
嗜铬细胞瘤	术前2周即开始使用仅或α受体阻滞剂控制高血压，心率快时加用β受体阻滞剂，补充血容量
肾上腺癌	术前需考虑到可能要切除邻近器官及未能鉴别出腔静脉受侵犯
肾上腺偶发瘤	做好嗜铬细胞瘤的麻醉准备

另外，需详细了解患者的心、肝、肺、肾、脑等主要器官的功能，充分估计手术的危险性，及时调整全身状况。对所有患者术前都应使用一定量的抗生素，预防感染。系统的肠道准备也是必需的，特别是对于经腹腔的手术更为重要。放置导尿管对计数尿量和膀胱减压是必要的。

（4）手术径路：肾上腺手术的径路很多，合适的手术方式取决于肾上腺肿瘤性质、大小、病变部位，患者的体型以及手术医生的经验和习惯等。通常对于同一患者可使用多种手术方式，在做出最佳选择之前，对所有手术方式和各种变量都应该仔细的研究。即使既定的疾病有其各自首选的手术方式，但在应用到具体每例患者身上时也都应当被独立的考虑。总之，合适的手术路径要求暴露良好，有足够的操作空间，能够在直视下进行分离切除，既不对肿瘤施以较重的挤压，又能及时钳夹结扎血管，保证手术安全完成。开放性和腹腔镜肾上腺手术都可分为经腹腔入路和经腹膜后入路两种方式，选择经腹腔还是经腹膜后入路，应根据患者的具体情况，病变大小及术者的经验综合考虑，具体讨论见后。

（5）术后处理：术后常规给予禁食、输液及抗生素，术后当晚及此后每天上午检查电解质，对原醛症和皮质醇症患者尤为重要。如果患者可以走动，通常可以在术后第1天拔除尿管。如果开放手术放置了经鼻胃管，则应在肠鸣音恢复后拔除。腹腔镜手术后第1天可恢复饮食，开放手术患者则需等到肠鸣音恢复。嗜铬细胞瘤患者应加强监护，必要时使用升压或降压药物，补充血容量，吸氧，降温，短期使用皮质激素等。应仔细评估血压状况以判断是否存在高血压或低血压。不明原因的低血压、意识模糊、嗜睡、恶心、呕吐，或发热可能表明肾上腺病危象的发生，肾上腺功能低下最常见于库欣综合征患者术后，这是对侧皮质醇分泌抑制的结果。可能需要给予应激剂量的类固醇。皮质醇和盐皮质激素（氟氢可的松）替代治疗可能需要较长时间，逐渐减量，至代偿良好时停药。由于需要调整抗高血压药物和类固醇，住院时间可能延长。

（6）手术并发症：无论是腹腔镜还是开放性肾上腺手术，手术中都可以发生邻近器官的损伤，如右侧肾上腺手术可能伤及肝、左侧肾上腺手术可能伤及脾、左右肾上腺手术都可能损伤胰腺、胃肠等。出血是另一个重要问题，可能会导致肾上腺手术中的灾难性后果，出血源于肾上腺静脉、下腔静脉、腰静脉或肾静脉损伤，也可由于直接损伤肾上腺、肾被膜撕裂或手术夹脱落造成。出血对于腹腔镜手术更为重要，也较难处理，出血既是腹腔镜下肾上腺切除术最常见的并发症（4.7%），也是腹腔镜肾上腺切除术改为开放手术的最常见原因（30%）。在嗜铬细胞瘤切除术中，高血压的发生率最高。常见的术后并发症，如原醛症患者既可发生低钾血症，也可发生高钾血症；皮质醇症患者可能发生肾上腺危象；

嗜铬细胞瘤由于术前应用α肾上腺受体阻滞剂可能继发低血压。其他非特异性并发症如伤口感染、气胸、胰腺炎、肺炎、呃逆等。

二、开放性肾上腺手术

（1）手术地位：目前肾上腺手术的主角是腹腔镜，但开放性手术仍有其不可替代的作用，在侵袭性肾上腺皮质癌、下腔静脉血栓形成等严重疾病的治疗中，开放性肾上腺手术扮演着逐渐减弱但仍重要的角色。另外，对于经济欠发达的地区，可能缺乏腹腔镜资源，开放手术也成为必然选择。因此，所有泌尿外科医生均应熟悉开放手术，以便应付必须转换为开放手术的紧急状况。

（2）手术径路：开放性肾上腺切除术可选择经腹腔和腹膜后入路。经腹腔入路包括经腹中线、肋缘下及胸腹联合切口。腹膜后入路包括侧腰部和后腰背部入路。其中最常使用是郑崇达等提出的侧腰部经第11肋间路径。经腹腔入路优点是：术野暴露好，操作空间大，可以对腹腔内大血管和腹腔脏器进行探查，适用于体积较大的肿瘤、多发性肿瘤、恶性肿瘤疑有转移及下腔静脉血栓形成者，比如多发性嗜铬细胞瘤、恶性嗜铬细胞瘤、巨大的肾上腺癌等多采用经腹腔入路；经腹腔入路的缺点是：创伤相对较大，手术操作复杂，对腹腔脏器有一定的影响，术后恢复较慢，肥胖患者术野暴露困难。经腹膜后入路的优点是：暴露肾上腺迅速，对腹腔脏器干扰小，操作简单，术后恢复快，适用于肿瘤定位较明确，体积较小的大部分肾上腺疾病；经腹膜后入路的缺点是：解剖标准不明显，术野较小，对大型肿瘤及累及周围器官的恶性肿瘤的操作可能较困难，对于既往有肾周炎症或肾上腺受伤史的患者也不宜采用此径路。①侧腰部腹膜后经路：最常使用的是经第11肋间入路，患者取侧卧位，此径路在腹膜外进行，显露好、操作简便、创伤小、患者负担轻、术后恢复快，适用于大部分肾上腺手术；②腰背部腹膜后经路：患者取俯卧位，此径路的主要优点是在行双侧手术时可较容易地达到两侧肾上腺；其缺点包括术野局限，呼吸受限，需要切断两根肋骨，且进入胸腔，如果出血严重，在这种体位下也较难控制；③肋缘下经腹腔径路：患者取仰卧位，在肋缘下做人字形切口，切口两端达左右腋前线，此切口较其他腹部切口常用。这一径路能同时显露双侧肾上腺进行必要的探查和手术，适用于双侧肾上腺切除或单侧巨大肿瘤切除以及需要探察腹部多发性嗜铬细胞瘤和肾上腺转移病灶时；④胸腹联合切口：患者仰卧，上半身与手术台呈45°角，下半身平放在手术台上。该径路能最好的显露腹腔、腹膜后区域，但其创伤性亦最大，仅限于大型或侵袭性肾上腺癌等。

三、腹腔镜肾上腺手术

（1）手术地位：由于腹腔镜手术借助腹腔镜的放大作用和清晰的摄像监视系统，对于深部手术视野的显露比常规开放手术更清晰，非常适合肾上腺手术。国外，自1991年腹腔镜首次应用于肾上腺外科以来，圣过不到20年的发展，腹腔镜肾上腺切除术已成为泌尿外科领域开展最为广泛的腹腔镜手术之一，并且在许多医疗中心已基本取代了开放手术，成为肾上腺良性肿瘤的首选治疗方法。国内，腹腔镜肾上腺手术殳展也非常迅速，1993年，上海交通大学医学院附属瑞金医院泌尿外科陈其智、张祖豹等在国内率先成功开展了腹腔镜肾上腺切除术。目前，瑞金医院泌尿外科每年开展200多例腹腔镜肾上腺手术，包括嗜铬细胞瘤、皮质醇症、原发性醛固酮增多症、肾上腺皮质癌等，手术数量和手术质量均居全国首列。沈周俊等通过对486例肾上腺疾病外科治疗的回顾性分析表明，与开放手术相比，腹腔镜肾上腺切除术具有手术时间短、术中出血少、术后疼痛轻、并发症少、住院时间短、恢复快以及切口美观等优点，被公认为大部分肾上腺疾病手术治疗的“金标准”。沈周俊对腹腔镜肾上腺手术的手术效果、手术技巧、手术并发症、中转开放手术的因素、“肾上腺微小病变”的腹腔镜手术技巧等进行了一系列的深入分析研究，这些结果发表在相关杂志上，得到国内外同道的一致好评。

（2）适应证和禁忌证：目前大部分肾上腺疾病，特别是良性的肿瘤都可以首选腹腔镜手术来治疗，腹腔镜肾上腺手术适应证如下：①原醛症：特别适用于原醛症之肾上腺皮质腺瘤或增生，手术方式为患侧肾上腺切除术或肿瘤切除术；②皮质醇症：皮质醇症之肾上腺皮质腺瘤或增生，也是腹腔镜肾上腺切除的适应证，但多数患者较胖，腹膜后脂肪多，腹腔镜肾上腺手术难度较大，宜在取得一定的腹腔镜手术经验后再开展；③儿茶酚胺增多症：包括肾上腺嗜铬细胞瘤和肾上腺髓质增生症都可以使用腹腔镜手术，但注意嗜铬细胞瘤因血运丰富，腹腔镜手术操作难度较大，可能会增加术中刺激嗜铬细胞瘤引起血压剧烈波动的危险，目前多数学者认为腹腔镜手术切除嗜铬细胞瘤宜选择直径 <6cm 的病例，因嗜铬细胞瘤直径 >6cm 者恶性概率相应增加，而且瘤体较大时血运通常很丰富，手术难度加大，大的嗜铬细胞瘤选择腹腔镜手术时需慎重；④肾上腺无功能性肿瘤：无功能性肿瘤直径 >5cm 或肿瘤 <5cm，但经过随访观察逐渐增大者是明确的手术适应证；⑤肾上腺囊肿：对于直径 >5cm，有临床症状的肾上腺囊肿，考虑手术治疗时，可首选腹腔镜手术；⑥肾上腺性征异常症：由肾上腺皮质腺瘤引起的可行腹腔镜下患侧肾上腺切除术。

腹腔镜肾上腺手术的禁忌证主要包括以下几点：①严重呼吸循环系统疾病，不能耐受全身麻醉和二氧化碳气腹者；②伴有未纠正的严重全身疾病，如肝、肾、脑功能损害或代谢紊乱；③严重凝血功能障碍未纠正者为绝对禁忌证；④肿瘤巨大、血运丰富、与周围脏器粘连者，手术难度大，需慎重；⑤浸润性肾上腺皮质癌需要整块切除肾上腺、肾脏及肾周脂肪、脾脏、胰尾、膈肌以及局部淋巴结者为绝对禁忌证；⑥嗜铬细胞瘤呈现恶性生物学行为伴有多处病变和淋巴结转移者；⑦病变累及肾上腺静脉或下腔静脉瘤栓形成者为绝对禁忌证；⑧既往有上腹部手术史，经腹腔径路肾上腺手术属于禁忌，但可行腹膜后径路；既往有肾周炎症或肾上腺受伤史的患者，腹膜后肾上腺手术则属于禁忌；⑨过度肥胖者；有人认为开展腹腔镜手术初期，患者体重超过标准体重 10kg 以上者应放弃此术式；⑩妊娠，属于腹腔镜手术的相对禁忌证。有报道认为妊娠 20 周内行腹腔镜肾上腺手术是安全的。

随着腹腔镜技术在泌尿外科的普及和推广以及术者经验的不断积累和丰富，该技术在世界各地的临床应用逐年增加，适应证也不断扩大。一些过去被视为腹腔镜肾上腺手术禁忌证的病例如过度肥胖、既往肾上腺手术史、较大的肿瘤以及肾上腺恶性肿瘤，皆已有了手术成功的报道。但这些难度较大的手术，要求术者具有丰富的腹腔镜肾上腺手术经验。目前腹腔镜对于肿瘤大小的限制并没有统一的标准，尽管有人提出 <5～6cm 的良性肿瘤是腹腔镜肾上腺手术的适应证，但也有不少学者成功地切除了 >15cm 的肿瘤，肿瘤大小的限制并非绝对，而与术者腹腔镜手术经验有关，总而言之肿瘤体积越大、手术难度越大、危险越大、肿瘤恶性的机会越大、肿瘤经腹腔镜切口种植播散的机会越大。多数学者认为 >6cm 的肿瘤应对每个患者具体分析，对手术难度、手术时间、术野暴露情况、后腹腔可能的血管变异以及肿瘤浸润等多项因素进行综合分析判断是否适合于腹腔镜手术治疗。总之，在开展腹腔镜肾上腺手术初期，应选择的适应证主要是较小的肾上腺良性肿瘤，手术安全，疗效肯定；而嗜铬细胞瘤、过于肥胖的皮质醇症以及较大的肿瘤、恶性肿瘤等手术难度大，应在取得一定的腹腔镜手术经验后再开展，由易到难，循序渐进。

（3）手术径路：肾上腺在腹膜后腔独特的解剖位置使得其有条件选择不同腹腔镜手术径路，主要包括经腹腔径路和经腹膜后径路两类，前者又分为仰卧位经腹腔（前入路经腹腔）与侧卧位经腹腔（侧入路经腹腔）；后者也分为侧卧位经腰（侧入路经腹膜后）与俯卧位经腰（后入路经腹膜后）。这些径路均存在各自的优点和缺点，应根据患者的具体情况、病变大小及术者的经验综合考虑。比如既往有上腹部手术史，经腹腔径路肾上腺手术属于禁忌，但可行经腹膜后入路；既往有肾周炎症或肾上腺受伤史的患者，腹膜后肾上腺手术则属于禁忌，而考虑经腹腔径路。对于直径 <5cm 的肾上腺肿瘤，特别是右侧肾上腺肿瘤，多采用经腹膜后途径；而直径 >5cm 的肾上腺肿瘤以及嗜铬细胞瘤术中需要辨认和控制下腔静脉者，采用经腹膜途径更合适。临床上以侧入路经腹腔和侧入路经腹膜后径路应用较多。无论选择什么样的腹腔镜入路，其手术原则都相同：对肾上腺进行精细分离以获得对肾上腺组织的最轻微操作，这种无接触操作技术确保了肾上腺的完整切除并且防止了嗜铬细胞瘤病例中的儿茶酚胺释放。肾上腺血管于腺体周围进入腺体，而非从前方或后方进入。以一种系统性方式进行肾上腺血管的操作和分离可以确保良好止血以及清楚的手术视野。

1）侧入路经腹腔径路：此径路临床常用。其优点为：①大部分腹腔镜手术医生都具有识别、分离以及保护腹内脏器的丰富经验，腹腔内许多易于识别的解剖标志也有助于分离；②进行该径路操作时患者被固定于完全侧卧位，重力作用有利于肝或脾向腹腔中部移位，从而更广泛的暴露肾上腺，充分暴露便于进行较大肾上腺肿瘤的切除操作，特别是大的嗜铬细胞瘤的切除；③该径路可以触及邻近器官，某些附加择期手术可一并完成，如进行右侧肾上腺切除术时，对于有胆囊结石、慢性胆囊炎的患者可同时行胆囊切除术；④该术式较腹膜后进路技术更容易掌握。该径路的缺点包括：对于腹腔内有粘连的患者分离操作困难；双侧肾上腺切除术要求对患者重置体位和重新铺单。

2）前入路经腹腔径路：此术式临床应用较少，其优点为：解剖标志清晰，可以满足双侧肾上腺切除术要求而无须重新为患者摆体位。其缺点为：①肾上腺显露困难，操作空间小，术者操作时需要对抗重力作用，被迫对邻近器官进行牵引；②与侧入路经腹腔和经腹膜后进路相比，该手术进路需要增加套管针以置入多个牵引器；③肾上腺床为仰卧位的最低点，这使得血液、淋巴液以及冲洗液易于聚集于此，使手术初野模糊并延长手术时间。

3）经腹膜后径路：其优点是无须进行腹内脏器的分离和游离，减少了腹腔内脏器损伤的风险，并且既往腹腔手术带来的腹腔内粘连并不会妨碍腹膜后的分离操作。在腹膜后进路中，由于避免进行腹腔内脏器游离以及粘连松解，从而潜在减少了手术时间和降低术后肠道并发症发生率。其缺点为：①操作空间较小，从而限制了所能安全切除的肾上腺体积。较小的空间同样限制了器械的置入，并容易发生器械交叉；②后腹腔解剖标志较少，操作技术较难掌握，对于存在大量腹膜后脂肪的肥胖患者，分离操作可能非常困难；③采用气囊扩张法增大腹膜后空间时，可能会在无意中对肾上腺产生直接压迫，在嗜铬细胞瘤的病例中能够导致儿茶酚胺的急剧释放；④CO_2 吸收增加所导致的高碳酸血症的风险增加。

四、机器人辅助肾上腺手术

机器人手术系统融合了诸多新兴学科，实现了外科手术微创化、功能化、智能化和数字化程度，它的出现进一步完善了微创外科手术（minimally invasive surgery，MIS）的概念。同传统的腹腔镜技术相比较 da Vinci 机器人（第 3 代机器人手术系统）采用双通道光源、高清晰度三维立体成像系统，使图像更加清晰能更好地辨认和保护神经血管束；机器人手由多关节组成，灵活自如，可以提供几乎可与人手相媲美的旋转、弯曲等动作，还可以进行动作的 1 ：1、3 ：1、5 ：1 比例精细化，提高了重要脏器和血管、神经的分离处理时的精确性和灵敏度；人机合一，减轻术者疲劳，通过机器手操作，滤除生理震动，避免了人的呼吸和生理颤抖对操作的影响，增强了手术的稳定性、安全性机器人手术系统还有利于缩短腹腔镜手术的学习曲线。2001 年，Horgan 等应用 da Vinci 机器人手术系统成功实施了首例机器人辅助腹腔镜肾上腺切除术（robot - assisted laparoscopic adrenalectomy，RALA）机器人肾上腺手术开展虽早，但发展相对较慢，目前 RALA 的应用还不像机器人辅助腹腔镜前列腺癌根治术（robot - assisted laparoscopic radical prostatectemy，RLRP）那样普遍。在中国，机器人手术也已处于起步阶段。自 2007 年起，中国人民解放军总医院、上海交通大学医学院附属瑞金医院、复旦大学附属中山医院、复旦大学附属华东医院等在中国大陆率先开展了机器人手术。2010 年 3 月起，上海交通大学医学院附属瑞金医院泌尿外科沈周俊教授为主刀的团队，开展了多例 daVinci 机器人辅助的高难度手术，包括保留勃起神经的根治性前列腺切除术、高龄高危前列腺癌根治术（82 周岁）、根治性膀胱前列腺切除术十原位双 U 回肠代膀胱术（大陆首例）、根治性肾脏切除术、肾盂输尿管整形术、肾上腺切除术等 da Vinci 机器人辅助微创手术。其中 2010 年 7 月份开展的机器人辅助腹腔镜肾上腺切除术标志着肾上腺微创外科的手术治疗达到一个新到高度。有理由相信，随着机器人手术系统的进一步改进和术者经验的逐步积累，机器人手术在肾上腺疾病的外科治疗中将获得更广泛的应用。

（严如银）

第九节　小结和焦点问题

1. 肾上腺和肾上腺疾病概述　肾上腺是一对重要的内分泌腺体，分皮质和髓质两部分。皮质和髓质在胚胎来源、组织结构和生理功能等方面截然不同，肾上腺的内分泌活动不仅受到经典递质能神经调节，而且也受到一氧化氮能神经和多种肽能神经的支配，其内在关系远比迄今的认识复杂。

肾上腺内不同的细胞或组织发生的病变所引起的人体病态亦不相同。肾上腺外科疾病包括肾上腺皮质和髓质的肿瘤及增生。由于肾上腺肿瘤可能会分泌肾上腺皮质激素及髓质激素，这使其临床表现、诊断及治疗上有特殊性，如不能正确认识，有可能导致临床上的误诊、漏诊、误治，甚至危及患者的生命。在发现肾上腺肿瘤后，首先需要明确肿瘤的功能状态和良恶性。

许多肾上腺疾病表现为继发性高血压。与原发性高血压相比，继发性高血压起病凶险、症状严重、危害更大且病因更隐蔽。大部分继发性高血压如能早期诊断和正确治疗，可治愈或明显缓解，大大降低高血压及其并发症导致的致死和致残率。但目前国内、外对继发性高血压的认识和研究不够，许多文献报道多为单中心的小样本回顾性病例总结，特别对与内分泌激素相关性高血压的诊断、治疗和控制较原发性高血压更低，其病因常常被忽略以致误诊。虽然近几年对肾上腺疾病的认识明显提高，但还远远不够，需要在患者中，尤其是高血压患者中加强宣传，在心内科、内分泌科及泌尿外科医生中加强相关专业知识的培训。

2. 皮质醇症　又称库欣综合征，是由于机体长期处于过量糖皮质激素的作用而产生的一系列典型的临床综合征，是最常见的肾上腺皮质疾病。其中由于垂体分泌过量 ACTH 而引起的肾上腺皮质增生症称为库欣病，是皮质醇症最常见的病因。皮质醇症包括 ACTH 依赖性和 ACTH 非依赖性两大类。ACTH 依赖性皮质醇症包括库欣病和异位 ACTH 综合征；ACTH 非依赖性皮质醇症包括肾上腺皮质腺瘤和腺癌及原发性肾上腺皮质增生（包括 ACTH 非依赖性肾上腺大结节性增生和原发性色素结节性肾上腺皮质病）。

皮质醇症的临床表现均为体内皮质醇过多所致，但不同患者临床表现各异，其中满月脸、水牛背、皮肤紫纹为最经典的表现，体重增加和向心性肥胖是最常见的体征，多血质和肌病也是皮质醇的一个主要特征，高血压和糖尿病较常见，部分患者可能以月经紊乱或精神心理异常为首诊主诉。诊断分为两步：定性诊断以明确是否为皮质醇症，定位诊断以明确皮质醇症的病因、病变部位。24 小时尿游离皮质醇、小剂量地塞米松抑制试验是重要的定性诊断方法，大剂量地塞米松抑制试验、肾上腺 CT、垂体 MRI 是重要的定位诊断方法。皮质醇症的诊断一旦确立，应立即进行治疗。病因不同，治疗方案有很大差别，但针对病因的手术为一线治疗。垂体有腺瘤的库欣病首选显微镜下经鼻经蝶窦垂体瘤切除术，手术失败或存在手术禁忌证者则行垂体放疗或双侧肾上腺次全切除术或药物治疗；病变部位已确定的异位 ACTH 综合征，需手术切除肿瘤，若无法确定或不能切除时，可按库欣病的原则做肾上腺切除，以减轻症状；肾上腺皮质腺瘤或腺癌主要治疗方法是肿瘤切除（腹腔镜手术或开放手术），但由于对侧肾上腺皮质醇的分泌常受到抑制，故术后需要补充一定量皮质激素，逐渐减量，直到代偿良好停药，否则患者会出现皮质功能减低，甚至肾上腺危象。

3. 原发性醛固酮增多症　原发性醛固酮增多症（原醛症）是由于肾上腺皮质球状带分泌过多的醛固酮，引起的以高血压、低血钾、低血浆肾素活性、碱中毒等为主要表现的临床综合征。最常见的病理类型是单侧肾上腺皮质腺瘤和双侧肾上腺皮质增生。近年来随着腹腔镜技术的广泛开展，多数肾上腺肿瘤切除已经比较简单，因此对于原发性醛固酮增多症主要是早期诊断。一位高血压患者，如有醛固酮分泌增多，自发性低血钾和尿钾排除增多并存，站立位血浆肾素活性低，高醛固酮分泌不被盐负荷试验所抑制，而糖皮质激素正常，即可确诊为原发性醛固酮增多症。接下来运用肾上腺 CT、肾上腺静脉取样测定血浆醛固酮浓度、体位刺激试验、血浆 18－羟皮质酮等进行分型定位诊断。对于醛固酮腺瘤早期手术切除效果较好，首选腹腔镜肾上腺肿瘤切除术，注意术前使用螺内酯控制高血压，并纠正低钾血症。对于特发性醛固酮增多症主要是使用螺内酯治疗。在临床上发现有些患者经手术切除腺瘤后，血压仍未能恢复正常，其病因可能与不同程度的肾功能损伤有关，因此，对那些发病年龄较轻，一般降压药物治疗不满意，尤其是不明原因的低血钾患者应尽早诊断是否为原醛症。

4. 肾上腺性征异常症　系肾上腺皮质增生或肿瘤分泌过量性激素（主要是雄激素），致性征和代谢异常。临床上分为先天性和后天性两大类：前者系先天性肾上腺皮质增生症（CAH）所致，占肾上腺性征异常症的大多数；后者多见于肾上腺皮质腺瘤或癌，以恶性者居多。本病主要表现是女性男性化、男性性早熟、失盐症状等。CAH 主要是由 21－羟化酶缺陷所致，皮质激素替代为主要治疗手段，辅以手术矫正两性畸形，重塑患者的社会生理性别；肾上腺皮质腺瘤或癌主要是尽早手术切除肿瘤。

5. 儿茶酚胺增多症　是体内嗜铬细胞分泌过多的儿茶酚胺（肾上腺素、去甲肾上腺、多巴胺）引起以高血压和代谢紊乱为主要特征的临床综合征，主要包括肾上腺嗜铬细胞瘤（PHEO）、副神经节瘤（PGL，即肾上腺外嗜铬细胞瘤）和肾上腺髓质增生等。

高血压是本病最常见的典型特征，表现为持续性高血压、阵发性高血压、持续性高血压阵发性加剧等多种形式，同时可伴有典型的头痛、心悸、多汗“三联征”。由于儿茶酚胺增多症患者的临床表现错综复杂，多数患者表现为难治性高血压，并可导致心、脑、肾血管系统的严重并发症，造成较大的社会经济负担，因此早期发现及正确诊断对儿茶酚胺增多症患者具有重要意义。本病10%的患者有家族史、10%的患者为双侧肾上腺病变、10%的患者为恶性、10%的患者为多发性病变、10%的患者为肾上腺外病变、10%的患者为静止型嗜铬细胞瘤、10%的患者为儿童、10%患者可合并多发性内分泌肿瘤－2型。通过24小时尿儿茶酚胺、血浆游离MNs等一般不难做出定性诊断。而定位诊断相对较难，CT及MRI等影像学检查易于发现肾上腺内嗜铬细胞瘤，但较难发现副神经节瘤；$^{131/123}$I－间碘苄胍（$^{131/123}$I－MIBG）扫描可同时对嗜铬细胞瘤进行形态和功能的定位，其特异性高但敏感性较差，有时可出现假阴性；生长抑素（奥曲肽）显像可对$^{131/123}$I－MIBG显像阴性的嗜铬细胞瘤进行互补检查以帮助确诊。

手术切除是嗜铬细胞瘤最有效的治疗方法，肾上腺髓质增生也常采用手术治疗，充分的围手术期处理是保证手术成功的关键。绝大多数嗜铬细胞瘤围手术期危险因素主要来源于肿瘤切除后的低血压及休克，以往未常规进行术前准备时，手术死亡率高达50%，20世纪70年代末开始使用α受体阻滞剂进行术前降压扩容使手术死亡率降至1%以下。近10年，则几乎无围手术期死亡病报道。对于各种检查阴性，但临床可疑嗜铬细胞瘤的患者，也应按嗜铬细胞瘤作术前准备。肿瘤切除后，注意积极扩容的同时，在中心静脉压监测下，密切观察心功能情况，谨防心力衰竭的发生。根据病情、肿瘤大小、部位及与周围血管的关系合理选择开放性或腹腔镜肾上腺嗜铬细胞瘤切除术。

目前对嗜铬细胞瘤的诊治存在下述一些问题：在诊断上还不能准确鉴别肿瘤的良、恶性；在治疗方面可以手术治愈良性嗜铬细胞瘤，但对恶性嗜铬细胞瘤则疗效欠佳；在科研方面对其发病机制尚不完全清楚，国际上关于嗜铬细胞瘤的分子遗传学与临床病理联系的研究才刚刚起步，国内则还是空白，这些都有待进一步的研究；在治疗上，随着医疗条件的改善，很多三级医院都能开展嗜铬细胞瘤切除术（包括腹腔镜手术），但外科医生应切忌“见瘤就切”的毛病，而需明确诊断，并做好充分的术前准备。

6. 肾上腺非功能性肿瘤　是指不产生或少产生肾上腺皮质激素，不分泌或少分泌儿茶酚胺，临床上不表现肾上腺皮质功能亢进的症状和体征，或不存在以高血压为主的儿茶酚胺血症的一系列临床表现的肾上腺肿瘤。包括非功能性肾上腺皮质腺瘤、非功能性肾上腺皮质癌、非功能性嗜铬细胞瘤、神经母细胞瘤、节细胞神经瘤、肾上腺转移癌、肾上腺髓样脂肪瘤等。这些肿瘤的各项内分泌检查指标（如醛固酮、糖皮质激素和性激素）大都在正常范围内，常常是在体检或因其他疾病检查时偶然发现，或者因为肿瘤体积过大而产生局部压迫症状而就诊，影像学检查具有重要意义。手术治疗为主要治疗手段。

7. 肾上腺囊肿　是一种临床少见的良性病变，多在影像检查、手术或尸检时偶然发现。由于肾上腺囊肿的病史、症状、体征以及血液学及内分泌检查很少有明显的异常发现，因此诊断主要依靠影像学检查，其中B超、CT和MRI是诊断肾上腺囊肿的主要方法，而联合检查可提高确诊率。对于有手术指征者首选腹腔镜下肾上腺囊肿切除术，预后良好。

8. 肾上腺手术　外科手术是肾上腺疾病的重要治疗手段，积极的围手术期准备、恰当的术式选择、精细的术中操作以及术后的相应处理是确保手术成功的关键。在肾上腺疾病的外科治疗中，开放性手术扮演着逐渐减弱但仍重要的角色。腹腔镜肾上腺手术的引入为肾上腺外科带来一场革命，并基本取代了开放手术，成为目前肾上腺外科治疗的主流。肾上腺外科是不断发展的科学，新技术如机器人技术和经皮消融技术正在澎湃发展，这些微创的非开放手术的手段可能使外科医师放弃一些不再必要的技术。不论是开放手术还是腹腔镜手术，都可分为经腹腔和经腹膜后两种手术径路，合适手术方式的选择取决于肾上腺肿瘤性质、大小、病变部位，患者的体型以及手术医生的经验和习惯等。

总之，肾上腺外科疾病常与多种内科疾病相关，在临床上应积极诊治，尤其是高血压患者中加强宣传，心内科、内分泌科及泌尿外科医生共同努力去诊断。在基础研究上要加强对其发病机制的研究，如关于嗜铬细胞瘤的分子遗传学基础等。在治疗上，随着国内腹腔镜技术的广泛开展，肾上腺肿瘤手术已经变得相对简单，但作为泌尿外科医生一定要注意把握手术指征，明确肿瘤功能后，选择正确的围手术期治疗方案，才能避免术后由于肾上腺激素水平急剧变化导致的血流动力学变化和肾上腺危象，避免围手术期死亡。另外，国内对肾上腺外科疾病的诊治标准尚不统一，一方面需要加强交流，制定相关诊疗规范，另一方面需要加强合作，获得多中心大样本的临床研究资料，以更好地服务于临床。

（严如银）

第六章

肾脏肿瘤

第一节　肾脏肿瘤分类

肾脏肿瘤的分类有许多种方法，各个分类方法所采用的标准和依据不尽相同。一种分类方法要将肾脏不同组织来源的各种新生物全部归纳很难，也显得复杂而不便于临床操作。于1970年Deming和Harvard曾提出的分类方法，根据组织来源和病理特征将肾脏肿瘤分为11大类，每一类中又分多种。此类方法曾经被广泛采用，但因太复杂而被Glenn分类方法逐渐代替。于1980年Glenn将肾脏肿瘤归纳为6大类，临床应用较前者简单很多。随着科技的不断发展，人们对肾脏肿瘤的进一步认识，WHO于1998年在以前的分类基础上制定了新的分类系统，该分类系统在国际上广泛应用。WHO依据肾肿瘤组织形态学、免疫表型、遗传学的特点，结合肾肿瘤患者的临床表现以及影像学改变等于2004年再次更新。更新后的分类系统更贴近临床，真实反映肾脏各肿瘤的临床特点，便于临床应用。表6－1和表6－2介绍了WHO 1998年和2004年修订的肾脏肿瘤分类标准，供临床参考和比较。

表6－1　1998年WHO肾肿瘤分类标准

肾实质上皮性肿瘤	肾母细胞性病变
良性——腺瘤	肾母细胞瘤（Wilms瘤）
乳头状腺瘤	肾源性残余
嗜酸细胞腺瘤	肾母细胞瘤病
后肾腺瘤	中胚层肾瘤
恶性——癌	囊性肾瘤
肾细胞癌	良性囊性肾瘤
透明细胞癌	囊性、部分分化的肾母细胞瘤
肾乳头状腺癌	恶性囊性肾瘤
嫌色细胞癌	其他儿童期肿瘤
集合管癌	透明细胞肉瘤
未分类的肾细胞癌	横纹肌样瘤
肾盂上皮性肿瘤	神经母细胞瘤
良性——乳头状瘤	非上皮性肿瘤
移行细胞乳头状瘤	良性肿瘤
内翻性乳头状瘤	血管平滑肌脂肪瘤（错构瘤）
恶性——癌	平滑肌瘤
移行细胞癌	脂肪瘤
鳞状细胞癌	肾髓质间质细胞瘤
肾盂腺癌	血管瘤

续 表

肾髓质癌	淋巴管瘤
肾盂未分化癌	肾小球旁细胞瘤
癌肉瘤	恶性肿瘤
	恶性软组织肿瘤
其他肿瘤	继发性肿瘤
类癌	肿瘤样病变
小细胞癌	肾发育不良
原始神经外胚叶瘤	血管畸形
骨化性肾肿瘤	囊肿
肾错构瘤	肾小管增生
肾皮质错构瘤	黄色肉芽肿性肾盂肾炎
肾盂错构瘤	软斑病
肾源性腺纤维瘤	胆脂瘤
肾内畸胎瘤	炎性假瘤
恶性淋巴瘤	肾上腺残余
恶性黑色素瘤	肾盂肾源性腺瘤
	其他

表 6－2　2004 年 WHO 肾脏肿瘤病理组织学分类标准

肾细胞肿瘤	恶性纤维组织细胞瘤
肾透明细胞癌	血管周细胞瘤
多房囊性肾透明细胞癌	骨肉瘤
肾乳头状腺癌	血管平滑肌脂肪瘤（错构瘤）
嫌色性肾细胞癌	上皮样血管平滑肌脂肪瘤
Bellini 集合管癌	平滑肌瘤
肾髓质癌 血管瘤	
Xp11.2 易位/TFE3 基因融合性肾细胞癌	淋巴管瘤
神经母细胞瘤相关性肾细胞癌	肾小球旁细胞瘤
黏液性管状和梭形细胞癌	肾髓质间质细胞瘤
未分类的肾细胞癌	神经鞘瘤（施万细胞瘤）
乳头状腺瘤	孤立性纤维肿瘤
嗜酸细胞瘤	间叶和上皮混合性肿瘤
后肾肿瘤	囊性肾瘤
后肾腺瘤	混合性上皮间质瘤
后肾腺纤维瘤	滑膜肉瘤
后肾间质瘤	神经内分泌肿瘤
肾母细胞性肿瘤	类癌
肾源性残余	神经内分泌癌
肾母细胞瘤（Wilms 瘤）	原始神经外胚叶肿瘤
部分囊状分化的肾母细胞瘤	神经母细胞瘤
间叶性肿瘤	嗜铬细胞瘤
主要发生于儿童	淋巴造血组织肿瘤

续　表

透明细胞肉瘤	淋巴瘤
横纹肌样瘤	白血病
先天性中胚层肾瘤	浆细胞瘤
儿童期骨化性肾肿瘤	生殖细胞肿瘤
主要发生于成人	畸胎瘤
平滑肌肉瘤（包括肾静脉）	绒毛膜癌
血管肉瘤	移性肿瘤
横纹肌肉瘤	

（韩兴涛）

第二节　肾细胞癌的流行病学和病因学

一、肾癌的流行病学

肾细胞癌（renal cell carcinoma，RCC）是起源于肾实质泌尿小管上皮系统的恶性肿瘤，又称肾腺癌，简称为肾癌，占肾脏恶性肿瘤的80%～90%。RCC约占成人恶性肿瘤的2%～3%。据2002年全球统计每年新增RCC患者约20.8万例，死亡10.2万例。在世界范围内，各国或各地区的RCC发病率存在巨大差异。2002年Parkin等总结了北美洲、拉丁美洲、非洲、欧洲、大洋洲及亚洲各国报告给WHO的国家或地区年龄标准化的RCC发病率，最高的地区为欧洲，其中捷克最高，男性为20.0/10万、女性10.2/10万（1993—1997年），其次为东欧国家、德国和意大利等。北美国家和大洋洲的澳大利亚、新西兰等国的发病率也较高。而多数亚洲、非洲国家和部分南美国家发病率较低，其中最低的是非洲的冈比亚，男性0.4/10万、女性1.0/10万（1997－1998年）。目前普遍认为发达国家比发展中国家RCC发病率平均高10～15倍，约2/3的RCC患者发生在欧、美等发达国家。但也有例外，拉丁美洲的乌拉圭为发展中国家，但其RCC发病率为男性13.4/10万、女性5.2/10万（1993—1995年），是世界上RCC发病率高的国家之一。

美国资料显示：1992—2002年的统计结果，RCC发病率在性别和种族方面差异明显，白人男性、白人女性、黑人男性和黑人女性分别为13.8/10万、6.6/10万、16.8/10万和8.0/10万。根据美国CA杂志每年（1990—2007年）的流行病学统计报告，1998年以前美国男性RCC新发病人数占全身恶性肿瘤的比例低于3%，1998年至2006年为3%，至2007年上升为4%。从1950年起，RCC的发病率和死亡率均逐年增高，治疗后的5年生存率也呈升高的趋势，至2001年其发病率上升了126%，死亡率上升了36.5%，而5年生存率仅提高了9%左右。2009年，全美国预测新诊断肾癌患者57 760例，其中有12 980名肾癌患者死亡。肾细胞癌约占全身恶性肿瘤的2%～3%，患者的平均发病年龄为65岁。在肾脏肿瘤中大约90%是肾细胞癌。其中的85%为透明细胞癌。其他的少见肿瘤类型包括乳头状癌、嫌色细胞癌、Bellini管（集合管）癌、囊性肾癌。肾癌中不到1%是肾脏的集合管癌。髓样癌是集合管癌的一种变异类型，最早它被称为镰状细胞阳性肾癌。

肾癌的发病率在美国和欧洲一些国家和地区明显高于中国。利用国际癌症研究中心（IARC）/国际癌症登记协会（IACR）出版的《五大洲发病率》第8卷中收录的1993—1997年中国部分地区如北京、上海、天津、武汉、台湾省、香港与世界部分国家和地区如美国底特律、洛杉矶、芬兰、挪威、意大利、丹麦等发病率资料比较。可见我国肾癌发病率在世界上处于较低水平，原因一方面是我国的肾癌发病确实较低，另外可能与我国的疾病发病调查统计不完善有关。

随着社会的进步，工业发展和人民生活水平的提高，肾癌的发病在许多国家和地区均呈现逐年上升的趋势。美国Chow WH（2008年）研究分析了美国2002—2005年间不同种族的肾癌发病模式和趋势。

黑人发病率最高，男性17.0/10万，女性7.5/10万；白人男性14.3/10万，女性7.2/10万；西班牙籍人与白人相似，男性13.8/10万，女性7.3/10万；亚裔人是白人的一半，男性7.8/10万，女性3.7/10万。肾癌总的发病呈逐年上升的趋势。

我国各地RCC的发病率及死亡率差异也较大，据全国肿瘤防治研究办公室和卫生部卫生统计信息中心统计我国试点市、县1988—2002年肿瘤发病及死亡资料显示：①1988—1992年、1993—1997年、1998—2002年3个时间段肾及泌尿系其他恶性肿瘤（肾盂、输尿管、尿道恶性肿瘤）的发病率分别为4.26/10万、5.40/10万、6.63/10万，按此发病率并依据我国统计的各年的人口数量估算1992年、1997年和2002年肾及泌尿系其他恶性肿瘤发病人数分别为28 447人、36 594人、49 007人。肾及泌尿系其他恶性肿瘤发病率呈现逐年上升趋势；②男女患者比例约为2 ：1；③城市地区高于农村地区。各地区发病率不同，最高相差43倍。发病年龄可见于各年龄段，高发年龄50～70岁。

综上所述，RCC流行病学具有以下特点：①发病率在各个国家及地区间存在巨大差异，发达国家的发病率普遍高于发展中国家；②男性发病率、死亡率明显高于女性，男女比例约为2 ：1；③发病率、死亡率以及治疗后的生存率具有逐年增高的趋势，但以发病率的增高最明显，死亡率增加较缓慢，治疗后生存率稍有提高；④城市的发病率、死亡率明显高于农村地区。

二、病因学

肾癌的病因不清楚，大量的流行病学调查研究发现以下多种因素可能与肾癌发病有关。

（一）吸烟

多年的研究已证明吸烟是肾癌发病的高危因素。根据美国癌症研究学会（AACR）的统计，吸烟量越大，吸烟时间越长，肾癌发病风险越高，Odds Ratio（OR）＝1.4～2.4。2008年美国Theis RP的调查研究发现，不仅吸烟增加肾癌发病风险（OR＝1.35），环境吸烟（environmental tobacco smoke），尤其是在家或工作环境中被动吸烟同样增加肾癌发病风险。有20年以上家庭环境被动吸烟史与无家庭环境被动吸烟史比较，肾癌发病风险增加2.18倍；一生中有30 000小时以上暴露于环境吸烟，肾癌患病风险增加2.37倍。Parker A于2008年的调查研究发现吸烟的肾癌患者与不吸烟的肾癌患者比死亡风险增加31%，与曾有吸烟史或不吸烟的肾癌患者比更易发生进展期肾癌。

（二）职业

一些职业，包括石油化工业、石棉工人、钢铁工人、印刷工人等长期暴露在工业环境，接触一些化学致癌物质，增加了肾癌患病的危险性。

（三）肥胖

越来越多的研究发现肥胖是肾癌的危险因素。于1997年Prineas对Iowa地区近10万绝经期妇女调查发现，体重和身体质量指数（Body Mass Index，BMI）与肾癌相关。最近Setiawan VW的研究发现肥胖者患肾癌的风险在男性增加1.76倍，女性增加2.27倍。Lowrance WT于2009年的报道认为肥胖者更易患透明细胞癌，BMI是一个独立的透明细胞癌预测因素。

（四）遗传

肾癌分为散发性和家族性，与遗传相关的属家族性肾癌。家族性肾癌发病年龄早，易多发或双侧肾癌。家族性肾癌分为三类：①常染色体显性型，染色体3q缺失、易位的非乳头状肾细胞癌；②VHL（vonHippel－Lindau）病，肾癌占该病28%～45%；③常染色体显性型乳头状肾细胞癌。

VHL基因位于3号染色体，它的突变和功能缺失导致体内多处发生良性和恶性肿瘤，包括肾细胞癌、肾囊肿、胰腺癌和囊肿、视网膜血管瘤、嗜铬细胞瘤、小脑和附睾等病变。

（五）高血压、糖尿病

近年来越来越多的研究发现高血压与肾癌的关系。Setiawan Vw报道与正常人比较，高血压患者的肾癌相关风险在男性是1.42倍，女性为1.58倍。另外治疗高血压用药与肾癌发病密切相关，其中主要是利尿剂。Schouten LJ 的研究发现高血压与 VHL 基因突变相关，抗高血压药和利尿剂的应用与非 VHL 基因突变的肾癌相关。曾经报道糖尿病与肾癌相关，但今年的研究报道并没有发现糖尿病与肾癌的显著相关性。

（六）放射

目前尚不肯定。

（七）其他

某些水中微量元素的含量过高可能与肾癌相关，早年报道（Berg 1972）水中铅含量与肾癌死亡率相关。Yuan Y（2010）报道水中砷含量过高与肾癌明显相关。在智利某区饮水中砷含量明显过高，称为暴露区，与非暴露区比较，暴露区的肾癌发病率高 3.4 倍（1981—1985），饮水治理后降至 1.6 倍（1996—2000）。在暴露区出生或早年接触的年轻人（30～39 岁）肾癌风险明显增高（RR＝7.1）。有报道认为中药与肾脏慢性疾病和泌尿系肿瘤相关。Yang HY（2009 年）对台湾 1985—2004 年间所有中药工作者（Herbalists）进行了随访研究，发现泌尿系肿瘤发病率显著高于其他人群，标化发病比率（Standardized mortality ratios）SMR＝3.10，其中膀胱癌 SMR＝2.26，肾脏和其他泌尿系器官肿瘤 SMR＝3.81。这可能与中药中含的某种成分相关，如马兜铃酸导致尿路上皮癌。

（八）饮酒

20 世纪 90 年代的研究多数认为饮酒与肾癌无相关性。最近的研究表明饮酒与肾癌发病有相关性。Hu J（2008 年）和 Pelucchi C（2008 年）分别对加拿大和意大利的饮酒与肾癌相关性的研究结果进行了报道，两个完全独立的研究同时发现男性和女性饮酒者的肾癌发病明显低于非饮酒者。

（韩兴涛）

第三节　肾细胞癌病理

一、肾细胞癌的起源和分类

过去二十年来，肾细胞癌的组织学分类发生了很大变化。过去肾细胞癌主要分为透明细胞型、颗粒细胞型、管状乳头状型及肉瘤样型四种组织学类型。多年的研究发现肾细胞癌是一组在遗传、生化、生物学和形态上均具有异质性的肿瘤，基因谱学及蛋白质组学分析发现每一亚型均具有其独特性。根据肾细胞癌组织形态学、分子遗传学、免疫组织化学及超微结构的特点，Kovacs 于 1993 年提出了新的分类方案，并被此领域中临床及基础研究者们逐渐修订认可。

从定义上来说，所有的肾细胞癌均起源于肾小管上皮细胞。大多数肾细胞癌具有与正常近曲小管相同的超微特征如表面微绒毛、复杂细胞内连接等特征及相同的免疫表型如 lectins（外源凝集素）及其他细胞表面抗原阳性，尤其是透明细胞及乳头状肾细胞癌，其他组织学亚型的肾细胞癌可能起源于肾单位更远的部分。

2004 年版 WHO 肾脏肿瘤病理分类在既往两版 WHO 分类基础上增加了分子遗传学内容，提供了每类肾细胞癌的流行病学特点、临床特点和影像学情况、大体检查情况、组织病理学表现、免疫表型、分子遗传学和预后等相关信息，强调临床与病理的联系。取消了一些肾肿瘤的组织学类型如颗粒细胞癌和肉瘤样癌，因为根据组织学及超微结构的表现，颗粒细胞癌不是一个独立的类型，实际上可能是透明细胞肾细胞癌或乳头状肾细胞癌、集合管癌或嫌色细胞肾细胞癌的嗜酸性亚型；肉瘤样癌则为各类肾细胞癌分化差的表现。将组织学形态不能归入任何一种肾细胞癌的肿瘤称为未分类的肾细胞癌。根据肿瘤细胞形态的不同将乳头状肾细胞癌分为 1 型和 2 型二类，2 型预后较 1 型差。将集合管癌进一步分为 Bellini 集合管癌和肾髓质癌。增加了一些新的肾肿瘤组织学类型如多房囊性肾细胞癌、Xp11.2 易位/TFE3 基因融合性肾细胞癌、神经母细胞瘤相关性肾细胞癌、黏液小管状及梭形细胞癌等。单独描述了家族性肾细胞癌。

文献中不断有一些新的肾细胞癌类型出现，下面介绍 WHO 分类中各种肾细胞癌及一些新的肾细胞癌的组织学特点。

（一）常见的肾细胞癌

1. 透明细胞肾细胞癌（clear cell renal cell carcinoma） 透明细胞肾细胞癌是肾细胞癌中最常见的类型，约占所有肾细胞癌的60% ~70%。以前曾因肿瘤细胞胞质丰富嗜酸而称为“肾颗粒细胞癌”，后来发现在其他类型的肾细胞癌中也能见到胞质丰富嗜酸的肿瘤细胞，因此现在认为过去诊断为“肾颗粒细胞癌”中大多数为 Fuhrman 分级较高的透明细胞肾细胞癌。

透明细胞肾细胞癌可发生于任何年龄的患者，且随着年龄增加发病率升高，高发年龄为 50 ~70 岁（中位55 岁）。男女发病率之比约为（1.5 ~2）：1，在肥胖者、吸烟者及高血压性肾病者中发病率高。无症状肾细胞癌占33% ~50%，10% ~40%的患者出现副肿瘤综合征。

透明细胞肾细胞癌在双侧肾脏的发病率相等，<5%的病例可呈多中心性发生或累及双侧肾脏。病变多中心性、双侧发生且发病年龄小者应考虑可能为遗传性癌症综合征如 von Hippel - Lindau（VHL）综合征。透明细胞肾细胞癌的细胞遗传学异常包括 $3p^-$、7^+、14^-、8^-、$5q^+$、12^+、13^-、$10q^+$，3 号染色体的改变（$3p^-$）及 VHL 基因突变在散发性透明细胞肾细胞癌的病例中常见，大多数透明细胞肾细胞癌与 VHL 综合征无关。

肉眼观，透明细胞肾细胞癌主要位于肾皮质内，为孤立性球形结节，边缘圆凸，与周围肾组织界限清楚，推压肾组织形成假包膜，弥漫浸润肾脏者少见；切面实性，因癌细胞内富含脂质如胆固醇、中性脂肪及磷脂类而呈金黄色，常见坏死、出血及囊性变，所以常表现为金黄、暗红、灰黄等多种颜色，即“点彩状”，偶见钙化或骨化。肿瘤易侵犯肾静脉甚至下腔静脉。

显微镜下，癌细胞呈圆形或多角形，胞膜清楚，胞质丰富，胞质透明或嗜酸性颗粒状。如胞质内富含糖原或脂类，这些物质在常规制片过程中易被有机溶剂溶解，因此胞质透明；如胞质内含有丰富线粒体则呈嗜酸性颗粒状。肿瘤细胞的核圆形，大小一致，染色质细颗粒状，均匀分布。一般根据肿瘤细胞核的改变进行组织学分级。肿瘤细胞排列成密集的巢状和管囊状结构，其间为纤细的薄壁血管构成的网状间隔，这是透明细胞肾细胞癌的特征之一。2% ~5%。的透明细胞肾细胞癌可呈肉瘤样改变，此时癌细胞呈梭形，异型明显，核分裂象多见，可见瘤巨细胞，提示预后不良。肿瘤内可见大片出血坏死，间质内可见钙化、骨化或呈纤维黏液样。免疫组化示 RCC - Marker、CD10、广谱及低分子量细胞角蛋白（如 CK、CK8、CK18、CK19、CAM5.2）、EMA 及 vimentin 阳性，高分子量细胞角蛋白如 CK14、34pE12、CK20 及 inhibin、Melan A 阴性。

一般来说，透明细胞肾细胞癌患者的预后较乳头状肾细胞癌或嫌色细胞肾细胞癌的预后差，5 年、10 年及 15 年生存率分别为68%、60%及54%。

2004 年 WHO 肾肿瘤分类中将多房囊性肾细胞癌（multilocular cystic renal cell carcinoma）单独列出来，也有文献认为其为透明细胞肾细胞癌的一种特殊类型。该肿瘤几乎均发生于成年人，男女发病率之比为3：1，发病年龄 20 ~76 岁（平均51 岁）。B 超、CT、MRI 检查均显示多房囊性肿块，囊腔间隔厚度不均匀，20%病例可见囊壁或间隔钙化。肉眼观，肿瘤为界限清楚的多房性或单房性囊性肿块，大小不等，最大可达 13cm。与周围正常肾组织为纤维性包膜分隔。切面呈多房囊性，可完全由囊腔构成，囊内含浆液性或血性液体，囊内壁多光滑。20%病例的肿瘤间隔内有钙化，偶见骨化。显微镜下，肿瘤呈多房囊性，囊内壁衬覆单层或复层上皮细胞，可脱落消失。上皮细胞呈扁平状或肥胖，胞质淡染透明，多为单层排列，偶为复层或有小乳头状排列。细胞核小而圆，染色深，似小淋巴细胞，即 Fuhrman 1 级的透明细胞癌细胞。囊腔间隔由纤维组织构成，常有致密的胶原，部分间隔内可见小灶性透明细胞，这些细胞与囊腔的内衬上皮相似，细胞周围有人工收缩假象，不形成大的实性细胞巢，这一点可与囊性变的透明细胞肾细胞癌的区别。免疫组化与透明细胞癌相似，肿瘤细胞表达 RCC - Marker、CD10、广谱及低分子量细胞角蛋白（如 CK、CK8、CK18、CK19、CAM5.2）、EMA 及 vimentin 阳性，CD68、高分子量细胞角蛋白如 CK14、34βE12、CK20 及 inhibin、Melan A 阴性。将这类肾细胞癌单独列出来主要是因为肿瘤细胞的核分级几乎都是 Fuhrman 1 级，肿瘤生长缓慢，预后良好，至今尚无复发和转移的病例报告。

2. 乳头状肾细胞癌 乳头状肾细胞癌（papillary renal cell carcinoma，PRCC）约占肾细胞癌的15%，于1976年Mancilla－Jimenez等首先报道并命名，1997年Delahunt和Eble根据其显微镜下改变分为1型和2型，其中1型约占肾细胞癌5%，2型约占10%。

乳头状肾细胞癌患者可发生于任何年龄，多见于52～66岁患者，男女发病率之比约2∶1。就诊时约70%的病例处于Ⅰ期。

肉眼观，乳头状肾细胞癌为境界清楚的肿块，大小为2～18cm（中位7cm），常有假包膜，多位于肾两极。与其他类型的肾细胞癌相比，乳头状肾细胞癌累及双肾及多灶性发生更多见，约40%为多灶性。切面多呈灰红色，实性，出血、坏死、囊性变较常见。

显微镜下，乳头状肾细胞的肿瘤细胞排列成乳头状或小管状结构，乳头轴心为纤细血管组织，常见泡沫状组织细胞和胆固醇结晶。根据其细胞的形态，有两种组织学类型：①1型：肿瘤细胞较小，胞质稀少，核小，核仁不清楚，形态较一致；②2型：肿瘤细胞大，胞质丰富，嗜酸性，呈假复层排列，细胞核大，可见大核仁，核级高。免疫组织化学染色示CK7、AMACR（P504S）、RCC－Marker、CK（AE1/AE3）、EMA及CAM5.2阳性，vimentin阴性/阳性，WT－1及CD57阴性。与透明细胞肾细胞癌不同，乳头状肾细胞癌CK7呈阳性表达，且1型较2型阳性率高。其细胞遗传学改变包括7^+、17^+、Y^-、16^+、12^+、20^+、3^+，其中最常见的是7号染色体三倍体或四倍体、17号染色体三倍体及Y染色体丢失，这些改变有助于乳头状肾细胞癌的确诊和鉴别诊断。

乳头状肾细胞癌预后较透明细胞癌好，尤其是1型者，其5年、10年及15年生存率分别为88%、81%及80%。肿瘤中出现大片坏死及大量泡沫细胞提示预后较好；5%乳头状肾细胞癌有肉瘤样区域，提示预后不良。

3. 嫌色细胞肾细胞癌 嫌色细胞肾细胞癌（chromophobe renal cell carcinoma，CRCC）约占肾细胞癌的5%。患者发病年龄27～86岁（平均60岁）。男女发病率大致相等，无特殊的症状和体征。

肉眼观，嫌色细胞肾细胞癌表现为肾皮质内界限清楚的实性肿块，大小不等，肿瘤最大径4～20cm，表面略呈分叶状。新鲜标本切面褐色或淡棕色，甲醛溶液固定后呈浅灰色，质地均匀，可见坏死，但出血灶少见。

显微镜下，肿瘤细胞排列较紧密，呈实性片状，大片状的肿瘤细胞似Mosaic样结构。肿瘤细胞大，呈多角形，胞质丰富，苍白透明略呈网状，细胞膜非常清晰，似植物细胞（嫌色细胞），混杂有嗜酸性颗粒状胞质的较小的瘤细胞，肿瘤组织几乎为嗜酸细胞时称嗜酸性嫌色细胞肾细胞癌；细胞核染色深，核形不规则，常有皱褶，可见核周空晕，该表现为此型的特征之一，并可见双核细胞，核仁小；有时可见肉瘤样改变。间质内可出现灶性钙化，肿瘤细胞团间见宽厚的纤维间隔，间质血管大多为厚壁血管伴偏心性透明变性。Hale胶体铁染色示肿瘤细胞胞质呈弥漫阳性。免疫组化染色示CK（AE1/AE3）、CK7、EMA、parvalbumin和CD117阳性，RCC－Marker阴性/阳性，vimentin及CD10阴性。其细胞遗传学改变包括Y^-，1^-，10^-，13^-，21^-，6^-，2^-，17^-，13^-，9^-，其中最常见的是Y染色体及1号染色体的丢失。

多数文献显示嫌色细胞型肾细胞癌是一种低度恶性的肿瘤，其5年、10年及1 5年生存率分别为87%、83%及83%，有的报道其5年和10年生存率分别达78%～100%和80%～90%。预测嫌色细胞肾细胞癌侵袭性的指征包括肿瘤pT分期、肿瘤坏死和肉瘤样变。对于嫌色细胞型肾细胞癌手术标本缺少上述特征的患者，辅助治疗是有效的，可成为治疗的对象。出现肉瘤样结构的肿瘤具有侵袭性，可发生转移。少数病例可出现淋巴结和远处转移（如肺、胰腺）。

（二）少见的肾细胞癌类型

1. Bellini集合管癌 Bellini集合管癌（carcinoma of the collecting ducts of Bellini）是指来源于Bellini集合管的恶性上皮性肿瘤，1949年Foot等首次描述，1955年Masson因囊壁被覆上皮细胞似Bellini管上皮，故将其称为Bellini上皮瘤。1976年Mancilla－Jimenez等首次提出部分乳头状肾细胞癌起源于集合管。1986年集合管癌被认为是肾细胞癌独立的一个类型，Fleming等提出了其诊断标准。该肿瘤罕见，约占肾细胞癌的1%。男女发病率之比约2∶1，中青年患者常见，发病年龄13~83岁（平均55岁）。患者多有症状，常表现为血尿、腹部肿块或间歇性季肋部/背部疼痛，也可出现低热、消瘦等。这些症状的出现是肿瘤生长快、早期出现转移的表现，就诊时33%~83%者有淋巴结或远处转移，常转移至区域淋巴结、肺、肝、骨和肾上腺，14%~33%者侵犯肾静脉或下腔静脉。

肉眼观，Bellini集合管癌的肿块位于肾中心部分，肿块小则局限于肾髓质，肿块大则累及肾皮、髓质。肿瘤最大径2.5~12cm（平均约5cm）。切面实性，灰白色，质硬，常见坏死，出血少见，边界不规则，常侵犯肾周、肾窦脂肪组织及肾盂，有时肉眼即可见肿瘤侵犯肾静脉。

显微镜下，肿瘤由浸润性生长的不规则小管状及小管乳头状结构构成，也可出现紧密排列的乳头状、实性片状、微囊性和肉瘤样结构。肿瘤内常见明显的促结缔组织生成的间质反应及大量炎症细胞尤其是粒细胞的浸润。肿瘤细胞呈单层或多层覆于小管和乳头上，异型明显，胞质嗜酸，界限不清，可见鞋钉样细胞；核圆形，中央有一嗜酸性大核仁，核分级高，常为Fuhrman 3级及4级，常见核分裂象。肿瘤周围肾组织的集合管上皮细胞存在异型增生。免疫组化染色示该肿瘤起源于远端肾单位的集合管，肿瘤细胞常表达植物凝集素（常为荆豆凝集素-1即UEA-1和花生凝集素）、E-cadherin、CD117、低分子量角蛋白、高分子量角蛋白（如CK34pE12、CK19）及Vimentin阳性，EMA和CD15阴性/阳性。与上述的几种肾细胞癌不同，肿瘤细胞不表达肾近曲小管的标记（即CD10、RCC和AMACR）。细胞遗传学的数据有限，结论不肯定，有报道本肿瘤可出现1、6、14、15及22号染色体单体，8p及13q杂合性缺失，与透明细胞肾细胞癌、乳头状肾细胞癌及嫌色细胞型肾细胞癌有明显不同。

Bellini集合管癌诊断比较困难，WHO对集合管癌制订了病理诊断的主要标准及次要标准。主要诊断标准为：肿瘤位于肾锥体（体积小的肿瘤）；典型的组织学呈不规则的小管状结构，细胞核分级高；炎性纤维性间质伴大量粒细胞；免疫组化高分子量细胞角蛋白如34pE12及CK19、荆豆凝集素阳性；无尿路上皮癌。次要诊断标准包括：肿瘤位于肾中央（体积大的肿瘤）；乳头结构有宽大的纤维性轴心和纤维化间质；广泛的肾内、肾外和淋巴管及静脉浸润；肿瘤周围的小管上皮细胞有异型性。

Bellini集合管癌病程短、进展快、预后差，约2/3病例在诊断后2年内死亡。目前尚无标准的治疗措施，治疗仍以根治性肾切除为主，免疫治疗、化疗未发现有明显效果，因此对术后的辅助治疗尚无统一意见。

2. 肾髓质癌　肾髓质癌（renal medullary carcinoma）是罕见的肾恶性肿瘤，肿瘤位于肾髓质，几乎均伴有镰状红细胞，文献中仅1例发生于正常血细胞的患者。文献报道患者绝大多数为非裔美国人，15例为西班牙人/巴西人，<10例为白人，我国尚未见报道。发病年龄5~69岁（平均年龄19岁），男女发病率之比为2∶1，在<10岁的患者中为5∶1。患者几乎均有临床症状，常见的是肉眼血尿，季肋部或腹部疼痛，肿块，体重下降，排尿困难；部分患者以转移癌如颈部或脑的肿块为第一表现就诊。

肾髓质癌大部分发生于右肾（>75%），位于肾中央，孤立性肿块，大小为4~12cm（平均7cm），边界不清。切面实性，灰白色，常伴出血、坏死。

显微镜下，浸润性生长的低分化肿瘤细胞呈实性片状分布，也可排列成条索状、网状、微囊、腺样囊性、肉瘤样及类似于卵黄囊瘤的结构，伴有明显的促结缔组织反应及慢性活动性炎症细胞浸润如较多的中性粒细胞、淋巴细胞、单核细胞浸润。肿瘤细胞胞质呈嗜酸性颗粒状，可见横纹肌样肿瘤细胞，细胞核多形性明显，可见突出的核仁。常见坏死。肿瘤内及邻近肾组织中镰状红细胞的存在是诊断该类肾癌的重要线索及依据。免疫组化染色示广谱CK、低分子量CK（CAM5.2）、EMA及vimentin阳性，CK7及CEA灶性阳性，而高分子量角蛋白（如34pE12等）、UEA-1的表达不定，无Her-2/neu的表达。其细胞遗传学的数据目前还有限，文献中报道可见22号染色体缺失、ABL基因扩增等。

目前认为其属于高侵袭性的肿瘤，95%患者诊断时已有转移，如转移到淋巴结（腹膜后及纵隔）、肺、肝、肾上腺、乳腺、骨及对侧肾脏，预后差，手术后的生存时间为1天~68周（平均18周）。术后的辅助治疗方法疗效有限，总结文献中报道的17例肾髓质癌患者，化疗、生物治疗、放疗方案均不能改变本病的总体进程，患者存活时间以周计算，生存期为4~96周。

3. Xpll.2易位/TFE3基因融合相关性肾癌　Xp11.2易位/TFE3基因融合相关性肾癌（renal carcino-

maassociated with Xp11.2 translocations/TFE3 gene fusions）是一类具有染色体 Xp11.2 的不同易位、均产生 TFE3 基因融合的肾细胞癌，细胞遗传学的改变对诊断至关重要，包括 t（X；17）（p11.2；q25）（ASPL－TFE3 基因融合）、t（X；1）（p11.2；q21）（PRCC－TFE3 基因融合）、t（X；1）（p11.2；p34）（PSF－TFE3 基因融合）及 inv（X）（pll；q12）（NonO/p54nrb－TFE3 基因融合）等染色体改变。TFE3 基因定位于 Xp11.2，其蛋白即碱性螺旋转录因子，位于细胞核内，这类肾细胞癌的 TFE3 能发挥异常增高的转录因子作用。

该肿瘤主要见于儿童和年轻人，约占儿童及年轻人肾细胞癌的 1/3，年长者少见，男女发病比例为 1∶2.5。但最近报道发病年龄可为 22～78 岁，女性占绝对多数（女∶男＝22∶6），临床意义不明，可能在成人中侵袭性高。多数患者出现血尿、腹痛、腹部肿块或发热，1/3 患者无症状。目前尚无特异性影像学特征的报道。

肉眼观，Xp11.2 易位/TFE3 基因融合相关性肾癌位于肾实质内，多为单灶性肿块，较大，肿瘤最大径平均 6～7cm，切面边界清楚，可有纤维性假包膜，黄褐色或多彩状，类似于透明细胞肾细胞癌，常伴有出血、坏死及钙化。有时可见肾外浸润，甚至累及区域淋巴结。

显微镜下，肿瘤细胞呈乳头状、巢团状、腺泡状、小管状及实性片状排列，部分小管状结构中有嗜酸性浆液或红细胞；间质为纤维血管网，可见纤维化、透明变性、砂粒体、坏死及出血。肿瘤细胞大，胞质透明或呈嗜酸性颗粒状，可见胞质内透明小滴；核大，空泡状，核仁明显，核分裂象易见；部分肿瘤细胞胞质较少，透明或嗜酸性颗粒状，核染色均质。因染色体易位的不同，其显微镜下表现也有一定差异。ASPL－TFE3 肾癌多由大量胞质透明的肿瘤细胞和多少不等的嗜酸性肿瘤细胞组成，细胞界清，染色质呈囊泡状，核仁明显，可见到透明变性的结节和砂粒体。乳头状肾细胞癌－TFE3（PRCC－TFE3）肾癌的肿瘤细胞胞质不太丰富，多为实性巢状结构，砂粒体和透明变性的结节也较少。免疫组化染色显示肿瘤细胞核表达 TFE3 蛋白阳性，为比较特异的标记；CD10、RCC、AMACR 及 E－cadherin 阳性，CK 和 vimentin 常阴性或仅有局灶阳性，偶有 HMB45、Melanin A 等黑色素标记阳性，EMA 及 CK7 阴性。如年龄较小肾癌患者，肿瘤内出现大的透明细胞乳头状结构或出现胞质丰富透明/嗜酸性颗粒状的细胞呈巢状排列时，应想到 Xp11.2 易位/TFE3 基因融合相关性肾癌的可能，结合年龄、组织形态学、免疫组化检测 TFE3 蛋白的表达及遗传学检测明确诊断，TFE3 的免疫组化染色与遗传学检测的符合率达 82%～97.5%。

Xp11.2 易位/TFE3 基因融合相关性肾癌的临床生物学行为目前所知不多，文献中报道多为相对惰性的肿瘤，尽管诊断时多为进展期肿瘤。成人患者预后相对较差，尤其是 ASPL～TFE3 融合基因亚型者，后者发现时多数已是进展期。

还有一类涉及转录因子 EB（TFEB）的肾细胞癌，其细胞遗传学改变为 t（6；11）（p21；q12）（Alpha－TFEB 基因融合）。TFE3 及 TFEB 均属于小眼畸形（microphthalmia）转录因子（MiTF）亚家族成员，该家族还包括 MiTF 及 TFEC，因此可统称为 MiTF/TFE 家族易位相关性癌。TFEB 易位相关性肾癌显微镜下见肿瘤呈双相性生长，大的多角形嗜酸性细胞形成巢状结构，夹杂小的上皮细胞簇，细胞簇中央见透明小结。这种组织学表现原来认为是 TFEB 易位相关性肾癌特异的表现，后来发现也可见于 Xp11.2 易位/TFE3 基因融合相关性肾癌。免疫组化示肿瘤细胞的核 TFEB 阳性，这对 t（6；11）（p21；q12）是特异的。肿瘤细胞还可表达黑色素细胞标记即 HMB45、MelaninA。该肿瘤报道的病例太少，尚无法判断其预后。

4. 神经母细胞瘤相关性肾细胞癌（renal cell carcinoma associated with neuroblastoma） 文献报道儿童期（多<2 岁）患有神经母细胞瘤，在经放疗和（或）化疗或少数未经治疗的患者，存活较长时间后发生肾细胞癌。据报道，这些患儿发生肾癌的风险可升高 329 倍。针对神经母细胞瘤的治疗可能是引起神经母细胞瘤相关性肾细胞癌的原因：但也有神经母细胞瘤患者未经治疗而发生肾细胞癌，或二者同时发生，提示其发病可能有更为复杂的机制。

发生肾细胞癌与神经母细胞瘤的间隔期为 3～11.5 年（平均 9 年），男女发病率相同，发病年龄 5～14 岁。

神经母细胞瘤相关性肾细胞癌常表现为双肾多灶性病灶，大小3.5～8cm。显微镜下肿瘤细胞呈乳头状、实性巢状或片状排列，多数肿瘤细胞大，胞质丰富，嗜酸或透明，少数胞质呈网状；细胞核不规则，大小不等，轻～中度异型，核仁易见，核分裂象可见。免疫组化染色示肿瘤细胞常表达Cam 5.2、CK8、CK18、CK20、EMA、CD10及vimentin阳性，CK7、CK14、CK17、CK19、Sl00及HMB45阴性。细胞遗传学分析发现该肿瘤有多个染色体位点的缺失。

本病文献报道较少，迄今为止，发现其预后与肿瘤分期和分级相关，可发生转移，如转移至肝、淋巴结、甲状腺、肾上腺和骨。

5. 黏液样小管状和梭形细胞癌　黏液样小管状和梭形细胞癌（mucinous tubular and spindle cellcarcinoma）由Ordonez等于1996年首先报道，WHO分类中将其列为肾细胞癌的新亚型，目前的命名是一个描述性的诊断，即该肿瘤是一种具有黏液样间质、小管状结构和梭形细胞形态的肾细胞癌。以往曾将这种肿瘤诊断为低级别集合管癌、具有明显梭形细胞改变与Henle环相关的特殊的肾细胞癌、具有远端肾单位分化的低级别黏液样肾上皮肿瘤、低级别小管状黏液性肾肿瘤、梭形和立方形肾细胞癌等。其发病可能与肾结石相关。

黏液样小管状和梭形细胞癌发病年龄为17～82岁（平均53岁），男女发病率之比为1 ∶ 40临床上症状多不明显，常为偶然发现，少部分患者可有血尿、腰痛和腹部肿块等症状。

肉眼观，黏液样小管状和梭形细胞癌的肿块多局限于肾皮质或中央，大小1～18cm（多数2～4cm），边界清楚，切面实性，灰白、灰褐或浅褐色，质地均匀，略有黏滑感，出血、坏死及囊性变很少见。

显微镜下，特征性的表现为具有小管状结构、梭形细胞和丰富的黏液样间质，即为其名称的再现。肿瘤细胞呈立方形及梭形，立方形细胞排列成紧密的小而狭长的小管状结构，这些小管可呈现弯曲及拉长的表现，其间为淡染黏液样间质；梭形细胞排列成条索状、束状、编织状，似间叶源性肿瘤如平滑肌肿瘤。肿瘤细胞核大小较一致，核级低。可见泡沫样组织细胞、淋巴细胞浸润及小的砂粒体，偶见坏死、实性小管状生长及高核级的区域。最近文献报道非经典型的黏液样小管状和梭形细胞癌，其间质黏液少，出现灶性乳头状结构；也可出现神经内分泌分化及肉瘤样变。免疫组化染色表型复杂，可表达低分子量角蛋白如CAM5.2、CK7及AMACR（P504S）阳性，EMA常阳性，CD15及vimentin阳性/阴性，高分子量细胞角蛋白如34βE12、CK20和CD10、RCC常阴性。细胞遗传学研究发现黏液样小管状和梭形细胞癌有多个染色体缺失，也有文献报道7及17号染色体三体。目前黏液样小管状和梭形细胞癌的组织起源尚不清楚，以前认为是起源于Henle环或集合管，但CK7及AMACR同时阳性提示近端肾单位起源。实际上，黏液样小管状和梭形细胞癌与乳头状肾细胞癌的免疫组化有明显的重叠。

多数文献认为该肿瘤为低级别多形性肾上皮肿瘤，但近年来的报道中提及黏液样小管状和梭形细胞癌也有肉瘤样改变，提示其具有侵袭性的生物学行为，预后不佳。

6. 未分类的肾细胞癌　不属于前述各种亚型的肾细胞癌归为未分类的肾细胞癌（renal cell carcinoma，unclassified），约占肾细胞癌的3%～6%。由于这一类型的肿瘤表现和遗传学特点多样，因此不能有一个明确的定义，有时将无上皮成分的肉瘤样结构、产生黏液、混合性上皮和间质成分，以及不能识别组织学类型的肾细胞癌归入未分类的肾细胞癌。

（三）新的肾细胞癌类型

1. 管状囊性癌　WHO肾肿瘤分类系统将Bellini集合管癌作为肾细胞癌的亚型，但因缺少分子和生化研究的有力支持，Bellini集合管癌的存在仍存在争议。最初，集合管癌分为高级别和低级别肿瘤，肾髓质癌被认为是高级别集合管癌的特殊亚型（现被认为是肾细胞癌的特殊亚型）。低级别集合管癌包括黏液管状型和管状囊性型，目前黏液管状型被认为是黏液小管状和梭形细胞癌，成为肾细胞癌的一个亚型。2004年的WHO分类中没有单独列出管状囊性癌（Tubulocystic Carcinoma），而是将其归入未分类的肾细胞癌。过去的文献中有类似的形态学描述，如1955年Masson描述的Bellinian上皮瘤及以后的文献中的低级别集合管癌。

管状囊性癌发生于成人，年龄30～94岁，男女发病率之比为7∶10患者多无症状，50%为偶然发现。多为 pT1 期的肿瘤，<10% 的病例出现局部进展或转移。

肉眼观，管状囊性癌常为孤立性肿块，界限清楚，常无包膜，大小 0.5 ~ 17cm 不等（平均约 4cm）。切面呈灰白色海绵样。

显微镜下，管状囊性癌具有典型的组织学表现，所有肿瘤均由大小不等的密集小管和囊腔组成，囊腔最大径可达数毫米，纤维血管间质分隔囊腔及小管。小管和囊腔内衬的上皮细胞呈立方状到柱状，胞质嗜酸性或嗜双色性，核大，可见明显的核仁，常见鞋钉样细胞。肿瘤细胞无实性结构的区域，肿瘤内无促结缔组织增生或细胞丰富的卵巢样间质，无泡沫细胞、钙化球或含铁血黄素。免疫组化示 CK8、CK18、CK19、Parvalbumin、AMACR 及 CD10 阳性，CK7 常灶性阳性或弱阳性，高分子量细胞角蛋白几乎总是阴性。细胞遗传学研究发现管状囊性癌存在 17 号染色体获得，无 7 号染色体获得。细胞来源尚不明，有人认为肾管状囊性癌是乳头状肾细胞癌的特殊亚型，但仍有争议。

肾管状囊性癌的生物学行为尚不完全清楚，多数研究发现其为惰性肿瘤，但目前生物学行为不能完全预测，尤其是肿瘤内出现灶性透明细胞或乳头状改变时。

2. 与终末期肾病相关的肾癌　文献报道终末期肾疾病与肾肿瘤的发生有关，这些患者的肾细胞癌发生率高约 1.64%。与终末期肾疾病相关的肾肿瘤谱较广，透明细胞肾细胞癌、乳头状肾细胞癌、嫌色细胞肾细胞癌、集合管癌、管状囊性癌、血管平滑肌脂肪瘤、嗜酸细胞腺瘤及上皮间质混合性肿瘤均有报道，>70% 患者一侧肾中出现多个肿瘤。

最近报道了两种与终末期肾病相关的肾癌（Carcinoma associated with end - stage renal disease）：①与获得性囊性疾病相关的肾细胞癌：这种肿瘤细胞呈实性、腺泡样、囊性及乳头状排列，多量不规则的腔隙形成筛状结构，胞质丰富，嗜酸，核圆形，有大核仁。免疫组化示 CK 及 CD10 阳性，vimentin、CAM5.2 及 AMACR 结果不定，EMA、CK7 及高分子量细胞角蛋白阴性。预后相关的数据有限。②乳头状透明细胞肾细胞癌：这种肿瘤也可发生于相对正常的肾脏中，瘤细胞胞质丰富透明，核多形性小，多位于细胞的表面而不是基底。免疫组化示 CK7 阳性，AMACR 及 Parvalbumin 阴性。尚无与终末期肾病相关的乳头状透明细胞肾细胞癌的死亡病例报道；在相对正常的肾脏中的乳头状透明细胞肾细胞癌的患者报道较少，所有报道的病例均无复发或转移。

3. 滤泡性肾癌　滤泡性肾癌（follicular renal carcinoma）因具有类似于甲状腺滤泡性癌的滤泡性结构而得名。到 2009 年文献中仅 7 例报道，4 例女性，3 例男性，年龄 29 ~ 83 岁（中位 45 岁）。所有肿瘤均为偶然发现。肉眼观，肿瘤呈褐色，大小 1.9 ~ 11.8cm（中位 3cm），有明显的假包膜，边界清楚，无肾外侵犯。显微镜下，肿瘤细胞呈微滤泡及大滤泡排列，每个肿瘤中 >50% 的滤泡中有胶质样蛋白液体，细胞多形性小，可见核沟及核内假包涵体。肿瘤内无乳头结构或透明细胞成分。报道的 7 例病例中 1 例示 CK7 及 CD10 阳性，多数病例显示 CD10、RCC、WT1、vimentin、Ksp - cadherin、Pax2、AMACR. CD56 和 CD57 阴性，TTF1 均阴性（与转移性甲状腺滤泡性癌鉴别）。报道的所有病例仍在随访中，无瘤生存 6 ~ 84 个月。

4. 嗜酸细胞性乳头状肾细胞癌　大多数乳头状肾细胞癌根据细胞核有无假复层排列及胞质的嗜酸性而分为 1 型和 2 型，但有些乳头状肾细胞癌的肿瘤细胞胞质非常丰富，呈强嗜酸性，被称为嗜酸细胞性乳头状肾细胞癌（Oncocytic Papillary RCC）。

报道的病例中男性多见（占 87%），发病年龄 40 ~ 80 岁（中位 65 岁）。肉眼观，肿瘤大小为 0.8 ~ 27cm（平均 4.9cm，中位 3cm），边界清楚，切面棕色，常见出血。显微镜下，肿瘤细胞排列成乳头状及梁状，细胞胞质丰富强嗜酸性，核浆比小。核圆形，少数呈多形性，单层排列，无或偶见假复层排列，核多数位于腔侧，少数位于基底。核分级可为 1 级、2 级及 3 级。可见泡沫样组织细胞、坏死及砂粒体。若肿瘤细胞呈实性结构，则根据泡沫样组织细胞、“流产型”（Abortive）乳头、坏死的存在及免疫组化特征而诊断该肿瘤。免疫组化染色示 CD10、AMACR 弥漫胞质强阳性，CK7、CK19、E - cadherin、RCC 及 vlmentin 结果不定，EMA 阴性或灶性弱阳性。迄今为止对其预后所知有限，几乎所有报道的肿瘤诊断时均局限于肾内，29 例患者随访时间 3.5 ~ 144 个月，仅 2 例死亡，1 例复发。

（四）家族性肾细胞癌

多种家族性遗传性综合征可累及肾脏而发生肾细胞癌，其中大多数为癌基因的激活、抑癌基因的失活或基因的突变。家族性肾细胞癌（familial renal cell carcinoma）的组织学形态与散发性肾细胞癌的各亚型相似，最终确诊需要基因检测。与散发性肾细胞癌相比，家族性肾细胞有以下特点：①比散发性病例的发病年龄小，甚至发生于婴幼儿期；②常双肾多灶性发生；③有各种综合征的其他表现；④有/无家族史。累及肾脏的常见综合征有：①von Hippel - Lindau 综合征（von Hippel - Lindau syndrome，VHL）：常染色体显性遗传性疾病，为遗传性肾细胞癌中最常见的类型，由位于 3p25 - 26 的 VHL 抑癌基因发生突变引起，VHL 蛋白参与细胞周期调节和血管形成。VHL 综合征表现为双肾多灶性透明细胞性肾细胞癌、肾囊肿，常伴有视网膜和中枢神经系统的血管母细胞瘤、嗜铬细胞瘤、胰腺囊肿、神经内分泌肿瘤、内耳淋巴囊肿、附睾和阔韧带囊腺瘤等。②遗传性乳头状肾细胞癌（hereditary papillary renal cell carcinoma，HPRCC）：为常染色体显性遗传性肿瘤综合征，由位于染色体 7q31 上的 c - MET 原癌基因活化突变引起，表现为双肾多灶性乳头状肾细胞癌，常为 1 型，发病年龄较晚且进展较慢。③遗传性平滑肌瘤病和肾细胞癌（HLRCC）：为常染色体显性遗传综合征，为位于染色体 lq42. 3 - q43 上的延胡索酸水合酶（Fumarate hydratase，FH）基因突变所致，表现为双肾多灶性乳头状肾细胞癌，伴有多发性皮肤平滑肌瘤、多灶性子宫平滑肌瘤或平滑肌肉瘤，肾细胞癌多为 2 型乳头状肾细胞癌。临床上 HLRCC 多为发生在单侧肾的单发肿瘤，发生年龄较早，侵袭性很强，易早期转移。④Brit - Hogg - Dube 综合征（Brit - Hogg - Duoe syndrome，BHD）：为位于染色体 17p11. 2 的 BHD 发生移码突变引起截短蛋白功能缺失所致，BHD 基因编码卵泡刺激素（Folliculin）。表现为双肾多灶性透明细胞肾细胞癌、嫌色细胞肾细胞癌及嗜酸细胞腺瘤等，常伴有肺囊肿、自发性气胸、良性皮肤肿瘤如面部纤维毛囊瘤、毛盘瘤等。⑤3 号染色体易位（constitutional chromosome 3 translocations）：3 号染色体在不同位点发生断裂、重构，基因改变多样，肾细胞癌发生率增加，表现为双肾多灶性透明细胞性肾细胞癌。

二、肾细胞癌的病理分级

肾细胞癌的预后因素包括原发肿瘤的病理分期、淋巴结受累情况、核分级和组织学类型。核分级（nuclear grade）是肾细胞癌最重要预后因素之一，Fuhrman 分级法是最常用的分级方法，其 3 级和 4 级分级系统均被广泛应用。经典的 Fuhrman 分级为 4 级分级系统，1997 年 WHO 推荐将 Fuhrman 分级中的 1、2 级合并为 1 级即高分化、3 级为中分化、4 级为低分化或未分化。Fuhrman 分级系统对不同类型的肾细胞癌的预后价值不一，对透明细胞肾细胞癌的价值最高，Fuhrman 分级的 4 级或 3 级系统中不同级别之间的透明细胞肾细胞癌患者生存明显不同，但对其他类型肾细胞癌的预后价值仍有争议。

虽然文献介绍了各个级别核的大小标准，但在实际工作中不便测量，通常可通过观察 10 倍物镜下核的形态特征予以分级：

1 级：细胞核小（ $<10\mu m$），大小如成熟的淋巴细胞，深染，染色质增多，无核仁，染色质微细结构不清。

2 级：细胞核大小约 $15\mu m$，“开放”染色质，细颗粒状，核仁不明显。

3 级：细胞核大小约 $20\mu m$，“开放”染色质，粗颗粒，核仁易见。

4 级：细胞核 $>20\mu m$，具有多形性，核染色质增多，有 1 个或多个大的核仁。

肿瘤分级应由肿瘤中细胞核最高分级决定，如果核级别高的细胞散在分布，可以忽略不计，但是如果每个高倍视野有几个高级别的核，则肿瘤的分级应按此分级。

在病理报告中，建议提供预后因子、组织学分级、淋巴管及血管的癌栓、残余肿瘤等内容。预后因子（部位特异性因子）包括浸润超过包膜进入脂肪或肾窦周围组织、静脉侵犯、肾上腺侵犯、Fuhrman 分级、肉瘤样变特征、组织学上肿瘤坏死；组织学分级要注明采用何种分级方法的肿瘤级别；有无淋巴管及血管的癌栓；治疗后有无残留肿瘤。为提供这些内容，病理医师在取材时应注意以下内容：将肾脏对切固定一夜，然后切成 5 ~ 10mm 的薄片以检测有无多灶肿瘤；不要在切开肿瘤前剥离包膜；将肿瘤与肾周脂肪一起取材以便发现小的包膜穿透灶；对部分肾切除标本取材时，至少对每一肾实质切缘取两块组织；对中央型肿瘤，至少取一块邻近的肾窦组织。

（韩兴涛）

第四节　肾癌的诊断

一、肾癌的临床表现

早期 RCC 常无临床症状，常因健康查体或因其他疾病检查时 B 超或 CT 而发现。据我国 1995—2005 年国内文献报告，无症状 RCC 占 13.8% ~48.9%，平均在 33%，而国外同期的无症状 RCC 所占的比例占 50%，也就是说接近一半的患者，是没有任何临床表现的，肿瘤是通过查体发现的，因此在早期 RCC 的诊断上，体格检查十分重要。

既往将 RCC 患者出现的血尿、腰部或上腹部肿块和腰痛统称为“肾癌三联症”，曾被认为是 RCC 的典型临床表现。但有“肾癌三联症”表现的 RCC 患者不到 RCC 患者总数的 15%，这些患者诊断时往往为晚期。因由临床表现而就诊的 RCC 患者常常仅表现有其中的一个或两个症状，其中以血尿最为常见。

血尿临床上表现为肉眼全程血尿，可反复发作及自行缓解，初次血尿时患者常被忽视，但当间歇数天或数月后再次出现血尿，从而引起注意。血尿时可无其他不适，但血尿伴随血块引起输尿管梗阻时可出现腰部剧痛，或者出血量多时可伴有细长形的血条。RCC 出现血尿表明肿瘤已侵犯肾盏或肾盂，往往不是早期 RCC 的信号。

腰部或上腹部肿块是 RCC 的另一常见症状，往往代表肾脏肿瘤较大或为巨大，但当患者体瘦时，部分肾下极肿瘤虽不大时但也可扪及。患者体检时腰部或上腹部肿块一般无压痛，质硬，表面尚光滑，可随呼吸活动，但当肿瘤固定，意味着肿瘤已侵犯邻近脏器或组织。

腰部疼痛较血尿和腰部或上腹部肿块少见，常为钝痛或坠痛，局限于上腹部或肾区，一般是由于肿瘤牵连肾被膜或瘤内出血所致，当肿瘤侵犯周围组织时常表现持续性疼痛，而侵犯腰椎或神经根时常为剧痛。

少部分患者临床上可有下肢浮肿或男性左侧精索静脉曲张的表现，往往与上述症状伴随，是肾血管或腔静脉中瘤栓或肿瘤压迫左肾血管所致。

约 10% ~40% 的 RCC 患者会出现副瘤综合征。副瘤综合征可能是 RCC 的早期表现或者是癌症复发的预兆。副瘤综合征的产生是由于肿瘤组织分泌的物质，或是体液因子在应答 RCC 时产生的物质或免疫系统的反应产物等。肾癌副瘤综合征可涉及几乎全身所有的器官系统，临床表现多样，主要表现为高血压、贫血、体重减轻、恶病质、发热、红细胞增多症、肝功能异常、高钙血症、高血糖、血沉增快、神经肌肉病变、淀粉样变性、溢乳症、凝血机制异常等改变。

在 RCC 患者中，多达 1/3 病例其首发症状为发热、体重减轻和易疲劳，其中约 20% ~30% 患者的出现发热，而接近 2% 的 RCC 患者中是唯一的主诉。高钙血症是最常见的副瘤综合征之一，约 13% ~20% 的患者会出现高钙血症，但高钙血症的出现和程度与肿瘤的级别和存活率没有明显的联系。临床上，高钙血症具有广泛的征兆和多器官系统受累的症状。患者的主诉可以是昏睡无力、恶心、疲劳、虚弱和便秘等。RCC 患者另外一个常见的副瘤综合征就是高血压。在年龄相关对照组高血压的发病率接近 20%，而在肾细胞癌患者中其发病率接近 40%，该高血压往往与低度恶性的透明细胞癌相关。

另外，在初诊的 RCC 患者中，大约有 30% 为转移性 RCC，其中部分患者的转移灶引起的症状是最初症状，通过检查后而发现是 RCC 转移。如骨转移引起疼痛、活动障碍或病理性骨折；肺转移后的咳嗽、咯血；脑转移的头痛、呕吐及视物模糊；皮下转移性结节等；而追问患者病史，肾脏局部可无明显症状。

二、影像学诊断

各种影像学检查可为肾肿瘤的临床诊断、评价 RCC 的临床分期、判断是否可选择手术治疗、决定手术方式及手术入路等提供重要的参考依据。中华泌尿外科学会制定的《肾细胞癌诊治指南》中推荐对怀疑有肾肿瘤的患者影像学诊断必须包括的检查项目有腹部超声波检查、胸部X线片、腹部CT平扫和增强扫描，其中腹部CT平扫和增强扫描及胸部X线片是术前临床分期的主要依据。其他影像学检查项目可根据医院的医疗设备条件、患者的临床表现和经济状况、RCC的临床分期以及拟实施的术式等选择进行：①腹部X线平片（kidneys，ureters，and bladder，KUB）检查可显示腹部及盆腔一些实质性脏器的轮廓、肾脏及肋骨的位置等，可为开放性手术选择手术切口提供帮助；②对未行CT增强扫描，无法评价对侧肾功能者需进行核素肾图或静脉尿路造影（intravenous urogram，IVU）检查；③对碱性磷酸酶升高或有相应骨症状者需进行核素骨扫描检查；④对胸部X线片有可疑结节、临床分期≥Ⅲ期的RCC患者需进行胸部CT扫描检查；⑤对有头痛或相应神经系统症状患者需进行头部CT、磁共振成像（magnetic resonance imaging，MRI）扫描检查；⑥对肾功能不全、超声波检查或CT检查提示下腔静脉瘤栓患者需进行腹部MRI扫描检查。超声造影、多层螺旋CT（multi－slice spiral CT，MSCT）及MRI扫描主要用于肾肿瘤的诊断和鉴别诊断，对具备这些检查设备的医院以及具有良好经济条件的患者可选择这些检查项目。由于费用昂贵，正电子发射断层扫描（positron emission tomography，PET）或PET－CT检查主要用于发现远处转移病灶以及评定化疗或放疗的疗效。

（一）超声

超声检查在健康人群查体中是发现肾脏肿瘤的主要手段，也是诊断肾肿瘤最常用的检查方法。传统的灰阶超声的回声可笼统反映出肿瘤内的组织学特点，大部分RCC的超声影像表现为低回声或等回声，少部分表现为高回声；肿瘤内有无回声区及周边有低回声声晕也被认为是判断恶性的指征。但有部分RCC不具备这些特点，需借助CT或MRI等进行鉴别诊断。超声检查诊断RCC的敏感性及特异性与肾肿瘤的大小密切相关，对0～5mm、5～10mm、10～15mm、15～20mm、20～25mm与25～30mm的肾肿瘤，超声与CT检出敏感性分别为0%与47%、21%与60%、28%与75%、58%与100%、79%与100%、100%与100%。常规超声检查对肾脏小肿瘤的检出不如CT敏感，但在10～35mm的病变中，超声与CT检查鉴别肿物为囊性或实性的准确率分别为82%与80%。

良性肿瘤血管分支规则，排列有序，动脉分支由粗到细，有完整的内皮和肌层结构；而恶性肿瘤血管有大量不规则的分支，血管排列紊乱，呈放射状穿入肿瘤内，易成角，通常可见邻近血管间的连通。在血流动力学方面，恶性肿瘤血管存在动静脉交通；肿瘤内缝隙间压力可引起低速血流；动脉末端常常不是毛细血管网，而是畸形的盲端袋；内皮细胞间的缺口造成异常的渗出；血管壁的肌层发育不良，造成的血管收缩不良而形成不规则血流等也构成恶性肿瘤血流的特点。

近年来超声造影剂的研究取得进展，静脉内注射超声造影剂能提高血流的回声，增强多普勒信号，提高低速细小血流的检出，同时，谐波超声造影能显示肿瘤的微血管，进行肿瘤微血管的实时成像，为肾脏肿瘤的评估提供了新的平台。超声造影能够很好显示肾脏内各级血管分支、肾组织及其肿瘤外周或内部微小血管灌注情况，提高了肾脏肿块的良恶性鉴别诊断率，尤其在囊性肾癌或囊肿内壁结节或囊肿恶变，其可明显改善普通彩超偏低的血流显示率，从而明确诊断，并增加了超声与病理诊断的符合率。

注射超声造影剂后，良、恶性肿瘤内血流显示都相应增强，但增强程度和持续时间有显著差异，恶性肿瘤血流显像增强程度明显高于良性肿瘤，造影剂廓清也较良性肿瘤快，可根据这些特点来判断肿物的良恶性。超声造影在肾囊肿、脓肿等良性病灶中无血流信号增强；在胚胎性肾腺瘤、错构瘤表现为在动脉相明显增强，延迟相明显消退。RCC和肾错构瘤彩色血流都可增强，但RCC增强程度较肾错构瘤高，且消退快。RCC假包膜在灰阶超声上显示为肿瘤周围的低回声晕，而在谐波超声造影后显示为肿瘤周围的缓慢增强带。对碘过敏及肾功能不全的患者也可通过超声造影检查获得满意的肾脏增强扫描结果。

（二）腹部CT检查

腹部CT平扫加增强扫描检查对肾肿瘤诊断的准确率及对分期判定的准确率达90%～95%，是最主要的诊断手段。典型肾肿瘤位于肾实质内呈局限外凸性生长，绝大部分呈圆形、椭圆形、可有分叶，增强前呈等密度、高密度或低密度，边缘不清楚；肿块较小时密度均匀，肿块大时常伴出血、坏死，密度不均匀。增强后，在动脉早期肿瘤周围及边缘可见迂曲的肿瘤血管，呈结节、弧状或条状；在实质期大部分肿瘤有中至高度强化，密度不均匀增高。少部分肿瘤可增强不明显或不增强。

多层螺旋 CT（multi - slice spiral CT，MSCT）可在不影响影图像质量的前提下在任意平面重组图像，且通过多平面重建（multi - planar reformation，MPR）、最大密度投影（maximum intensity projective，MIP）及容积重建（volumerendering，VR）技术等重建方式可清楚显示肾脏动脉及其分支、肾静脉及下腔静脉的情况，可增加囊性肾癌的分隔、结节的强化等恶性特征的检出率。

（三）磁共振成像技术

磁共振成像（magnetic resonance imaging，MRI）检查对肾肿瘤分期的判定的准确性略优于 CT，特别在静脉瘤栓大小、范围的判定方面。MRI 的对比分辨力高于 CT，不需对比剂即可将血液与栓子区分开来。超高场强（大于 2.0T）磁共振设备的应用，使图像信噪比及成像速度有了很大提高。梯度回波（gradient echo，GRE）、平面回波成像（echo planar imaging，EPI）技术的发展及新的快速扫描序列的开发应用，使 MRI 图像单层成像时间甚至达亚秒级水平（10～50 帧图像/秒），大大减少了脏器的运动伪影。并行采集技术的开发和多通道线圈的应用，大幅度缩短了 MRI 扫描时间，而且没有降低其图像空间分辨能力。扫描时大矩阵和小视野相结合，并薄层采样，使 MRI 图像的空间分辨率有相当的改善。

1. 磁共振血管成像　随着新的磁共振血管造影（magnetic resonance angiography，MRA）专用快速成像序列的开发，数据采集填充方式的改进及半自动、自动探测血管峰药浓度软件的出现，使得简单、准确、有效地获得高质量的肾血管影像成为可能。有研究显示 MRA 与数字减影血管造影（digital subtraction angiography，DSA）对肾动脉主干的显示无差异，与手术所见符合率 92.5%，有很好的一致性，对肾动脉分支显示的特异性为 100%，对肾动脉狭窄、肾动脉瘤及肾动静脉畸形的诊断及肾功能的评价都有重要作用。

2. 弥散加权成像　弥散是指分子的不规则随机运动，弥散加权成像（diffusion weighted imaging，DWI）主要是检测分子的随机微小运动，在临床应用中，它主要反映组织内水分子的运动，是目前唯一能在活体上进行水分子扩散测量的成像方法。病理状态下，病变组织中水分子弥散发生改变，DWI 表现为信号异常。因为 DWI 受很多因素的影响，实际工作中常用表观扩散系数（apparent diffusioncoefficient，ADC）值来量化 DWI 上观察到的组织扩散情况。肾脏是人体最重要的器官之一，水的转运是肾脏的主要功能，因而它是 DWI 研究价值较大的脏器。DWI 及 ADC 值能评价肾功能，可以鉴别结核性脓肾与肾积水，还可在合并肾积水的结核性脓肾中较为准确地分辨积脓灶与积水灶，对临床治疗方案的选择有很大的价值。有研究显示肾囊肿、实质性的肾肿瘤平均 ADC 值也与正常的肾实质存在明显的差异。

3. 磁共振灌注成像　组织或器官的微循环血流动力学状态称为灌注，反映灌注状态的成像称为灌注成像。磁共振灌注成像（perfusion - weighted imaging，PWI）是将组织毛细血管水平的血流灌注情况，通过磁共振成像方式显示出来，从磁共振的角度评估组织或器官的活力及功能。目前研究肾脏灌注的方法根据对比剂的来源不同分为两类：外源性对比剂灌注成像和内源性对比剂灌注成像。前者是将顺磁性对比剂注入体内产生对比成像，而后者是利用体内自身物质通过特殊序列成像产生对比，以前者最常用。PWI 对肾血管性疾病、尿路梗阻及肾移植供体肾和移植前、后受体的肾功能评价，小肾癌的检出和定性及对囊性肾癌、RCC 伴出血病例与良性囊性病变、多房囊性肾瘤的鉴别亦有较大价值。

4. 磁共振波谱分析　磁共振波谱分析（magnetic resonance spectroscopy，MRS）是在 80 年代初期发展起来的一种利用磁共振现象和化学位移作用对一系列特定原子核及其化合物进行分析的方法。能够从生化代谢水平反映组织和器官的功能信息。MRS 可以测定 1H、31P、13C、19F 和 23Na 等代谢物的浓度。但应用于肾脏的主要是 1H MRS、31P MRS，且以后者为多。31P MRS 的研究主要应用于肾移植患者的检查，包括对移植前受体肾脏功能、供体肾脏活性评价和肾脏移植后排斥反应的测定及移植后并发症的发现及鉴别等。1H MRS 也对肾功能、正常肾脏组织和新生物的区分提供帮助，并可能为肾脏病变术前定性和疗效监测提供新的评价方法。

5. 新型对比剂　由于常用的 MRI 对比剂为低分子量对比剂，通过肾脏时既不被肾小管分泌又不被重吸收，完全由肾小球滤过，而且颗粒小，易扩散入组织间隙，浓度与测得的信号强度之间关系复杂，对提供的肾脏功能信息有限。新一代的大分子 MRI 对比剂及氧化铁颗粒则能提供更多的肾脏功能信息。

钆连接的白蛋白（Gd - albumin）能发现肾移植后蛋白尿的起源及周期性蛋白尿的发生位置；钆连接的枝状晶体（Gd - dendrimer）的摄取能反映外髓部近曲小管的损伤；超小顺磁性氧化铁颗粒（USPIO）则能显示出肾脏内炎性改变的位置。目前，此类对比剂尚未广泛应用于人体，研究数据大部分来自动物试验，但随着此类对比剂临床上的广泛应用，对肾脏功能及器质性疾病的评价将提供更多有益的帮助。

6. 介入磁共振成像技术　随着开放式 MR 设备和特殊线圈的开发及应用，融合介入治疗与 MR 技术为一体的介入 MRI，可在任意平面显示病变，软组织分辨率高且对患者及医生均无 X 线辐射危害。其内容主要包括 MR 引导下非血管介入（经皮活检、肿瘤消融等）、血管介入以及微创术中 MR 导航系统等方面的应用。目前，介入 MR 在肾脏病变诊断及治疗中的文献报道逐渐增多，临床应用主要集中在 MR 引导的经皮射频消融、冷冻治疗、激光消融及 MR 引导的肾动脉栓塞等研究中。

MSCT 和 MRI 在 RCC 临床分期中的价值相似。MSCT 具有高的空间分辨力，显示静脉内微小癌栓时，其敏感度高于 MRI。但 MSCT 平扫无法区分血液和栓子的密度差别，对栓子的显示需行增强扫描。当癌栓阻塞、肿瘤或淋巴结增大压迫阻碍了对比剂流入时，MSCT 无法准确显示腔静脉癌栓的上缘范围，影响了分期的准确性。多层螺旋 CT 血管造影（multi - slice spiral CT angiography，MSCTA）和对比剂增强磁共振血管成像（contrast - enhanced magnetic resonance angiography，CE MRA）可以准确评价肾血管的数目、走行以及肿瘤与其周围动脉分支的毗邻关系。MSCT 尿路成像能够获得类似于逆行肾盂造影的影像，可更加直观地显示肿瘤与集合系统的关系。

（四）正电子发射断层扫描

正电子发射断层扫描（positron emission tomography，PET）和 PET - CT 也可用于 RCC 的诊断、分期和鉴别诊断。但由于 RCC 血运较丰富，肿瘤组织缺氧较轻，细胞膜葡萄糖转运体 - 1（glucose transporter - 1，GLUT - 1）表达较低，线粒体内己糖激酶活性较低，肿瘤组织葡萄糖代谢水平相对较低，此外肾细胞癌组织内 6 - PO4 - 脱氧葡萄糖（FDG - 6 - PO4）分解酶过高，可导致肿瘤组织摄取 FDG 较低或不摄取，加之静脉注射 18 氟（18F）标记脱氧葡萄糖（18F - FDG）后约 50% 未经代谢直接由肾脏排泄，FDG 不被肾小管重吸收，放射性药物浓聚在肾集合系统，影响肾脏病变的显示，因此多组研究表明 18F - FDG PET 对肾脏原发肿瘤的诊断准确度不如 CT，但对 RCC 的淋巴结转移和远处转移要优于 CT、MRI、超声、X 线片及骨显像等其他传统影像检查方法，且转移淋巴结很少出现假阴性。Aide 等研究显示 18F - FDG PET 与 CT 对肾脏肿物和远处转移的诊断准确度分别为 51%、83% 和 94%、89%。Kang 等研究显示 18F - FDG、PET 与 CT 对原发 RCC 的诊断敏感度和特异度分别为 60%、92% 和 100%、100%。

近年来有研究用对肾集合系统干扰较小的 ^{11}C - acetate（^{11}C 标记乙酸盐）作为肾 PET 显像剂。RCC 与正常肾组织对 ^{11}C - acetate 的摄取率相同，但清除率明显低于正常或非肿瘤肾组织，故 ^{11}C - acetate 能很好地鉴别 RCC 与非肿瘤肾组织，提高 PET 对 RCC 的诊断准确率。^{18}F - FLT（fluorine - 18 fluorothymidine，^{18}氟标记脱氧胸腺嘧啶）是目前研究较为热门的一种核酸代谢 PET 显像剂，可反映肿瘤细胞的增殖。

（五）肾动脉造影

肾动脉造影在无 CT、MRI 设备时对 RCC 的诊断帮助较大，可反映肿瘤血管的分布情况，帮助肾肿瘤的诊断和鉴别诊断，但 20% ~25% 的 RCC 在肾血管造影中无肿瘤血管显像，不能依血管显像结果诊断为RCC，其中有一部分RCC病例在肾血管造影中无肿瘤血管显像，但在CT增强扫描中仍有肿瘤强化现象。与B超、CT和MRI相比，目前肾血管造影检查诊断RCC的准确性并无明显优势，故认为肾血管造影检查诊断肾肿瘤的价值有限。而且肾血管造影为有创检查，有一定的并发症发生率，所以中华泌尿外科学会制定的《肾细胞癌诊治指南》中不推荐血管造影检查作为RCC诊断的常规检查项目。但对须行姑息性肾动脉栓塞治疗或保留肾单位手术前需了解肾血管分布及肿瘤血管情况者可选择肾血管造影检查。

三、肾肿瘤穿刺细胞学及病理诊断

在肾肿瘤的诊断中，穿刺活检行细胞学或病理检查的假阴性率为15%，假阳性率2.5%。穿刺活检的并发症发生率＜5%，包括出血、感染、动静脉瘘和气胸，此外穿刺针道肿瘤种植率＜0.01%，穿刺活检死亡率＜0.031%。由于CT和MRI诊断肾肿瘤的准确性高达95%以上，而穿刺活检的敏感性及特异性为80%～95%，穿刺活检约有17.5%的误诊率（假阴性和假阳性率），此外须考虑穿刺活检可能带来的并发症，甚至是严重并发症等问题。CT和MRI诊断肾肿瘤存在较大困难的往往是小肿瘤．而对此类患者可以考虑选择保留肾单位的手术或定期随诊观察，通过保留肾单位手术即可达到明确诊断目的，也可通过外科手术达到治疗目的，通过定期随访，对比影像学检查的结果也可以帮助明确诊断。所以中华医学会泌尿外科学分会制定的《肾细胞癌诊治指南》中认为肾穿刺活检对RCC的诊断价值有限，不推荐作为RCC患者的常规检查项目。对影像学诊断难以判定性质的小肿瘤患者，可以选择行保留肾单位手术或定期（1～3个月）随诊检查。对不能手术治疗的晚期肾肿瘤须化疗或其他治疗的患者，治疗前为明确诊断，可选择肾穿刺活检获取病理诊断。

四、肾肿瘤的鉴别诊断

1. 肾囊肿　在RCC的诊断当中，需要注意跟一些肾脏占位性病变进行鉴别，最常见的为肾囊肿。单纯的肾囊肿在临床上常见，其诊断并不难，最敏感的手段是B超检测，可以清晰显示肾脏无回声的肿物，肿物壁薄光滑，内部回声均匀。但当囊液不均匀或囊壁不光滑时，需要CT或MRI等检查。

2. 肾嗜酸细胞瘤　肾嗜酸细胞瘤是比较罕见的肾脏良性肿瘤，常无明显症状。临床上肿瘤往往较大，CT上能够看到肿瘤内部有星状的瘢痕，是其典型的特征，该肿瘤常无明显的出血和坏死，可作为鉴别诊断的依据。

3. 肾血管平滑肌脂肪瘤　是临床上最为常见的肾脏良性肿瘤。肾血管平滑肌脂肪瘤的典型特点是B超表现为肾脏强回声的肿物，CT上为低密度肿瘤，CT密度为负值，可通过这些特点而作出诊断。但有少部分的血管平滑肌脂肪瘤，含脂肪成分很少，在B超或者CT上的特点不明，易误诊为RCC，其诊断上存在困难，往往需要结合B超、CT以及核磁等来综合分析。

五、肾癌的临床及病理分期

（一）肾细胞癌2002年AJCC TNM分期

RCC的临床分期主要依赖于体格检查和影像学诊断。其临床分期推荐采用2002年AJCC的TNM分期。病理分期中评价N分期时，要求所检测淋巴结数目至少应包括8个被切除的淋巴结，如果淋巴结病理检查结果均为阴性或仅有1个阳性，被检测淋巴结数目＜8个，则不能评价为N0或N1。但如果病理确定淋巴结转移数目≥2个，N分期不受检测淋巴结数目的影响，确定为N2。

（二）肾细胞癌的2010年AJCC TNM分期

病理分期是肾细胞癌最重要的预后指标，也是临床制订术后治疗方案的重要依据，目前由世界卫生组织（WHO）、美国癌症协会（AJCC）和国际抗癌协会（UICC）推荐使用的是TNM分期（T代表肿瘤，N代表淋巴结，M代表转移），2009年修订成第7版，2010年1月1日开始使用。与2002年第6版分期相比，有一些改动，包括：①T2病变分为T2a（＞7cm但≤10cm）及T2b（＞10cm）；②肿瘤直接连续侵犯同侧肾上腺归为T4，如肿瘤非直接连续侵犯同侧肾上腺则归为M1；③淋巴结的侵犯简化为N0及N1。

根据原发肿瘤的大小及侵犯范围、有无区域淋巴结受累、有无远处转移进行如下分期：

T（原发肿瘤）。

Tx：原发肿瘤无法评估。

T0：无原发肿瘤的证据。

T1：肿瘤局限于肾脏内，最大径≤7cm。

T1a：肿瘤局限于肾脏内，最大径≤4cm。

T1b：肿瘤局限于肾脏内，最大径>4cm但≤7cm。

T2：肿瘤局限于肾脏内，最大径>7cm。

T2a：肿瘤局限于肾脏内，最大径>7cm但≤10cm。

T2b：肿瘤局限于肾脏内，最大径>10cm。

T3：肿瘤侵入大静脉或肾周组织但未侵入同侧肾上腺，未超过Gerota筋膜。

T3a：肿瘤大体上侵入肾静脉或其分支（静脉壁有平滑肌的分支），或肿瘤浸润肾周及/或肾窦脂肪但未超过Gerota筋膜。

T3b：肿瘤大体上侵入横膈下的腔静脉。

T3c：肿瘤大体上侵入横膈上的腔静脉或侵犯腔静脉的管壁。

T4：肿瘤侵犯超过Gerota筋膜（包括连续地浸润同侧肾上腺）。

N（区域淋巴结）：指肾门、腔静脉、主动脉腔静脉间、主动脉等部位淋巴结。

Nx：区域淋巴结无法评估。

N0：无区域淋巴结转移。

N1：区域淋巴结转移。

M（远处转移）：包括骨、肝、肺、脑及远处淋巴结等部位的转移。

M0：无远处转移（如无病理M0，则用临床M来完成分期组）。

M1：远处转移。

（三）静脉瘤栓分型

RCC侵入肾静脉并延伸至下腔静脉在临床上并不少见。RCC下腔静脉瘤栓的发生率约为4%～19%，其中0.3%～1.0%的瘤栓可扩展至右心房。

根据静脉瘤栓的长度范围将静脉瘤栓分为不同级别或类型，目前尚无统一的分类方法。Wilkinson等将下腔静脉瘤栓分为肾静脉型、下腔静脉膈下型、下腔静脉膈上型三型。Libertino等将其分为下腔静脉膈下型、下腔静脉膈上型二组，下腔静脉膈下型又可分为肝静脉上型和肝静脉下型，下腔静脉膈上型又分为心包内型和心内型。美国Mayo医学中心（Mayo Clinic）将其分为五级：0级：瘤栓局．限在肾静脉内；Ⅰ级：瘤栓顶端距肾静脉开口处≤2cm；Ⅱ级：瘤栓位于肝静脉水平以下的下腔静脉内，瘤栓顶端距肾静脉开口处>2cm；Ⅲ级瘤栓在肝内下腔静脉，膈肌以下；Ⅳ级（肝上型）：瘤栓位于膈肌以上下腔静脉内。中华医学会泌尿外科学分会制定的《肾细胞癌诊治指南》推荐采用美国Mayo医学中心的五级分类法。

随着瘤栓分级的提高，手术难度及手术危险性、死亡率明显上升。但下腔静脉瘤栓最有效的方法是手术切除，手术方式应根据分级的不同选择下腔静脉壁切开取栓、下腔静脉部分切除及体外循环下行下腔静脉瘤栓取出术。文献报道手术死亡率约为6%～9%。对于仅表现为肾或下腔静脉瘤栓无淋巴结转移和全身转移的RCC患者，在根治性肾切除术的同时行下腔静脉瘤栓取出术后5年生存率可达54%～68%。

（韩兴涛）

第五节　肾癌外科治疗

一、开放性手术治疗

（一）概述

肾细胞癌发病的危险因素有吸烟、肥胖和高血压及抗高血压治疗等。还有一些危险因素与遗传有关，如家族性肾细胞癌，其中最常见的是 von Hippel - Lindau（VHL）病，它是一种由 VHL 基因突变引起的肾透明细胞癌。Neumann 等研究发现 VHL 病肾癌常为双侧及多中心，伴有肾囊肿；VHL 病肾癌肿瘤发生较早，平均发病年龄为 35 岁；VHL 病肾癌的病理分级较低；生长缓慢（肿瘤直径平均每年增长 0.26cm），转移只出现在直径 >，7cm 的肿瘤。张进等报道了国内 VHL 病家系：肾肿瘤为双侧多发肾癌；病理分级大多数为Ⅰ级，肿瘤生长缓慢，未发现淋巴结转移（其中 2 例肿瘤最大径分别为 9cm 和 7.5cm），VHL 病肾癌发生远处脏器转移较晚。根据 VHL 病肾癌的临床和病理特点，张进等认为：肿瘤最大径 <3cm 的患者可以采取等待观察的治疗，肿瘤直径≥3cm 时可以考虑采取手术治疗，治疗以保留肾单位手术（NSS）为首选治疗方案，包括肿瘤剜除术等。在 1999—2005 年期间由美国 SEER 数据库所进行的针对 17 个不同地区肾癌患者的流行病调查的数据分析显示，肾癌患者的 5 年总生存率为 69.4%。决定肾细胞癌 5 年生存率最重要的预后因子为肾肿瘤的病理分级、肾肿瘤的局部侵犯程度、有无区域淋巴结转移和远处转移。肾细胞癌的主要转移部位为肺、骨、脑、肝脏以及肾上腺等。

肾癌患者在手术治疗前需要进行彻底细致的全身体格检查，其中特别要注意是否有锁骨上淋巴结肿大、腹部是否有肿块、下肢是否有水肿、是否有精索静脉曲张或皮下结节等。

肾癌患者在手术治疗前的实验室检查包括：进行全血细胞计数，全套代谢指标检查包括：血清钙、肝功能检查、乳酸脱氢酶（LDH）及血清肌酐等。其他的检查还有：凝血功能和尿液分析等。

肾癌患者在手术治疗前的辅助检查包括：手术前的辅助检查中，腹腔和盆腔 CT 的平扫或增强检查、胸片以及胸部 CT 平扫或增强等影像学检查等对患者明确手术治疗方案有十分重要的作用。当怀疑患者有下腔静脉受累时，可对患者进行腹部的 CT 平扫和增强或 MRI 的检查借以评估患者下腔静脉受侵犯的范围和程度。当患者因对增强造影剂过敏或肾功能不全而无法接受 CT 增强检查时，MRI 也可替代 CT 来进行肾肿块的检查以了解肾脏肿块与周围脏器的关系以及对肾脏肿瘤进行临床分期。骨扫描检查并非肾脏肿瘤患者的常规检查，除非患者有骨痛主诉或在其血生化检查中有碱性磷酸酶升高的情况下才考虑进行骨扫描的检查。当病史或体格检查提示肾癌有脑部转移的可能性时，应该考虑进行脑部 CT 或 MRI 检查。PET 扫描并非初诊肾脏肿瘤患者的常规检查项目。

在肾癌患者的治疗中手术切除仍是治疗临床局限性肾细胞癌唯一有效的治疗手段。手术的选择包括根治性肾切除术和保留肾单位手术等。经典根治性肾切除术的范围包括：肾脏及肾周筋膜、肾周脂肪、区域淋巴结及同侧肾上腺。现在认为根治性肾癌手术中进行淋巴结清扫并不具有治疗意义，也就是说它并不能够提高肾癌患者手术后的生存率，但它能够对患者手术治疗后的预后提供确切而重要的信息。因为肾脏有丰富的动静脉血供和淋巴系统，目前的检查手段没有发现有局部或远处转移的肾脏肿瘤患者，有的实际上已经有了一些微小的肿瘤细胞经血运和淋巴途径发生了转移，所以即便对这些患者进行了淋巴结清扫，这些患者最终仍会发生肿瘤远处转移。

在进行根治性肾切除术时，同侧肾上腺仅在肾上极巨大肿瘤或 CT 显示肾上腺异常时才需要进行切除。当肿瘤侵犯至下腔静脉时，根治性肾切除术是首选的治疗方法。大约有一半的肾肿瘤伴发下腔静脉癌栓的患者经过手术取出癌栓后能够获得长期生存。切除下腔静脉或心房内癌栓通常需要心血管外科医生的帮助并使用静脉 - 静脉或心肺旁路，伴或不伴循环暂停技术。因为治疗肾脏肿瘤伴下腔静脉癌栓的死亡率接近 10%，这取决于原发肿瘤的局部侵犯程度和下腔静脉的受累水平。所以切除下腔静脉或心房内肾肿瘤癌栓的患者必须由经验丰富的治疗团队进行手术。

保留肾单位手术过去仅适用于那些根治性肾切除术后会导致功能性无肾、必须透析的患者。这部分肾细胞癌患者包括：孤立肾、对侧肾脏肾功能不全、双侧同时发生肾细胞癌的患者。然而随着外科手术技巧的不断改进，目前对临床病理分期为T1a和T1b期的患者（最大径≤7cm）、对侧肾功能正常的患者进行保留肾单位的手术日益增多，而且治疗效果与根治术相似。保留肾单位手术最适合那些位于肾脏上、下极或边缘的肿瘤。遗传型肾细胞癌的患者，如VHL病，也可考虑采用保留肾单位的手术进行治疗。全身条件良好的临床病理分期为Ⅰ～Ⅲ期的患者应该接受手术治疗。然而，对于那些老年或体弱患者如果肿瘤较小，可以考虑选择严密随访观察或接受最新的微创能量消融技术，如射频消融或冷冻消融。

临床病理分期是Ⅰ期、Ⅱ期、Ⅲ期和Ⅳ期的肾细胞癌患者，5年生存率分别为：为96%、82%、64%和23%。

（二）肾脏手术历史

历史上第一例肾脏切除术是在偶然中进行的，很早以前在一次巨大卵巢肿瘤切除术中手术医生十分惊讶地发现在手术标本中有肾脏组织。第一次明确的肾脏手术是在1869年由Gustav Simon等在治疗输尿管阴道瘘时施行的肾脏切除术。施行手术之前，Gustav Simon等在狗身上进行了动物实验发现，切除一个肾脏后犬能够正常存活。这个实验动物模型应用到临床后为其后的许多临床肾脏手术方式的开展打下了基础。在1881年Morris等第一次施行了肾切开取石术，以后他发明了一系列的新名词比如：肾结石、肾切开取石术、肾切除术和肾切开术等。第一例肾部分切除术是在1884年由Wells等在治疗肾周围纤维脂肪瘤时施行的。在1887年由Czerny等应用肾部分切除术技术治疗了肾脏肿瘤。在1891年由Kuster等在治疗一名13岁孤立肾男孩时施行了肾盂成形术。1903年Zondek等强调在施行肾部分切除术时手术医生对肾脏动静脉的临床局部解剖要有更透彻的了解。

（三）肾脏临床解剖

肾脏为腹膜后器官，位置相当于上极在第12胸椎水平，下级在第3腰椎水平，由肾周围脂肪和肾周筋膜包绕。其前方有肋骨保护，后方的内侧有腰大肌，外侧有腰方肌保护。肾上腺覆盖在肾脏的上内方，右肾上极前方是右肝叶，内侧是下腔静脉，前内侧有十二指肠降部，前下方有结肠肝曲。左肾前方与胃相邻，前外方是脾脏，脾血管和胰腺于肾脏的前方跨过。下极内侧是十二指肠空肠曲，前外方是结肠脾曲。

肾上腺和肾脏由肾周筋膜所包绕，肾周筋膜分成前后两叶，在其上方及外侧前后两叶相互融合，肾周筋膜内侧覆盖大血管的前后方，下方包绕输尿管上1/3，但肾周筋膜的下方则不互相融合。因此肾周筋膜内的液体集聚时会扩展至腹膜后间隙。肾周筋膜内有肾周脂肪，其外有肾旁脂肪。

肾脏的动脉一般为一条总干，在肠系膜上动脉下方发自主动脉，据人体尸体解剖学研究发现大约有1/4的肾脏有不止一条来自主动脉的肾动脉分支的供应。肾动脉在进入肾门之前分出肾上腺下动脉，及供应肾盂和输尿管上段的分支。右肾动脉于下腔静脉后方和肾静脉后方行走，左肾动脉行走于左肾静脉的后方和稍上方。肾动脉分出前后两支进入肾窦。后支于肾盂后方经过，供应后肾段，前支于肾盂和肾静脉间行走，其分支供应肾脏的上、中、下段。肾脏的动脉间没有明显的交通支，所以一旦一支肾脏动脉分支发生栓塞时，很容易造成它所支配的肾段缺血坏死。

肾静脉的肾内和肾外支与肾动脉伴行，但有无数的吻合支，肾静脉汇成数支总干位于肾动脉的前方，与左肾静脉相比右肾静脉较短，最后左右两侧肾静脉都汇入下腔静脉，极少有接受来自肾外的分支；左肾静脉较长，通常跨过主动脉前方，偶有一支或数支畸形的肾静脉行径主动脉后方汇入下腔静脉。膈下静脉和肾上腺静脉在肾静脉的上方、性腺静脉在肾静脉的下方、腰静脉在肾静脉的后方汇入肾静脉。

右肾的淋巴管经过肾门在肾血管的上下方流入下腔静脉外侧和腔静脉主动脉间的淋巴结。左肾的淋巴管引流经过肾血管上下方流入主动脉外侧淋巴结。

（四）肾脏手术切口

对肾脏手术切口是采取腹膜后切口还是经腹切口一直以来都有争论。Kocher和Langham早在1878

年就采用腹部正中切口经腹进行了肾脏手术。在1913年Berg采用腹部横切口进行肾脏手术，他强调这个切口将升结肠或降结肠移向一侧后就可以很好地暴露肾脏的血管从而能够更加安全地处理肾蒂。Berg通过此切口用血管钳控制腔静脉后，安全地取出了腔静脉中的癌栓。然而经腹手术会引起腹膜炎发病率上升，同时还会引起其他一些腹腔并发症的发生，比如肠粘连等。这使得在20世纪前半叶许多泌尿外科医生更愿意选择经腹膜后切口途径进行肾脏手术。直到20世纪50年代后期，由于腹部外科和血管外科技术的进步，使得经腹进行肾脏手术越来越多地在临床开展起来。

手术切口的选择对肾脏手术时肾脏的良好暴露是十分重要的，因为肾脏位于后腹膜上部，位置较深而且肾脏的前面还有肝脏、脾脏和肋骨的保护所以如果切口较小的就不容易处理肾脏的血管，特别是在处理较大的肾脏肿瘤或肾脏周围有炎症和感染的时候。而且手术切口小时，在手术中为了取得肾脏良好的暴露过分地牵拉切口就会对肋间神经造成损伤从而引起术后腰背部切口的疼痛。

在肾脏手术时有一些因素会影响手术切口的选择包括，患者过去的手术史、肾脏的疾病情况、肾脏以外的疾病是否需要同时进行其他手术、是否需要进行双侧肾脏手术和患者的体型等。如果患者有严重的脊柱后侧凸以致造成严重通气功能障碍的话，那么标准的需要侧卧位的腰切口手术就不能够使用。

肾脏手术有四个标准的手术入路：腹膜外腰背部斜切口、腰部斜切口、经腹切口和胸腹联合切口等。

1. 腹膜外腰背部斜切口　该切口能够很好地暴露肾实质和肾脏的集合系统，因为不需要进入腹腔所以对腹腔内的脏器影响较少，避免了腹腔内的感染。该手术特别适用于体型较胖的患者。该手术切口的缺点是与经腹切口相比较，对肾蒂的暴露不够完全和彻底，另外对那些有脊柱侧弯的和心肺功能不全的患者不适用。腹膜外腰背部斜切口主要有经11和12肋切口两种。

（1）12肋间切口：此切口可以较好地暴露肾脏和肾上腺，但应该在手术时避免损伤胸膜。具体手术步骤如下。

1）沿12肋骨作皮肤切口，并且可以向外延长。切开皮肤以及皮下组织。

2）切开背阔肌以及下后锯肌，暴露12肋骨，切开骨膜。用骨膜剥离器剥离后侧肋骨骨膜到肋骨角内侧处。

3）切开肋骨尖的软组织，用肋骨钩在骨膜下分别向椎体及肋骨尖的方向推进，可将肋骨游离，很少会发生胸膜的损伤。

4）用肋骨剪刀于肋骨角内侧剪断12肋骨，以咬骨钳修整肋骨残端，以免损伤周围组织。

5）于肋床尖部切开骨膜和腰背筋膜，用手指紧贴骨膜做钝性分离，推开胸膜以及膈肌，认清胸膜返折后，靠近肋床下缘剪开骨膜，剪开部分膈肌脚后可以完全显露肾周筋膜。

（2）11肋间切口：具体手术步骤如下。

1）在11肋间前段向前方做一斜切口，切开皮肤以及皮下组织。

2）切开背阔肌以及腹外斜肌，于12肋骨尖的上缘切开腰背筋膜以及肋间肌，用手指于腹肌下推开腹膜以及腹膜外脂肪，切开腹内斜肌和腹横肌。

3）用示指伸入肋骨前方做钝性分离，于肋前段12肋上缘切开肋间肌以及腰背筋膜，至靠近胸膜处则用小弯血管钳紧贴腰背筋膜前缘仔细分离，继续切开下后锯肌、肋间肌以及腰背筋膜，就可以显露其前方的胸膜返折。肋间部分的切口一般为3～4cm长。

4）小心将胸膜向前推开，切断一部分膈肌脚。牵开切口创缘，将肾周筋膜后层向内侧游离，切开肾周筋膜，注意避免损伤后侧的腹膜。切开肾周脂肪组织就可以暴露肾脏。

2. 腰部斜切口　该切口操作简单，适用于一般性的肾脏和输尿管手术。其优点在于手术创伤小，不经过腹腔，但对肾脏上极暴露不够满意。具体手术操作步骤如下。

（1）患者取侧卧位，沿12肋骨下缘1cm横行斜向外下切开皮肤，根据需要决定切口的长度。

（2）切开皮下组织，背阔肌以及下后锯肌，显露其深面的腰背筋膜。

（3）切开腰背筋膜，避免损伤其下的肋下神经以及髂腹下神经。牵开或切断腹外斜肌，腹内斜肌用手指在腹横肌下推开腹膜，再用示指、中指二指托起腹内斜肌以及腹横肌并切断它们。牵开骶棘肌，剪开腰肋韧带，显露出其深层的腰方肌，将切口向远侧延长，就可以显露肾周筋膜。

3. 经腹手术切口选择有两种　腹部直切口和前肋缘下切口。

（1）腹部直切口：腹部直切口主要用于肾脏手术而需要同时探查腹腔内脏器或对侧肾脏、双侧肾上腺手术、肾脏血管手术、较大的肾脏肿瘤切除术等，该手术入路患者体位较舒适，对心肺功能的影响不大。患者采用仰卧位，患者手术侧稍垫高以利于暴露。具体手术步骤如下

1）切口：切口可选腹部正中切口、旁正中切口或腹直肌切口。切口上起肋缘下，下至脐下2～3cm。根据手术需要，直切口可以向下延长。

2）切开腹壁：切开皮肤以及皮下组织后，充分暴露腹直肌前鞘。用刀尖将腹直肌前鞘先切开一小口，再用钝头剪刀伸向腹直肌前鞘的深面进行分离，然后将其剪开。沿肌纤维走向钝性分开腹直肌，显露腹直肌后鞘，最后将腹直肌后鞘连同腹膜一并提起作纵行切开，就可以进入腹腔。

3）切开结肠旁沟，显露肾脏：进入腹腔后，将结肠以及小肠推向内侧。左侧，将脾脏妥善保护后用拉钩向外上方牵拉；右侧则将肝脏向上方牵开，显露结肠旁沟。此时，可隔着腹膜触摸到肾脏。于结肠外侧结肠旁沟处切开后腹膜。左侧游离降结肠以及结肠脾曲；右侧游离升结肠以及结肠肝曲，将它们牵向内侧，就可以显露出腹膜后脂肪。

4）切开肾周筋膜：钝性游离腹膜后脂肪，显露出肾周筋膜，将其纵行切开。显露肾脏：肾周筋膜切开后就可以显露出肾脂肪囊。在肾脂肪囊内将肾脏游离出来后，就可以进行各种肾脏的手术处理。

5）缝合切口：手术完成后，用温的等渗生理盐水冲洗手术创面。肾床需要放置负压引流时，应该将负压引流放置在腹膜后，在腰部切口旁另外做一切口将负压引流引出。用细丝线间断缝合肾周筋膜，将结肠复位，缝合结肠旁沟切开处的后腹膜，清理腹腔，再按层次逐层缝合腹壁切口。经此切口显露肾脏位置较深，需要将腹腔内的脏器向四周牵开，注意要对其进行妥善的保护，不要因为牵拉不当而引起腹腔内实质性脏器的撕裂。术中经常用等渗的生理盐水纱布湿润脏器，关闭腹腔前应该将小肠用理顺的大网膜加以覆盖，从而使小肠与腹壁隔离，以避免发生手术后肠管粘连。

（2）前肋缘下切口：此切口患者取仰卧位，可以经腹膜外或腹腔内入路来显露肾脏，该切口显露肾蒂更为满意，若需要进行双侧手术，该切口还可以向双侧延长。具体手术步骤如下：

1）切口：切口起自腋中线下缘2横指，与肋下缘平行斜向内上方，止于腹正中线。

2）切开腹壁：切开皮肤以及皮下组织，再顺切口方向切开腹直肌前鞘，切断腹直肌以及部分腹外斜肌。然后切开腹内斜肌和腹横肌。第9肋间神经和血管行走于其深面，注意要将其结扎和切断。沿切口方向切开腹直肌后鞘和腹膜，就可以进入腹腔。

3）显露肾脏：将腹壁切口用拉钩牵开，右侧应该注意妥善保护肝脏，左侧应该妥善保护脾脏，右侧切口可以显露升结肠，左侧切口可以显露降结肠。在结肠外侧切开后腹膜以及肾周筋膜前叶。就可以在肾脂肪囊内游离显露肾脏了。

4）显露肾蒂：将已经切开的肾周筋膜前叶以及后腹膜向内侧游离，此时十二指肠亦随着腹膜一起推向内侧，显露出下腔静脉，仔细游离肾蒂，解剖出肾蒂结构。左侧肾蒂前方为胰尾，将它稍向内侧推开，就可以显露出左侧肾蒂的结构了。

4. 胸腹联合切口　此切口可以广泛显露肾脏、肾血管、腹主动脉和下腔静脉，适用于根治性肾切除、孤立肾的肾肿瘤部分切除术、巨大的肾上腺肿瘤切除术以及肾动脉疾病的手术治疗。在其他途径施行肾脏手术发生意外时，如肾蒂滑脱、下腔静脉损伤等紧急情况下，可采用该切口处理紧急意外的情况。具体手术步骤如下。

（1）切口：切口起自腋中线，斜向前止于脐上。切口的高度可按病变的性质、大小以及部位确定。可以切除第9或第10肋骨经肋床进入胸腔，或经第11肋床的间隙进入胸腔。切口较高的需要切开胸腔；切口较低的，仅切开膈肌，将胸膜向上推开，经胸膜外显露手术部位。

（2）切开胸壁以及腹壁：沿切口方向依次切开皮肤、皮下组织、背阔肌、腹外斜肌、腹内斜肌以及腹横肌，并且切断同侧的腹直肌以及腹直肌前鞘。

（3）切开胸腔以及腹腔：经肋床切除相应肋骨的远端2/3，同时切断肋缘之软骨弓，切开肋间肌或

肋床后，再小心切开胸膜，进入胸腔。注意此步骤勿损伤肋间神经和血管。切口之下半，则切开腹直肌后鞘以及腹膜，进入腹腔。

（4）切开膈肌：进入胸腔后，肺即向胸腔内萎缩，用生理盐水纱布妥善保护肺脏，将其向上方推开，显露出膈肌。用牵引线将膈肌提起并予以切开，就可以看见位于其下面的肝脏。

（5）显露肾脏：此时再扩大切开腹腔，用拉钩将肝脏、胃、十二指肠向四周拉开，切开后腹膜以及肾周筋膜，就可以获得良好的手术视野。

（6）关闭切口：先放置胸腔肋间引流管，再按顺序缝合膈肌、腹膜、腹横肌、腹直肌后鞘以及肋软骨弓，然后分层缝合切口。术后行胸腔闭式引流。

（五）肾脏手术的术前准备

对于肾脏手术的患者，手术前的准备是十分重要的。这不仅对保证肾脏手术治疗能够成功而且对患者手术后的恢复以及获得良好的手术治疗效果都是必需的。

1. 心肺功能检查以及改善心肺功能　肾脏手术无论采用哪种手术入路，都会对呼吸和心血管系统功能造成影响，术中以及术后会引起肾脏手术患者的早期肺活量降低、静脉回流障碍以及回心血量的下降。所以手术前应该详细询问患者有无心肺疾病史，进行心电图检查以及胸片、肺功能检查，必要时对患者进行血气分析，禁止吸烟并进行呼吸功能的锻炼。有高血压、冠心病、肺部感染、肺气肿以及支气管哮喘的患者，手术前应该给予适当的治疗以改善病情从而使患者能够更好地耐受手术。

2. 改善全身状况　手术前注意营养的补充。对一般肾脏手术，术前不必输血，但对严重贫血以及营养不良的患者可以输全血或其他静脉营养物质，等待其全身情况改善后再施行手术。手术方案中估计手术复杂，手术时间较长时手术前应该给予配血。可以参考体能状态评分标准来对手术患者进行全身情况的评估。

3. 进行血小板以及凝血功能检查　有过量饮酒习惯或长期服用某些药物，比如阿司匹林等，可能会影响患者的凝血功能；女性患者如处于月经期时等，应该予以适当的处理以改善手术患者的凝血功能。

4. 对中老年患者应该注意有无糖尿病，并且检查血，尿糖。有糖尿病史的患者手术前应该控制血糖在10mmol/L左右。

5. 详细了解病侧和对侧尿路情况包括，肾脏、输尿管和膀胱的形态，病变和功能　除尿液分析和一般的肾功能检查外，应行尿路平片，静脉尿路造影。必要时进行膀胱镜检查和逆行尿路造影。其他影像学检查比如B超，CT，MRI等可以提供重要的诊断依据，特别是对肾脏占位性病变的诊断、鉴别诊断以及了解肾脏肿瘤与周围器官的关系等能够提供很多有价值的信息有利于患者手术方案的制定。

6. 改善肾功能，纠正水和电解质紊乱　对侧肾脏疾病，比如双肾结石以及双侧上尿路梗阻性疾病等。孤立肾有病变者，可能表现出不同程度的肾功能障碍以及水、电解质紊乱，应该在手术前予以纠正。尿路梗阻导致的肾功能明显障碍的患者，可先行肾脏引流术，等肾功能改善后再对患肾进行手术治疗。

7. 对肾脏恶性肿瘤的患者，在手术前进行肾动脉造影术以了解肿瘤的动脉血供和与周围器官和组织的关系等，为手术方式的确定提供有价值的信息。但目前由于影像学检查技术的进步，许多辅助检查比如MRI水成像等，可以代替肾动脉造影的功能。如果是巨大肾肿瘤患者可以考虑在手术前1～3天施行肾动脉栓塞术，以利于手术治疗。

8. 控制感染　对怀疑或已经肯定有尿路感染的患者，在手术前必须进行尿液细菌学检查。尿路结核患者手术前应该有一定时期的抗结核治疗，非特异性尿路感染应该根据病原菌的种类给予有效的抗生素以及化学药物的治疗，一般应在急性感染控制后再进行手术。慢性感染也应该在手术前数日给予有效的抗生素治疗，以防止感染的扩散。如是梗阻合并感染，单独应用结抗生素治疗不能有效控制感染时，应该先行肾脏引流手术，等待炎症好转后，再进行手术治疗。

9. 靶向治疗在肾癌手术治疗前的应用　晚期肾癌的治疗，一直困扰着临床医生。众所周知，治疗肾癌主要是通过手术，它对化疗或激素疗法一般不敏感，虽然白介素－2和干扰素可以使肿瘤缩小，但只有10%~20%的患者对这些药物有反应，而且不良反应比较严重，患者平均生存期仅为10个月。随着在肿瘤基因学研究的不断深入使得人们对RCC的基因治疗有了更进一步的认识，肿瘤细胞无限制增长和新生血管的形成是肿瘤生长过程中的两个关键因素。靶向治疗药物——索拉非尼可通过双重作用机制不但干扰肿瘤细胞分裂的信号系统而且抑制肿瘤新生血管的形成"切断"肿瘤的营养供给，从而成为治疗无法切除的晚期RCC新的治疗靶点，给已经基本无药可治的晚期肾癌患者提供了一线生机。美国临床肿瘤学会（ASCO）在2006年年会发表的研究结果显示，使用"索拉非尼"的晚期肾细胞癌患者的无进展生存期比使用安慰剂的延长一倍，总体生存时间也有显著延长。国内在晚期肾癌靶向治疗方面也取得了丰富的经验。

（六）肾癌的手术治疗

对体能状态良好、低危险因素的肾脏肿瘤患者应首选外科手术治疗。

1. 保留肾单位的手术　近年来，随着手术技巧不断地完善、一些新的诊断技术在临床上的普及使得一些早期的无症状的肾癌在B超、CT以及MRI等常规检查中被发现，这种肿瘤只需要施行保留肾单位的手术，尤其是那些肿瘤位置表浅的更容易施行该手术。临床报道对上述患者施行保留肾单位的肿瘤切除手术，随访结果发现这些患者的保留肾单位手术后的生存率与根治性手术后的生存率相比较没有显著的差异。

（1）诊断：对那些将要接受保留肾单位手术的肾癌患者，在手术前要进行系统性的评估，其中包括详细的过去史的询问和系统的体格检查、实验室检查和辅助检查等。实验室检查包括，肾功能、肝功能、血常规和尿常规等。辅助检查包括，胸片、腹部CT等。根据患者的病情可以选择骨扫描，胸腔和头颅CT等检查以排除肾癌是否有远处和局部的转移。

保留肾单位手术比肾癌根治术需要更加详细地了解肾脏的临床局部解剖和肿瘤局部情况。动脉造影对了解肿瘤的动脉血供、正常肾组织的动脉血供和选择哪种手术方式、手术切除范围等有一定帮助。对那些较大的生长在肾脏中心位置的肿瘤进行选择性肾脏静脉造影，可以发现肾内静脉中是否有癌栓以及保留肾单位手术后剩余的肾脏是否有足够的静脉系统进行静脉的回流等。

目前由于螺旋CT和计算机技术越来越多的应用于临床后，使得临床医师能够得到肾脏任何平面的血管和软组织的3D影像图，通过计算机图像处理后能够得到清晰的肾脏血管、肿瘤瘤灶和周围正常肾脏组织之间关系的图像，能够很好地指导临床医师制订手术方案。

（2）手术指征：保留肾单位手术（nephron sparing surgery，NSS）的肾实质切除范围应该是至少距离肿瘤边缘0.5~1.0cm，对散发性肾癌的患者我们不主张采用肿瘤剜除术来治疗。在手术中对肉眼观察手术切缘有完整正常肾脏组织包绕的病例，手术中不必常规进行切缘组织冷冻病理学检查。保留肾单位手术可以通过开放性手术或腹腔镜手术进行。保留肾单位手术后局部复发率为0~10%，而肿瘤直径≤4cm的手术后局部复发率为0~3%。保留肾单位手术的死亡率为1%~2%。

（3）手术适应证

1）保留肾单位手术的绝对适应证：肾癌发生于解剖性或功能性的孤立肾患者，如果接受根治性肾切除治疗将会导致肾功能不全或尿毒症，比如先天性孤立肾，对侧肾功能不全或无功能以及双侧肾癌等。

2）保留肾单位手术的相对适应证：肾癌患者的对侧肾脏存在某些良性疾病，如肾结石、慢性肾盂肾炎或其他可能导致肾功能恶化的全身性疾病（如高血压、糖尿病、肾动脉狭窄等）的患者。

3）保留肾单位手术的可选择适应证：保留肾单位手术的绝对适应证和相对适应证的选择对肿瘤大小没有具体限定。保留肾单位手术的可选择适应证：对那些临床分期T1a期（肿瘤≤4cm），肿瘤位于肾脏周边，单发的无症状性肾癌，对侧肾功能正常的肾癌患者可以考虑给予保留肾单位手术的治疗。

（4）手术方法、肿瘤切除范围、手术技巧：手术一般采用第11或12肋下切口。对那些特别大的肾癌或肾脏上极的肿瘤我们建议采用胸腹联合切口，根据我们的经验对肾动脉进行部分开放可以控制肾创面的出血。

1）肾极切除术

a. 充分游离肾脏，用心耳钳或门静脉钳阻断肾蒂，将盐水冰屑外敷肾脏，作局部低温处理。

b. 肿瘤靠近或达到肾脏表面者，需连同覆盖在肾脏上、下极的肾包膜一并切除。参考手术前 KUB + IVp、CT 以及 MRI 等影像学的检查，计划切除平面，在距离肿瘤 0.5～1.0cm 处横断肾脏。肿瘤远离肾包膜者，可于扪到肿瘤的部分沿肾凸缘切开包膜，将其钝性剥离翻开，然后横断肾脏。

c. 肾脏创面的血管断端用 4－0 可吸收线作 U 形缝合结扎。皮质和髓质交界处的弓状血管作 U 形缝合，应在较坚实的髓质打结。叶间血管的缝合应穿过附近的肾盏或肾盂，以增强对缝线的支持。肾盏漏斗部的断端宜用 4－0 可吸收线作连续缝合。

d. 开放肾蒂钳，结扎出血点。创面渗血用纱布压迫止血，若仍有渗血，可用压碎的肌肉贴敷，并用包膜覆盖。用丝线缝合肾包膜，若包膜已切除，则用肾周脂肪或游离腹膜覆盖缝合。

2）肾楔形切除

a. 游离肾脏，用心耳钳或门静脉钳阻断肾蒂血流，用盐水冰屑作肾局部低温处理，在距离肾肿瘤约 0.5～1.0cm 处作包膜环形切口，切开肾实质。小心将切缘保持在离肿瘤约 0.5～1.0cm 处。若已进入肾窦，应该将切除的组织与肾窦疏松组织的血管以及引流系统细心分离，以免将其损伤。若切除的组织与肾盏相连，需分离该肾盏，在漏斗部将其横断。

b. 肾创面的血管断端用 4－0 可吸收线作 U 形缝扎，肾盏肾盂切缘用 4－0 可吸收线连续缝合。开放肾蒂血流。肾创面彻底止血。用带蒂大网膜或游离腹膜覆盖肾脏创面，并用缝线将其固定于肾包膜创缘。

3）肾横断半肾切除术

a. 切口及显露肾脏：经 11 肋间切口，逐层切开各层组织直到显露肾脏。

b. 切除部分肾脏：分离出肾蒂，用无损伤性血管钳夹住肾动、静脉，暂时阻断肾脏血流。在拟肾部分切除的一极，纵行切开肾包膜，用手术刀柄将其翻转并且钝性分离至正常肾组织。注意肾包膜菲薄，极易分破，操作时应该十分轻柔。于正常肾组织上切除肾脏部分，切面作横行切断。

c. 断面止血：断面上可见到多个肾实质内的血管断端，均用细针 0 号丝线逐一贯穿缝扎。然后放松血管钳，再一次仔细缝扎断面上的出血点，注意缝线不可过深，以免穿过肾盂或肾盏在其腔内形成异物。对一般性渗血可用热盐水纱布暂时压迫止血。

d. 缝合肾盂肾盏：断面彻底止血后，用 3－0 或 4－0 可吸收线缝合肾盂或肾盏断端。可用间断缝合法，亦可用连续缝合法。

e. 覆盖断面：肾脏断面敷以明胶海绵或压碎的自体肌肉组织，然后用 0 号丝线间断缝合肾包膜，肾脏的断面也可用腹膜覆盖创面。

f. 关闭切口：冲洗切口，放置负压吸引球一个，关闭肾周筋膜并将其前后两层缝合关闭以固定肾脏，再逐层缝合关闭切口。

4）肾肿瘤剜除术

a. 患者取侧卧位，作 12 肋切口，显露肾脏，分离至肾蒂，以便必要时阻断肾蒂血流。

b. 助手持肾脏，帮助显露及压迫止血。术者用小圆刀环绕肿瘤凸起部分的周围切开肾包膜，用刀柄或脑膜剥离器钝性分离覆盖在肿瘤组织上的肾皮质，达到肿瘤包膜外的假包膜，沿包膜外剜出肿瘤。

c. 用 4－0 可吸收线缝扎肾创面血管断端，较小的出血点用纱布压迫止血。用抗癌药浸泡创面 5 分钟，然后用生理盐水将手术创面洗干净。若仍有少量渗血，可用压碎的肌肉贴敷肾脏的创面。

d. 将肾脏复位，取带蒂肾周脂肪填入肾脏的创面，并用缝线将其固定于肾包膜，伤口放置多孔引流管，缝合各层组织以关闭切口。

2. 肾根治性切除手术　如下所述。

（1）手术适应证：肾根治性切除术是目前唯一得到公认可以治愈肾癌的方法。局部进展性肾癌首选治疗方法为根治性肾切除术，而对转移到淋巴结或血管的癌栓治疗则需根据病变程度选择是否切除。早期的研究主张在做根治性肾切除术的同时做区域性或扩大淋巴结清扫术，而最近的研究结果认为区域性或扩大淋巴结清扫术对淋巴结阴性患者只对判定肿瘤的临床病理分期有实际意义。而淋巴结阳性患者进行区域或扩大淋巴结清扫术只对少部分患者有益，由于这部分患者大多已经伴有微小肿瘤的远处转移，手术后需要接受联合免疫治疗或化疗。

经典的根治性肾切除范围包括：肾周筋膜、肾周脂肪、患侧肾脏、同侧肾上腺、肾门淋巴结、从膈肌脚至腹主动脉分叉处腹主动脉或下腔静脉旁淋巴结以及髂血管分叉以上输尿管。肾癌手术治疗经过40多年来的临床研究和发展，对采用经典根治性肾切术治疗肾癌的观念已经发生了部分变化，特别是在手术切除范围的变化（如选择适当病例实施保留同侧肾上腺根治性肾切除术、保留肾单位手术等）已经达成共识。现代观点认为，符合下列4个条件的肾癌患者可以选择保留同侧肾上腺的根治性肾切除术：①临床病理分期为Ⅰ或Ⅱ期；②肿瘤位于肾脏中、下部分；③肿瘤 $<8cm$；④术前CT显示肾上腺正常。但此种情况下如果手术中发现同侧肾上腺异常，应切除同侧肾上腺。根治性肾切除术可以经开放性手术或腹腔镜手术进行。开放性手术可选择经腹或经腰部入路，没有证据表明哪种手术入路更具有优势。根治性肾切除术的死亡率为2%，局部复发率为1%～2%。不推荐根治性肾切除术前常规行肾动脉栓塞术。

（2）肾癌根治术中淋巴结的清扫：肾门淋巴结清扫主要包括肾蒂周围的淋巴脂肪组织，左肾至左肾动脉根部，右肾至右肾静脉汇入下腔静脉处。这种清扫是不规范的，阴性结果并不能表示没有淋巴结转移，既不能准确分级，也没有治疗意义。区域淋巴结清扫是指从肠系膜上动脉根部至主动脉分叉水平，左肾包括主动脉旁、主动脉表面以及主动脉后淋巴结，右肾包括腔静脉表面、腔静脉后、主动脉腔静脉间以及主动脉前淋巴结，外侧界均为输尿管（因为右侧肾脏有向左侧引流的侧支，所以要清扫主动脉前淋巴结）。这是一个改良的手术方式，该手术方式可以通过术后神经纤维的再生来减少射精功能障碍的发生。扩大的淋巴结清扫（双侧淋巴结清扫）范围是区域淋巴结清扫的扩大，即从膈肌脚至主动脉分叉水平，双侧输尿管之间的广泛腹膜后区域，是比较广泛的淋巴结清扫，其清扫淋巴结阳性率较区域淋巴结清扫略高，但并发症也相对较多。

腹膜后淋巴结清扫的意义：

1）明确病理分期：虽然目前的影像学诊断（如CT、MRI）已经可以检测出直径为1cm大小的腹膜后淋巴结，但是淋巴结肿大并不一定是肿瘤转移。Studer等发现只有42% CT中有肿大淋巴结的患者存在病理上的淋巴结转移，肿大的淋巴结很大程度上是淋巴结反应性增生。而未检测到淋巴结也不表示没有淋巴结转移。真正隐匿性的淋巴结转移（是指影像学检查和术中探查均未能发现的淋巴结转移）是很少的，大约只占所有淋巴结转移的2%～3%。可见，淋巴结清扫在肾癌的正确病理分期中有一定的作用，准确的病理诊断和病理分期是肾癌治疗的基础。

2）淋巴结清扫的治疗作用：淋巴结清扫是否能增加肾癌的疗效是全世界学者争论的焦点问题。对于临床分期属于早期局限性肾癌（T1～2N0M0），淋巴结清扫并不减少局部复发率和增加生存率。无论淋巴结清扫与否，早期肾癌的局部复发率为2%左右。Siminovitch等发现各种淋巴结清扫手术方式（肾门淋巴结清扫、区域淋巴结清扫、扩大的淋巴结清扫）之间2年和5年生存率没有差异。Minervini等评价了进行淋巴结清扫和不进行淋巴结清扫的5年生存率，结果清扫者为78%，未清扫者为79%，两者无统计学差异。唯一一个前瞻性的随机对照研究（EORTC 30881）得出的5年生存率也无统计学差异。而且即便清扫，淋巴结阳性率也不到3%。从理论上讲，临床分期为仅有淋巴结转移而没有远处转移的肾癌患者（$TxN^{+}M0$）应该是淋巴结清扫的最大受益者。然而，真正满足 $N^{+}M0$ 的患者不到10%，因为大多数淋巴结转移的患者同时并发远处转移。清扫的方式可能也会影响预后，扩大的淋巴结清扫比选择性肿大淋巴结切除有更多的生存受益。

（3）手术步骤

1）切口选择：根据肿瘤大小、位置、有无腔静脉癌栓形成以及癌栓上界位置选择适宜的切口。一般可采用11肋切口，该切口不易损伤胸膜，不进腹腔，术后恢复较快。11肋切口（切除第11肋骨）对显露肾上极十分满意，适用于肾中、上部肿瘤。上腹部横行切口对显露肾中、下极肿瘤较满意。经腹腔途径有助于首先结扎肾蒂血管。肿瘤巨大较固定或腔静脉癌栓位置较高，可采用胸腹联合切口。

2）采用11肋间切口时，取后倾斜45度侧卧位，切口自脐上2cm，腹直肌外缘斜向外上方，达到第11肋间前段。切口前段可切开腹直肌前、后鞘，必要时可以切断腹直肌。于腹膜后向内侧游离达到主动脉或下腔静脉。

3）处理肾蒂：根据我们的经验按肿瘤的大小和肾脏血管的关系将肾动、静脉分别或集束双重结扎并切断。若分别结扎肾血管，应该先结扎动脉。如果先结扎静脉，由于动脉血流继续流入、压力升高，更促进癌细胞从丰富的侧支循环扩散。集束双重结扎避免了操作过程中由于挤压导致肿瘤细胞播散或癌栓脱落，从而降低癌细胞的血行转移或淋巴转移的机会，同时手术中出血量少，有利于患者围手术期的恢复。于靠近肾盂处结扎输尿管，暂不切断。

4）清除淋巴结：左侧清除腹主动脉旁淋巴脂肪组织，右侧清除腔静脉周围淋巴脂肪组织。范围从肾蒂上缘向下至肠系膜下动脉水平。淋巴结清除亦可在切除肾及肿瘤后进行。

5）分离肾脏以及脂肪囊：在肾周筋膜后层与腰肌间进行游离，于肾下极下方切断肾脂肪囊，然后将肾脏轻轻向下牵引，并向上分离。遇到静脉侧支应予以结扎切断。分离肾上极如遇到坚韧的条索状组织时应分别予以钳夹、切断、结扎，切勿粗暴地钝性分离。游离肾下极，分离输尿管时，尽可能在低位将其结扎、切断。精索静脉宜于在输尿管断端附近将其结扎、切断。如系肾上极肿瘤，有的要将肾上腺一并切除。在分离过程中，切勿损伤肾包膜，以免造成癌细胞的播散。

6）整块切除肾、肿瘤、肾脂肪囊及肾蒂淋巴组织，创面用抗癌药物溶液浸泡5分钟，如剥离创面有渗血，放置烟管引流。缝合切口。

3. 下腔静脉癌栓取出手术　如下所述。

（1）下腔静脉癌栓的外科治疗：多数学者认为TNM分期、癌栓长度、癌栓是否浸润静脉壁与预后有直接关系。建议对临床分期为T3bN0M0的患者行下腔静脉癌栓取出术。不推荐对CT或MRI扫描检查提示有下腔静脉壁浸润或伴有淋巴结转移或远处转移的患者行此手术。下腔静脉癌栓取出术的死亡率为9%。目前对肾静脉癌栓尚无统一的分类方法。推荐采用美国梅约医学中心（Mayo Clinic）的五级分类法：0级：癌栓局限在肾静脉内；Ⅰ级：癌栓侵入下腔静脉内，癌栓顶端距离肾静脉开口处≤2cm；Ⅱ：癌栓侵入肝静脉水平以下的下腔静脉内，癌栓顶端距离肾静脉开口处>2cm；Ⅲ级：癌栓生长达到肝内下腔静脉水平，膈肌以下；Ⅳ级：癌栓侵入膈肌以上下腔静脉内。

（2）手术方法：对怀疑有肾静脉、下腔静脉癌栓的患者，手术前应该明确癌栓的上、下极的位置。如果肿瘤仅伸到肾静脉的远端，则只要在肾静脉癌栓近端结扎肾静脉即可。如果癌栓长入下腔静脉，则根据不同肾静脉癌栓的不同类型进行相应的处理。

1）肾周癌栓：癌栓位于肾静脉开口附近的下腔静脉内。分离、结扎、切断肾动脉、输尿管，肾周筋膜外游离肾脏，仅留肾静脉与下腔静脉相连。由于癌栓远端位于肾静脉开口附近，无须游离出较长段下腔静脉。用哈巴狗钳同时阻断对侧肾静脉及癌栓近、远端下腔静脉。然后袖口状切开下腔静脉，即可取出癌栓，腔静脉切口用5-0血管缝线缝合。

2）肝下癌栓：癌栓上界位于肝主要静脉以下。需要游离较长段下腔静脉。切开肝右三角韧带、冠状韧带，将肝脏移向左侧腹腔，分离结扎肝小静脉，显露肝主要静脉水平之下的下腔静脉。游离肾脏，切断肾动脉及输尿管，仅保留肾静脉与下腔静脉相连。用Satinsky钳于癌栓上方阻断下腔静脉，用止血带阻断对侧肾静脉及癌栓下方之下腔静脉。环状切开肾静脉开口处，必要时切开下腔静脉，轻轻分离癌栓，将其与肾肿瘤一并切除。腔静脉切口用5-0血管缝合线缝合。在缝合下腔静脉前，先松开远端腔静脉止血带，使下腔静脉充盈，排出空气以免发生空气栓塞。再松开近端腔静脉Satinsky钳，最后松开对侧肾静脉止血带。如癌栓与下腔静脉粘连，无法分离，则需要切除受累的下腔静脉，用人造血管进行血管重建手术，同时处理对侧肾静脉。

3）肝后及肝上癌栓：指位于肝主要静脉以上的癌栓。如果癌栓上界在右心房以上，可予以右心房下阻断下腔静脉，切开下腔静脉取癌栓。先游离肝脏，切断镰状韧带、三角韧带、冠状韧带，分离结扎肝小静脉，充分显露肝后面的下腔静脉。切开下腔静脉邻近之膈肌，用血管止血带于癌栓上方暂时阻断下腔静脉。如侧支循环未充分建立，阻断下腔静脉会导致下肢静脉内血液淤积，使得回心血量大大减少，引起体循环障碍。此时应于腹主动脉裂孔处阻断腹主动脉。用止血带套住心包内之下腔静脉，于癌栓上方阻断下腔静脉。同时阻断对侧肾静脉，用无损伤钳阻断肝门，记录肝门阻断时间。常温下肝脏耐受热缺血时间为15～30分钟。于肝静脉水平切开下腔静脉，切口向下延长绕过患肾静脉开口处。从下腔静脉切口处插入F20号气囊导尿管，向上至癌栓项部上方，用生理盐水充胀导尿管的气囊，然后轻轻将癌栓拖出。癌栓拖出后清洗下腔静脉。用Satinsky钳钳住下腔静脉切口，ALllis钳钳夹切口对侧缘的下腔静脉壁，以防止下腔静脉从Satinsky钳下滑脱。先松开左肾静脉止血带，肝门止血钳，间断开放Satinsky钳，排出下腔静脉内空气。然后松开腹主动脉，下腔静脉远侧，近侧止血带。肾静脉切口及下腔静脉切口用血管缝线缝合。

4）心肺分流、心脏停搏下取癌栓：如果侧支循环还不足以代偿阻断膈上下腔静脉或癌栓已经延伸到右心房，则需要使用心肺分流。经右心耳插管到上腔静脉，经股静脉插管至髂总静脉起始部稍上的下腔静脉，经股动脉或升主动脉插管提供动脉血循环。常规阻断门静脉，减少取癌栓时的出血。癌栓取出后，将癌栓上方的止血带调整至肝静脉下，开放门静脉，这样缝合下腔静脉时，可使血液经肝静脉回流。

上述方法需要阻断门静脉，而且阻断时间一般不超过20分钟，因此，如估计手术时间较长或癌栓已经到达右心房，最好采用心肺分流体外循环、心脏停搏的情况下取癌栓。大脑常温下缺血5～6分钟即可造成不可逆损害，常需降低体温以延长耐受缺血时间。当体温降至18℃时，就可以开始阻断循环，能够获得45～60分钟的低温手术时间。手术切口大多采用胸腹联合正中切口，从胸骨切迹至耻骨联合上，锯开胸骨，显露心包。先分离结扎肾动脉、输尿管，游离肾脏。打开心包，右心房、主动脉弓插管，开始心肺分流后，将患者体温降至18℃，但体温接近20℃时即可夹住主动脉，输入500mL冷心脏停搏液使心脏停搏。使用体外循环机。将患者95%血液引流到泵内，而不流入任何器官，从而使手术视野保持无出血状态。环绕肾静脉开口切开下腔静脉，如果癌栓扩展至右心房则同时切开右心房。癌栓与腔静脉无粘连，则很容易将癌栓完全拖出。但大多数情况下癌栓与下腔静脉有少许粘连可通过上、下切口分块取出，亦可借助气囊导尿管将癌栓拖出。将所有癌栓取出后，用5－0血管缝线缝合下腔静脉及右心房切口。开始心肺分流，缓慢复温，随着复温，心脏纤颤可自行停止。但大多数情况下需电除颤。心脏复跳后，泵内储存血液逐渐回流至患者体内。拔出导管后使用鱼精蛋白中和肝素，同时用血小板及冷冻血浆防止术后出血。

（七）肾癌手术的术后处理

肾脏手术后的处理基本上与其他大手术相同。除密切观察一般情况的变化，注意预防心血管、呼吸道以及消化系统并发症外，还应该特别注意以下几点：

1. 密切注意有无手术后出血和休克　有出血可能来自肾蒂或下腔静脉的意外，亦可能来自肾实质切口或肾盂肾盏的手术损伤。严重的出血除有休克症状外，肾周围血肿较大者可在手术侧腰腹部出现肿块，或有严重血尿，严重出血常需再次手术处理。

2. 体位　手术当天一般取平卧位，以后可取低坡半坐位。肾切除的患者，如无特殊情况，手术后2～3天即可鼓励患者下床活动。其他手术患者应该适当的多卧床数日，特别是肾实质切开或肾部分切除的患者，至少应卧床1周，以防术后继发出血以及肾脏下垂。

3. 观察肾功能　手术后尿量的观察非常重要。由于肾脏直接接受手术的影响，少数患者可能在手术后发生少尿或无尿，而慢性肾功能不全或急性尿路梗阻的患者，又往往在手术后发生多尿，两者都可能造成体内水和电解质紊乱。手术后12小时尿量过少或过多的患者，都应该及时作血尿生化检查，并根据临床表现以及血，尿生化测定的结果，相应调整水和电解质的摄入量。

4. 抗生素的应用　若是无菌手术，又无引流管和支架管，术后可以不使用抗生素。术前有尿路感染或放置有引流管者，宜于术后继续应用抗生素，一般等伤口拆线后就可以停药，必须注意选用对肾脏无损害或损害较轻的抗生素。

5. 引流物的处理　放置负压引流管应该根据不同的手术方式分别于手术后1～4天内拔除。一般肾切除手术在术后1～2天；行肾造口引流的在术后2～3天；肾脏外伤后肾周围血肿以及尿外渗明显或手术后引流液较多的可根据实际情况在术后3~7天内拔除。肾盂或肾造口引流管的拔除日期，则应根据引流目的而定，一般肾盂或肾造口术后无梗阻的在手术后10天左右拔除。若为整形术后有支架引流，则应该留置3~4周以上。拔除前应该先行泌尿系统造影检查或压力测定，检查尿路是否通畅，或先夹管1~2天，如果无腰胀、发热、血尿等情况，才可以拔管。

（八）影响肾癌手术预后的因素

影响肾癌预后的最主要因素是病理分期，此外，组织学分级、患者的行为状态评分、临床症状、肿瘤中是否有组织坏死、一些生化指标的异常和变化等因素也与肾癌的预后有关。既往认为肾癌的预后与组织学类型有关，肾乳头状腺癌和嫌色细胞癌的预后好于肾透明细胞癌；肾乳头状腺癌Ⅰ型的预后好于Ⅱ型；肾集合管癌预后较肾透明细胞癌差。但一项有关细胞亚型与肾细胞癌患者预后的多中心研究结果显示，与TNM分期、癌细胞分级和体能状态评分相比，组织学亚型并不是肾癌独立的预后因素，在肿瘤的临床分期、病理分级相同的情况下各亚型之间的预后没有显著性差异。

（九）肾癌手术后随访

患者术后随访的主要目的是检查肿瘤是否有复发、转移和新生的肿瘤发生。目前尚不能确定合理的随访内容和随访时限，主管医师可结合当地的医疗条件、患者的病情等参考以下内容进行。

第一次随访可在术后4~6周进行，主要评估肾脏功能、失血后的恢复状况以及有无手术并发症。对接受保留肾单位手术的患者，术后4~6周行肾CT扫描以了解肾脏形态变化，为今后的复查做对比之用。

常规随诊内容包括：①病史询问；②体格检查；③血常规和血生化检查：肝、肾功能以及术前检查异常的血生化指标，如术前血碱性磷酸酶异常，通常需要进一步复查，因为复发或持续的碱性磷酸酶异常通常提示有远处转移或有肿瘤残留。如果有碱性磷酸酶异常升高或（和）有骨转移症状如骨痛，需要进行放射性核素骨扫描检查。碱性磷酸酶升高也可能是肾癌肝转移或副瘤综合征的表现；④胸部X线片（正、侧位），胸部X线片检查发现异常的患者，建议行胸部CT扫描检查；⑤腹部超声波检查，腹部超声波检查发现异常的患者、接受保留肾单位手术的患者以及T3~T4期肾癌手术后患者需行腹部CT扫描检查，可每6个月1次，连续2年，以后视患者的具体情况而定。

各期肾癌随访时限：①T1~T2：每3~6个月随访一次连续3年，以后每年随访一次；②T3~T4：每3个月随访一次连续2年，第3年每6个月随访一次，以后每年随访一次；③VHL综合征经手术治疗后：应每6个月进行腹部和头部CT扫描1次。每年进行一次中枢神经系统的MRI检查，尿儿茶酚胺测定，眼科和听力检查等。

二、腹腔镜手术在肾癌的应用

自1991年Clayman成功完成首例腹腔镜肾切除术后，腹腔镜作为微创外科技术，很快应用于治疗肾脏恶性肿瘤。随着泌尿外科医师腹腔镜技术的不断创新和提高以及器械的改进和完善，腹腔镜根治性肾切除术（laparoscopic radical nephrectomy，LRN）的并发症大大减少，手术适应证也在逐渐扩大。目前很多医疗中心的大样本长期随访研究结果显示其治疗效果与开放手术相当，且具有开放手术无法比拟的微创优势。

随着影像学检查的广泛应用，早期或偶然发现肾癌的患者逐渐增多，这些肿瘤具有体积小（直径<4cm）、增长速度慢和转移潜能低等特点。传统开放保留肾单位（nephron sparing surgery，NSS）的肾部分切除术取得了与根治性肾切除术相同的肿瘤控制效果。McDougal在1993年报道了首例腹腔镜肾部分切除术（laparoscopic partial nephrectomy，LPN）治疗肾癌。该术式控制术中出血及肾脏降温困难，技术要求高，发展相对缓慢。近年来，随着腔镜设备的迅速发展以及手术技巧的不断进步，LPN正逐步发展为一种比较成熟的技术。

肾癌腹腔镜手术入路包括经腹腔和经后腹腔途径，究竟采用哪种途径主要根据手术医师的经验和熟练程度。经腹腔途径具有手术野广、解剖标志明显等优点，但对腹腔有一定的干扰，有致肠损伤、肠麻痹和腹膜炎的危险，且腹腔有手术、外伤史或粘连时限制了腹腔镜的应用。而经后腹腔途径尽管操作空间相对较小、周围脂肪多、缺乏清晰的解剖标志、对技术要求高，但这种途径可直接、迅速进入手术野，分离组织少、损伤轻，对腹腔脏器干扰少，避免腹腔污染，尤其是引流物（血液、尿液）局限于后腹腔是其特有的优势。

（一）手术入路、方法和操作技术

1. 经腹腔途径　如下所述。

（1）麻醉和体位：气管内插管全麻。常采用患侧抬高45°～60°的斜卧位。

（2）套管针（Trocar）位置：Trocar A（12mm）脐上2cm，腹直肌外缘，放置腹腔镜腹；Trocar B（10mm）置于Trocar A外侧5～7cm，位置稍高；Trocar C（5mm）置于髂前上棘内上2cm；如有必要可选择第四个通道：Trocar D（5mm）置于肋弓下缘与C点同一水平。

（3）腹腔入路的建立

1）Veress气腹针技术：选择A点为穿刺位点，切开皮肤约1.5cm，以两把巾钳提前切开两侧皮肤，或直接用手抓起皮肤提起腹壁，使腹壁与网膜、肠管等分离。穿刺针垂直或稍向下腹部倾斜，视腹壁厚度进针2～4cm。穿刺针穿过腹壁时一般会有两次比较明显的突破感，如穿破腹膜，穿刺针内芯的钝头塞向前弹出，内芯末端回落，说明已进入腹腔。另外还可进行“抽吸试验”进一步确认气腹针进入腹腔：提起腹壁，以5mL注射器向气腹针内注入3mL生理盐水回抽，如不能抽出生理盐水，说明已进入腹腔，若抽出有颜色液体（如红色、黄色），则提示穿刺针可能误入血管或肠管。

穿刺针进入腹腔后低流量充气至腹压达到12～15mmHg，充气后腹部应该对称性膨隆，叩诊鼓音，肝浊音区消失，如腹部不对称，说明气腹针不在腹腔或腹腔粘连。

建立气腹成功后提起腹部，在穿刺点置入第一个套管，均匀旋转用力，穿破腹膜时有突破感，打开套管气阀有气体排出，拔出套管内芯置入腹腔镜，直视下建立其他通道。

2）Hasson技术：自A点做2cm切口，分离至筋膜，提起筋膜后切开，筋膜切缘缝牵引线，提起并剪开腹膜，伸入手指探查，分离腹壁与网膜后肠管的粘连。置入套管后牵引线固定，退出闭合器置入腹腔镜，直视下置入其余套管。该技术尤其适用于腹腔粘连患者。

2. 经腹膜后途径　如下所述。

（1）麻醉和体位：气管内插管全麻。健侧卧位，腰部垫高，抬高腰桥。

（2）套管针（Trocar）位置：Trocar A（10mm）置于腋后线第十二肋缘下；Trocar B（12mm）置于腋中线髂嵴上2cm，放置腹腔镜；Trocar C（5mm）置于腋前线肋缘下；如有必要可增加第四个通道：Trocar D（5mm）置于Trocar B内侧5cm。

（3）腹膜后腔的建立

1）Hasson开放技术：自A点切开皮肤2cm，血管钳分离肌层及腰背筋膜，伸入示指自下向上、自后向前分离腹膜后腔。将自制或商用扩张球囊放入腹膜后腔，充气或生理盐水300～500mL，维持3～5分钟后，在手指引导下置入Trocar，并缝合以防漏气。

2）Veress气腹针技术：常在腋中线髂嵴上2cm（B点）使用Veress气腹针直接穿刺入腹膜后间隙，充气扩张后置入初始Trocar，放置腹腔镜，利用镜体做钝性分离，然后在直视下放置其他Trocar。

3）手指扩张法：在腋中线髂嵴上方约2cm处（B点）皮肤纵行作2cm切口，以刀柄或示指顺肌纤维方向钝性分离，撑开腰背筋膜进入腹膜后间隙，用示指向头端将腋中线附近侧腹壁与腹膜后脂肪钝性分离一腔隙，手指引导下于其内侧Scm处（D点）置入SmmTrocar，自B点置入腹腔镜，自Trocar D进入超声刀等器械进一步分离扩大腹膜后腔，并直视下放置Trocar B．C。笔者近年来一直使用手指扩张法，体会到该法安全、快捷，操作熟练后可在3分钟内完成腹膜后空间创建。

（二）肾部分切除（laparoscopic partial nephrectomy，LPN）

1. 适应证　绝对适应证为独肾、双侧肾癌或对侧肾功能不全的患者；相对适应证为同时患有可能影响肾功能的疾病，如高血压、糖尿病、痛风等的肾癌患者。一般选择肿瘤位置表浅，位于肾周，以外生为主，直径小于4cm的患者。

2. 禁忌证　绝对禁忌证包括伴有肾静脉或腔静脉癌栓、多发肾癌以及位置深、居于肾中央的肾癌。相对禁忌证为保留患侧肾脏有手术史或出血倾向者。

3. 术前准备　除术前常规检查外，术前CT平扫和增强扫描了解肿瘤位置、大小及范围，与肾集合系统的关系，以便设计手术方式，同时可排除肾静脉和腔静脉癌栓，评估对侧肾功能。放射性核素肾扫描评价双侧肾功能。

4. 手术步骤　如下所述。

（1）腹膜后途径

1）进入后腹腔后沿腰方肌外缘纵行切开侧锥筋膜和腰方肌筋膜，进入腰肌前间隙（腰方肌、腰大肌表面与肾脂肪囊之间的间隙），用超声刀充分游离此间隙至膈肌下方，向内游离时右侧手术先找到腔静脉而左侧先找到生殖腺静脉或输尿管，作为解剖标志向上分离找到肾蒂，超声刀锐性清除肾门处脂肪组织，沿肾动脉搏动打开血管鞘膜，结合吸引器和直角钳钝性分离，充分显露肾动脉。

2）以超声刀或电刀在肿瘤附近切开脂肪囊，沿肾实质表面分离肾实质与肾周脂肪之间的间隙，可结合锐性和钝性分离，充分显露肿瘤和周围肾实质。

3）置入小“哈巴狗”血管夹，以直角钳夹持阻断肾动脉，记录肾脏热缺血时间。

4）距离肿瘤边缘0.5cm从正常肾实质切割，将肿瘤切除。

5）检查创面，仔细止血。如出血较多，以吸引器清除血块显露出血部位，用双极电凝或腔内缝合止血或止血纱块压迫创面止血。

6）如见损伤集合系统，则可吸收缝线修补破损。

7）2-0人工可吸收缝线“8”字缝合肾实质缺损处，创面勿留无效腔。

8）移开“哈巴狗”血管夹，开放肾动脉。检查确认创面无活动性出血，记录肾脏热缺血时间。

9）以标本袋取出肿瘤，肾周留置引流管一根，拔除套管，关闭切口。

（2）经腹腔途径

1）进入腹腔后，游离结肠旁沟，将结肠向内侧推移、牵引，显露肾脏。

2）分离右肾上极时切开三角韧带和镰状韧带前缘，再游离肾结肠韧带，使肾脏与肝面游离。在肾内侧将十二指肠外侧缘游离后向内侧牵拉。分离左肾上极时切开脾肾韧带，显露整个肾脏。

3）在肾下极处找到输尿管，沿输尿管向上游离至肾门，分离显露肾动脉。

4）后续步骤及处理同后腹腔途径。

5. 术中注意事项　如下所述。

（1）保持切缘阴性是该手术成败的关键。如术中发现肿瘤边界不清，怀疑浸润受累时，可在肿瘤切除术后在切缘取活检快速冷冻切片，如切缘阳性，则改行根治性肾切除。另外，标本切除后可剖开标本，观察所切除肿瘤边界是否完整以决定是否术中快速冷冻。

（2）对非外生型肾癌，有条件者术中可利用腹腔镜软性超声探头协助手术。

（3）分离肾动脉时应紧靠腰大肌游离，如过于靠近肾门，有可能将肾动脉分支误认为肾动脉主干阻断，造成术中难以控制的出血。

（4）术中如切除较深，损伤集合系统，则需以人工可吸收缝线修补破损。

（5）控制出血是该手术的重点。控制肾蒂血管可用“哈巴狗”血管钳只阻断肾动脉或肾动静脉同时阻断，还可以使用腹腔镜Satinsl钳整个夹闭肾蒂血管。防止出血最好的办法是确切缝合创面，如肾脏缺损较多，可在肾实质缺损处填塞事先已用可吸收缝线束扎好的止血纱块，以闭合无效腔、减小缝合张力；也可在创面喷洒生物止血胶或止血粉预防出血。另有使用Hem-o-lok锁扣减张缝合，可以避免缝线张力过大引起的肾实质撕裂，同时可代替镜下打结，节省手术时间。

（6）肾癌行腹腔镜肾部分切除术时因打开肾周筋膜及肾脂肪囊，肿瘤种植转移风险高于腹腔镜根治性肾切除。术中尽量避免挤压、破坏瘤体，标记袋质量应可靠，完整取出肿瘤。

（7）阻断肾蒂时，肾脏热缺血时间一般要求控制在30分钟之内。已有研究证实热缺血时间超过60

分钟，肾功能数周之后才能恢复，超过120分钟肾功能多不可逆性损伤。因此对于初学者，预计术中热缺血时间超过30分钟者应采用肾脏低温技术。目前腹腔镜下肾脏低温技术主要有三种途径：①经肾包膜：将游离后的肾脏套入一袋子中，袋口在肾门处收紧，阻断肾蒂后将袋子底部自一套管拖出，向袋内注入冰屑，肾脏降温10分钟后再行手术。该法效果确切，但需要较大的空间，且后腹腔途径手术时操作困难。笔者早期行后腹腔镜肾部分切除时曾尝试使用冰盐水实现肾脏低温：自5mm套管伸入一条肾造瘘管，经之注入冰盐水，结合吸引器抽吸循环，方法简单，降温效果满意。②术前患侧逆行插入输尿管导管，术中逆行灌注冷生理盐水，该法也可实现肾脏低温，同时还可经输尿管导管注入亚甲蓝溶液，协助判断有无集合系统损伤。该法简单，但增加手术时间。③经肾动脉：术前经股动脉插管至肾动脉，肾动脉阻断后持续灌注4℃林格氏液实现肾脏低温。该法风险高，笔者不建议使用。

6. 术后处理　术后卧床休息1周，预防性使用抗生素，伤口引流少于10mL、无漏尿及发热可以拔除引流管，肠道功能恢复后可以恢复饮食。

7. 并发症　腹腔镜肾部分切除术的并发症主要有术中或术后出血、尿漏和肾衰竭。目前文献报道出血发生率为1.6%～4.3%，尿漏发生率为3.3%～15.2%，术后急性肾衰竭发生率为1.5%～8.2%，需要急诊透析的约0.8%～4.9%，术后死亡率0.8%～5.6%。

（1）出血：术中难以控制的出血是中转开放手术的主要原因，在切除肿瘤前充分显露肾动脉主干，有效控制肾动脉可减少术中出血。肿物切除后确切的缝合、创腔填塞及使用生物止血制剂可减少术后出血机会，如术后出血保守治疗无效时可考虑选择性肾动脉介入栓塞，必要时再次手术。

（2）尿漏：术中误伤集合系统或输尿管以及损伤后缝合修补欠佳可引起尿漏。有效控制出血，在肿瘤深部小心操作，发现损伤后及时以可吸收缝线确切修补以及使用显微蛋白凝胶等可减少尿漏发生率。一旦出现尿性囊肿可经皮穿刺置管或留置输尿管内支架管引流，多可解决。

（3）急性肾衰竭：多见于独肾或对侧肾功能不佳者，术后患者出现蛋白尿提示肾小球功能受损。保持热缺血时间不超过30分钟，术前半小时使用肌苷、甘露醇等可以减少急性肾衰竭发生率。

（三）肾根治性切除（radical nephrectomy）

1. 适应证　局限性肾癌（分期T1～T2N0M0），但应除外可行肾部分切除的小肾癌。

2. 禁忌证　肿瘤已侵犯肾静脉和下腔静脉为手术禁忌证，肾周有粘连或同侧手术史者为相对手术禁忌证。

3. 术前准备　术前常规实验室检查，CT平扫和增强扫描了解肿瘤位置、大小及范围，排除肾静脉和腔静脉癌栓，评估对侧肾功能，腹部B超和胸片了解有无转移病灶。

4. 手术步骤　如下所述。

（1）经腹腔途径

1）左侧肾癌根治术：左侧肾蒂的处理为该手术的难点和关键步骤，可结肠后和腹主动脉途径：①结肠后途径：将结肠脾曲至乙状结肠段结肠翻至对侧，切断脾肾韧带。在腰大肌表面找到性腺血管，沿性腺血管向头、头端分离找到左肾静脉，在靠近左肾静脉处结扎切断性腺血管，小心分离左肾静脉，一般可在性腺血管汇入左肾静脉上缘找到左肾上腺中央静脉，如需同时切除肾上腺，可在此将其结扎、切断。通常在肾静脉下方稍偏上可见肾动脉，以超声刀沿肾动脉主干小心分离肾动静脉之间的淋巴组织，借助直角分离钳将肾动脉游离至足够长度，在肾动脉近心端上2个、远心端上1个大号Hem－o－lock，切断肾动脉，此时可见肾静脉塌陷，同法游离肾静脉后在近心端上2个、远心端1个加大号Hem－o－lock，切断肾静脉。如果肾动静脉间粘连严重，也可将肾动静脉一起用Endo－GIA（血管切割缝合器）结扎切断。②经腹主动脉途径：在Treitz韧带角即肠系膜下静脉根部开始游离，显露腹主动脉前壁，左肾动脉是此水平腹主动脉侧方唯一的动脉分支，较易辨认，在左肾动脉的腹主动脉起始端游离肾动脉。性腺动脉起源于腹主动脉前壁，是一条很细的分支。血管处理同结肠后途径。

肾蒂处理完毕后，沿腰大肌表面分离肾脏背侧。沿腰大肌向下游离，找到输尿管用钛夹夹闭后以超声刀切断。在肾周筋膜外游离腹侧肾脏，游离肾上极时，可将肾上腺一并切除，肾上腺动脉可用超声刀或钛夹结扎切断。如肿瘤位于肾下极，可选择保留同侧肾上腺，在肾上极切开肾周脂肪，在肾脏与肾上腺之间层面游离，仅结扎肾上腺下方血管。

放入标本袋，延长 Trocar C 至 5～6cm 取出标本。

2）右侧肾癌根治术：右侧肾蒂的处理，可采用结肠后途径或肝下途径：①结肠后途径：松解并移开结肠肝曲及升结肠，继续游离十二指肠后方，暴露下腔静脉，可见右侧性腺静脉直接汇入下腔静脉，可视具体情况决定切断或保留，继续向头端分离，在下腔静脉右侧缘找到右侧肾静脉和下腔静脉汇合处，充分游离右肾静脉，可在其后方找到肾动脉，右肾动脉行经下腔静脉后方，肾动静脉的处理同左侧。此途径沿腔静脉向上分离，如需淋巴清扫，可同时切除肾蒂周围和腔静脉及腹主动脉之间的淋巴、脂肪组织。②肝下途径：挑起肝下缘，切开下腔静脉前方腹膜，显露下腔静脉，与结肠后途径不同的是不必移开结肠和十二指肠便可显露下腔静脉前壁及右肾静脉与腔静脉汇合处，其余步骤同上。

游离肾脏和取出标本：同左侧。

（2）腹膜后途径

1）清除肾旁脂肪，显露侧锥筋膜。

2）肾蒂血管的寻找和处理：沿腰方肌外缘纵行切开侧锥筋膜和腰方肌筋膜，进入腰肌前间隙，用超声刀充分游离此间隙至膈肌下方，向内游离时右侧手术先找到腔静脉而左侧先找到生殖腺静脉或输尿管，作为解剖标志向上分离找到肾蒂，用超声刀切开肾动脉鞘膜，结合吸引器和直角钳钝性分离，可显露 2～3cm 肾动脉，近端用大号结扎锁（Hem－o－lock）锁夹 2 枚、远端用钛夹夹闭，切断肾动脉。然后在其深面或稍上及下方找到肾静脉，由于肾脏血供已被阻断，肾脏会变得疲软，此时可从容地游离肾静脉及其属支，先用钛夹夹闭并切断肾上腺静脉、腰静脉及生殖静脉，然后加大号 Hem－o－lok 近端 2 枚、远端 1 枚锁夹肾静脉，切断肾静脉。

3）淋巴结清扫：右侧手术行区域性淋巴结清扫，即剥离肾上极至肾下极水平下腔静脉外方及前方的淋巴脂肪组织；左侧手术行肾蒂淋巴结清扫，即剥离肾门的淋巴脂肪组织。

4）游离肾脏和取出标本：在肾周筋膜外游离，保留肾脂肪囊内的肾上腺（如为肾上极肿瘤则行同侧肾上腺切除），输尿管尽量向下游离用钛夹夹闭后切断。将切除之肾脏放入标本袋，扩大腋前线肋缘下切口，沿肾脏长轴将其取出，留置腹膜后引流管，缝合关闭各切口。

5. 术中注意事项　如下所述。

（1）严格按照恶性肿瘤手术原则进行，防止肿瘤复发和种植转移。先处理血管，尽量减少直接接触肿瘤，更不能切开肿瘤，在深筋膜外分离切除肿瘤，所有可能被肿瘤污染器械杜绝再次使用，必须将所有可能存在癌细胞的组织放入高质量标本袋中取出。标本取出方法有切碎后取出和整块取出。若从操作孔直接取出，标本需切碎，但组织病理学方法对切碎标本进行准确分期非常困难，甚至不能分期。因此，术前应尽可能对肿瘤进行分期，CT 检查必不可少。而完整标本有利于肿瘤的病理诊断，并为判断预后及下一步治疗提供帮助，但需在腹壁作一切口取出标本。

（2）肾蒂的处理：充分显露足够长度肾动脉，上 Hem－o－lock 结扎锁或钛夹时夹子的前端一定要超过血管边缘，锁扣中间避免夹住周围组织，以防松脱。尽量保持夹子与血管长轴垂直。左肾静脉可沿左侧性腺血管向近端游离找到，右肾静脉可沿下腔静脉游离找寻。肾动脉处理完毕后肾静脉坍陷，如仍充盈，应注意异位肾动脉。

（3）术中出血的处理：分离肾蒂时易损伤肾门附近血管。包括肾静脉及其属支、下腔静脉、肾动脉、腹主动脉等，动脉出血后果严重，一旦发生，常需及时中转开放；静脉性出血可借助吸引器，寻找出血点，以双极电凝、钛夹或结扎锁夹闭、镜下缝合修补止血，切忌胡乱钳夹或急于中转开放，在中转开放前先以纱布等局部压迫。

6. 术后处理　术后伤口引流少于 10mL 可以拔除引流管，下床活动后可以拔除尿管，肠道功能恢复后可以恢复饮食，术后 1 个月复查肾功能，评估对侧肾功能。

7. 并发症　如下所述。

（1）术后出血：多为钛夹松脱或结扎线脱落所致，对于出血量大或经保守治疗不能控制者，应再次手术止血。

（2）术后肠麻痹、粘连性肠梗阻：多见于经腹腔途径，术中尽量减少肠管牵拉，术后对症处理，促进胃肠功能恢复。如保守治疗无效，可行手术治疗。

（3）感染：术中严格无菌操作，术后抗生素预防感染，保持引流通畅。

（4）腹膜损伤：后腹腔途径时如腹膜损伤，气体进入腹腔后可使后腹腔空间缩小，小的破损可以血管钳夹住后钛夹关闭，如腹腔气体较多，可在前腹壁插入大号针头将气体排出。

（5）纵隔气肿：气腹压力过高可引起纵隔气肿，术中应保持腹膜后气腹压力不超过15mmHg。

三、手术后辅助治疗

肾癌对放疗、化疗均不敏感，对于高危肾癌多数需要手术后辅助治疗（postoperative adjuvant therapy），主要包括：

（一）免疫治疗

免疫治疗（IFN、IL－2等）是以激发机体的免疫功能，达到控制和杀灭肿瘤细胞的一种治疗方法。肾癌细胞的特殊生物学特性使肾癌成为对免疫治疗有效的肿瘤之一。

1. 适应证　高危肾癌术后辅助免疫治疗。IFN是第一个用于临床的重组基因细胞因子，常用治疗剂量是9～18MIU，皮下或肌内注射，每周3次。多建议治疗持续时间至少3个月。为增加患者对干扰素的耐受能力，可采用阶梯式递增方案，即开始时用3MIU/d×1周，6MIU/d×1周，以后改为9MIU/d×（8－10）周。IL－2主要是由成熟的T淋巴细胞产生的，是一种具有抗肿瘤作用的小分子免疫活性蛋白质因子，通过诱导和激活机体免疫活性细胞杀伤癌细胞。IFN－α，IL－2是目前使用较广泛的肾癌免疫治疗方法。部分报道高危肾癌术后辅助干扰素，IL－2治疗有效，但效率不甚理想；另有报道联合使用干扰素，IL－2在高危肾癌术后辅助治疗中无效且有增多不良反应的趋势。目前尚无高危肾癌术后辅助免疫治疗标准治疗方案。

2. 局限性肾癌手术后辅助免疫治疗的临床意义　局限性肾癌根治性肾切除术后尚无标准辅助治疗方案。目前研究尚未发现手术后辅助免疫治疗可降低复发转移可能性的循证医学证据，因此对于局限性肾癌不建议手术后辅助免疫治疗。

（二）靶向治疗

2005年FDA正式批准索拉非尼用于治疗晚期肾癌，随后舒尼替尼、西罗莫司及贝伐单抗相继被批准成为晚期肾癌的一线治疗，依维莫司被批准用于血管内皮生长因子受体抑制剂或酪氨酸激酶抑制剂治疗失败后的二线治疗，目前尚无大规模手术后辅助靶向治疗研究的报道。

1. 多激酶抑制剂　如下所述。

（1）索拉非尼：索拉非尼（Sorafenib）商品名“多吉美”，是一种口服小分子多靶点酪氨酸酶抑制剂。具有广谱的抗肿瘤作用与明显的抗血管生成作用及降低微血管密度（MVD）的作用。推荐剂量0.4g，Bido该品耐受良好，不良反应主要是无力、腹泻、皮疹、脱发和手足皮肤反应。一项903例常规治疗失败的晚期肾癌患者的Ⅲ期临床试验表明索拉非尼组比安慰剂组中位生存期延长。美国FDA 2005年批准本品用于治疗进展期肾癌患者。

（2）苹果酸舒尼替尼：苹果酸舒尼替尼（Sunitinib）商品名“索坦”，是一种新的、口服的多靶点酪氨酸激酶抑制剂，具有抗肿瘤和抗血管生成的双重作用。推荐剂量50mg，Qd，用4周，休息2周。主要不良反应为疲乏、食欲减退、恶心、腹泻、口腔炎、水肿、血小板减少，头发变色与皮肤黄染。一项随机Ⅲ期临床对照试验，比较了舒尼替尼和干扰素的一线治疗肾癌的有效性和安全性，舒尼替尼组的客观反应率、中位无进展生存期、治疗相关死亡率和不良反应退出率均明显优于应用干扰素组。美国FDA 2006年批准治疗进展期肾癌患者。

2. 雷帕霉素（mTOR）抑制剂　替西罗莫司（Temsirolimus，CCI－779）是一种新型的治疗肾癌靶向药物，特异地抑制雷帕霉素激酶，替西罗莫司是哺乳动物雷帕霉素的抑制剂，对于预后差的肾癌患者，NCCN将其作为1类证据推荐。替西罗莫司与IFN比较的Ⅲ期临床试验结果显示，单药组与IFN比较，明显延长了中位总生存期。推荐剂量 25mg，iv，每周 1 次。常见不良反应有皮疹、疲乏、口腔溃疡、恶心、水肿以及食欲降低等。Ⅲ期临床试验表明西罗莫司组较干扰素显著延长患者的无进展生存期。美国 FDA2007 年批准本品用于治疗进展期肾癌患者。

依维莫司（Everolimus，RAD001），是一种新型的口服 mTOR 酪氨酸激酶抑制剂，推荐剂量 10mg，Qd，一项Ⅱ期临床试验表明依维莫司治疗肾癌有效，初治患者 23% 部分缓解，38% 病情稳定，中位无病进展期 11.2 个月。最常见的不良反应包括：口腔炎症、丧失精力、腹泻、食欲不振、呼吸急促、咳嗽、恶心、呕吐、红疹及发热。2009 年 FDA 批准依维莫司片剂作为一线疗法用于治疗那些使用索拉非尼或舒尼替尼治疗失败的晚期肾细胞癌患者。

3. 抗血管生成药物　贝伐单抗（bevacizumab，BV）商品名“阿瓦斯汀（Avastin）”是一种重组人源化、人鼠嵌合抗 VEGF 的单克隆抗体。它特异地阻断 VEGF 的生物效应，抑制肿瘤血管新生，延缓肿瘤生长和转移。推荐剂量为 10mg/kg，iv，每 2 周 1 次，常见不良反应有疲劳、乏力等。一项Ⅱ期临床试验表明贝伐单抗组较安慰剂组在中位无进展生存期上并未显示出优势，另一项随机双盲Ⅲ期临床试验贝伐单抗联合干扰素组比单用干扰素组中位无病生存期长，总反应率高。欧盟 2007 年 1 2 月批准本品治疗进展期肾癌。

四、转移病灶的手术

肺、骨、肝等有单发性转移灶的肾癌患者，若转移灶解剖位置合适，而原发灶可切除，行转移灶切除后配合免疫治疗等综合治疗的患者可能长期生存，但要确保转移脏器功能正常。一项回顾性研究表明转移灶完全切除后患者的 5 年生存率可达到 44%，而不完全切除，其 5 年生存率仅 14%。骨转移及肝转移患者预后差，肺转移患者的预后相对较好，总体 5 年生存率约为 38%。肝、肺转移灶手术包括肺叶切除、肝叶切除等。肾癌骨转移病灶的手术治疗应以延长患者的生存期，提高生活质量为目的，严格慎重地把握适应证。手术多数报道认为肾癌单发骨转移预后较好，应积极进行根治性手术治疗，但是多发转移是否应积极手术治疗仍然有争议。此外手术还用于治疗病理性骨折，缓解脊髓压迫，避免神经损伤、甚至截瘫。但对溶骨性脊柱病变则不宜行椎体切除术或加固手术。

（韩兴涛）

第六节　肾癌内科治疗

一、免疫治疗

肾癌的免疫治疗包括淋巴细胞治疗、细胞因子治疗、树突状细胞治疗等。主要是通过调动体内免疫系统产生大量免疫因子或给予外源免疫因子使其发挥抗癌作用。必须强调的是：①免疫治疗用于局限性肾癌或局部进展期肾癌术后辅助治疗的疗效不肯定，是否作为术后预防肿瘤复发尚无定论；②免疫治疗用于转移性肾癌疗效有限。由于肾癌对于化疗和放疗均不敏感，对于局部晚期和转移性肾癌的治疗多年来是泌尿外科医生的难题，因此免疫治疗就成为转移性肾癌治疗的有限武器。

（一）适应证

1. 局部进展期肾癌术后辅助治疗　对于局部进展期肾癌术后是否采用辅助治疗目前尚有争议。对于局部病灶未彻底切除或怀疑有残留病灶的应该给予辅助性治疗，可选用辅助性局部放疗或（和）辅助性免疫治疗。

对于局限性肾癌根治性手术后一般不主张应用免疫治疗作为预防肿瘤复发。大量的研究证明局限性肾癌根治性切除手术后采用辅助性免疫治疗与单纯手术比较无疾病生存和总生存相似，辅助治疗组患者经受了相应的毒副反应和昂贵的医疗费用。因此，AUA 指南，NCCN 指南和 CUA 肾癌指南均不推荐局限性肾癌术后辅助免疫治疗。

2. 转移性肾癌　对于转移性肾癌目前多主张将原发灶切除，单一转移病灶尽可能手术切除。对于不能切除的转移病灶可采用免疫治疗。

（二）免疫治疗的方法与剂量

1. 淋巴细胞治疗　肿瘤浸润淋巴细胞（TIL）和 LAK 细胞是将肿瘤组织内或体内淋巴细胞在体外培养扩增并激活，再输回体内发挥其抗癌效应。经过培养扩增的淋巴细胞活性较前增高数百倍，体外实验有强大的杀死癌细胞的作用。但体内抗癌作用有限，经过多年的临床实践目前已基本废弃。

2. 干扰素－α　干扰素－α（interferon－α，IFN－α）是治疗肾癌的有效药物之一，也是最早用于临床的基因重组细胞因子。早在 1983 年就应用于转移性肾癌的治疗，据报道缓解率 18.4%，缓解期为 6～10 个月。

IFN－α，的应用剂量有三种：低剂量（≤3MIU/d）、中等剂量（5～10MIU/d）和高剂量（≥10MIU/d）。低剂量 IFN－α 对转移性肾癌的治疗几无疗效，多数用于术后预防复发的辅助性治疗，目前尚无证据表明有预防作用。对于转移性肾癌治疗多采用中、高剂量，但最佳用药剂量及疗程目前尚无定论，常用治疗剂量是 9～18MIU，皮下或肌内注射，每周 3 次。为增加患者对干扰素的耐受能力，可采用阶梯式递增方案，即开始时用 3MIU 3 次/周 ×1 周，6MIU 3 次/周 ×1 周，以后改为 9MIU 3 次/周 ×（8～10）周。大多数学者建议 3 个月为 1 疗程，少数学者主张治疗持续用药时间维持 1 年。

应用 IFN－α 治疗期间，应每周检查血常规 1 次，每月查肝功能 1 次，白细胞计数 $<3\times10^9$/L 或肝功能异常时应停药，待恢复后再继续进行治疗。如患者不能耐受高剂量则应减量至能耐受。

3. 白细胞介素－2　在细胞因子中白细胞介素－2（interleukin 2，IL－2）是治疗转移性肾癌的最佳选择，疗效优于单用 IFN－α，但不良反应也明显高于 IFN－α。据报道单用 IL－2 毒性死亡率可高达 8%。多数情况 IL－2 与 IFN－α 联合使用，或与淋巴细胞、DC 细胞等其他免疫因子联合，或与化疗药物联合可增加疗效，减少不良反应。

IL－2 的剂量分为高剂量方案和中低剂量方案。高剂量 IL－2 方案：$6.0\sim7.2\times10^5$IU/[kg(体重)·8h]，15 分钟静脉注射，第 1～5 天，第 15～19 天。间隔 9 天后重复一次；低剂量方案：18MIU/d IH，5d/W ×8 周。

研究结果显示中低剂量 IL－2 治疗中国人转移性肾癌的疗效与国外报道相同，且能延长患者生存，不良反应以轻、中度为主，患者能够耐受。CUA 指南推荐上述低剂量 IL－2 的用药剂量。

4. 树突状细胞（DC 细胞）　DC 细胞是过继免疫治疗方法之一，DC 细胞在人体血液细胞内不足 1%，具有强大的免疫激活作用。DC 细胞表面有许多细胞丝，容易获取抗原，将抗原传递给 T 淋巴细胞，激活 T 淋巴细胞，通过 T 淋巴细胞发挥其抗癌作用。DC 细胞在治疗转移性肾癌方面已有近 10 年的历史，仍处于临床探索阶段，有待于获得更好的临床疗效。

（三）免疫治疗的不良反应及处理

干扰素和 IL－2 等免疫制剂多数是由诱导剂诱导生物细胞所产生的一类具有广泛生物活性的调节蛋白，在体内发挥其强大的抗癌作用，同时也引起机体的副反应。这些副反应包括：一般症状：乏力、发热、出汗、疲劳、头痛、流感样症状、发抖、体重下降、头晕；皮肤：注射部位炎症、注射部位反应、脱发、瘙痒、皮疹、皮肤干燥；消化道：口干、厌食、恶心、呕吐、腹痛、腹泻；呼吸道：咽炎、咳嗽、呼吸困难；肌肉关节：关节痛、肌肉、骨骼疼痛；精神：失眠、注意力下降、抑郁、焦虑、情绪不稳定、易激动；血液系统：骨髓抑制，主要有贫血、白细胞减少、血小板减少。

其中最为常见的是发热，干扰素释放前列腺素 E2 调节体温中枢，使体温升高。90% 患者会出现发热，体温多在 38～40℃，多发生于用药后 4～8h 内，持续 4～12h。常规给予物理降温，或服用对乙酰氨基酚或其他解热镇痛药均能缓解，如持续高热不能耐受，可降低剂量或停药。发热与剂量有明显关系，并随疗程延长而逐渐减轻。皮肤反应，胃肠道反应等通过对症处理多数均能缓解。对于长期应用干扰素等可能会导致中性粒细胞减少、贫血、特发性血小板减少性紫癜。血液系统不良反应多是可逆的，减量和停药后均可恢复。也可使用升血细胞药物，如利血生、鲨肝醇、$VitB_6$ 等，必要时可用 G－CSF（巨噬细胞集落刺激因子）300Ug，皮下注射，每周 3 次。

二、靶向治疗

肾细胞癌（RCC）是肾脏最常见的肿瘤，随着VHL基因突变的发现以及对肾细胞癌血管生成信号转导通路深入的理解，确定关键通路并研发针对这些细胞信号传导通路的分子抑制剂成为治疗这一难治性肿瘤的重大突破。自2005年美国FDA批准索拉非尼用于晚期肾细胞癌的治疗以来，晚期肾癌的治疗疗效发生了划时代的巨变，揭开了晚期肾癌靶向治疗的序幕。近年来，治疗肾癌的靶向药物层出不穷，先后批准了索拉非尼（Sorafenib），舒尼替尼（Sunitinib），替西罗莫司（Temsirolimus）以及贝伐单抗（Bevacizumab）。2009年3月与10月美国FDA先后批准依维莫司（RADO01）与Pazopanib用于晚期肾癌的治疗，使得目前得到批准用于晚期肾癌治疗的靶向药物达到6个，肾癌也因此成为所有肿瘤中靶向治疗药物最多的恶性肿瘤。

（一）VHL基因与抗肿瘤血管生成治疗

透明细胞癌是肾细胞癌中最常见病理类型，约占RCC的80%，其von Hippel - Lindau（VHL）综合征的发病率较高。细胞遗传学证实，90%以上肾透明细胞癌在染色体3p25 - p26区，发生VHL基因缺失，而50% ~60%存在残余VHL等位基因突变，VHL等位基因的缺失是由于超甲基化以及其他遗传机制所致。VHLRCC细胞系中，VHL基因功能恢复可以抑制裸鼠异种移植肿瘤的生长，VHL基因失活可导致肿瘤进展，这说明VHL基因是肾细胞肿瘤的抑癌基因。

正常情况VHL基因产物与elonginB、elonginC、cillin2与Rbx1形成稳定的复合体，导致缺氧诱导因子 - α（hypoxia inducible factor - alpha，HIF - α）蛋白降解。VHL基因功能缺失时，HIF - α积累形成转录因子复合物，导致缺氧诱导基因的上调，包括血管内皮生成因子（VEGF）和血小板衍生生成因子（PDGF）与转化生长因子（TGF），60%肾细胞癌VEGF存在过表达，并且高于正常肾组织的3倍以上。

其中血管内皮生长因子（VEGF）是一个糖蛋白二聚体，同时也是血小板衍生生长因子超家族的成员，主要包括VEGF - A、B、C、D、E与胎盘生长因子（placenta growth factor，PIGF）。VEGF无论对机体正常血管生成还是对肿瘤相关的新生血管生成均具有至关重要的作用。VEGF的促血管生成作用包括：促进内皮细胞的分裂和迁移；提高内皮细胞抗凋亡能力；逆转内皮细胞的衰老。VEGF通过干预细胞膜表面的受体来发挥生物学效应。这些跨膜酪氨酸激酶受体包括：血管内皮生长因子受体1（VEGFR - 1/Flt - 1）和VEGFR - 2（KDR/Flk - 1），主要在血管内皮细胞表达；VEGFR3（Flt - 4），主要在淋巴、血管内皮细胞表达；神经纤毛蛋白受体，表达于血管内皮和神经细胞。绝大部分肾透明细胞癌患者肿瘤组织过表达VEGF基因，这可能与抑癌基因VHL失活相关。

血小板源性生长因子（PDGF），是由A、B两条多肽链通过二硫键连接而成的同型或异型二聚体。包括三种形式：PDGF - AA、PDGF - BB. PDGF - AB、PDGF - C。PDGF生物学特征主要有三方面，一是促分裂效应，PDGF能刺激血管平滑肌细胞、成纤维细胞、胶质细胞的分裂增生。二是趋化活性，对中性粒细胞、平滑肌细胞、成纤维细胞有趋化性。三是具有缩血管活性。

这些生长因子被分泌后与脉管内皮细胞表面的特异性酪氨酸激酶受体相结合，导致细胞迁移，增殖和生存。由于其促进肿瘤血管生成，形成了肾癌富血管的组织学特点。抑制VEGF和PDGF信号通路可能会逆转VHL基因功能的生理进程，从而抑制肿瘤生长。肾细胞癌组织中由于VHL基因的灭活，导致低氧诱导因子HIF - 1α的过表达；而后者的蓄积使多种血管生成物质如VEGF、PDGF等增高，因此抗血管生成是治疗转移性肾癌的一个新靶标。

目前六种得到FDA批准的靶向药物，主要分为多靶点酪氨酸激酶抑制剂、抗VEGF单克隆抗体及mTOR抑制剂，分别作用于VEGFR、PDGFR、EGFR及VEGF、mTOR等位点，降低HIF因子的蓄积，达到抗肿瘤血管生成，最终抑制肾癌的发生发展。尚有许多作用机制类似药物处于临床研究中。

（二）肾癌靶向药物

1. 多靶点酪氨酸激酶抑制剂　如下所述。

（1）甲苯磺酸索拉非尼：索拉非尼是第一个得到FDA批准用于肾癌抗血管生成治疗的多靶点酪氨

酸酶抑制剂，一项针对传统细胞因子治疗失败的肾透明细胞癌患者的Ⅲ期随机，安慰剂对照试验的数据显示，索拉非尼将无进展生存期提高至 24 周，而与之相比，安慰剂组仅为 12 周（$P < 0.000\,001$），2005 年 12 月 20 日快速通过美国食品和药物管理局（FDA）审批，成为近 20 年内批准用于晚期肾透明细胞癌患者治疗的第一个分子靶向药物。

索拉非尼是一种不溶于水的甲苯磺酸盐，分子量为 464.825g/mol。片剂与口服溶剂对比其平均相对生物学利用度为 38% ~49%。进食高脂餐时其生物利用度降至 29%，99.5% 与蛋白相结合。索拉非尼的半衰期为 25 ~48 小时。药物代谢与 P450 细胞色素系统有关。

索拉非尼是一种作用于多个丝氨酸/苏氨酸和受体酪氨酸激酶的多靶点激酶抑制剂，具有双重的抗肿瘤作用，一方面通过抑制 RAF/MEK/ERK 信号传导通路，包括 CRAF，BRAF 和变异型 BRAF，直接抑制肿瘤生长；另一方面通过抑制 VEGF 和血小板衍生生长因子（PDGF）受体，包括 c－KIT、FLT－3、血管内皮生长因子受体（VEGFR）－1、VEGFR－2、VEGFR－3 及血小板衍生生长因子受体（PDGFR）－β 而阻断肿瘤新生血管的形成，间接地抑制肿瘤细胞的生长。推荐的剂量方案为 400mg bid，可根据毒性反应减至 400mg 每天或 400mg 隔天。600mg bid 和 800mg bid 的剂量水平尚在临床试验观察中。

1）TARGET 试验：TARGET 试验（Treatment Approaches in RCC Global Evaluation Trial）奠定了索拉非尼作为转移性肾透明细胞癌患者细胞因子治疗失败后二线治疗的地位，该试验为先前标准治疗失败后二线治疗晚期肾癌的多中心随机对照Ⅲ期临床试验，共有 903 例患者入组，451 例为索拉非尼治疗组，452 例为安慰剂组。治疗组口服索拉非尼 400mg，2 次/天，连续服药。中期分析结果显示索拉非尼组和安慰剂组的客观有效率分别为 10%（1 例患者 CR）和 2%，其中有 74% 和 53% 的患者病情稳定，临床受益率分别为 84% 和 55%。PFS 分别为 5.8 个月和 2.8 个月，索拉非尼组较安慰剂组 PFS 延长了一倍（$P<0.001$）。并且索拉非尼较安慰剂治疗显著改善了患者的生活质量。进一步分析表明，不同亚组的患者都从索拉非尼的治疗中获得了益处，包括年龄大于或小于 65 岁，Motzer 评分中或低度，既往用过或未用过 IL－2、有或无肝转移、无病生存期大于或小于 1.5 年。鉴于这一结果显示索拉非尼组的无进展生存期显著优于安慰剂组，故中期分析后允许安慰剂组的患者交叉接受索拉非尼治疗。

TARGET 试验中索拉非尼的不良反应，主要为腹泻、皮疹、乏力及手足皮肤反应（掌跖红肿、感觉异常）。报道称因不良反应导致试验终止，患者在索拉非尼组中占 10%，而在安慰剂组中占 8%。导致试验终止的主要事件包括全身的、胃肠道的、皮肤的或肺脏的严重不良反应。药物减量在索拉非尼组中占 13%，而在安慰剂组中占 3%（$P=0.001$）。剂量中断：索拉非尼组（大多数为掌跖红肿、感觉异常、皮疹、腹泻）占 21%，而安慰剂组占 6%（$P=0.001$）。心脏毒性包括高血压和心肌缺血。研究发现服用索拉非尼患者中 17% 发生了不同程度的高血压，4% 为Ⅲ级高血压，而在安慰剂组仅有 2% 的患者出现高血压表现。心肌缺血在索拉非尼组中占 3%，而安慰剂组中 <1%。高血压的控制可加用适当的降压治疗，Ⅲ级以上高血压可暂时中断治疗。仅有 <1% 的患者需要永久停用索拉非尼。

研究明确显示了索拉非尼对疾病稳定的作用，≥75% 的患者都获得了肿瘤的缩小。索拉非尼治疗患者 PFS 显著提高与这些发现是相一致的。如此高的疾病控制率主要归因于索拉非尼治疗组中 SD 的主导地位。至少有 51% 的患者有不同程度的肿瘤缩小。与以往的化疗结果不同的是，肿瘤往往发生了瘤体内中心坏死，这可以通过计算机轴向断层（CAT）扫描图像显示的肿瘤不同部位的 Hu 值的来证实。肿瘤中心坏死非常常见，伴或不伴肿瘤缩小，北京肿瘤医院一例患者应用索拉非尼后双肺转移灶缩小并出现中心坏死。大部分 SD 的患者对索拉非尼的治疗都获得了这种方式的缓解而非 RECIST 的缓解。这也提示我们在接受如索拉非尼这类分子靶向药物治疗的肾癌患者疗效评价时应注意这种方式的缓解。

2007 年 ASCO 大会公布了该试验的终期结果：至 2005 年 5 月，安慰剂组 48% 的患者交叉接受了索拉非尼治疗，虽然 TARGET 交叉试验 16 个月后总生存（OS）分析显示：治疗组与安慰剂中位生存期分别为 17.8 个月与 15.2 个月（$HR=0.88$，$P=0.146$），无统计学差异。但如果去除安慰剂组交叉接受索拉非尼治疗的干扰因素，OS 二级数据分析结果显示，其中位生存在索拉非尼组和安慰剂组分别为 17.8 个月和 14.3 个月（$P=0.028\,7$），说明索拉非尼确实延长了患者的总生存。

TARGET 试验入组患者均为既往细胞因子治疗失败后的患者，即评价的是索拉芬尼作为二线治疗的地位，此试验也同时奠定了索拉非尼作为二线治疗的地位，依据此试验 NCCN 肾癌指南 2008 版推荐用于细胞因子治疗失败的证据为 1 类证据。

2）ARCCS 试验：北美索拉非尼治疗进展期肾癌（ARCCS）的扩大临床试验，为开放性、非对照的Ⅳ期研究，共纳入了 1 239 例初治患者和 1 249 例难治性患者。大多数患者的组织学类型为转移性透明细胞癌（78%），结果显示毒性反应包括腹泻（16.3%）、皮疹/脱屑（15.8%），乏力（13.2%），手足皮肤反应（10.5%）及高血压（9.7%）。在 2 488 例可评价毒性反应的患者中，报道的 3 级不良反应 <2%。1 850 例（921 名一线患者）患者进行了疗效评价。ARCCS 囊括了更大范围的 RCC 患者，一线和二线治疗亚组间不良反应发生率无统计学差异，其毒性及疗效数据与Ⅲ期 TARGET 试验相似。一线患者、非透明细胞癌患者、伴有脑转移的患者、以前接受过贝伐单抗的患者以及年龄大于 65 岁患者的毒性、疗效与 TARGET 试验的数据相似，士获得了 80% 左右的疾病控制率。

3）索拉非尼用于肾癌的一线治疗：索拉非尼一线治疗进展期肾癌方面，ARCCS 扩大试验中一线治疗的可评价患者共 921 例，疗效分析显示 CR0.1%，PR4.1%，SD78.8%，PD16.9%，而不良反应与 TARGET 研究报道类似。

2007 年 ASCO 大会报告了一项索拉非尼一线治疗转移性肾癌的Ⅱ期随机对照研究，共入组 189 例患者，随机接受索拉非尼或干扰素治疗，具体治疗：SOR 400mg bid 及 IFN 9MU tiWo 初期毒性数据显示索拉非尼组 3 级不良反应主要为腹泻（24.7%），高血压（13.4%）及手足综合征（6.2%），而与之相对的 IFN 组的 3 级不良反应则更多见乏力（20.9%），发热（18.7%），恶心（13.2%）及流感样症状（6.6%）。因不良反应致用药终止患者，索拉非尼组为 11%，而 IFN 组为 15%。索拉非尼组对比 IFN 组的无疾病进展率在 3，6，12 个月分别为 90% 比 70.4%，45.9% 比 46.5%，11.5% 比 30.4%。两组有效率分别为 15% 及 9%，疾病控制率分别为 79% 及 64%，终期分析显示索拉非尼组的 PFS 为 5.7 个月（CI：5.0 ~ 7.4 个月）而 IFN 组的 PFS 为 5.6 个月（CI：3.7 ~ 7.4 个月）。

试验的第 2 部分，患者病情进展后可将索拉非尼加量至 600mg Bid 或进入索拉非尼组，将 IFN 转为索拉非尼治疗，PFS 为 5.3 个月（N = 50，CI：3.6 ~ 6.1 个月）。而索拉非尼 600mg，Bid 剂量水平下耐受性较好，中位 PFS 分别为 3.6 个月，从 IFN 转为索拉非尼治疗亦显示出 PFS 的获益，从而证明了索拉非尼在 IFN 治疗后作为二线治疗还可获得缓解。索拉非尼加量是否获益需更大规模临床试验证实。因此，索拉非尼一线治疗转移性肾癌（透明细胞为主型和非透明细胞为主型）作为 2A 类证据被 NCCN 肾癌 2008 年版指南推荐。

4）国内数据：2006 年 4 月—2007 年 8 月间，国内进行了索拉非尼治疗中国晚期肾细胞癌患者安全性及疗效分析的研究（ITT 研究），该研究为开放、多中心、非对照临床研究，共入组 62 例晚期肾癌患者（既往接受过至少一个全身治疗方案），5 例因副反应退组，57 例患者可评价。全组中位年龄 53 岁，男性 43 例，接受索拉非尼 400mg，bid 至少 2 个月。结果 CR1 例（1.75%），PR 11 例（19.3%），SD 36 例（63.16%），疾病控制率达 84.21%，中位 PFS 时间 41 周，中位 OS 未达。G3/4 副反应包括手足皮肤反应（16.1%），腹泻（6.45%），高血压（12.9%），白细胞减少（3.2%），高尿酸血症（9.7%）。其疾病控制率（CR + PR + SD）与 TARGET 试验的报道基本一致。因此中国肾癌治疗指南推荐索拉非尼用于转移性肾癌的治疗，其具体用量为索拉芬尼 400mg，Bid（推荐等级 B）。

北京肿瘤医院郭军等总结索拉非尼治疗转移性肾癌，截止日期至 2008 年 5 月，51 例患者中，客观有效率 29.4%（95% CI 为 16.9% ~ 41.9%），疾病控制（CR + PR + SD）率为 86.3%，中位无进展生存 8 个月，临床因素如年龄、性别、MSKCC 评分危险分组、转移病灶数、确诊到转移的间歇期、一二线治疗以及合并治疗等进行多因素分析显示：单纯肺转移与客观有效率明确相关（$P = 0.021$，$HR = 5.127$）。不良反应方面，手足皮肤反应发生率最高（$P < 0.01$），为 68.6%，3 ~ 4 级不良反应的患者有效率高于 1 ~ 2 级不良反应的患者，具有显著性差异（$P = 0.008$），疗效与黏膜炎、皮疹的发生显著性相关（p 值分别为 0.048 及 0.045，HR 分别为 5.834 及 5.297），而与其他不良反应无关（$P > 0.05$）。

而索拉非尼增量治疗转移性肾癌方面，北京肿瘤医院肾内科及医科院肿瘤医院内科联合进行了索拉非尼增量治疗复治的转移性肾癌的临床研究，共入组16例患者，索拉非尼剂量从800mg/d增量至1 200mg/d或1 600mg/d，直至不能耐受，中位随访6.3个月，全组客观缓解率43.8%（7/16），临床受益率81.3%，中位PFS到统计时未达到，Ⅲ级及以上不良反应，手足皮肤反应25%（4/16），黏膜炎18.8%（3/16），腹泻18.8%（3/16），高血压12.5%（2/16）及骨髓抑制12.5%。因此索拉非尼增量治疗转移性肾癌可获得较高的客观缓解率，不良反应可控制。

（2）舒尼替尼：舒尼替尼（sunitinib）是一种新型小分子多靶点酪氨酸激酶抑制剂，其分子量为532.6D，能够抑制血管内皮生长因子受体－2（VEGFR－2）、血小板衍生生长因子（PDGF－α，PDGF－β、FLT－3和c－KIT，既有较强的抗血管生成作用，又能够抑制肿瘤细胞增殖。

早期体外实验证实，舒尼替尼IC50浓度时可抑制两种酪氨酸激酶受体即血管内皮生长因子受体2（VEGFR－2）及血小板衍生生长因子受体βPDGFR（3）磷酸化。另外，舒尼替尼还可抑制VEGF和碱性成纤维细胞生长因子（bFGF）对人脐静脉内皮细胞的诱导增殖作用。动物实验的人肿瘤异种移植模型中，舒尼替尼可诱导HT－29和Colo－205移植肿瘤发生退缩。在高表达荧光素的PC－3细胞系建立的前列腺癌移植模型中，舒尼替尼可使移植瘤荧光强度明显减弱，肿瘤生长停滞。同样，在SF763T细胞系构建的神经胶质瘤移植模型中，舒尼替尼可使肿瘤微血管密度降低40%。负荷Colo－205瘤（不表达PDGFRβ）裸鼠口服舒尼替尼后，荷瘤鼠的PDGFRJ3磷酸化明显下降，表明这种磷酸化降低发生于肿瘤血管外膜细胞和间质细胞，即使肿瘤细胞本身不表达舒尼替尼所作用的酪氨酸激酶受体，舒尼替尼仍能降低肿瘤细胞活性及抑制肿瘤血管生成。

舒尼替尼的生物利用度与摄食无关，终末半衰期和初级活性代谢分别为40～60小时和80～110小时，主要通过细胞色素P450系统（CYP3A4）代谢，因此适合单剂每日应用。其Ⅰ期临床试验进行的舒尼替尼的剂量爬坡试验，15～59mg/m^2，包括25～150mg/d等，给药方案分别为用2周停1周（2/1）、用2周停2周（2/2）、用4周停2周（4/2），结果显示其最大耐受剂量≥75mg/d，50mg/d的剂量可以达到靶向治疗PDGFR与VEGFR起效的血药浓度（50ng/ml），而经过4周治疗后血浆VEGF浓度达到最高，2周休息后其主要毒副反应如乏力等可以得到明显缓解，sVEGFR2水平呈剂量相关性降低，后者在治疗停止2周后回升至基线水平。因而，Ⅱ期和Ⅲ期临床试验均采用了舒尼替尼每天50mg，用4周停2周方案。

1）舒尼替尼Ⅲ期临床试验：2007年ASCO大会公布了一项大规模随机对照Ⅲ期临床试验的结果，该试验比较了舒尼替尼和IFN－α，分别作为一线治疗对转移性肾癌患者客观有效率和生存获益的情况，这项试验的最终结果也奠定了舒尼替尼作为治疗转移性肾癌的一线治疗药物的地位。此项研究共纳入了未经治疗的转移性肾透明细胞癌患者共750例，按照1：1的比例（舒尼替尼与IFN－α组均为375例）将患者随机分为两组，分别接受舒尼替尼（每天50mg口服，连用4周，休息2周，每6周为一个治疗周期）或IFN－α，（9 MIU皮下注射，每周3次）治疗。主要研究终点是无进展生存（PFS），次要终点为观察疗效及其不良事件。研究的疗效评价采用RECIST标准。独立评价分析的结果显示：舒尼替尼组客观有效率（RR）为31%（165例）（95%CI：26%～36%），IFN－α组为6%（33例）（95%CI：4%～9%，P<0.001）；而研究者评价两组有效率分别为37%和9%（P<0.001）。主要研究终点中位无进展生存时间：舒尼替尼组和IFN－α组分别为11个月（95%CI：10～12）和5个月（95%CI：4～6）（HR＝0.42，95%CI：0.32～0.54；P＝0.001）。而且舒尼替尼组患者生活质量评分也显著好于IFN－α组。

患者进行MSKCC危险因素分层分析，0个危险因素的患者中位PFS分别为14个月和8个月，1～2个因素的中位PFS分别为9个月与4个月，3个因素组分别为4个月与1个月，研究发现舒尼替尼组在所有的MSKCC预后因素方面均有获益（HR＝0.488；95% CI：0.406～0.586）。多因素分析显示：舒尼替尼组中预测更长PFS的基线特征（通过研究者评估）是血红蛋白处于正常值低限（P＝0.004 3），校正钙＝10mg/dl（P＝0.001），ECOG评分为0（P＝0.000 5），转移灶数量为0或1（P＝0.006 4），从诊断到治疗的时间为1年以内的患者（P＝0.000 2）。

2008年ASCO大会公布了该项试验的最终结果，总生存分析显示舒尼替尼组的中位总生存26.4个月（95% CI：23.0～32.9），优于干扰素组21.8个月（95% CI：17.9～26.9）（HR＝0.821，95 CI：0.673～1.001；P＝0.051），尽管差异仅达边缘显著性，但分层分析（P＝0.0491）以及校正基线期预后因素的多变量分析（P＝0.009 6）均表明，两组总生存有显著差异。考虑研究后期干扰素组进展的部分患者交叉接受了舒尼替尼治疗等因素，校正后上述两组中位OS分别为26.4个月和20.0个月（P＝0.036 2）。研究后未接受其他治疗的患者中，舒尼替尼组中位OS达IFN－0c组的两倍（28.1个月对14.1个月，P＝0.003）。

该研究中舒尼替尼组发生不良事件较多，而Ⅲ级和Ⅳ级不良反应发生率则相对较低。与干扰素组相比，舒尼替尼组≥3级乏力的发生率更高（12%和7%：P＝0.05）。而舒尼替尼组发生了更多的Ⅲ级腹泻（5%和无）、高血压（8%和1%）、呕吐（4%和1%）和手足皮肤反应（5%和无），所有比较的P≤0.05。IFN组的其他不良反应包括发热、寒战、流感样症状和肌痛。与IFN相比，舒尼替尼组Ⅲ级或更高的血细胞减少发生率更高。

2）舒尼替尼扩大临床试验：舒尼替尼扩大临床试验是一项国际多中心临床研究，入组的患者是那些组织学证实转移性肾细胞癌但不符合之前舒尼替尼Ⅲ期临床试验纳入标准的患者，包括那些MSKCC评分差和有脑转移的患者。到2007年5月共入组了4 470名（目标5 000）患者，舒尼替尼治疗的中位周期数为4周期，中位治疗持续时间为5.6个月，中位随访时间为6.7个月。方案中的药物减量情况：28.1%患者减至3 7.5mg，9.1%减至25mg。结果客观反应率为6例CR（0.3%），211例PR（9%），1 008例SD（43.1%），临床获益率（CR＋PR＋SD）为52.3%。中位PFS为8.9个月（95% CI：8.3～9.9个月）。

舒尼替尼扩大临床试验证实舒尼替尼治疗转移性肾癌的无进展生存（PFS）及耐受性与以前的Ⅱ期临床研究基本一致，客观反应率和PFS均低于Ⅲ期临床试验的结果，分析可能与入组患者的选择有关。但同时也证实，舒尼替尼对非透明细胞癌患者，有脑转移患者，ECOG PS≥2的患者以及老年患者仍有较好的临床疗效。

2008年ASCO大会Hariharan等报道了舒尼替尼对伴有脑转移的肾细胞癌患者的治疗结果。扩大临床试验中共有298例（7%）患者伴有脑转移，其中192例脑转移患者的资料可用作疗效分析，其中PR 22例（11%），SD98例（51%）。217例既往细胞因子治疗者和58例既往无细胞因子治疗者的中位PFS分别为5.6个月和5.3个月，OS为9.5个月。这些结果提示舒尼替尼治疗肾癌脑转移可能有一定的疗效。

基于上述的临床试验结果，舒尼替尼一线治疗晚期肾癌的客观有效率、中位PFS以及中位OS都明显优于IFN治疗，NCCN肾癌指南2009年版将舒尼替尼推荐为1类证据一线治疗复发或无法切除的Ⅳ期肾癌（透明细胞为主型），对于非透明细胞为主型则为2A类证据。

3）舒尼替尼二线治疗转移性肾癌：舒尼替尼二线治疗那些细胞因子治疗失败的转移性肾癌的Ⅱ期临床试验014与1006研究荟萃分析结果：共168例可评价的患者，客观有效率为45%（014研究：40%；1006研究：44%），中位有效持续时间为11.6个月，2年生存率为48%，中位PFS为8.4个月，其中获得客观缓解（CR/PR）的患者PFS更长，达14.8个月（95% CI：10.0～24.2），中位总生存为23.9个月（95% CI：14.1～30.7）。

Rini BI等进行了舒尼替尼治疗贝伐单抗失败的转移性肾癌的Ⅱ期临床研究，共入组61例患者，结果PR患者占23%（95% CI，13.2%～35.5%），SD患者占57%，中位PFS为30.4周（95% CI，18.3～36.7周），中位总生存47.1周（95% CI，36.9～79.4周），结果显示两药无交叉耐药性，并具有一定的抗肿瘤疗效。

基于这些关键的Ⅱ期临床研究的结果，证实舒尼替尼用于细胞因子治疗失败的转移性肾癌患者有效，2009年肾癌NCCN指南修订为：对于那些既往细胞因子治疗失败后的患者，索拉芬尼和舒尼替尼推荐为1类证据，对于那些既往使用过酪氨酸激酶抑制剂治疗失败的患者，则作为2A类证据。

4）长期口服舒尼替尼治疗：由于靶向治疗期间停药2周可能导致肿瘤获得重新生长的机会，因此有人尝试在同等剂量强度下长期口服舒尼替尼治疗，2007年ASCO报道了针对107例先前细胞因子治疗失败的转移性肾癌患者，采用舒尼替尼37.5mg/d长期连续口服治疗，无剂量限制性毒性的患者增量至50mg/d，结果显示其总体疗效稍低于50mg/d舒尼替尼给药方案的患者，但其耐受性良好，中位无进展生存结果类似，为8.2个月，目前已经开展了37.5mg/d长期口服治疗胃肠间质瘤的临床试验，结果显示该治疗安全有效。而肾癌治疗方面，现已启动了一项Ⅱ期随机对照临床研究（NCT00267748），比较长期口服舒尼替尼37.5mg/d与舒尼替尼常规50mg/d用4周停2周的6周方案一线治疗转移性肾癌，预计入组282例患者。

因此是否采用舒尼替尼37.5mg/d长期口服，无2周间歇方案更为合适，需要这些相关临床试验的进一步验证。

5）国内资料：2008年5月份舒尼替尼（索坦）通过快速审批于国内上市，同时开展舒尼替尼的一线治疗转移性肾癌的Ⅳ期临床研究，以探讨舒尼替尼治疗中国人群的客观临床数据。研究拟入组100例患者，国内多家医院均参与了该项研究，目前该研究入组全部结束。北京肿瘤医院入组共20例患者，有效率达47%，中位PFS未达到，主要的不良反应为高血压、黏膜炎、手足皮肤反应及骨髓抑制。

（3）Pazopanib：Pazopanib是一种新的口服抗血管生成的多靶点酪氨酸激酶抑制剂，其主要作用靶点为VEGFR－1、VEGFR－2、VEGFR－3、PDGFR－α、PDGFR－β和c－KIT。VEG102616研究为Pazopanib治疗转移性肾癌的Ⅱ期临床试验，其入选标准为初治或一种细胞因子或贝伐单抗治疗失败的肾透明细胞癌患者（68%未接受过治疗），ECOG≤1、有可测量病灶、器官功能良好，入组患者接受Pazopanib治疗，剂量为800mg/d，持续口服，1 2周治疗后进行RECIST评效，PR的患者继续接受pazopacni治疗。SD的患者随机分为接受安慰剂组和继续Pazopanib治疗组。2008年ASCO大会公布了此项Ⅱ期临床试验的最终结果：全组有效率34.7%，中位PFS达11.5个月，55例SD患者随机后治疗组中位PFS明显优于安慰剂组（11.9个月和6.2个月）。

该研究常见不良反应为：腹泻、头发颜色改变、高血压、恶心和乏力。其他不良反应还包括：白细胞下降、肝功能异常、电解质失衡、甲状腺刺激激素升高、淀粉酶和脂肪酶升高等。由于不良反应，59例（26%）患者需药物减量，45例（20%）患者不得不终止治疗。

2009年ASCO大会公布了VEG105192研究的初步结果，该研究为评价Pazopanib治疗初治或细胞因子治疗失败或不能耐受细胞因子治疗的进展期或转移性肾细胞癌的随机安慰剂对照的Ⅲ期临床试验，共入组435例患者，其中既往细胞因子失败的患者203例，结果显示Pazopanib治疗组与安慰剂组有效率分别为30%与3%；中位无进展生存分别为9.2个月与4.2个月（$P<0.000\ 01$），进一步证实了Pazopanib治疗转移性肾癌能够显著提高疗效，延长疾病无进展生存。分层分析发现，一线治疗患者中，两组无进展生存分别为11.1个月与2.8个月（$P<0.000\ 01$），而药物的主要不良反应为高血压（40%）、腹泻（52%），毛发颜色改

治疗后肺内、纵隔、右肾肿块均明显缩小变（38%）、恶心（26%）等，常见的实验室异常为ALT增高（53%）。正是基于上述的试验结果，NCCN指南作为1类证据将其推荐作为转移性肾癌的一线治疗。2009年10月美国FDA批准Pazopanib用于晚期肾癌的靶向治疗，为晚期肾癌的治疗提供了新的治疗选择。

虽然Pazopanib在Ⅲ期双盲临床研究中取得了与舒尼替尼相媲美的疗效，但由于该研究对照治疗选择了安慰剂治疗，而且仅部分患者为一线治疗，因此该试验结果也引起了争议。为进一步明确Pazopanib一线治疗晚期肾癌的疗效，2008年底启动了VEG108844研究，该研究为评价Pazopanib与舒尼替尼比较，一线治疗未治的进展期或转移性肾细胞癌患者的随机对照的Ⅲ期临床试验，包括我科在内的数家医院参与了这项国际多中心研究。这项头对头研究有助于更好地进行肾癌一线治疗的药物选择，因此值得期待。

（4）等待批准的多靶点激酶抑制剂：除了索拉非尼和舒尼替尼，还有一些较有希望的治疗转移性肾癌的多靶点酪氨酸激酶抑制剂（TKIs）正在临床试验的进行中。其中AG－013 736（Axitinib）已经显示出其独特的作用而受到关注。

1）AG－013736：AG－013 736（Axitinib）与舒尼替尼类似，为口服的多靶点受体酪氨酸激酶抑制

剂，其主要作用靶点为VEGFR－1、VEGFR－2、VEGFR－3. PDGFR－13与c－KIT，临床前研究发现其具有抗血管生成效应，多中心的Ⅱ期临床试验已证实了其对转移性肾癌具有较好疗效。该研究入组患者为细胞因子（IFN或IL－2）治疗失败的转移性肾细胞癌，主要研究终点是客观反应率，次要研究终点为中位进展期及总生存期。试验共入组52例，接受Axitinib 5mg，Bid口服不间断给药，直至疾病进展或不能耐受。RECIST标准进行疗效评价，CR 2例，PR 21例，客观有效率44.2%（95% CI：30.5～58.7），中位有效持续时间23个月，SD22例（40%），中位进展时间为15.7个月，中位总生存29.9个月。

试验显示Axitinib药物的主要不良反应为高血压、腹泻、乏力、恶心和蛋白尿等。大部分不良反应均为2级以下，3～4级不良反应包括：8例（15%）患者出现高血压，5例（10%）患者表现为腹泻，4例（8%）为乏力，6例（11.5%）患者由于不良反应而治疗终止。

2）2007年ASCO大会Rini等报告了一项Axitinib治疗多靶点酪氨酸激酶抑制剂治疗失败转移性肾癌的多中心开放性Ⅱ期临床研究。该研究的入选患者为索拉非尼治疗失败的转移性肾癌患者，中位年龄为60岁，98%接受过肾原发灶切除术。所有患者口服Axitinib 5mg Bid持续口服。62例可评价患者中，13例获得PR（21%），21例SD（33.9%），16例PD（25.8%），12例（19.3%）疗效待定，中位PFS达到7.4个月（95% CI：5.9～9.1个月）。该临床试验为多靶点酪氨酸激酶抑制剂的序贯使用提供了有力证据，为索拉非尼治疗失败的mRCC患者提供了新的治疗选择。当然这毕竟是Ⅱ期临床研究的结果，最终的结论尚需要Ⅲ期临床试验进一步验证。

2008年ASCO大会报道了Axitinib（AG－013736）的另一项多中心的Ⅱ期临床研究，共入组58例患者，分为三组：舒尼替尼与索拉非尼治疗失败组14例，细胞因子与索拉非尼治疗失败组29例，单药索拉非尼治疗失败组15例，有效率分别为7%、28%与27%，中位无进展生存分别为7.7、9.0与7.7个月，结果显示Axitinib对于既往细胞因子、Sorafenib及Sunitinib治疗失败的患者具有一定的疗效，并且无交叉耐药。

因此2008年6月启动了一项Axitinib与索拉非尼比较二线治疗转移性肾癌的Ⅲ期随机对照临床研究（NCT00678392），研究入组患者均为一线治疗失败的转移性肾细胞癌，全组计划入组540例患者，随机接受Axitinib 5mg，Bid或索拉非尼400mg，Bid持续治疗，主要的研究终点为无进展生存，次要研究终点为有效率、有效持续时间、总生存及安全性研究，研究预计2011年全部完成。

2. 抗血管内皮生长因子单克隆抗体　贝伐单抗（Bevacizumab）是重组抗血管内皮生长因子的单克隆抗体，能够与VEGF的所有生物学活性亚型结合，阻断VEGF与VEGFR的结合，从而起到抗肿瘤血管生成和抑制肿瘤细胞增殖的作用。贝伐单抗问世后，已经在转移性结直肠癌治疗领域取得了相当成功，而肾癌无论是原发灶还是转移灶均具有高度血管化特征，因而使之成为贝伐单抗临床试验开展的理想瘤种之一。

经过Ⅱ期临床试验证实了贝伐单抗在转移性肾细胞癌患者中的临床疗效。美国与欧洲分别相继开展了贝伐单抗联合干扰素一线治疗转移性肾细胞癌的Ⅲ期随机对照研究。

这两项研究分别是美国开展的CALGB90206研究及欧洲开展的AVOREN研究，均为Ⅲ期随机对照临床试验，两者设计思路大体相同，均为针对初治的进展期肾细胞癌患者进行了贝伐单抗联合干扰素组与安慰剂联合干扰素组的随机对照临床研究。试验入组标准为：肾细胞癌的病理组织学标本中要求有大于50%的透明细胞成分，所有患者均进行过肾切除术，体力状态评分大于70%，随机接受了干扰素2a联合安慰剂或干扰素2a联合贝伐单抗的治疗。所有患者均皮下注射干扰素九百万单位，每周2次，最长52周，可接受减量治疗。贝伐单抗/安慰剂，10mg/kg，每2周1次，静脉注射，直至疾病进展或不能耐受。两研究的区别在于，AVOREN研究的主要研究终点是贝伐单抗联合干扰素组与安慰剂联合干扰素组对患者总生存期的影响，次要研究终点为无疾病进展时间，治疗失败时间和治疗反应率；而美国CALGB90206临床试验的研究终点是贝伐单抗联合干扰素的治疗反应率。两试验均同样对贝伐单抗联合干扰素和安慰剂联合干扰素组的不良反应以及贝伐单抗的药代动力学和药效学进行了研究。

2007年ASCO公布了AVOREN研究的试验结果：共有649名初治的肾细胞癌患者入组，研究者评估的贝伐单抗联合干扰素与安慰剂联合干扰素组的反应率（RECIST）分别为31%和13%（P<0.000 1）。贝伐单抗联合干扰素治疗组较安慰剂联合干扰素组显著延长了PFS（10.2vs5.4个月；HR=0.63，P<0.000 1），其客观有效率也显著提高（30.6%vs12.4%），贝伐单抗联合干扰素治疗组可以观察到生存获益的趋势（P=0.067 0）。基于上述结果，NCCN指南将贝伐单抗联合干扰素治疗推荐为转移性肾癌的一线治疗方案选择之一。

亚组分析结果显示，MSKCC评分预后较好（0个危险因素）和中等的人群（2个以下危险因素）在贝伐单抗联合干扰素组中生存获益最大，预后好的亚组中，贝伐单抗联合干扰素与安慰剂联合干扰素组相比，中位无进展生存时间分别为12.9个月与7.6个月（风险比率为0.60；P=0.004）；中等预后亚组中，中位无进展生存时间分别为10.2个月和4.5个月（风险比率为0.55；P<0.000 1）。而超过3个危险因素的高危患者，贝伐单抗联合干扰素治疗仅能够提高中位PFS 1.5个月（3.8个月vs 2.3个月）。分层分析还进一步显示，无论肌酐清除率是否正常、肿瘤有无混杂其他病理类型，血清VEGF水平是否高于中位值，这些亚组均能从贝伐单抗的治疗中获益。

2009年ASCO大会报道了AVOREN研究的最终结果，贝伐单抗联合干扰素治疗组与单药干扰素治疗的客观有效率分别为31%与12%，中位无进展生存时间分别为10.4个月与5.5个月（HR=0.57），而两组总生存分别为22.9个月与20.6个月，但由于患者治疗失败后接受了后续治疗，未能得到统计学差异。

同样结果美国CALGB90206研究也得到了证实，具体治疗及安排同AVOREN研究，此试验共入组了732例患者，其中85%患者行肾癌切除术，2/3的患者ECOG评分为0分。联合治疗组和单药治疗组的PFS分别为8.5个月和5.2个月，OS分别为18.3个月和17.4个月。分层分析显示，两组MSKCC评分为低危的患者OS分别为32.5个月和33.5个月，中危患者为17.7个月和16.1个月，高危患者为8.4个月和4.9个月。贝伐单抗联合IFN－α显著改善了RR和PFS，且OS有延长趋势，但未达到统计学差异。正是基于上述结果，美国FDA于2009年8月将其批准用于进展期肾癌的治疗。

3. mTOR抑制剂　哺乳动物雷帕霉素靶蛋白（mammalian target of rapamycin，mTOR）是一种非典型的丝氨酸/苏氨酸蛋白激酶，mTOR是一种高度保守的蛋白，属于丝氨酸/苏氨酸蛋白激酶PIKK家族（PtdIns3K－related kinase family），这一家族包括有ATM（ataxia－telangiectasiamutated）、ATR（ataxia－telangiectasiaand Rad3－related）和DNA－PKcs（DNA－dependent protein kinase）。mTOR信号主要通过生长因子和营养细胞来调节细胞生长，一条是生长因子激活通路，经PI3K/AKT途径；另一条是细胞外氨基酸通路；再一条是经LKBl/AMPK途径。因此其核心作用与细胞生存，生长，蛋白合成，细胞新陈代谢，血管生成等密切相关。mTOR通路在某些肿瘤活性增高，可作为这些肿瘤治疗的靶点。在大多数透明细胞肾细胞癌中，mTOR/p 70S6激酶信号通路均处于激活状态。

mTOR抑制剂治疗肾癌的主要作用机制除了通过抑制mTOR信号抗肿瘤作用外，还具有抑制血管生成作用，主要抑制缺氧诱导因子HIF－1的转录，减少对血管相关生长因子如VEGF、PDGF、TGF等的刺激，从而达到抑制肿瘤血管生成的作用。

（1）替西罗莫司（Temsirolims，CCI－779）：替西罗莫司是最早一个开发用于肾细胞癌靶向治疗的mTOR抑制剂，其Ⅲ期随机对照临床研究入组了那些MSKCC评分预后较差的转移性肾细胞癌患者，共626例初治的转移性肾细胞癌患者，他们均有以下6项危险因素中的3个或3个以上：卡氏评分<80分，疾病无转移时间<1年，血红蛋白低于正常值，乳酸脱氢酶大于正常上限的1.5倍，校正血清钙浓度大于10mg/dl，1个以上转移灶。入组患者随机分为3组：干扰素单药组：干扰素18MIU皮下注射，每周3次；替西罗莫司单药组：替西罗莫司25mg静脉注射，每周1次；联合治疗组：替西罗莫司15mg静脉注射，每周1次，同时联合干扰素6MIU皮下注射，每周3次。研究的主要观察终点为总生存期，三组中位生存时间分别为10.9、7.3、8.4个月，替西罗莫司治疗组患者总生存期明显要长于单用干扰素治疗组（10.9个月VS7.3个月，P=0.006 9）。而替西罗莫司联合干扰素治疗组患者的生存期与单用干扰素治疗组的生存期未见明显差异（8.4个月vs7.3个月，P=0.691 2）。联合治疗组患者未能生存获益的原因可能为替西罗莫司剂量的减低及由于干扰素不良反应未能完成替西罗莫司治疗。这个研究结果

促使FDA于2007年5月底批准替西罗莫司用于进展期肾细胞癌的治疗，且被NCCN指南推荐为MSKCC评分预后不佳肾细胞癌患者的一线治疗。

该试验统计分析显示：各组肿瘤客观有效率分别为：干扰素单药组4.8%，替西罗莫司单药组8.6%，联合治疗组8.1%，各组间统计学无显著差异。而病情稳定超过6个月的患者，替西罗莫司单药组为32.1%，联合治疗组为28.1%，且均显著高于干扰素单药组（15.1%）（P=0.002）。中位无进展生存方面，研究者评估三组的中位PFS分别为1.9个月、3.8个月、3.7个月，而独立评价小组评估的结果则分别为3.1个月、5.5个月、4.7个月，两者差异可能与部分患者影像学检查前即出现了疾病进展有关。患者接受替西罗莫司治疗的不良反应主要为高血糖、高胆固醇血症和呼吸困难。

2008年ASCO大会报道了该临床试验最终的亚组分析结果，发现患者的总生存期和无进展生存时间与其病理组织类型、年龄和预后危险因素明显相关。即使这种亚组分析有局限性，但令人感兴趣的是那些病理类型为非透明细胞癌的患者接受替西罗莫司更能从无进展生存时间和总生存期上获益（7.0个月和1.8个月；11.6个月和4.3个月）。与MSKCC评分高危患者相比，中危患者接受替西罗莫司治疗时并不能临床获益，而在接受干扰素治疗的患者中则恰好相反。其他与替西罗莫司治疗疗效相关的因素还包括：年龄小于65周岁和前期接受过肾癌原发灶切除的患者。尽管有些患者原发灶未切除，但无论是否手术切除，患者均能从替西罗莫司治疗中获益。

从目前获得的临床证据来分析，替西罗莫司可作为MSKCC评分高危预后和非肾透明细胞癌患者的一线治疗药物。2009年版NCCN肾癌指南推荐预后差的患者应用替西罗莫司（1类证据），预后好或中等的某些患者为2B类证据，对于非透明细胞癌患者，预后不良的患者为1类证据，否则为2A类证据。

（2）依维莫司：依维莫司（Everolimus，RAD001）是一种口服的丝－苏氨酸衍生物，具有抑制哺乳动物雷帕霉素靶分子的作用。临床前研究中发现口服依维莫司可导致mTOR下游分子p－36和p－4E－BP1的减少，同时伴有上游分子p－Akt的增加。

依维莫司的Ⅲ期临床研究，也就是RE，CORD－1研究，其最大特点是将研究对象直接定义为那些先前接受过抗VEGF治疗或TKI治疗失败的患者，对比了依维莫司联合最佳支持治疗和安慰剂联合最佳支持治疗对这一类患者的疗效与生存的影响。试验为随机对照双盲试验，研究已于2007年10月全部入组结束。

2008年ASCO大会报道了此项研究的最终结果，试验共入组410例患者，按照2∶1随机分为Everolimus联合最佳支持治疗（BSC）组（272例）及安慰剂联合BSC治疗组（138例），Everolimus用法为10mg，po，Qd，28天为一周期重复。中期分析时，有191例患者可评价PFS。依维莫司组中140例（51%）患者可继续治疗，中位治疗时间为95天，31%患者因PD而终止治疗。该组患者PR 3例（1%），SD 171例（63%），PD53例（20%），中位PFS为4.0个月。安慰剂组30例（22%）患者可继续治疗，中位治疗时间为57天，73%的患者因PD终止治疗。该组无PR病例，SD 44例（32%），PD 63例（46%），中位PFS为1.9个月（P<0.001）。至分析时，Everolimus治疗组的中位时间未达到，而安慰剂组的中位生存时间为8.8个月0 2008年欧洲肿瘤内科年会（ESMO）报道了最新的PFS数据：依维莫司组为4.9个月，安慰剂组为1.87个月。因此研究者认为，该临床试验证实依维莫司可延长多激酶抑制剂治疗失败肾癌患者的PFS，但在依维莫司应用期间需给予支持治疗。

不良反应方面，试验中显示的安全性与先前的Ⅱ期试验得到的结果一致。患者服用依维莫司最常见的不良反应包括口腔溃疡（40%），疲劳感/虚弱（37%）以及皮疹（25%）。与药物相关的Ⅲ－Ⅳ级不良反应（>1%）包括：口腔溃疡（3%）、肺炎（3%）、感染（3%）、疲劳感/虚弱（4%）、腹泻（1%），黏膜炎（1%）、呼吸短促（1%）。由于不耐受导致的患者停用依维莫司的发生率较低（6%）。

这是目前唯一得到证实用于VEGFR－TKI治疗失败后的二线治疗，这也为晚期肾癌患者接受TKI靶向治疗失败后提供了新的治疗选择，基于该临床试验，2009年3月30日，美国FDA批准用于转移性肾癌接受索拉非尼或舒尼替尼治疗失败后的治疗，NCCN将其作为1类证据推荐用于VEGFR－TKI治疗失败后的二线治疗。

（三）靶向药物的联合治疗

近年来靶向治疗已成为肿瘤治疗的新趋势，多种靶向药物在转移性肾癌的治疗方面也取得了成功。但总体来说，客观有效率最高也不过40%左右，PFS及OS的延长仍不能令人满意。有些研究者开始尝试靶向药物与其他以往有效的治疗联合或多种靶向药物联合用于转移性肾癌的治疗，以期能够进一步提高客观有效率与改善生存。

1. 靶向药物与细胞因子的联合　如下所述。

（1）索拉非尼联合干扰素：近两年来，陆续开展了索拉非尼联合干扰素治疗转移性肾癌的一些临床研究，多项Ⅱ期临床研究显示两者联合后治疗的客观有效率明显提高，但联合治疗的不良反应较单药治疗增加。

Jared A等进行的一项索拉非尼联合干扰素治疗转移性肾癌的Ⅱ期临床试验，共入组40例患者，其中63%（25/40）的患者为一线治疗，32%（13/40）的患者既往接受过高剂量IL-2治疗。所有患者接受索拉非尼400mg，Bid，联合干扰素10MIU，sc，tiw治疗，结果显示全组有效率33%（CR5%，PR28%），中位无进展生存为10个月，不良反应方面，主要是：疲乏、腹泻、手足皮肤反应等，3级不良反应不常见，但65%的患者需要减量。而西南肿瘤组进行了索拉非尼联合干扰素α-2b一线治疗转移性肾癌的Ⅱ期临床研究，治疗同上，共入组62例患者，客观有效率19%，中位PFS为7.0个月。

为了降低联合治疗的不良反应，有研究将联合治疗中干扰素减量为低剂量。RA PSODY研究（GOIRC0681）为一项索拉非尼与不同剂量干扰素-α2a联合一线治疗转移性肾细胞癌的前瞻性随机Ⅱ期临床研究，根据干扰素的不同用法随机分为两组，9MIU tiw（A组）与3MIU每周5次（B组），两组均给予索拉非尼400mg，Bid治疗。2008年泌尿生殖肿瘤会议报道了其结果，共入组100例患者（A组51例，B组49例），全部患者的总有效率为34.7%（CR4.1% vsPR30.6%），因此索拉非尼与IFN联合将单药索拉非尼的10%的有效率提高到了34.7%，而不同剂量干扰素联合时，两组的客观有效率分别为17.6%与34.7%（P=0.05），疾病稳定患者分别为4 7.1%与44.9%，提示索拉非尼联合低剂量干扰素更有优势，值得进一步研究。

但也有临床研究提示索拉非尼联合低剂量干扰素疗效并非理想，2008年ASCO大会报道了一项索拉非尼联合低剂量干扰素一线治疗转移性肾癌的Ⅱ期随机临床研究80例患者，随机接受索拉非尼单药组及索拉非尼联合低剂量干扰素组，索拉非尼的剂量为400mg，Bid，干扰素的治疗剂量为0.5MIU，Bid。72例可评价的病例中，中位PFS分别为5.7个月及7.6个月，两者无统计学显著性差异。因此索拉非尼联合干扰素一线治疗转移性肾癌，仍需要进一步的随机大规模临床试验研究。

国内自2007年底启动索拉非尼联合低剂量干扰素一线治疗转移性肾癌的开放性单组临床研究，患者接受索拉非尼400mg，Bid，联合干扰素α-2b（甘乐能）3MIU每周5次，连续3~4个月，休息2个月。至2008年3月，共入组17例患者，其中1例患者索拉非尼的初始剂量为600mg，每日2次。如病情进展，可视患者耐受性情况决定将索拉非尼剂量增加到600mg，每日2次，同时继续联合干扰素α-2b治疗。按RECIST标准每2个月评价疗效。结果显示：全组患者的中位治疗时间为120（51~442）天。17例患者均可评价疗效，部分缓解（PR）5例，另1例PR未能确认，稳定（SD）9例，进展（PD）2例。客观有效率29.4%（5/17），疾病控制率（完全缓解+部分缓解+稳定）88.2%（15/17）。由于随访时间短，尚不能报道中位无进展时间和总生存时间。常见的一般不良反应包括：发热14/17（82.4%），腹泻14/17（82.4%），手足综合征12/17（70.6%），乏力11/17（64.7%），皮疹9/17（52.9%），脱发7/17（41.1%），黏膜炎7/17（41.1%），高血压估贝伐单抗与厄罗替尼联合是否存在协同增效作用。结果显示两组有效率分别为（13.9% vs14%），无进展生存时间（8.5个月vs 9.9个月，P=0.58），两组之间无显著差异。不良反应方面两组比较分别为：皮疹（16% vs0%），腹泻（7.8% vs0%），高血压（31% vs26%），出血（5.9% vs3.8%），蛋白尿（5.9% vs3.8%）。贝伐单抗联合厄洛替尼治疗组的中位生存时间为20个月（P=0.16），而贝伐单抗联合安慰剂组的中位生存期尚未达到，结果表明厄罗替尼并未提高贝伐单抗治疗的疗效。因此贝伐单抗与厄罗替尼的联合，目前尚无法得出结论，还需要进一步的临床研究。

（2）靶向药物的垂直联合：在 HIF－VEGF－VEGFR 信号通路上，mTOR 抑制剂、VEGF 单抗与 VEGFR 抑制剂分别联合，即为靶向药物的垂直联合，达到更强的阻断这条通路的作用，从而有可能发挥更强的抑制肿瘤血管的生成与肿瘤细胞增殖的作用，进一步提高临床疗效。

1）索拉非尼联合贝伐单抗：2008 年 ASCO 大会报道了美国 Vanderbilt 大学医学中心 Puzanov 等开展的一项索拉非尼联合贝伐单抗治疗转移性肾癌的Ⅰ期临床研究，共纳入 48 例患者，其中透明细胞癌 41 例，非透明细胞癌 7 例。41 例患者入组前接受了患肾切除术，6 例接受了 IFN 治疗，9 例接受了白细胞介素 2（IL－2）治疗。6 例患者进行了最大耐受剂量（MTD）及剂量限制毒性（DLT）试验，MTD 为索拉非尼 200mg，Bid＋贝伐单抗 5mg/kg，q2w，据此修正后初始剂量为索拉非尼 200mg，Bid，贝伐单抗 5mg/kg。48 例患者中 45 例（92%）治疗后出现不同程度肿瘤缩小，其中 PR 25 例（52%），SD 18 例（38%），PD 4 例（8%），中位 PFS 为 14 个月，4 例患者由于毒性反应终止治疗。贝伐单抗治疗似乎增强了索拉非尼已知的毒性反应（如手足皮肤反应、食欲减退、高血压、疲乏等）。但出色的临床效果仍然给人留下了十分深刻的印象，这项联合治疗的进一步临床试验目前正在进行当中。

2）替西罗莫司联合贝伐单抗：Merchan 等报道了一个Ⅰ/Ⅱ期的临床研究，应用贝伐单抗联合替西罗莫司治疗转移性肾癌，共有 12 名转移性肾癌患者入组了Ⅰ期临床研究，1 例患者在第 1 级剂量时发生了Ⅲ度高甘油三酯血症，另外一例患者在接受第 2 剂量级时发生了Ⅲ度高甘油三酯血症。其他的Ⅲ度毒副反应包括高血压，蛋白尿，出血，恶心/呕吐，脱水，厌食，肺炎，贫血和低磷酸血症。这项Ⅰ/Ⅱ期的临床研究的结果 12 例患者中有 7 例患者获得部分缓解，3 例患者获得稳定，疗效超过了这两种药物的单药疗效。研究者认为，患者对贝伐单抗联合替西罗莫司治疗耐受性良好。有趣的是，该研究同时还发现此种联合治疗对舒尼替尼或索拉非尼一线治疗失败患者的疗效优于既往未接受全身治疗者。当然由于是Ⅰ/Ⅱ期的临床研究，且入组患者较少，还需要更大规模的临床试验验证。

3）索拉非尼联合依维莫司：2008 年 ASCO 大会美国克利夫兰临床医学中心 Rosenberg 等进行的Ⅰ期临床试验初步显示，索拉非尼联合依维莫司对转移性肾透明细胞癌临床疗效显著。该研究共纳入 12 例患者，其中 3 例既往曾接受舒尼替尼治疗，1 例曾接受过贝伐单抗治疗，1 例曾接受 IL－2 治疗。入组患者给予依维莫司（2.5mg/d、5mg/d 或 10mg/d）＋索拉非尼（400mg bid）治疗。治疗后评效结果显示，依维莫司 2.5mg/d 组 PR 2 例，PD 4 例；依维莫司 5mg/d 组 PR 1 例，SD 2 例，PD 1 例。主要毒副反应为既往伴有痛风的患者出现 4 级血尿酸升高，既往患有胰腺炎的患者出现 3 级血脂肪酶升高（2 例）。DLT 反应出现在依维莫司 5mg/d 组（2/4 例）。患者对依维莫司 2.5mg/d 联合索拉非尼治疗方案耐受性良好，这项联合治疗的最终临床效果尚待进一步研究。

4）贝伐单抗联合依维莫司：美国 E. K. Shriver 中心的 Whorf 等报道对于舒尼替尼或索拉非尼一线治疗失败的晚期肾透明细胞癌患者，给予贝伐单抗联合依维莫司治疗。这项Ⅱ期临床试验共纳入 59 例转移或不可切除的局部复发肾透明细胞癌患者，其中 43 例（71%）入组前未接受患肾切除。30 例患者既往曾接受全身治疗（A 组），29 例未接受过全身治疗（B 组）。所有入组患者给予贝伐单抗（10mg/kg q2w）＋依维莫司（10mg/d）治疗，42 例（71%）患者接受了至少 8 周治疗。治疗后评效，A 组中 PR 7 例（23%），SD 16 例（53%），PD 2 例（7%），不能评价 5 例（17%），中位 PFS 为 9 个月。B 组中 PR 5 例（17%），SD 17 例（59%），PD 4 例（14%），不能评价 3 例（10%），中位 PFS 为 6 个月。对于舒尼替尼或索拉非尼一线治疗失败的晚期肾透明细胞癌患者来说得到如此高的客观缓解率和 PFS，应当说结果十分精彩，更大规模的临床试验目前正在进行中。

5）BeST 研究：2007 年 9 月份 NCI 与 ECOG 启动了一项贝伐单抗、索拉非尼、替西罗莫司三药不同靶向联合治疗的Ⅱ期随机多中心临床研究，入组患者为先前一线细胞因子或疫苗治疗失败而未使用过抗血管生成靶向治疗的转移性肾癌，计划入组 360 例，研究分为四组：贝伐单抗单药组，替西罗莫司联合贝伐单抗治疗组，贝伐单抗联合索拉非尼治疗组，替西罗莫司联合索拉非尼治疗组，主要研究终点为四组患者的无进展生存时间（PFS），次要终点为靶向治疗联合的安全性和有效性。

研究预计 2008 年 9 月份入组结束，这将是目前针对转移性肾癌靶向药物联合的最大规模的临床研究，结果将不仅会为我们提供转移性肾癌联合靶向治疗更多的临床证据数据，同时有可能为我们指明未来转移性肾癌联合靶向治疗的趋势。

总体来说，不同靶向药物的联合应用或靶向药物与其他药物的联合应用，有可能是治疗转移性肾癌的未来的方向。但联合治疗也会带来了新的问题，尤其是多种靶向药物应用后，其不良反应有可能重叠，加重那些类似的不良反应。另外，靶向药物联合必然导致相应的医疗费用更为高昂，对于像我国这样的发展中国家来说，是否真正实用，尚有待进一步探讨。

2. 靶向药物的序贯使用　有关肾癌靶向治疗的临床数据越来越多，NCCN 指南将舒尼替尼、贝伐单抗联合干扰素、预后差的患者应用替西罗莫司作为 1 类证据推荐为转移性肾癌的一线治疗，而索拉非尼、舒尼替尼能够延长细胞因子治疗失败的患者生存，同样作为 1 类证据推荐为二线治疗，而即将批准的依维莫司可以改善 VEGFR - TKI 治疗失败的转移肾癌的无进展生存，因此同样具有 1 类证据可作为标准二线治疗。因此除依维莫司应用于 VEGFR - TKI 治疗失败的肾癌患者有明确循证医学证据外，其他靶向药物之间如何进行序贯应用，互为一、二线治疗，以期望提高疗效，降低不良反应，最终患者的总生存，是临床治疗面临的新问题。

由于目前这些靶向药物上市时间短，相关的临床经验也相对不足，但仍有一些小样本的临床试验，进行靶向药物序贯应用的研究。

D. J. George 等开展了舒尼替尼治疗贝伐单抗失败的转移性肾癌的Ⅱ期研究，共入组 61 例患者，PR23%，SD57%，中位有效时间为 36 周，PFS 为 30 周，结果显示两药无交叉耐药性。另一项舒尼替尼二线治疗细胞因子失败的转移性肾癌Ⅱ期试验发现，168 例可评价的患者，有效率 45%，中位 PFS 为 22. 3 个月，中位有效持续时间 11. 6 个月，2 年生存率为 48%。

2009 年 ESMO 大会上 AVOEN 研究公布了一项数据，即采用贝伐单抗 + IFN - TKI 序贯治疗的患者中位 OS 可达 38. 6 个月，值得关注。入组 AVOEN 研究的 649 例患者中，BEV + IFN 治疗组与安慰剂 + IFN 治疗组分别有 1 80 例（55%）与 202 例（63%）治疗失败后接受了后续治疗，大部分（分别为 148 例与 171 例）接受了 1 项或 2 项后续 TKI 靶向治疗，如索拉非尼、舒尼替尼，结果显示 BEV + IFN 治疗组与安慰剂 + IFN 治疗组两组人群接受后续靶向治疗后，中位总生存分别为 38. 6 个月与 33. 6 个月。这与舒尼替尼Ⅲ期临床试验最终结果报道的中位生存 26. 4 个月有了明显提高，虽然研究结果仍需要大规模随机试验证实，但提示靶向药物的序贯治疗可以提高患者的总生存。

（四）靶向药物的常见不良事件及其处理

前面阐述了目前肾癌治疗应用的主要靶向药物，其主要的不良反应有乏力、皮疹、腹泻、手足皮肤反应、出血等。

但由于其作用机制不同，各种药物的不良反应也具有较大的差异，即使同为多靶点受体酪氨酸激酶抑制剂，索拉非尼与舒尼替尼的不良反应也有一定的差异。舒尼替尼Ⅲ期试验中最常见的 3 级毒性为乏力、腹泻、恶心、高血压、全血细胞减少和电解质异常。另外，10% 患者发生短暂性左室射血分数降低。而索拉非尼最常见的副反应是皮疹、腹泻、手足皮肤反应、乏力、脱发和瘙痒。与索拉非尼相关的最常见的 3 级毒性是乏力、高血压、手足皮肤反应和低磷血症。但由于受试人群差异明显，不宜进行毒性比较，但仍有部分毒性反应差异明显，女口舒尼替尼的血液学毒性及头发颜色改变，而索拉非尼导致的脱发更常见。这些药物的“靶点外”毒性也不同，舒尼替尼更易导致甲状腺功能减退和左室收缩功能降低。

1. 乏力　乏力是靶向治疗最常发生的不良反应，具体机制不详。治疗主要可以通过调整剂量或暂停治疗来处理。另外通过饮食补充或使用像甲地孕酮这样的药物可能不会缓解乏力症状。但接受靶向治疗的患者出现乏力，首先需要排除甲状腺功能减退，若出现甲状腺功能减退，可以通过补充甲状腺素改善症状。

2. 皮肤毒性反应　肾癌靶向药物引起的皮肤毒性反应，多见于酪氨酸激酶抑制剂，主要包括皮疹、手足皮肤反应及黏膜炎/口腔炎。

（1）手足皮肤反应：手足皮肤反应（HFSR）是靶向治疗的最常见不良反应，如 TARGET 试验中索拉非尼治疗组发生率为 30%，另外舒尼替尼治疗组的发生率为 20%，贝伐单抗与替西罗莫司未观察到此类不良反应。大多发生在其他症状出现之前，表现为影响到手足的一系列症状，表现为皮肤触痛与感觉异常，出现红斑、水疱、过度角化、皮肤干裂、硬结下大水疱，通常水疱中无水及脱屑、脱皮。

手足皮肤反应通常是双侧发生，症状常常同时或接连发生，手足的受力区往往症状更严重，与通常化疗引起的手足皮肤反应不同，一般用药两周后达到最严重后会逐渐减轻，疼痛感一般6～7周左右会有明显减轻或消失。而3/4级手足皮肤反应的症状明显，表现为痛感强烈，皮肤功能丧失，但比较少见，舒尼替尼与索拉非尼发生率分别为5%和6%。

1/2级HFSR可继续原用药剂量，同时采取一些必要的支持治疗，都能够控制在0、1级，因此不需要停药或减量。而3、4级则需要减量或停药。手足皮肤反应的局部处理包括保守治疗，如干燥可以使用保湿药物，出现瘙痒可以应用不同的洗液或香波。具体方法：

1）加强皮肤护理，避免继发感染。

2）避免压力或摩擦。

3）使用润肤霜或润滑剂。

4）局部使用含尿素、皮质类固醇乳液或润滑剂。

5）如果需要则使用抗真菌药或抗生素治疗。

6）推荐10%的尿素软膏或双氟可龙戊酸酯。

（2）黏膜炎/口腔炎：口腔疼痛、黏膜过敏和吞咽困难是常见的口腔症状，服药几周后患者可能变成特异味类型。通常症状明显的患者，说明可能缺乏口腔侵蚀，这时候需要积极处理，包括口腔的护理，避免辛辣或较咸的食物；甜食通常耐受良好，通常需要局部使用麻醉剂和抗酸剂，如利多卡因含漱；真菌感染病例需两性霉素B悬液等局部抗真菌治疗；如需要使用质子泵阻滞剂，局部应用油状软膏。如果疼痛处理没有效果可以尝试剂量调整/中断。

3. 心血管不良反应　心血管不良反应可以发生于多数靶向药物，包括曲妥珠单抗、贝伐单抗或其他与血管内皮生长因子（VEGF）有关的受体酪氨酸激酶抑制剂（TKI），2008年ASCO大会曾将靶向治疗药物的心血管不良反应作为大会的讨论专题。而老年及伴有心血管疾病的患者较正常患者更易发生心血管不良反应，因此应用靶向药物时，尤其这部分患者应特别慎重并进行必要的监控。

肾癌靶向治疗药物可能导致的心血管不良反应主要包括以下4类：高血压、左心室射血分数（LEF）下降、心肌缺血或心肌梗死，MD和QT间期延长。以下简要介绍各种心血管不良反应的发生机制及其发生情况、相应处理。

（1）靶向药物心血管不良反应的发生机制：VEGF对维持正常血压具有重要作用。临床前动物实验和体内实验均表明ⅦGF通过诱导内皮细胞释放一氧化氮（NO）和前列环素（PGI2）等物质促进血管舒张。血管生成抑制剂引起高血压的机制可能不仅因为血管舒张作用减少，也可能抑制血管新生后小动脉数目减少有关。

血管生成抑制剂导致心血管不良反应的机制尚不完全清楚，因此需要开展更多的临床研究以明确其不良反应的发生机制。

（2）心血管不良反应的发生情况及相应处理

1）高血压：高血压是抗血管生成抑制剂的共有不良反应。所有抑制VEGF的药物均可引起血压升高，高血压多发生于用药后1～2周，一般伴随用药持续存在，常规抗高血压药物大多可以控制，而发生难以控制的高血压也可以通过药物减量或停药而得到缓解。但个别情况下，贝伐单抗或V EGFR－TKI引起的高血压可能危及患者生命（如恶性高血压），因此可能造成眼、脑、肾和（或）肺的损害。

靶向药物所引起的高血压，需要进行监控与管理，治疗方面均可以使用常用的抗高血压药物治疗，包括噻嗪类利尿剂、β受体阻滞剂、血管紧张素转换酶抑制剂、血管紧张素受体抑制剂和钙通道拮抗剂。另外治疗期间应考虑各种因素，如肾功能、电解质状态和其他并存疾病（如冠心病、糖尿病）。所有患者都应该家中备有血压计，常规记录血压，从而使医生更清楚治疗后血压变化情况。降压同时可以使用非药物方法进行补充，包括饮食控制如减少食盐的摄取、体育锻炼和控制体重。对于舒尼替尼，治疗间期可能会发生血压降低，因此需要密切随访。

2）左室射血分数下降或充血性心力衰竭（CHF）：2008 年度 ASCO 泌尿生殖高峰论坛上美国斯坦福大学报道了该大学癌症中心接受舒尼替尼治疗的 48 例患者中，12.5%（6/48 例）发展为有症状的 3～4 级心力衰竭，该项结果高于既往报道水平。2008 年 ASCO 大会上有报道因靶向药物导致的心功能小全发生率不同，其中贝伐单抗为 3%，舒尼替尼为 19%～28%，索拉非尼为 3%。因此靶向治疗药物心脏毒性应引起临床重视。

因此，对伴有心脏危险因素的患者口服靶向药物，尤其是舒尼替尼，治疗前应行超声心动检查，进行基线射血分数评价。治疗过程中，患者如出现充血性心力衰竭的症状，应立即终止治疗，给予心衰治疗；如果患者虽未出现充血性心力衰竭的症状但伴有射血分数低于 50% 或较基线下降 20%，则需中断或减量治疗。

（3）心肌缺血或心肌梗死：一项回顾性研究结果显示，75 例伊马替尼耐药的患者接受舒尼替尼治疗后，2 例发生了心肌梗死。TARGET 研究显示，索拉非尼的心肌缺血或心肌梗死发生率较安慰剂高（2.9%：0.4%），虽然其发生次数的绝对值都很小（12 例：2 例），但临床中也需要引起注意。因此应用索拉非尼时，应观察患者心血管症状，出现异常的患者要及时接受心电图检查，如果患者已经发生心肌缺血，要及时减量或停药。服用索拉非尼后发生心肌梗死，应中断索拉非尼的治疗，必要时永久停药。

（4）QT 间期延长：有关舒尼替尼的 TQTS 研究中，当药物浓度是治疗浓度的 2 倍时，即口服剂量为 150mg 时，观察到 QT 间期延长。目前美国 FDA 尚无有关预防舒尼替尼引起 QT 间期延长的指南。到目前为止，还没有关于索拉非尼可引起 QT 间期延长的证据。

4. 消化道反应　腹泻可发生于药物治疗的任何阶段，表现为次数增加的稀便，而不是水样便。因此治疗过程中应避免食用加重腹泻的食物（辛辣、油腻和咖啡因），避免大便软化剂和纤维素，与治疗相关高血压的处理原则相似，腹泻处理中也强调药物与非药物联合使用。临床经验提示饮食调整，如增加水果和蔬菜，补充纤维以及大米都能减轻腹泻。

药物治疗方面，如洛哌丁胺（易蒙停）和地芬诺酯（泻特灵）。标准用法（洛哌丁胺）：起始剂量 4mg，随后每 4 小时 2mg，严重时起始剂量 4mg，随后每 2 小时 2mg。有临床试验应用奥曲肽治疗 TKI 导致的腹泻。其他治疗胃肠道不适的药物包括抗酸药、质子泵抑制剂或嗜酸乳酸杆菌产品。

肾癌患者接受靶向治疗，恶心、呕吐的发生率较常规化疗明显偏低，如发生可常规处理，如少量饮水和进食，进流质，同时适当给予止吐治疗，如甲氧氯普胺（胃复安）、HT3 受体阻滞剂等。

5. 血液学毒性　索拉非尼引起 3/4 级淋巴细胞减少较多（12%），淋巴细胞减少者需定期复查，而舒尼替尼引起较多的 3/4 级中性粒细胞减少（12%）、淋巴细胞减少（12%）与血小板减少（8%），用药期间需密切监测血常规，其与剂量有关。其处理同常规化疗后骨髓抑制处理。

3/4 级中性粒细胞减少症和血小板减少症都需要采用紧急措施处理，并需要调整剂量，因此用药时需监测血常规，建议每治疗周期第 14 天进行血液学检查。

6. 甲状腺功能减退　一项报道指出舒尼替尼治疗的患者中有 85% 发生甲状腺功能低下，其中 84% 有甲低的症状或体征，其发生机制不明，可能与淋巴细胞浸润、碘摄取障碍以及抑制甲状腺过氧化物酶活性有关。

舒尼替尼引起甲状腺功能低下的特点：往往发生于第 2 周期后，有时表现为先出现甲亢（较轻且有自限性），之后迅速变为甲状腺功能减退，其严重程度几乎都是 1/2 级，少有 3/4 级的报道。发生甲状腺功能减退后，给予补充甲状腺素，大部分症状可改善（尤其疲乏为主的症状）。因此，舒尼替尼治疗期间每 2～3 个月检查甲状腺刺激素（TSH），其他靶向药物在出现临床症状时也需要监测 TSH。

总结：患者使用多靶点激酶抑制剂时，剂量限制性不良反应是这些药物的靶点外反应，处理相关毒性是患者护理中一个非常重要的方面，过度的毒性可能会减少耐受性和患者的依从性。因此需要积极认识到靶向治疗的毒副反应，并正确处理，处理好毒性反应可以为希望渺茫的患者提供更长期的有效用药时间和更长的 PFS。

（韩兴涛）

第七章

肾盂输尿管肿瘤

上尿路肿瘤定义为影响尿液自肾盂流向输尿管远段的新生物。虽然与常见的下尿路肿瘤具有相似的生物学特性，但是上尿路肿瘤也有些区别于下尿路肿瘤的特性。例如，上尿路肿瘤临床更少见，可能和某些家族性症候群有关，不易诊断以及难以作局部治疗等特点。此外，输尿管壁薄，早期易发生浸润转移，预后差。

第一节　流行病学

一、发病率及死亡率

上尿路肿瘤包括肾盂肿瘤和输尿管肿瘤，占肾肿瘤的5%～7%，占尿路上皮肿瘤的5%。各地报道的发病率区别较大，准确性尚待考证。但是，东欧的巴尔干地区发病率较高，占肾肿瘤的40%，这可能与当地的一种所谓的流行性 Balkan 肾病有关。

上尿路肿瘤好发于75～79岁，每年发病率为10/10万。双侧上尿路同时发生肿瘤者极为罕见。瑞典的一项研究认为双侧上尿路肿瘤的发病率约为0.6%，20世纪60年代由于非那西丁的限制应用，上尿路肿瘤的发病率有所降低，来自美国监察、流行病学调查及最终结果方案（SEER）的数据显示，自1973—1996年共记录了9 072例上尿路肿瘤，其中5 369例为肾盂肿瘤，3 678例为输尿管肿瘤。

经年龄校正后，输尿管肿瘤的发病率由0.697（10万人·年）上升至0.73/（10万人·年），而肾盂肿瘤的发病率没有明显变化。原位癌的发病率则由7.2%上升至23.1%。尸检中罕见上尿路肿瘤，因为相当一部分患者在肿瘤发生的早期就有临床表现。上尿路肿瘤的发病率随着年龄的增高而增加，通常发病年龄要高于膀胱癌，中位发病年龄为65岁，小于40岁的病例罕见。SEER数据库的资料显示上尿路肿瘤5年生存率根据肿瘤分期而有一定差异（原位癌95.1%、局限性88.9%、区域性62.6%、转移性16.5%）。有报道称过去的20年间，美国输尿管肿瘤的发病率有轻微的升高，可能与人们寿命延长有关。

二、性别种族差异

男性上尿路肿瘤发病率是女性的两倍，非洲裔美国人是白种人的两倍。死亡率黑种人高于白种人（7.4% vs4.9%），女性高于男性（6.1% vs4.4%），并发有膀胱癌的，女性死亡率较男性高25%。

三、膀胱肿瘤与上尿路肿瘤的相关性

20%～50%的上尿路肿瘤在诊断时并发有膀胱肿瘤。大多数会在根治性手术2年后出现膀胱复发，中位复发时间从5～15个月不等，最长可达14年。输尿管肿瘤较肾盂肿瘤的复发率为高，可能与尿液在输尿管内停留时间较短有关。

膀胱癌中再发上尿路癌的发生率文献报道不一。SEER 的数据显示 1973—1996 年膀胱癌中有 0.07% 再发上尿路癌。上尿路原位癌的发生率高于表浅性肿瘤，多发肿瘤高于单发肿瘤，特别是在原位癌术后，上尿路肿瘤的发生率甚至高于膀胱内浸润性肿瘤，再发后的病理类型以表浅性肿瘤为主，常发生于远端输尿管。

（慧 妍）

第二节 病因及危险因素

一、吸烟

吸烟是引发上尿路肿瘤的主要危险因素，两者之间的关系已在 20 世纪 70 年代报道并被医学学者证实，其危险率随吸烟时间的长短、数量的增加而增加，·该结果无明显性别差异。烟雾中含有大量的有毒物质，其中芳香胺类经体内酶系统（细胞色素 P450、谷胱甘肽 S 转移酶、N－乙酰转移酶）代谢后转化为 N－羟基丙氨酸，后者是一种明确的致癌物。吸烟者的患病率是非吸烟者的 3 倍，尤其是长期吸烟者（>45 年）患病率是非吸烟者的 7.2 倍，每天吸烟小于 20 支和大于 40 支的相对危险度由 2.4 增加为 4.8，且吸烟者更倾向于发生输尿管肿瘤而非肾盂肿瘤。

二、咖啡和茶

关于茶和咖啡作为上尿路肿瘤的危险因素的报道较少。Ross 等发现，每天饮用 7 杯以上咖啡的相对危险度是正常人的 1.8 倍。有研究发现，在南美洲饮用巴拉圭茶与膀胱肿瘤有一定的相关性，但与上尿路肿瘤的关系尚不明确。

三、止痛药

长期服用止痛剂也是一种已被证实的上尿路肿瘤的危险因素，尤其是非那西丁（对乙酰氨基苯乙醚）。服用止痛剂发生肾盂肿瘤的概率男性可增加 4～8 倍，女性为 10～13 倍。首次报道非那西丁相关上尿路癌是在 1961 年，往往双侧同时发病。剂量过大或长期使用可能诱发肾乳头坏死损害肾脏，与慢性刺激、感染、吸烟等因素协同可大大增加上尿路肿瘤的发生。目前非那西丁在大多数国家禁用，而代之以其脱乙基代谢产物对乙酰氨基酚（扑热息痛），使得相关上尿路肿瘤的发生率明显降低。

四、职业暴露

据报道几种职业及职业接触可以增加上尿路肿瘤的发生率，具有最高危险率的职业是化工、石油化工、塑料工业，此外还有接触焦炭、煤、沥青及焦油。

五、Balkan 肾病和中草药肾病

20 世纪中叶，发现在巴尔干的一些乡村地区，上尿路肿瘤的发生率是其他地区的 60～100 倍，以女性最多见，且双侧发病，多有巴尔干肾病史，肿瘤呈多发性，具有家族性特点，但无明显的遗传性。有学者考虑可能与重金属、砷、氮衍生物、病毒、细菌、真菌毒素或硒、钙、镁等微量元素缺乏有关。虽然赫曲毒素 A 能诱导动物发生尿路肿瘤，但组织学变化不同于巴尔干肾病。

1993 年，比利时学者报道，患者在服用含有防己的中草药后出现快速进行性肾间质纤维化，46% 的患者发生了上尿路肿瘤，引发了医学界对中草药的广泛关注，并将此特殊肾病称为“中草药肾病”，其组织等改变与巴尔干肾病相似，主要病因是这些中草药中含有的马兜铃酸。而巴尔干地区的铁线莲属植物也含有马兜铃酸，考虑巴尔干肾病与这些植物污染面包粉有关，因此有学者将巴尔干肾病和中草药肾病统称为“马兜铃酸肾病”。

六、乌脚病

乌脚病为20世纪50年代末期我国台湾省西南沿海地区特有的末梢血管阻塞疾病，因患者双足发黑而得名。很早就确定为井水含砷过高有关，但后续发现除乌脚病外，亦造成尿路肿瘤、皮肤癌及各种癌症其中上尿路肿瘤女性发病是男性的2倍，且发病年龄较低（55～60岁），肿瘤位于输尿管是位于肾盂的倍。但在东北沿海上尿路肿瘤发病较高的地区却没有发现乌脚病的发生，提示可能还有其他发病因素参与。

七、炎症、结石或医源性因素

5%～8%上尿路肿瘤患者有尿路结石病史，而尿路结石患者发生肿瘤的不到1%，多因结石长期、反复刺激，致使尿路上皮化生而发生肿瘤，多以鳞状细胞癌常见。烷化剂化疗药物环磷酰胺等的长期应用也可导致上尿路肿瘤。有报道，缓泻剂的长期应用与尿路上皮癌的发生有关，但确切的流行病学证据不足。

八、遗传因素

50%～70%的上尿路肿瘤发生染色体9p和9q的缺失。在进展期浸润性肿瘤中，常有17p缺失及TP53突变，20%～30%的上尿路癌具有微卫星不稳定和错配修复蛋白 MSN_2、MLH_1 或MSH6的缺失。具有微卫星不稳定的肿瘤有明显不同的临床及组织学的特征，包括肿瘤分期及分级低、肿瘤乳头状、常呈内翻性生长以及常发生于女性患者。某些家族性疾病如遗传性非息肉病性结直肠癌，又称林奇（Lynch）综合征，是结直肠癌中最常见的常染色体显性遗传病，分为Ⅰ型（无肠外肿瘤）和Ⅱ型（有肠外肿瘤），其Ⅱ型中上尿路肿瘤的发病率增加，但膀胱肿瘤却不受影响。近些年，学者们采用基因多态性分析人们对疾病、毒物的易感性与耐受性，以及疾病临床表现的多样性。有研究发现硫酸基转移酶1A1位点存在精氨酸向组氨酸替换能增加上尿路肿瘤的易感性。

（慧　妍）

第三节　病理

上尿路肿瘤中以恶性肿瘤占首位，移行上皮细胞癌占90%，鳞癌、腺癌、未分化癌较少见。良性肿瘤的发病率明显低于恶性肿瘤，相当于恶性肿瘤的1/3，其中乳头状瘤占第一位，非上皮性肿瘤罕见（表7－1）。

表7－1　上尿路肿瘤的组织学类型

良性
移行细胞乳头状瘤
内翻乳头状瘤
息肉
低度恶性潜能的尿路上皮乳头状瘤
恶性
上皮性肿瘤
尿路移行上皮癌
鳞状细胞癌
腺癌
未分化癌
小细胞癌

续 表

大细胞神经内分泌癌
淋巴上皮瘤样癌
巨细胞癌
转移性癌
非上皮性肿瘤
肉瘤
淋巴瘤
浆细胞瘤
黑色素瘤

一、恶性肿瘤

（1）移行细胞癌：绝大多数呈乳头状生长，亦有表现为细颗粒状或结节团块状的。偶见输尿管全长的管腔内充满肿瘤者。肿瘤发生于输尿管下1/3者占绝大多数，右侧稍多。如病变位于膀胱壁段输尿管内，并呈乳头状外突性生长者，肿瘤很容易阻塞管腔，引起输尿管上段扩张及继发性肾盂积水。若肿瘤浸润管壁，可使管壁增粗，并与周围组织粘连。电镜下观察形态与其他尿路上皮癌相似，按生长方式可分为呈平坦状的非乳头状原位癌、乳头状非浸润癌、乳头状浸润癌及平坦型浸润癌。移行细胞癌可同时伴有鳞状上皮成分，可侵及黏膜固有层，多为高分化鳞癌。

（2）鳞状细胞癌：鳞癌占上尿路肿瘤的0.7%～7%，肾盂较输尿管多见。单一性鳞状细胞癌常是高级别、高分期的肿瘤，常侵犯肾脏，在肾结石引起鳞状化生的基础上易发生此类肿瘤，但是两者的因果关系目前尚不清楚。肿瘤以实质性隆起的扁平、非乳头状方式生长，中心部分常有溃疡，常因浸润深部组织而与周围组织粘连固定。输尿管腔内的鳞状细胞癌，常伴有间质浸润，侵及黏膜下层，并很早就直接浸润到输尿管周围组织；若发生淋巴结转移，累及主动脉旁淋巴结最常见。

（3）腺癌：比较少见，发生输尿管者比发生肾盂者更少，常伴有结石或感染，可能来自腺性或囊性输尿管炎的化生上皮，常为肠型、黏液型或印戒细胞型混合存在。肿瘤一般呈结节状，电镜下由高柱状黏液分泌细胞组成，有时出现印戒细胞癌，常侵犯肾实质，远处转移至肺、肝、胰及消化道。

（4）非上皮性恶性肿瘤：临床上极为罕见，主要有平滑肌肉瘤、恶性淋巴瘤、纤维肉瘤和癌肉瘤等。输尿管嗜铬细胞瘤罕见，临床需要与肾脏转移癌相鉴别。肾盂和输尿管淋巴瘤常与系统性病变有关，而发生于肾盂的浆细胞瘤也有报道。

二、输尿管良性肿瘤

（1）移行细胞乳头状瘤：较少见，是具有纤细纤维血管轴心并被覆正常尿路上皮的细小增生物，多见于男性，男女之比约为3∶1。该病发病年龄较晚，很少见于50岁以下者，多数在50～70岁。肿瘤基底窄，常有蒂，瘤体不大，约数毫米，亦可呈苔状，或与邻近病灶相互融合呈结节状，大小达数毫米。乳头状瘤常位于输尿管内或肾盂、输尿管交界处，由此引起尿路梗阻致肾积水或肾积脓等。

（2）输尿管息肉：系输尿管非上皮性肿瘤，其发病年龄多在20～40岁，部位多位于输尿管上段。息肉外观呈光滑的棱形肿物或叶状肿物，有蒂或基底与输尿管壁相连。组织结构为一结缔组织中心覆盖以一层正常的移行上皮，有时有肌纤维，故又有纤维性息肉、腺瘤性息肉或黏膜下纤维瘤之分。

（3）其他类型良性肿瘤：有移行上皮内翻性乳头状瘤和来源于中胚层的平滑肌瘤、血管瘤等。内翻性乳头状瘤常位于上皮下的固有层内，发生在输尿管的病变是肾盂的2倍，大多数病变是偶然发现的。虽然正常情况下被视为良性肿瘤，但也有癌变可能，曾有报道其癌变发生率为18%。

三、低度恶性潜能的尿路上皮乳头状瘤

世界卫生组织/国际泌尿病理学2004年分类［WH0（2004）/ISUP］对尿路上皮肿瘤进行了重新分

类，新加入了“低度恶性潜能的乳头状尿路上皮肿瘤（PUNLMP）”。PUNLIP 为尿路上皮的乳头状肿物，像典型的乳头状瘤，但有明显的细胞增生和（或）核的明显增大，表现为上皮层的厚度明显超过正常的6层。其结构规则整齐，没有或者有很轻的核变异，基底部的细胞呈栅栏状排列，极向几无或很少改变，核分裂象不常见，若有则都位于基底部，可出现伞细胞，常呈典型内翻性生长，这类肿瘤包括许多过去诊断为Ⅰ级移行上皮癌的肿瘤。之所以要分出这一肿瘤类型，主要是过去常把这一类肿瘤诊断为癌。其与低级别乳头状尿路上皮癌的区别主要在于后者表现为轻度细胞拥挤且极向紊乱，细胞核大小不等、形态不规则及染色质分布异常，可见小核仁，核分裂象偶见，可见于任何层次。实际上其生物学行为并非如此，并未演化发展到浸润和转移。临床上此类肿瘤多发生在男性（5 ∶ 1），发病平均年龄为65岁，最常见的临床症状是肉眼或镜下血尿，最常发生于膀胱侧壁或输尿管开口附近，被形象描述为“海带漂在海水中”。目前认为，此类病变的大多数病例不发展为癌，预后好，复发率低，明显低于非浸润性乳头状癌，极少数病理类型在初诊数年后出现其他高级别和（或）分期的肿瘤。

（慧　妍）

第四节　预后因素

一、肿瘤位置

上尿路肿瘤中，肾盂肿瘤发病率较输尿管肿瘤高，两者比例为（3～4）∶ 1。同级同期的输尿管肿瘤预后较肾盂肿瘤预后差，输尿管肿瘤更易局部复发或远处转移。输尿管肿瘤位于输尿管远、中、近段的比例分别为73%、24%和3%，近段输尿管肿瘤的平均生存期明显低于远段输尿管肿瘤。肿瘤多发与局部复发关系密切，多次复发提示预后不良。

二、分期、分级

总体来讲，上尿路肿瘤预后较差，约19%患者最初诊断时就已出现远处转移，肿瘤的分级、分期是上尿路肿瘤最重要的预后指标。肿瘤分期为 T_a/T_{is}、T_1、T_2、T_3 期的5年生存率分别为100%、91.7%、72.6%、40.5%，T_4 期肿瘤往往在30个月内死于肿瘤。根据肿瘤细胞的分化程度，上尿路肿瘤分为1～4级，为避免过度诊断，2004年WHO分级系统将其分为低分级和高分级2类，5年生存率分别为93.6%和28.3%，高分级肿瘤更易发生浸润生长和远处转移。

三、淋巴道浸润

肾盂输尿管壁薄，周围淋巴引流丰富，即使低度恶性的肿瘤也可早期浸润，淋巴道浸润常提示淋巴结转移，预后多不良。淋巴道浸润常伴随肿瘤分级分期的增加。日本的一项研究显示，无淋巴道浸润的5年和10年生存率分别为84.9%和80.4%，而伴有淋巴道浸润的则为40.2%和21.1%。

四、分子标志物

随着分子生物学的进展，发现许多分子标志物与肾盂输尿管移行细胞癌的预后有关，其中有p53、Ki67、VEGF的高表达，E－cadherin、p27的低表达提示预后较差。

另外，治疗方式的选择对于输尿管肿瘤的预后也有一定影响。

五、诊断

（一）症状和体征

（1）血尿：70%～90%的患者临床表现早期最重要的症状为血尿，可为镜下血尿或肉眼血尿，多表现为间歇性、无痛性、全程肉眼血尿，可排出条索状血块。

（2）疼痛：30%的患者表现为腰部不适、隐痛及胀痛，大多因肿瘤阻塞尿液引流引起，偶可因凝血块或肿瘤脱落物引起肾绞痛。

(3) 尿路刺激症状：有少部分患者在输尿管肿瘤浸润膀胱三角区可以有尿路刺激症状。

(4) 肿块：因肿瘤梗阻引起肾积水出现腰部包块者少见，可位于腰部或上腹部。

(5) 全身症状：全身不适、食欲减退、体重下降是晚期肿瘤患者常有的全身症状，部分患者还可伴有不同程度的发热、贫血或高血压。另有15%的患者被诊断时可无任何症状。

(6) 肿瘤转移表现：肾盂癌常发生早期转移，有时可转移至锁骨上淋巴结。

(7) 有30%～50%上尿路肿瘤可同时出现膀胱肿瘤。如肾盂与输尿管同时有肿瘤，则出现膀胱癌的可能性增至75%，该类患者易漏诊。

（二）影像学检查

(1) B超：超声检查简单、有效、无创，是对初诊患者最适宜的检查方法。早期因设备分辨率低，诊断阳性率约50%，随着对本病声像图特点的掌握及检查方法的改进，以及超声仪性能的提高，诊断率明显提高。肾盂肿瘤表现为肾盂内实质性肿块回声，肿块边缘不规则，回声低于肾实质，常可有不同程度的肾盏或肾盂积水。但当肿瘤较小时，特别是小于1cm肿瘤，由于肾盂位置较深且受肠气的干扰，无尿液作为透声窗，诊断较为困难。输尿管肿瘤表现为输尿管内实质性占位，梗阻上方输尿管及肾盂扩张积水，高分辨超声可观察到肿瘤内的血流信号。近年来，腔内超声的应用不仅可以显示微小肿瘤，还可评估肿瘤侵犯的深度，指导临床分期和治疗，但需预先留置输尿管导管，为有创检查，尚未进一步推广。

(2) 排泄性尿路造影（IVP）及逆行肾盂造影：排泄性尿路造影简便易行，是上尿路肿瘤传统的首选检查方法。主要表现为肾盂肾盏内充盈缺损，形态不规则，可伴有肾积水、肾轮廓影增大，同时可以显示全尿路，以了解膀胱及双侧肾脏的排泄功能。而对于输尿管肿瘤大部分表现为“鸟嘴样”改变及梗阻以上尿路积水。但对于肾功能受损严重的，排泄性尿路造影不能显影而造成诊断困难。逆行肾盂造影往往适用于排泄性尿路造影不佳时，可以显示肾盂轮廓及病变形态，但需要置入输尿管导管，有一定的创伤性。

(3) 计算机断层扫描（CT）及CT尿路造影（CTU）：CT在本病的诊断中具有其他影像学检查无法媲美的优点，其准确率可达95%，可以直接显示肿瘤本身，在评估肾实质侵犯、临近脏器受累和转移方面起重要作用。随着CT技术革命性进步，多层螺旋CT的出现，使CT扫描时间缩短，分辨率大大提高。CTU集成了螺旋CT扫描快、信息容量大的特点，经血管注射造影剂，采用重建方式清晰显示泌尿系形态，是一种新的微创伤性检查方法。CTU可获得包括肾实质整个尿路的三维立体图像，可清楚地显示肾盂、输尿管及膀胱的全貌，结合轴位CT图像，使肾盂输尿管病变的定位及定性更加准确。检查前不用事先做肠道准备，不用腹部加压，为儿童和老年患者提供了更大的方便。CTU的图像可以任意方向旋转观察，从而清晰地显示病变的范围和部位，给诊断和临床医师制定手术方案带来了方便。在一些经济发达地区，CTU已取代IVP及RP，成为上尿路肿瘤的首选检查方法。

(4) 磁共振成像（MRI）及磁共振尿路造影（MRU）：由于MRI具有多平面成像，对软组织分辨率高等优点，当在尿路造影和CT图像难以作出肯定诊断时，可做MRI检查。对于肾盂肿瘤的检查，磁共振与CT比较更能提供病变的细节与完整性，能够提高诊断及分期水平。肿瘤的MRI常表现为肾盂肾盏内的低信号充盈缺损，周围环绕高信号的肾周脂肪。肾盂内缺损常为偏心性，肾盂肿瘤侵犯肾实质在MRI上难以确定，很难与肾细胞肿瘤鉴别。近年来应用的新技术磁共振尿路造影MRU具有取得泌尿系统全貌影像的特点，无论有或无肾功能损害，都能获得清晰的高质量全尿路造影图像，同时还能反映肾功能的情况，提供功能和解剖信息。主要用于尿路造影检查肾及输尿管可能不显影或显影不良者，给病变的定位及定性造成困难的，对这部分患者MRU检查优于IVP，此外，该技术特别适合碘过敏患者。与IVP比较，无须腹部加压，无须静脉注射碘造影剂，且无电离辐射，被认为是目前最好的无创性检查方法。基于MRU的成像原理，肾盂肾盏及输尿管内必须有一定的液体才能很好地显示，因此对无肾盂积水及输尿管梗阻扩张的，MRU显示较差，且MRU定性差，对肾盂肿瘤与小结石的鉴别较难。用抑制脂肪信号的方法，能够获得清晰肾盂肾盏图像，但还是稍差于传统的IVP，且价格昂贵，因此MRU还不能普遍运用，只能作为 IVP 的补充。

（三）内镜检查

肾盂输尿管癌同时伴发膀胱肿瘤者占 30% ~50% ，因此可疑者需行膀胱镜检查，可直接观察有无膀胱肿瘤或有无从输尿管脱入膀胱的输尿管肿瘤，尚可观察输尿管口喷血征象。输尿管镜能直接观察输尿管腔内情况，并可以做活检，能发现早期病变和影像学不能检出的早期肿瘤。当影像学检查输尿管内出现充盈缺损征象；不明原因的输尿管狭窄或梗阻；来源于上尿路不明原因的血尿；肾盂、输尿管表浅肿瘤活检；肾绞痛反复发作，影像学检查未能发现结石，需进一步明确病因；尿细胞学检查阳性，不能排除上尿路肿瘤时，需考虑行输尿管镜检，输尿管软镜可以观察到硬镜观察不到的肾盏等死角。但有学者认为输尿管镜检查有可能引起上尿路癌的恶化和种植转移，认为输尿管镜检查所致肾盂、输尿管内高压可促使肿瘤细胞穿透尿路上皮层，促进肿瘤的浸润，同时，输尿管镜探查还可能造成输尿管黏膜不同程度的损伤而为肿瘤细胞的种植提供条件。顺行内镜检查即经皮肾镜检查，具有视野清晰，工作腔道大的特点，常适用于病理活检同时给予治疗，能处理较大肿瘤，但因创伤及手术风险较大，且有穿刺通道转移可能，对于必须保留肾脏者需慎重选择。

（四）尿脱落细胞学检查

尿脱落细胞学检查找到癌细胞对早期定性诊断具有重要意义。但该检查特异性虽然较高（ > 90%），敏感性却较低（ <50%），且不能明确指出病变部位，不过可作为观察和随访的手段。采用输尿管插管及洗刷技术收集尿液进行选择性尿脱落细胞检查有助于诊断。近年还有研究报道荧光原位杂交技术（FISH）检测尿脱落细胞基因异常，可用于上尿路肿瘤的早期诊断，其较细胞学检查具有相同的特异性和更高的敏感性。

（五）尿液中尿路上皮肿瘤标志物

为了提高无创检测尿路肿瘤的检出率，学者们正积极寻找尿液中尿路上皮性肿瘤标志物，但目前大多用于膀胱癌的诊断。如美国 FDA 已经批准将 BTAstat、BTAtrak、NMP22、FDP、ImmunoCyt 用于膀胱癌的诊断，其他还有端粒酶、存活素、微卫星分析、C7 - FRA21 - 1 和 LewisX 等。因为膀胱癌与上尿路肿瘤具有相似的病理和生物学行为，相信这些标志物也适用于上尿路肿瘤，但因上尿路肿瘤的发病率低等特点，尚无大宗研究资料予以证实。

（慧　妍）

第六节　分期

AJCC 肾盂及输尿管癌的 TNM 分期见表 7 - 2；分组见表 7 - 3。

表 7 - 2　AJCC 肾盂及输尿管癌的 TNM 分期

分期	标准
T	原发肿瘤
T_x	原发肿瘤不能确定
T_0	无原发肿瘤证据
T_a	非浸润性乳头状癌
T_{is}	原位癌
T_1	肿瘤浸润到上皮下结缔组织
T_2	肿瘤浸润肌层
T_3	（肾盂）肿瘤浸润超过肌层，浸润肾盂周围脂肪或肾实质（输尿管）肿瘤浸润超过肌层，浸润输尿管周围
T_4	肿瘤浸润邻近器官或穿透肾脏浸润肾周脂肪

续　表

分期	标准
N	局部淋巴结
N_x	局部淋巴结不能确定
N_0	无局部淋巴结转移
N_1	单个淋巴结转移，最大直径≤2cm
N_2	单个淋巴结转移，最大直径 2~5cm 或多个淋巴结转移，最大直径 <5cm
N_3	淋巴结转移，最大直径≥5cm
M	远处转移
M_x	不能确定远处转移
M_0	无远处转移
M_1	远处转移

表 7-3　分期组合

分期	肿瘤情况		
0_a 期	T_a	N_0	M_0
0_{is} 期	T_{is}	N_0	M_0
Ⅰ期	T_1	N_0	M_0
Ⅱ期	T_2	N_0	M_0
Ⅲ期	T_3	N_0	
Ⅳ期	T_4	N_0	M_0
	任何 T	N_1、N_2、N_3	M_0
	任何 T	任何 N	M_1

（慧　妍）

第七节　治疗

上尿路肿瘤患者预后仅与肿瘤的分级、分期有关，与手术方式无关。目前采取以手术治疗为主的综合治疗。手术方式的选择应根据肿瘤的分期、分级、患者的身体状况、对侧肾功能、肿瘤部位及生长方式等因素来确定。

一、根治性手术

由于移行细胞癌的多中心性和易复发性，肾、输尿管全长及输尿管口周围的膀胱袖状切除术一直是治疗上尿路上皮肿瘤的标准术式。可采用传统开放手术和腹腔镜手术，近年来腹腔镜手术的应用越来越广泛。随着腹腔镜技术在泌尿外科中的广泛应用，已有大量国内外文献报道了腹腔镜下肾盂癌、输尿管癌根治术具有创伤小、恢复快等特点，且短期疗效与开放手术相当。有报道称，首先采用电切镜经尿道沿输尿管口周围 1.0cm 袖状分离输尿管口周围膀胱组织及输尿管壁内段，切至显露膀胱外脂肪组织或网状疏松结缔组织，再行肾、输尿管切除，可以免除下腹部切口。缺点是技术相对较难掌握，术中需转换体位。手术是否采用两个切口并不重要，但应尽量避免切断输尿管，以预防肿瘤种植扩散的可能。

二、保守性手术

对于孤立肾、肾功能不全或双侧上尿路肿瘤的患者，则不宜选用根治性肾输尿管切除术，应采用保守的手术治疗方法，近年来对于低级、低期的原发性输尿管癌也倾向于采用此类方法，包括输尿管膀胱部分切除、输尿管膀胱再植术等。对于末端输尿管肿瘤，可行末端输尿管切除、膀胱袖口状切除及输尿管膀胱再植术。双侧输尿管肿瘤，为低级低期肿瘤，可考虑双侧输尿管部分切除术或一侧行肾、输尿管全切加膀胱袖口状切除，另一侧行保守性切除。保守性手术治疗术后肿瘤复发率主要依赖于该病病程的长短、肿瘤的大小及病理分级。

三、内镜手术

20 世纪 80 年代开始，经皮肾镜和输尿管镜用于治疗上尿路肿瘤并得到发展。但其应用有较严格的适应证：①孤立肾：先天性或因泌尿系疾病已切除一侧肾脏者；②双侧上尿路肿瘤；③慢性肾功能不全；④伴发心、肝、肺等重要器官严重疾病而不能耐受手术；⑤对于低分期低分级的肿瘤患者，患者要求保肾手术，了解保肾手术的可能后果，并能坚持严格随访，也可采取保肾手术。一般来说，直径小于 1.0cm 的肿瘤适宜采用输尿管镜；直径大于 1.5cm 的肾盂及输尿管近端肿瘤宜采用经皮肾镜，其方法是先经膀胱逆行插入球囊导管至肾盂输尿管连接部，充胀球囊阻塞之以避免肿瘤的远端种植。在超声或荧光屏引导下建立经皮通道，扩张至 30F，保留工作鞘并做肾镜检查和完成肿瘤的切除。如为小的肿瘤，获得活检后同时切除，基底部电灼；大的肿瘤用 24F 切除镜切除，基底部用激光处理。肿瘤完全切除后，随机活检，拔除工作鞘保留肾造瘘管。2 周后做肾造影，无尿外渗或梗阻，可经造瘘管灌注化疗药，此后根据情况拔除该造瘘管。位于肾下盏的肿瘤，由于输尿管镜难以到达不易切除，亦采用经皮肾镜处理，但术前需明确肿瘤部位，经皮肾穿刺径路应避开肿瘤所在的肾盏，避免肿瘤经穿刺通道种植。

切除肿瘤可采用激光或电切。一般认为，激光由于穿透性局限，安全性较高，但深层病变较难处理，而电切可以保证切除的完整性，但切除过大过深易产生严重并发症。因此，笔者认为，两者巧妙结合可以最大限度地发挥激光和电切的优点，而将手术风险降低至最低限度。

输尿管镜切除上尿路上皮肿瘤，并发症相对少见，主要为术中输尿管穿孔和术后输尿管狭窄。而经皮肾途径的并发症发生率远高于前者，出血是常见并发症，有文献报道输血率可达 20% ~50%，其他少见并发症包括肾盂输尿管连接部狭窄、胸膜损伤、穿刺通道肿瘤种植等。

有研究显示经输尿管镜局部肿瘤切除有着与开放手术相似的成功率，住院时间明显缩短，不过存在一定程度的肿瘤种植和合并医源性损伤的风险。近年来，对于输尿管癌双侧致病同步及异时性特点的深入认识，以及新的诊断技术的应用，使得频繁采用保守性手术治疗，特别是输尿管镜电切手术成为可能，但应要求严格掌握适应证并严格随访。

四、放疗及化疗

对于 T_2、T_3 期术后淋巴结阳性、T_4 期术后、手术无法切除、弥漫性转移的患者可行全身化疗或放疗，或化疗十放疗，以减轻症状，延缓肿瘤进展，延长生存期。GC 方案（吉西他滨 + 顺铂）是目前标准一线治疗方案。吉西他滨 1 000mg/m^2 第 1、8、15 天静脉滴注，顺铂 70mg/m^2 第 2 天静脉滴注，每 4 周重复，共 2 ~6 个周期，总有效率可达 49%。当患者全身条件不能耐受手术或手术不能彻底切除肿瘤或减瘤术后可行放射治疗，包括常规外照射、三维适形放疗及调强适行放疗，剂量因人而异。

五、上尿路肿瘤的灌注治疗

上尿路肿瘤手术后灌注化疗，主要借鉴膀胱肿瘤灌注治疗的经验。根治性肾输尿管切除的患者推荐术后 1 周行膀胱灌注治疗，每周 1 次，共 4 ~8 周，随后每月 1 次，共 6 ~ 12 个月。国内常用药物包括卡介苗（BCG）、表柔比星、丝裂霉素 C、吡柔比星、羟喜树碱等。

国外许多学者建议采用 BCG 和丝裂霉素 C 等药物对腔内切除上尿路上皮肿瘤的患者行肾盂内灌注治疗并长期随访。灌注方法：①经皮肾镜切除肿瘤后，可长期留置肾盂造瘘管，直至灌注疗程结束。灌注时嘱患者头低脚高位，经肾盂造瘘管缓慢滴注化疗药物，灌注时间因药物而异。②输尿管镜切除肿瘤后，可留置双J管对抗输尿管的抗逆流机制，利用膀胱输尿管反流行肾盂输尿管灌注。在灌注时亦嘱患者头低脚高位，常规行膀胱灌注药物，其药物及疗程选择同一般的膀胱灌注方案。BCG常用剂量为20mg，方法是将BCG溶于30～100mL生理盐水中，经肾盂造瘘管缓慢滴注，持续1～2小时，术后3～4周开始，每周1次，连续5～6周。丝裂霉素C常用剂量40mg，加入1 000mL生理盐水中以每小时50mL的速度持续经肾盂造瘘管灌注，灌注时采用仰卧位，保持肾盂内压力不超过15cm水柱。

灌注治疗的不良反应主要是化学性炎症，程度与灌注剂量和频率相关，多数不良反应在停止灌注后可自行改善。肾盂灌注发生菌血症及药物吸收所致的全身反应较膀胱灌注为多。

（慧 妍）

第八节 随访

EAU最近建议关于上尿路上皮肿瘤的诊治指南推荐的随访方案如下。

根治性术后：①T_a～T_1期肿瘤术后3个月行膀胱镜检，之后每年一次，当出现症状时行胸片、CT及骨扫描。②T_2及以上肿瘤术后3个月行膀胱镜检，之后每年1次，共5年；每6个月行胸片及CT检查，共两年；两年后每年行1次上述检查。

保守性术后：①术后1～3个月，行IVP和尿细胞学检查，半年后复查；之后每年1次，共5年；②术后3个月及1年行膀胱镜检、输尿管镜检、尿细胞学及上尿路细胞学检查；之后每年1次，共5年（可选择性使用IVP）；③对于原位癌，术后每3个月行1次膀胱镜检、输尿管镜检、尿细胞学及上尿路细胞学检查；两年后，每6个月行1次上述检查，共5年；④对有症状患者行胸片、CT及骨扫描。

（慧 妍）

第八章

膀胱肿瘤

第一节　基础生物学与临床生物学

膀胱肿瘤是泌尿系肿瘤中最常见的恶性肿瘤，在中国膀胱肿瘤的发病率占男性泌尿系肿瘤的首位，在国外则占第2位，多数为移行上皮细胞癌。各项流行病学和临床实验都证实，化学致癌物质是膀胱癌发病的一个重要原因，但也有很多膀胱癌的病例并没有明显致癌物的接触史。基本上所有的恶性肿瘤发生都是由于细胞增殖与分化的调控机制发生错乱引起的，也包括恶性肿瘤细胞自身遗传组成的混乱。几乎所有的人类恶性肿瘤（如膀胱癌）是后天获得性的DNA改变导致癌基因的诱导表达和抑癌基因的缺失，最终发生细胞的恶变。各种诱发因素，如病毒、化学致癌物质以及其他的化学物理因素（如紫外线或放射线），通过与宿主细胞直接接触而发挥作用。其他发病因素包括遗传性因素、后天获得性因素和自身解剖学原因等，以及细胞中各种化学物质的新陈代谢调控过程和代谢物的分泌及排泄也是细胞发生恶变的潜在因素，这些因素共同决定了肿瘤的发生及发生部位。另外，所有的细胞具有修复突变或错配的DNA或杀灭这些基因改变的细胞功能，几乎所有的恶性细胞丧失这种修复机制。所有这些因素综合决定了膀胱癌的发生。

膀胱癌只是泌尿系中一个部位的病变，其他部位从肾盂到尿道也可能会发生恶性转变，尿路上皮性肿瘤经过局部切除以后的反复再发也印证了这一点。然而，移行细胞癌也可发生种植或者迁移至其他尿路上皮，所以确认肿瘤复发的原因是因为原发病灶未得到充分治疗或肿瘤的种植转移，而多病灶发病常十分困难。以下的资料表明，诸多因素共同决定了肿瘤的发生。

（慧　妍）

第二节　流行病学

一、发病率与流行病率：性别和种族

肿瘤的发病率定义为每年每十万人中的新发病例。国内《中国部分市、县恶性肿瘤的发病与死亡》报告指出，对1988—2002年数据较为齐全的11个登记处资料进行的分析揭示了我国膀胱癌的流行变化趋势。结果显示：1988—1992、1993—1997、1998—2002年我国膀胱癌的发病率分别为8.22/10万、9.45/10万、9.68/10万，膀胱癌发病率呈逐年上升趋势，在泌尿男性生殖系肿瘤占第1位。而在我国上海，1973—1999年，上海市肿瘤登记处共收集到新发老年膀胱癌病例7 535例，其中男性5 709例，女性1 826例。老年男性膀胱癌的标化率缓慢上升，从1973—1975年的5.1/10万上升至6.7/10万，增加了31.37%，年均变化率为1.15%，而老年女性膀胱癌的发病率则维持在一个相对稳定的水平。

膀胱癌一般很少通过尸检发现。从20世纪30年代开始至今，膀胱癌的诊断方法没有太大的改变（膀胱镜检查加组织活检），因此不能将膀胱癌发病率的提高归结于技术的革新和卫生保健条件的改善。由于膀胱癌的发病率与年龄呈相关性，相比女性而言，男性膀胱癌发病率的大幅度提高似乎与女性平均

寿命比男性长有矛盾。特别令人惊讶的是男性新发膀胱癌病例的数目比女性高，而自20世纪60年代，女性才开始走出家庭，改变生活习惯，她们暴露于工业及环境致癌物中的概率（如吸烟等）基本与男性相等。有人认为，这些改变可能会导致女性膀胱癌发病率不成比例增长，就如这一时期的肺癌一样。基因、激素、解剖结构（如老年男性由于前列腺肥大引起的相对尿液潴留）和（或）其他因素可能可以解释这一令人困惑的问题。

美国男性白种人膀胱癌的发病率是黑种人男性的2倍左右，而女性白种人膀胱癌的发病率是黑种人女性的1.5倍左右。据估计，一个1997年出生的白种人男性，一生中患膀胱癌的概率为3.7%，约为白种人女性（1.2%）或黑种人男性（1.3%）的3倍，比黑种人女性（0.8%）多4.5倍。有资料表明，白种人增高的膀胱癌风险主要限于非浸润性肿瘤，提示美国黑种人肿瘤诊断延迟。但是，基因及流行病学资料显示，美国黑种人其他恶性肿瘤的侵袭性也可能更强，如乳腺癌。如发生膀胱癌，多表现为晚期。西班牙裔美国人男女发病率约为白种人的一半。

由于很多膀胱癌患者经历了膀胱癌的复发，但并未死于肿瘤，虽然膀胱癌的发病率在美国男性人群中仅占第四位，但它是中年及老年男性人群中第二常见的恶性肿瘤（仅次于前列腺癌）。

二、死亡率：性别与种族

肿瘤的死亡率是每十万人每年的死亡人数。据估计，在2000年，美国将会有大约12 200人死于膀胱癌，其中8 100名男性和4 100名女性，占美国男性肿瘤致死原因的第7位，因膀胱癌死亡的人数占所有肿瘤死亡人数的比例，男性为2.9%，女性为1.5%。男性的5年生存率高于女性，该特点在美国黑种人女性中体现得尤为突出（5年生存率：白种人男性，84%；美国黑种人男性，71%；白种人女性，76%；美国黑种人女性，51%）。产生这种差别的原因主要是由于诊断为膀胱移行细胞癌时，肿瘤是否局限于膀胱的比例不同，美国黑种人男性和女性分别为65.6%和56.4%，相比之下，美国白种人男性和女性分别为75.7%和74.3%。导致美国黑种人，特别是黑种人女性多为晚期肿瘤的因素包括：浅表性肿瘤的漏报，肿瘤的延迟诊断以及美国黑种人侵袭性膀胱移行细胞的高发生率，虽然第一种可能因素较罕见，但真正要把几种因素区分开，证据还不是很充足。

虽然大部分的膀胱癌都属于移行细胞癌，但在美国黑种人女性非膀胱移行细胞癌的发生率高于其他人种（如原发鳞状细胞癌、腺癌等），另外，这些非膀胱移行细胞癌的治疗效果及预后目前也较差，这也提示为什么不同种族的人膀胱癌的死亡率会因种族的不同而有所差异。

而在中国上海，根据1988—1995年上海市肿瘤登记处资料显示，3 211例膀胱癌新发病例中，5年观察和相对生存率分别为49.6%和55.2%。男、女膀胱癌病例5年相对生存率分别为57.4%和47.6%。

自20世纪50年代，膀胱癌的发病率上升了约50%，可以预计，随着人口年龄的增长，这个趋势将会继续。相比之下，在同一时期内，膀胱癌患者的死亡率却下降了约33%。这种变化是否因为膀胱癌生物学特性的改变、不同类型肿瘤危险因素的变更、更好的医疗措施、早期的诊断或者是这些因素综合决定的，还没有得到最终的确认。不管如何，男性膀胱癌的死亡率的确下降了，通过新发病例的死亡率（男性，1985年是0.251，到2000年为0.211；女性，1985年为0.318，到2000年为0.293）以及前述所提到的患者的5年生存率，很明显可以看出，女性膀胱癌患者的死亡率远高于男性。这个结论也被大多数近10年（1987—1997年）来的病例报道所证实，经过年龄校正后，男性膀胱癌患者的死亡率平均每年下降0.4%，而女性则每年上升0.1%。经过年龄校正的死亡率趋势，以及男性相对于女性发病率的上升都给予我们提示，男性与女性在膀胱癌诊断、治疗及疾病本身特点上的差异，女性预期寿命更长并不能用来解释为什么女性患者比男性患者高于50%的可能性死于膀胱癌。这些性别的差异在很多其他国家也有所发现。

三、年龄

膀胱癌可以发生于任何年龄阶段，甚至是儿童，但一般以中老年人为主要发病群体，男性一般平均发病年龄为69岁，女性为71岁。膀胱癌的发病率是随年龄不断上升的，65～69岁，男性的每十万人发病人数为142人，女性每十万人发病人数为33人；对于85岁以上的人群，男性每十万人的发病人数为296人，女性为74人。对于膀胱鳞状细胞癌也存在着相似的发病趋势。膀胱癌的死亡率也是随年龄上升而不断上升的，在美国，从65～69岁的患者，其男性和女性膀胱癌的死亡率分别为14%和18%，从80～84岁，其男性和女性膀胱癌死亡率分别上升至30%和37%。而在中国，一项对成都市和昆明市驻地部队在职和离退休干部共计5 701人的研究显示，60岁以上年龄组患者膀胱癌患病率明显高于60岁以下组，而大于80岁组患者与60～80岁组患者比较，患病率有显著性差异。调查还发现从70岁以后膀胱癌患病率急剧上升，80岁后达到高峰1.06%。这些数据是否说明年龄越大，肿瘤的侵袭性就越大，或者与其他年龄相关的因素影响了老年患者诊断及治疗措施的选择，但应该考虑是众多因素共同作用而形成的结果。

青少年及年龄小于30～40岁的年轻人，膀胱癌的分化一般都是较好的，且临床分期较早。另外，该人群分子或基因的畸变与老年人不同，与病理分级或临床分期不一定紧密相关。年轻患者一般以浅表性、低度恶性肿瘤多见，所以预后一般较好，但是其肿瘤的进展性与老年患者无区别。

四、区域及国家差异

在我国，通过收集整理中国大陆30个肿瘤登记处1998—2002年膀胱癌发病登记的数据资料发现，其中上海和大连膀胱癌男性发病率最高，分别为12.5/10万和12.1/10万，其次为杭州、北京和天津，均>10.0/10万；女性发病率最高为大连4.01/10万，其次为上海和杭州3.9/10万、北京3.8/10万和嘉兴3.4/10万。而30个登记处中云南个旧市和甘肃武威市没有死亡数据，膀胱癌男性病死率最高为天津和上海，分别为6.2/10万和5.5/10万，其次为江苏海门、浙江嘉善、江苏启东、辽宁大连、北京，均>4.0/10万；女性病死率最高为浙江嘉兴2.6/10万，其次为上海和天津，分别为2.0/10万、1.8/10。另有报道，美国北部膀胱癌的发病率比南部要高，但由于老年人移至南部，这种发病率的差异变得不明显了。不同的国度其膀胱癌的发病也不相同，英国人和美国人的发病率比日本人和芬兰人高。夏威夷白人膀胱癌的发病率是日本人后裔的2倍。这些差异极有可能是环境和遗传因素共同作用的结果。

五、尸检资料

膀胱癌一般不会通过尸体解剖偶然发现。这明显不同于前列腺癌、肾癌或身体其他部位的恶性肿瘤，这些“尸检肿瘤”常多于临床诊断的肿瘤。可能是由于死亡后尿道上皮的自溶引起，或者是由于留置导尿后使发现小肿瘤难度加大。临床上很多膀胱癌是由于泌尿外科医生在检查其他疾病时偶然发现的。膀胱癌的生前诊断是完全可能的，不能用诊断失败来解释不同性别、种族、年龄的人发病率的不同。另外，膀胱癌的临床潜伏期（从膀胱镜下可见肿瘤到表现为临床症状之间的时间跨度）相对较短，因此，早期检测及其优缺点和检查频度也值得我们关注。

（邢志强）

第三节　病因与危险因子

一、生物学因素

膀胱肿瘤相关的危险因素包括职业化学暴露、吸烟、饮咖啡、口服镇痛剂或甜味剂，细菌、真菌和病毒感染，膀胱结石刺激和接受具有基因毒性的化疗药物的治疗。数据显示有部分膀胱癌是由于致癌物质引起的，致癌物质引起靶细胞DNA发生畸变，介导肿瘤的发生，一般需要众多损伤因素共同决定才能引起肿瘤发生。此外，尿路移行细胞内微环境可能会影响致癌物质的暴露和对细胞的敏感性，这就会导致相似的化学致癌物质引起不同的基因改变。流行病学、分子生物学及组织病理学都证实吸烟及工业化学物质具有确定的致癌作用。

二、癌基因

肿瘤学研究明确提示基因改变与细胞恶变存在明确的相关性。基因改变的机制有以下几点：癌基因诱导，使正常表达的基因诱导为恶性表型，使细胞脱离正常生长机制的控制而发生癌变。与膀胱癌相关的癌基因包括 RAS 基因家族，如 p21 基因，至少一些研究证实其与肿瘤的高组织学分期存在相关性。机制在于鸟苷三磷酸酶介导信号由细胞膜向细胞核传递，影响细胞的增殖与分化。尽管一些报道称约 50% 的移行细胞癌存在 RAS 基因突变，但其他一些报道明显低于此水平。

三、抑癌基因

癌基因具有阳性显性效应，所以容易被监测，另外，与之对应的抑癌基因的失活在肿瘤发生的分子过程中也具有同等重要的作用。抑癌基因控制细胞增殖、DNA 修复及细胞凋亡，抑癌基因的缺失或失活使细胞出现无控制的增殖或无法使遗传特性改变的细胞进入程序化死亡，最终导致基因改变的细胞克隆无控制性增殖。这导致基因的不稳定性，使受累的细胞基因组 DNA 出现复制错误。正常哺乳动物基因组中穿插着多种重复的核酸序列，所以，在已知的多个重复序列区寻找 DNA 复制错误被用为恶性肿瘤细胞的一种筛查方法，也可作为定位 DNA 缺失区的一种方法。

由于抑癌基因的改变而导致的肿瘤，抑癌基因所编码的蛋白（基因产物）应该无功能。因此，可能是双侧等位基因的缺失和（或）突变，或者是由于突变的与野生型的蛋白链形成二聚体（或多聚体）后无功能（所谓的负显性突变）。在过去，可以通过细胞基因分析的方法进行辨认，可以发现大的基因片段或整条基因从核型中消失。由于很多的基因存在多态性，在基因缺失不是足够大无法进行细胞基因分析的情况下，可以通过比较恶性及正常组织的 DNA 酶切片段，来发现恶性细胞 DNA 一个等位基因特定基因区的缺失。已发现人类膀胱癌染色体存在多个非随机丢失区，一个抑癌基因已被定位于丢失区，分子分析发现存留的拷贝存在一个或多个突变，使其基因功能丧失。' 通过分子研究可以进一步证实基因的缺失和异常表达情况。同样，可以通过免疫沉淀或免疫印迹法对蛋白的表达进行检测。大多数分子研究都要求肿瘤标本的 DNA、RNA 及蛋白保持一定的纯度，不被正常的上皮、间质、炎性或血管细胞所污染。通过激光获取显微解剖法可以得到比较纯的样本，那些组织学正常的组织或细胞会很容易地被剔除在标本选择范围之外。另外还可以通过原位杂交或免疫组化方法对基因 mRNA 或蛋白表达进行检测。目前已发现数个与膀胱癌密切相关的肿瘤抑制基因位点，包括 p53 基因（位于 17p）和 Rb 基因（位于 13q）。9 号染色体至少有一个基因，位于 9p21 位置，表达 P19 和 P16 蛋白，另外在 9q 存在一个基因，位于 9q32 ~ q33。

（1）p53 基因：p53 是人类肿瘤中最经常发生突变的基因。野生型 p53 蛋白功能很多：作为转录因子抑制细胞的增殖；介导 DNA 损伤的细胞凋亡；促进 DNA 修复及一些其他功能。p53 的功能就是促使发生异常的细胞凋亡，所以如果 p53 发生突变，那么基因的遗传稳定性就会受到影响，进而产生更多的突变，因此，p53 基因异常的膀胱癌患者，其肿瘤具有更强的侵袭性。

直径超过 1 ~ 2mm 的肿瘤，需要新生血管供应营养。野生型 p53 诱导血管形成抑制因子 TSP – 1 表达，TSP – 1 属于细胞外基质成分，而突变或缺失的 p53 则无此功能。有报道称，膀胱癌组织中异常的 p53 表达与 TSP – 1 的表达下调及新血管形成存在相关性。另外，野生型 p53 可以修复因为化疗而引起的 DNA 损害 op53 功能缺失尽管可以导致高侵袭性表型，但也可增强一些化疗药物的敏感性。

由于 p53 基因在正常细胞增殖及肿瘤发生中的重要作用，其表达受到严格的调控。Mdm2，通过 p53 的诱导而表达，并结合于 p53 的氨基末端，使其遍在蛋白化，通过蛋白降解酶而被降解，此过程的异常可以稳定 p53。正常野生型 p53 在细胞核中存在时间很短，而突变型存在时间较长，因此突变型更容易通过免疫组织化学方法进行检测。一些学者研究发现，免疫组织化学检测细胞核中积聚的 p53 与 p53 基因突变之间存在密切的相关性，因此可以通过免疫组织化学这样一个很简单的方法来筛查肿瘤细胞是否存在 p53 基因突变。但是，一些重要的 p53 基因突变可能导致短缩的蛋白（或无蛋白）表达，因此无法看到核过表达，在此情况下无法用免疫组化的方法与野生型 p53 基因进行鉴别。同样，免疫组化法也无法检测双侧等位基因的缺失（纯合性缺失）。这可能可以解释为什么一些报道中的免疫组化资料与杂合性缺失资料或其他的一些分子资料的不一致，另外由于野生型的 p53 以四聚体的形式发挥功能，即使未突变的等位基因表达正常，突变的等位基因产物半衰期延长，使四聚体蛋白功能丧失。这种负显性效应为试图为包含 p53 等位基因突变的肿瘤细胞插入一个野生型的 p53 基因这一基因治疗策略提供了理论障碍。

（2）Rb 基因及其产物和调控基因 p15、p16、p21、p27 及 p19：正常 Rb 基因的蛋白产物需要细胞周期依赖性激酶的磷酸化，磷酸化蛋白位于细胞核中，调节细胞周期的变化。磷酸化的 Rb 蛋白与另一种转录因子 E2F 分离，分离的 E2F 蛋白通过与相关基因启动区的结合来诱导细胞从 G1 期向 S 期转变。通过去除或突变 Rb 基因，使细胞更容易由 G_1 期向 S 期转变，从而刺激细胞的增殖。

同样，细胞周期蛋白激酶抑制剂抑制 Rb 蛋白的磷酸化过程，使其与 E2F 蛋白分离，调控细胞周期。这些抑制因子包括 p15 和 p16，其主要作用是与细胞周期蛋白激酶 4 和 6 相结合，抑制 Rb 蛋白的磷酸化。另外，还有两个核蛋白 p21，其表达直接受 p53 基因的诱导；p27，其表达决定于蛋白降解酶介导的降解，也是 Rb 蛋白的磷酸化的抑制剂。任何一个调节因子的变异都有可能造成 Rb 蛋白的磷酸化，使其与 E2F 分离，使细胞由 G_1 期向 S 期转变以及细胞增殖，因此，p15、p16、p21、p27 或 Rb 的表达降低或异常表达都有可能会导致组织或细胞无休止的增殖分化以至肿瘤发生及进展，所以这些调节因子目前都被认为是膀胱癌的肿瘤抑制基因。

非随机的膀胱组织中染色体 13q 和 9 的缺失证实了以上所述，并且被进一步的分子研究所论证。对 19 号染色体的研究远比 13q（Rb）或 17p（p53）要困难，因为其常是整个染色体的缺失。而且，p15、p16 基因区常发生纯合性缺失，无法进行杂合性缺失研究。另外，p16 基因启动子 CpG 富含区域超甲基化，使基因发生转录沉默，常见于膀胱鳞状细胞癌中。

p16 和 p19 位于 9p21 的相同区域，p19（ARF）能降解 Mdm2，稳定 p53 基因。p16 和 p19 的基因产物都是肿瘤抑制因子，这些基因的缺失是膀胱癌发生的早期事件，另外，很多学者的研究提示，还有另外的肿瘤抑制因子位于 9 号染色体上，包括在 9q 区域。

了解了缺失基因的正常功能以及它们在细胞增殖调节中的作用，学者们试图比较两种类型膀胱移行细胞癌（低分级浅表肿瘤与高分级肿瘤）与缺失基因的相关性。通过比较发现，9 号染色体，特别是 9q 的缺失，是低分级浅表移行细胞癌的早期事件。另外，高分级膀胱癌与 p53 的异常和染色体 17p 缺失密切相关。无功能 p53 蛋白合并缺陷基因的积聚会导致基因的不稳定性和变异的发生，这些变化可以预测肿瘤生物学行为。

免疫组织化学检测显示 Rb 蛋白异常表达与侵袭性膀胱移行细胞癌密切相关，p21 基因缺失同样如此。p21、pRb 和 p53 的异常表达都提示膀胱癌预后较差。尽管一些肿瘤和细胞系的研究发现，p16 与 pRb 的表达呈负相关，但 p16 在肿瘤中的异常状况仍存在争议，有的研究显示多见于侵袭性肿瘤，而另一些研究则提示在非侵袭性及侵袭性尿路上皮肿瘤中，其缺失率相同。

四、基因扩增和过表达

第三种致癌机制就是编码生长因子及其受体的正常基因的扩增与过表达。Messing 和他的同事独立的研究显示膀胱癌组织中表皮生长因子受体存在异常表达，其过度表达与肿瘤的侵袭性明显相关。在泌尿系统中存在大量的具有生物活性的表皮生长因子，表达生长因子受体的异常表达正好借此独特的环境获得生长优势，另外，表皮生长因子受体信号诱导的不仅是细胞增殖，也诱导肿瘤细胞的迁移及基质金属蛋白酶 9 的表达，这两个步骤都与肿瘤的浸润与转移有关。其过度表达的机制尚不明确，因为即使存在蛋白过度表达时，在膀胱癌中表皮生长因子受体基因的扩增也不常见。

癌基因 erbB－2 编码一个功能及结构与表皮生长因子有关的生长因子受体，其改变与许多恶性肿瘤有关，包括膀胱癌。Sauter 和他的同事们通过研究发现，在 141 例膀胱癌患者中，有 41 例出现 erbB－2 基因产物 p185 的过度表达，但只有 10 例出现基因扩增。Ding－Wei 和他的同事们通过免疫组织化学的方法证实，56 例膀胱癌患者中，有 33% 的患者出现 p185 表达增强，与肿瘤高分期、高分级及复发存在相关性。但目前也有报道称 p185 的高表达与膀胱癌的侵袭性无明显相关性。虽然目前发现多个异常表达基因，但尚未发现与临床膀胱癌相关的特异性基因扩增。

五、职业性暴露危险因素

19 世纪末，用来进行纤维染色的苯胺染料，就是一种典型的尿路上皮致癌物质。其他的膀胱癌的致癌物还包括 2－萘胺、4－氨基联苯、4，4－双氨基联苯、2－氨基－1 萘酚、燃烧煤所产生的气体和烟尘、含氯的碳氢化合物、醛类化合物，如应用于染料工业、橡胶工作和纺织工业中的丙烯醛。据统计，在美国因职业暴露因素导致膀胱癌的病例占总发病人数的 20%，潜伏期常较长（30～50 年）。这可能是由于剂量的积累，如暴露强度增大，其潜伏期可能会大大缩短。

大部分膀胱癌致癌物质属于芳香胺类，其他的还包括饮食中的硝酸盐类和亚硝酸盐类化合物，通过肠道菌群发挥作用。摄入被污染的药物，如马兜铃酸。另外，色氨酸代谢产物可能与膀胱癌致癌有关，但尚未得到证实。与膀胱癌相关的职业包括：汽车工人、染料工人、卡车驾驶员、钻床操作工、皮革工人、与金属密切接触的人、从事有机化学工作的人（如干洗工、造纸工人、编织工）、理发师、美容师、医生、服装制造业者及水管工人。

六、吸烟

吸烟者膀胱癌的发生概率比从来不吸烟的人高 4 倍，一般与吸烟的数量，吸烟的持续时间，吸烟的程度密切相关，男女性皆如此。以前吸烟而后来戒除的人，其膀胱癌的发生率也会比正在吸烟的人有所降低，但降至基线水平尚需 20 年时间，比吸烟在心血管疾病和肺癌致病性方面持续时间还要长。据估计，约 1/3 的膀胱癌病例与吸烟有关，一些问题可能使这一问题复杂化，如认为以前的吸烟者仍处于膀胱癌的风险中，绝大多数 60 岁以上（65%～70% 的膀胱癌发生于此年龄）的美国男性有吸烟史。

尚未发现烟草中膀胱癌的化学致癌物、亚硝胺、2－萘胺、4－氨基联苯是否与致癌有关，吸烟者尿液中色氨酸代谢产物发现明显升高。

长期观察发现，对于同样接触环境致癌物的不同个体，其发生膀胱的危险程度迥异，因此，就促使人们去研究其原因所在，不但要获得翔实的致癌物质暴露的资料，也要寻找致癌物质的作用机制，研究致癌物质是如何到达膀胱，人体又是如何激活或者灭活它们。众多的研究集中在 4－氨基联苯，作为一种化学致癌物，其存在于多种工业产物和烟草中，通过乙酰化而失活，与 4－氨基联苯乙酰化代谢相似的一些物质，如磺胺二甲嘧啶、咖啡因等物质，可以通过测定其乙酰化来确定风险。Lower 及其同事（1999）发现乙酰化慢者更易发生膀胱癌，在工业暴露区的人群也有类似的发现，但在应用其他人群、底物及技术的其他研究中，并未证实上述结论。激活与灭活酶的分析十分复杂，事实上，这些酶在尿路上皮和肝脏中的情况完全不同。

N－乙酰转移酶是一种主要的乙酰化酶，具有多态性，在白种人中有 6 种基因型。在 6 个等位基因中，只有 1 个产生快速活性的酶，因此只有两个“快速”等位基因为纯合的个体，才是真正的快速乙酰化者。Risch 和他的同事（1995）通过应用白细胞基因分析技术发现，与非膀胱癌患者相比，不管是否具有致癌物接触史，膀胱癌患者的慢速乙酰化基因型占绝对多数。 近期 Taylor 和他的合作者发现，另一种多态性乙酰转移酶 NAT1 可以更好地预测膀胱癌的进展。对于超过 30 年吸烟史的个体，NAT1 纯合的个体发生膀胱癌的可能性是野生型 NAT1 个体的 8.5 倍。在 NAT1 纯合或杂合同时 NAT2 纯合的基因型患者中，这种趋势更加明显。Okkels 和他的同事研究也发现，NAT2 慢速乙酰化基因型在吸烟群体中与膀胱癌发生相关。有趣的是，NAT2 慢速乙酰化基因型在各种族男性吸烟者中的相对频率密切反映了白种人、黑种人及亚洲裔美国人发生膀胱癌的风险。

在另外一个研究中，Horn 和他的同事发现，细胞色素 P4501A2 具有芳香胺类的脱甲基作用，因此可激活潜在的致癌物质。与 NAT2 相反，细胞色素 P4501A2 是一种高度可诱导的酶，常见的化合物如咖啡因是其诱导剂。通过咖啡因呼吸试验来评价 CYP1A2 的相对活性，其方法是摄入含有一定数量 13C 的咖啡因，然后通过呼出的含有 13C 的二氧化碳检测来证实。咖啡因呼吸试验研究结果表明，男性和经产女性呼出的含有13C的二氧化碳量明显高于非经产女性和长期服用避孕药的经产女性。研究者认为，男性细胞色素P4501A2的高度可诱导性和高活性，使男性患膀胱癌的风险明显高于女性，应继续对膀胱癌患者人群进行研究来明确咖啡因呼吸试验能否对膀胱癌的预后提供一定的指导价值。在另一项研究中，Brockmoller和他的同事研究发现，在德国的吸烟人群中，快速代谢型CYPIA2等位基因，特别是联合慢速NAT表现型，提示易患膀胱癌。目前，科学家们尚未找到其他的细胞色素因子家族等位基因与膀胱的相关性。

另外的可能对膀胱癌致癌物质起灭活作用的酶家族是谷胱甘肽转移酶，特别是谷胱甘肽S转移酶M1，由多态性基因GSTM1编码，50%的白种人存在该基因的表达。该基因缺失的吸烟者比该基因表达的吸烟者发生膀胱癌的危险性要高1.8倍，如果除去吸烟因素、不管该基因是否表达，其膀胱癌的发生危险性都无明显差别，因此，只有吸烟的诱导因素存在的条件下，该基因才能在膀胱癌的发生中发挥作用。谷胱甘肽转移酶家族其他成员的作用目前尚无定论。

芳香族类代谢物所产生的分子俘获通过特定的途径引起DNA的突变，所有的基因组均可能受到潜在的影响，所以，检测膀胱癌患者已知基因的突变方式可能可以解释肿瘤是自发形成的还是由化学致癌物诱导发生的。因为p53序列已被揭示，另外其与膀胱癌的关系比较密切，所以p53是目前研究的热点。研究的假设是，大部分常见的自发性基因突变是CpG的跃迁。假设CpG跃迁是自发性突变，并且如果发现目的基因中存在这种突变，那么就可以认为，基因突变是自发性诱导产生。另外，由于特异性的致癌物质引起特异性的突变事件，或称基因“足迹”，因此发现其他类型的突变可能提示由特异性的致癌物引起。当对肿瘤的p53突变进行研究时，结肠癌和白血病患者发生p53基因自发性突变的概率相当高，但在小细胞肺癌中，存在很大一部分非自发性或者外源性诱导突变。使用此方法对膀胱患者进行研究发现，大约有50%的突变存在外源性诱导因素。但是，比较吸烟者和非吸烟者膀胱癌患者，虽然吸烟者p53突变率明显高于不吸烟者，但其突变类型和位点无明显差异，研究结果提示，吸烟增加尿路上皮细胞的突变，但不影响突变的类型及位点突变。Hayes和他的同事研究证实，工业致癌物和吸烟与膀胱癌的发生密切相关（年轻患者除外），但与膀胱癌发生类型无明显相关性。因此，假设低度恶性的浅表肿瘤和高度恶性的浸润肿瘤具有不同的基因改变途径，则已知的两个环境致癌物的暴露引起的基因改变的比例与非暴露人群相似。

一些研究表明，不管移行细胞癌属于哪种类型，基因CpG岛超甲基化，特别是在启动子区，偶尔在外显子区域，与尿路上皮的肿瘤发生密切相关，如p16和9q32～q34的缺失基因，其超甲基化在肿瘤中非常多见。这种情况偶尔可见于老年人的正常尿路上皮，与肿瘤浸润与分级之间的关系尚存争议。另外，衰老本身对基因突变也会产生一定的影响，因为与膀胱癌高度相关的基因，如p53基因和Ha－ras基因，在19个正常的个体中，有7个外周血白细胞中可检测到其突变。许多这种突变发生于CpG岛，提示可能有一些个体具有发生超甲基化（或其他突变）的趋势，致癌物质可能通过此背景发挥作用。在有无环境暴露因素的情况下，这些个体及其亲属是否更易患膀胱癌，其流行病学研究尚未进行。除了考虑上述因素外，从临床角度来看，吸烟不仅可以增加膀胱癌的发生风险，而且发生膀胱癌后戒烟失败可能预示后果不良，即使是被诊断为非浸润性的膀胱癌患者。

七、咖啡与茶

尽管饮用咖啡和茶在一些研究中与膀胱癌的病因学有关，但如控制吸烟因素、咖啡饮用不增加膀胱癌致病风险。

八、镇痛剂滥用

大剂量（10年5～15kg）服用含有非那西丁（其化学结构与苯胺类相似）的复合镇痛剂会增加肾盂及膀胱移行细胞癌的发生风险，发生膀胱癌的潜伏期长于肾盂癌，潜伏期可长至25年。其他镇痛剂与膀胱癌的关系存在争议。

九、人造甜味剂

啮齿动物实验表明，大剂量人工甜味剂具有膀胱癌致病危险性，但这个研究尚有争议，其原因有：一方面，实验所用甜味剂剂量太大，另一方面就是致病性只表现在胚胎期和新出生期的动物，而且给予的甜味剂会影响到尿液的pH，其结果可能会影响其对致癌物质的易感性。在对照的人流行病学研究中，没有找到其增加膀胱癌发生危险性的足够依据。

十、慢性膀胱炎及其他感染

因留置导尿或结石刺激会导致膀胱的慢性炎症，长期的慢性膀胱炎是膀胱鳞状细胞癌发生的重要危险因素。因截瘫而长期留置导尿的患者发生膀胱癌的概率为2%～10%，其中约80%为鳞状细胞癌。虽然长期留置导尿患者发生膀胱癌的风险比普通人要高，但目前不提倡定期膀胱镜检查或细胞学检查。同样，血吸虫病引起的膀胱炎症也与膀胱癌，特别是鳞状细胞癌密切相关。在埃及，男性人群中血吸虫病为高发，其中，鳞状细胞癌是最多见的膀胱恶性肿瘤，膀胱移行细胞癌也有上升的趋势。慢性膀胱炎所致膀胱癌与严重的长期的感染密切相关，其癌变机制目前尚不明确，但可能与膀胱内亚硝酸盐与亚硝基化合物形成有关。有趣的是，20%的鳞状细胞癌患者的p16基因通过启动子区域的CpG超甲基化而表达沉默，但在膀胱移行细胞癌这个比例很低。

关于人类乳头状瘤病毒感染与膀胱癌发生的关系，很多研究机构都做过探索，但结果相差较大，分别从2%～35%不等。虽然Griffiths和Mellon研究认为，人类乳头瘤病毒在膀胱移行细胞发生癌变中所起作用与宿主的免疫功能相关，但为什么众多研究结论各异，目前尚不清楚，其他病毒在膀胱癌流行病学中的作用目前尚无重要发现。

十一、盆腔放疗

对于患有子宫颈或卵巢肿瘤的女性，接受放疗的患者其发生膀胱癌的风险是只接受外科手术患者的2～4倍。如果再合并化疗，其膀胱癌的发生风险会更高，风险可持续10年或更长。这些肿瘤基本上都属于高级别肿瘤和局部进展性肿瘤。

十二、环磷酰胺

使用环磷酰胺可以使患者膀胱癌的发生风险提高9倍，但是目前尚未被病例对照的流行病学分析所证实。因为使用环磷酰胺而发生的膀胱癌中，大部分在明确诊断时都已属于高分级或者已伴有肌层浸润，而且其发病年龄较散发的移行细胞癌患者提早，两性之间无明显差异。环磷酰胺经尿排泄的代谢产物丙烯醛，被认为与出血性膀胱炎和膀胱癌的发生有关。但出血性膀胱炎与膀胱癌的发生无关。环磷酰胺诱发膀胱癌的潜伏期比较短，为6～13年，研究表明，尿路保护剂美司钠可能会减少膀胱癌的发生风险。部分学者认为，对于明确诊断的患者，即使肿瘤为非浸润性，也考虑行积极治疗，比如膀胱切除，因为其进展是相当迅速。

十三、色氨酸代谢产物

有报道称，膀胱癌患者尿液中色氨酸代谢产物水平升高，高代谢产物与肿瘤的复发有相关性。部分患者通过给予维生素B_6可以降低色氨酸代谢产物水平。一项临床对照试验提示，维生素B_6可以显著降低浅表性膀胱癌复发率，但在这项试验中未检测色氨酸代谢产物水平。与之相反，一些研究提示内源性色氨酸代谢产物与膀胱癌的发生无明显关系。因此，关于内源性色氨酸代谢产物在膀胱癌发生中的作用仍存在争议。

十四、其他危险因素

黑脚病是我国台湾南部的一种地方病，与血管、心脏及恶性肿瘤密切相关，其中包括膀胱移行细胞癌。其机制主要是当地的水中含有大量的砷所致，另外，在世界其他具有相同水质的地方也有类似的膀胱癌发生。在一项对照性的研究中，Liou 及其同事（1999）发现，在观察的 4 年间，最终发生膀胱癌的患者外周血细胞特异性的细胞基因异常如染色体断裂、间隙、交换及其他异常明显高于未发生膀胱癌的个体。

不管这些患者肿瘤发生的机制为何，随着采取有效的公共卫生措施，主要是避免饮用污染的水，其发病率逐渐降低。

Aristolochia fangchi 作为一种女性常用的减肥中药进口至比利时，由于 A. fangchi 的污染被认为可引起间质性肾病（Vanhaelen et al，1994）。随后，有报道称中药性肾病患者发生移行细胞癌的风险明显增高，移行细胞癌主要位于上尿路，也可见于膀胱。一个小宗的病例对照的研究显示，中药性肾病患者还有其他特异性的尿路上皮肿瘤危险因素，如吸烟、摄入非那西丁或其他镇痛剂，无法预测其发生移行细胞癌的风险。其主要机制可能是上尿路及膀胱尿路上皮发生的与 aristolochic acid 有关的 DNA 俘获。在欧洲及加拿大，此药已受到禁用，但在美国还可得到。

其他的危险因素包括接受肾脏移植者及长期慢性低流质摄入者。接受肾脏移植者易患多种肿瘤，可能是由于长期的免疫抑制（Penn，1988）。同样，如某些化合物可诱发突变事件，长期暴露于高浓度发生突变/癌变的可能性要明显高于暴露于低浓度。

十五、遗传

多数的膀胱癌无遗传的流行病学证据。关于此最有说服力的研究来自于 Klemeney 及其同事的工作（1997），他们研究了 1983—1992 年间冰岛 190 例膀胱移行细胞癌患者的 12 000 多名亲属的资料，发现亲属中发生膀胱移行细胞癌的风险轻度升高，第二代、第三代的发生比例高于第一代，此结果明显否定了直接的遗传机制在膀胱癌发生中的作用。

有家族性膀胱癌的报道。但是，多数作者未报道受累家族的亲属是否是吸烟者（或暴露于其他的公认的致癌物），这很重要，因为 Kantor 及其同事（1985）报道，家族风险的增高主要见于吸烟的亲属。需发现家族易感性与可能的致癌物的暴露及前面讨论的一些基因型/表型的分析（如 GSTM1、NAT1、NAT2 及 CYP1A2）的相关性，来发现高危的个体进行干预，如避免接触致癌物、预防及早期诊断。

（邢志强）

第四节　病理

一、正常尿路上皮

正常膀胱的尿路上皮为 3 ~ 7 层，其下为基底层，有一层或多层的间质细胞。最表层由大的扁平伞状细胞构成。尿路上皮位于基底膜之上，基底膜有肌黏膜，包含散在的平滑肌纤维。

二、上皮增生及化生

上皮增生是指细胞层数目的增加，而无细胞核或结构的异常。

尿路上皮的化生是指膀胱的衬层，常是局部区域，出现非移行上皮改变，常是上皮样（鳞状化生）或腺样（腺性化生）改变。鳞状化生不伴有细胞不典型增生或明显的角化是一种良性改变。

Von Brunn 巢是位于基底膜的良性的岛状的尿路上皮。囊性膀胱炎是 Von Brunn 巢的巢中心尿路上皮发生嗜酸性细胞液化。腺性膀胱炎与囊性膀胱炎类似，区别在于移行细胞的腺样化生，腺性膀胱炎可能是腺癌的前体。

三、尿路上皮发育异常

（1）癌前增生性异常：不典型增生与上皮增生类似，区别在于出现细胞核的异常及部分伞状细胞层的紊乱。世界卫生组织（WHO）及国际泌尿病理协会（ISUP）对尿路上皮肿瘤包括扁平的上皮内病变进行了统一的分类。过度活跃的不典型增生及意义不明的不典型增生，这两种病变的恶性潜能很小，Cheng及其同事（1999）的研究证实了上述观点，他们对60例患者进行了一个中位3.5年的随访，无一例患者进展为分化不良、原位癌或尿路上皮癌。

（2）分化不良：是指上皮的改变介于正常尿路上皮及原位癌（严重的分化不良）之间。分化不良的细胞核大、圆、有切迹、偏于基底部，失去正常上皮细胞的极性。分化不良的上皮细胞细胞层数并不增加，也无有丝分裂相。Cheng及其同事（1999）报道，26例中度分化不良患者中的4例（15%）发展为高分级的尿路上皮癌（中位随访3.5年），3例出现肌层浸润。

（3）内翻型乳头状瘤：是良性肿瘤，常伴有膀胱慢性炎症以及膀胱出口梗阻。内翻型乳头状瘤的乳头状突起向膀胱基质生长，而不是向膀胱腔内生长，其表面多覆盖一薄层正常尿路上皮。在内翻型乳头状瘤中可包含囊性膀胱炎或鳞状上皮化生区域。内翻型乳头状瘤恶变罕见，但是有许多学者认为内翻型乳头状瘤和膀胱移行上皮癌共存情况多见。由于内翻型乳头状瘤表面覆盖尿路上皮，镜下一般多见局部隆起，不见乳头状或菜花状肿瘤生长。

（4）肾性腺瘤：膀胱肾性腺瘤极为少见，组织学上与原始的肾集合小管相似。多见于外伤、感染、放射治疗后尿路上皮的化生反应，常伴有尿频、排尿困难。水肿及炎性细胞浸润常见，核异型和细胞有丝分裂少见。恶性的肾性腺瘤为肾性腺癌。

（5）膀胱黏膜白斑：病理特点是鳞状上皮化生，伴有明显的细胞角化，细胞形成钉突向下生长（棘皮症），细胞不典型增生以及细胞分化不良。一般认为膀胱黏膜白斑是膀胱细胞上皮对外界不良因素刺激后的反应，是膀胱鳞癌的癌前期病变，大约20%的患者黏膜白斑会演变为鳞癌。

（6）膀胱假性肉瘤：膀胱术后梭形细胞瘤非常少见，其表现类似膀胱肉瘤。多见于膀胱手术或者膀胱感染数月后引起的梭形细胞反应性增生。这种病变曾被误认为恶性肿瘤，而行根治性膀胱切除术。这种病变常被误诊为膀胱平滑肌肉瘤。

（邢志强）

第五节 尿路上皮癌

一、原位癌

膀胱原位癌一般多表现膀胱黏膜红斑局部苔藓样变，膀胱镜下一般很难诊断。在组织学上，可见局限于尿路上皮内的分化很差的移行上皮癌细胞（图8－1）。膀胱原位癌可无症状，或产生严重的尿频、尿急以及排尿困难。80%～90%原位癌患者尿细胞学检查为阳性。

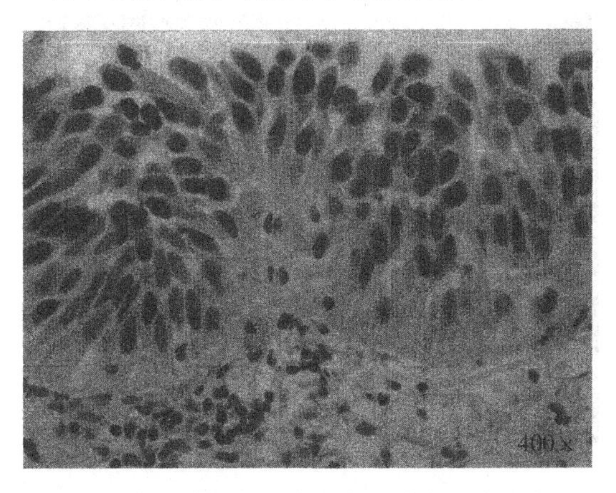

图8－1 膀胱原位癌

超过25%的较高分级的表浅肿瘤患者伴有原位癌，40%～83%的原位癌发展为肌肉浸润性肿瘤。

高分级肌肉浸润性肿瘤中20% ~75%伴有原位癌患者如果出现明显的排尿不适症状，一般很快发展为肌浸润性肿瘤。因为广泛原位癌而接受膀胱切除的患者，20%镜下见肿瘤侵及肌层。

大量研究认为原位癌会进展为肌浸润性肿瘤。细胞遗传学（17p染色体丢失）、分子遗传学研究以及免疫组化研究均认为，大部分膀胱原位癌以及侵袭性膀胱癌存在p53基因丢失或突变及蛋白产物的改变，这不仅支持原位癌是侵袭性膀胱癌的前期表现这一观点，而且在很大程度上排除了原位癌是膀胱低分级乳头状肿瘤的早期变化的可能性，因为乳头状肿瘤中罕见p53基因突变。

二、膀胱移行细胞癌

（1）肿瘤的构成：膀胱肿瘤中大约90%为膀胱移行细胞癌（图8－2～图8－5）。在WHO和ISUP的讨论会上，与会专家建议命名为尿路上皮癌。但这个术语容易被非病理学家所混淆，因为其他组织类型的肿瘤，如鳞癌和腺癌也发生于尿路上皮。除名称之外，尿路上皮（移行细胞）癌与正常尿路上皮的区别在于：肿瘤可见上皮细胞层数增加，黏膜形成乳头，细胞极性丧失，从基底部到表层细胞成熟异常，细胞核质比例增大，核仁明显增大，染色体凝集以及细胞有丝分裂数目增加。

尿路上皮肿瘤的生长方式多样，包括乳头状生长、有蒂生长、浸润性生长、结节状生长、混合性生长以及扁平上皮内生长（原位癌），肿瘤侵犯到肌膜平滑肌细胞可被误认为侵犯到膀胱的逼尿肌，这是膀胱镜下活检和经尿道切除标本经常遇到的一个特殊问题。

尿路上皮具有化生的潜能，因此，尿路上皮癌可能包含梭形细胞、鳞状细胞或腺癌的成分。这些成分可见于1/3肌层侵犯的膀胱肿瘤，并且在一个肿瘤中可同时几种存在。膀胱肿瘤乳头状的占70%、结节状的占10%、混合性的占20%。

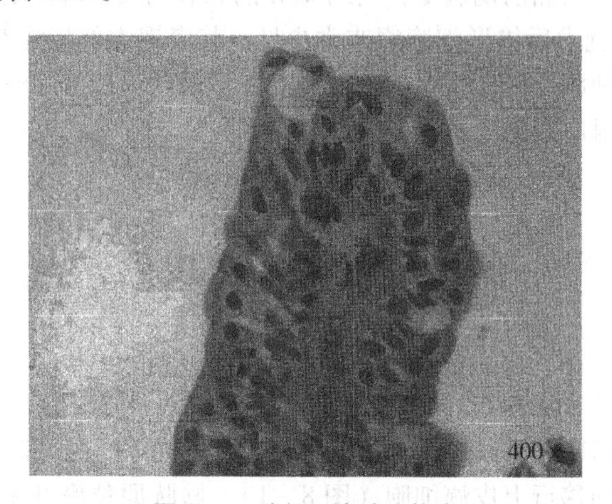

图8－2　移行细胞乳头状瘤

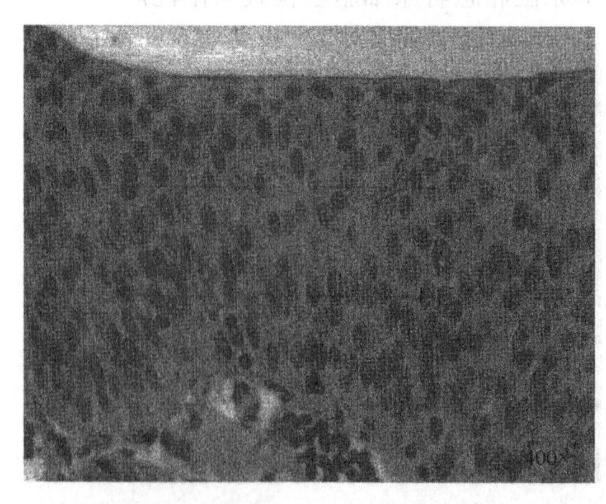

图8－3　分化较好的移行细胞癌，也称为低度恶性乳头状尿路上皮癌

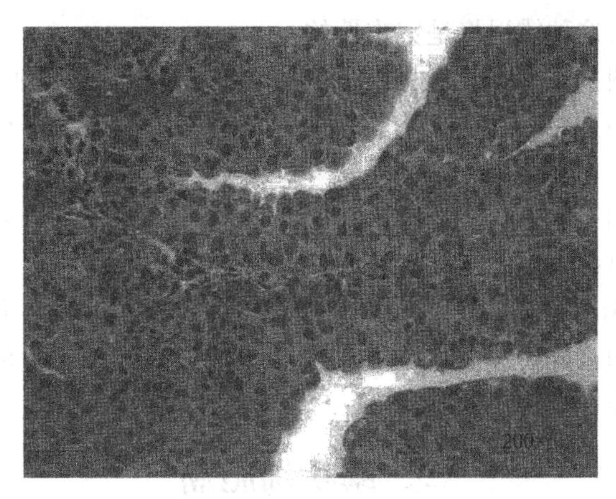

图 8-4 中等分化的移行细胞癌，也称为低级别尿路上皮癌

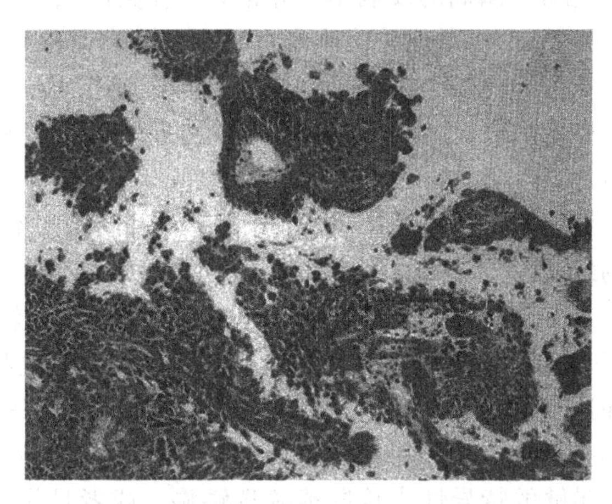

图 8-5 未分化的移行细胞癌，也称为高级别的尿路上皮癌

（2）肿瘤分级：膀胱肿瘤目前尚无统一的分级系统，常用的分级系统是根据肿瘤细胞的分化程度来决定的。在研讨会上，WHO 和 ISUP 确定将它们大多数分类为尿路上皮乳头状肿瘤。

肿瘤的分期和分级之间存在很大的相关性，大多数分化良好或中分化的肿瘤是表浅性肿瘤，而差分化的为肌层浸润肿瘤。肿瘤的分级和预后也存在相关性，但是肿瘤的分期和预后更具相关性。有作者认为，现在的分子学和遗传学资料表明，低分期肿瘤（所有的分化良好和大多中分化肿瘤）和高分期（低分化）肿瘤起源不同，前者可能在染色体 9q 上一个或者多个抑癌基因丢失，而后者在早期有 p53、pRb 和 p16 异常。

乳头状瘤（0 级）是正常膀胱黏膜覆盖的细的纤维血管乳头状病灶（图 8-2），在组织学上不超过 7 层上皮细胞，也没有不正常的细胞存在，这样的肿瘤还是相对少见的，和移行细胞癌不同的是，电切后该肿瘤很少复发。因此，如果该肿瘤单独存在，一般认为是良性病变。然而，必须强调更高分级的膀胱肿瘤中在组织学上也常存在乳头状病变，因此其是否为良性仍不肯定。目前，尚无该病变分子分析的报道。

分化良好的肿瘤（1 级）（图 8-3）有一个细的纤维血管蒂和大于 7 层的尿路上皮覆盖，细胞只有轻度的退变和多型现象，基底到表面细胞的成熟异常轻微，很少的核分裂象。如果局限于黏膜，WHO 和 ISUF 将其命名为低度恶性潜能（LMP）的乳头状尿路上皮肿瘤。然而，即使是孤立存在，它们也有复发的可能，复发后分期和分级会更高。因为该病灶常与高分级的肿瘤并存，而且它们同 2 级膀胱肿瘤具有相似的分子及预后特性，将其重新命名，暗示其为良性病变，使患者、护理医师、保健组织甚至泌尿外科医师产生是否需要随访治疗的错觉，因此存在很大的争议。也许从公共卫生角度来看，更大的问题是大的统计数据库如统计学数据、流行病学及最终结果登记的数据中，可能将该病变从膀胱肿瘤中剔除，从而导致将膀胱肿瘤的发病率人工减少了 25% ~33%。如考虑这些肿瘤与高分级肿瘤有着相同的临床、流行病学及分子特点，这种错误将是灾难性的。

中分化（2级）肿瘤（图8-4），有宽大的纤维血管蒂，基底到表面细胞的成熟异常明显，细胞失去极性、高核质比、核异常多见和大的核仁、有丝分裂象多见。在新的WHO和ISUP分类中，被命名为低分级尿路上皮癌。

差分化（3级）肿瘤（图8-5），也就是新的WHO和ISUP分类中的高分级尿路上皮癌，从基底膜到表面的细胞不分化，有明显的核多型性，高核质比、有丝分裂象多见。

（3）化生的成分：不同组织类型的肿瘤在同一膀胱中共存并不少见，但是，所有的上皮性肿瘤都被认为来自于移行上皮共同的祖先。尿路上皮肿瘤中出现的这些组织化生的成分（如鳞癌和腺癌）并不改变尿路上皮分类的基本原则。

三、鳞状细胞癌

（1）病因：在世界不同的地方，鳞癌的发病率差异很大。在英国只占膀胱癌的1%、美国为3%～7%、而埃及要占到75%。在埃及，80%的鳞癌发生和血吸虫慢性感染有关，这些患者的发病年龄要较尿路移行上皮癌患者年轻10～20岁。血吸虫性肿瘤往往是外生、结节状，一般相对分化较好，淋巴结和远处转移也较少。远处转移少见是由于慢性血吸虫感染导致的血管和淋巴管纤维化，还是由于肿瘤本身病理分级较低，目前仍不清楚。

非血吸虫性鳞癌大多与长期尿路结石、留置导尿、尿路感染和膀胱憩室有关。80%的截瘫患者，留置导尿可以有膀胱上皮细胞的鳞化，5%可发展为鳞癌。吸烟也是鳞癌发生的诱发因素。鳞癌男性发生率较女性略高［（1.3～1.7）：1］。大多患者诊断时已是晚期，总体预后较差。

（2）组织学：鳞癌具有特有的角化岛存在，其中包括细胞的反常聚集物称为鳞状细胞珠，可以显示出不同的细胞分化程度，在这些肿瘤的诊断中，细胞学意义并不大。在一个小样本的研究中发现，所有鳞癌患者的尿双氯乙基硫醚排泄物（由该肿瘤产生）均可检出，然而该蛋白也可由鳞状化生的细胞产生，所以该试验不可能具有足够的特异性去诊断或筛选鳞癌，或者是作为未行膀胱切除患者的监测指标。

组织分化并不像尿路上皮癌那样和预后关系很大，但是分级和淋巴结状况依然能预示转移的可能性，特别是血吸虫性鳞癌，最常见的远处转移为骨转移。与侵袭性尿路上皮癌一样，鳞状细胞癌可见p16及p53异常，而两种肿瘤中基因沉默的机制并不相同。几个研究显示，按照分级不同，鳞癌和尿路上皮癌的预后有可比性。

四、腺癌

腺癌只占原发膀胱肿瘤不到2%，可分为3类：①膀胱原发肿瘤；②脐尿管的肿瘤；③转移性肿瘤。腺癌也可以存在于尿流改道的肠道通道、扩大的膀胱、储尿袋和输尿管乙状结肠吻合中。将在本书其他部分讨论。

（1）原发膀胱腺癌：腺癌常发生在膀胱的底部或顶部，也可以发生在其他部位，常见于膀胱外翻患者，可能与慢性炎症和刺激有关。

所有组织类型的肠道腺癌都可以发生在膀胱，但大多还是黏液性的。印戒细胞癌特异性地使膀胱纤维变性，如皮革样胃。大多腺癌分化较差具有侵袭性，相比原位癌，腺性膀胱炎和腺癌更有相关性。

腺癌总体预后较差，与它在诊断时分期较高有关，与膀胱上皮癌一样，其预后与分期相关。

（2）脐尿管癌：是极罕见的肿瘤，位于膀胱壁外，一般都是腺癌，也可为原发的移行细胞或者鳞状细胞，甚至是极其罕见的肉瘤。在膀胱和肿瘤之间，脐尿管癌有明显的界限，肿瘤位于膀胱壁正常尿路上皮细胞之下。可表现为脐部血性或黏液性分泌物或脐部囊肿，囊肿往往可触及。很多脐尿管肿瘤在放射片上可见斑点状钙化影。肿瘤侵犯膀胱腔内，可使尿液出现黏液。

脐尿管癌的预后比原发膀胱腺癌的患者更差。在组织学上，其浸润的深度和范围超过我们的想象，因此膀胱部分切除的效果很差。脐尿管癌可转移到髂血管和腹股沟淋巴结，还有网膜、肝、肺和骨。

（3）转移性腺癌：膀胱腺癌的一个最常见的类型是转移性腺癌，这些肿瘤的原发部位包括直肠、胃、子宫内膜、乳腺、前列腺和卵巢。

（邢志强）

第六节　尿路上皮癌的起源和转移方式

一、多源性

传统上，人们认为移行上皮癌是一个不同部位发病的疾病，肿瘤可以在不同时间发生在尿路上皮的不同部位。提示膀胱肿瘤的多克隆起源，特别是肿瘤可以在原发肿瘤多年之后复发。复发代表了原始肿瘤的克隆性种植，这一假说对解释肿瘤的后期复发现象比其他的学说更具有优势，特别是对于一些生长迅速的低分级乳头状瘤及在尸检中不会偶然发现肿瘤。同样，免疫组织化学及细胞化学的研究证实，远离肿瘤的看起来正常的尿路上皮细胞（组织学及膀胱镜下）和肿瘤细胞一样存在一些“肿瘤标志物”的改变，包括 G－actin、EGF 受体以及其他的肿瘤相关抗原。

另外，应用杂合性缺失和基因序列分析的分子研究显示，至少在有些时候，在同时多发的，或先后发生的上尿路、膀胱或尿路外肿瘤中，显示了克隆性在肿瘤病因中的作用。然而，这些分子指纹法的研究对象主要是原发高级别的移行上皮癌，大多有 p53 基因突变。事实上相似的指纹法分析很少应用到更加常见类型的膀胱肿瘤。而且，即使在这些挑选的试验组中，单克隆起源和多克隆起源均有报道。使用高度特异的微卫星分析和甲基化分析也无法澄清这一问题。当然，在某些病例中，多个肿瘤来源于单个细胞克隆，扩散至尿路的其他部位。然而膀胱癌后天和遗传的改变特征，可以发生在远离肿瘤部位的整个尿路上皮。这些发现与肿瘤的种植和迁移机制不符，根据该机制，肿瘤邻近组织的改变应该更加明显。事实上，部分 T_1 期肿瘤的不完全性切除，造成治疗的不彻底，导致了肿瘤的同源细胞复发，而不是自发的或医源性的经上皮播散，使这一问题更加模糊不清。

二、转移方式

（1）直接侵犯：在肿瘤的浸润过程中，恶性移行上皮细胞从基底膜下方侵犯到固有膜下纤维结缔组织，然后至肌层和膀胱周围脂肪，包含了多种生物学边程，包括刺激新生血管形成、蛋白水解作用、细胞迁移增加、细胞增殖和局部免疫逃逸机制。另外，细胞黏附分子和其他细胞外基质成分使尿路上皮细胞相互连接以及和基底膜相互连接，这种连接的改变可发生细胞外形的改变和细胞的局部迁移。

膀胱肿瘤患者的尿液中可见血管形成因子分泌，这些物质包括自分泌迁移因子、酸性及碱性成纤维细胞生长因子（FGFs）、血管内皮生长因子（VEGF）。有证据表明，FGFs 由膀胱上皮组织产生，但其浓度低于膀胱上皮基底膜浓度，可能是由于碱性的 FGF 由膀胱基底膜及逼尿肌分解而产生，然后扩散至肿瘤的微环境，和邻近的血管内皮细胞结合。自分泌迁移因子的来源尚不确定。内皮细胞和恶性移行上皮细胞都有这些物质的膜结合受体，表明它们不仅参与了新生血管的生成，而且还通过旁分泌机制诱导恶性尿路上皮的迁移。恶性上皮细胞中 VEGF mRNA 的表达高于正常尿路上皮细胞，VEGF 蛋白水平随肿瘤分期的增高而增高，但无相应的 mRNA 水平的增高，提示这种细胞因子的转录后调控在膀胱癌进展中发挥作用。

恶性移行上皮细胞株能产生蛋白降解酶，主要为Ⅳ型胶原酶，这种酶能够分解基底膜和固有层的结缔组织。在人类移行细胞癌组织标本中，Ⅳ型胶原酶的表达与肿瘤的侵袭性相关，因此，该实验模型具有一定的临床意义。

大多数Ⅳ型胶原酶是 MMPs，这是一个与锌和钙螯合的蛋白酶家族，可以为金属蛋白酶抑制物（TIMP）所抑制，通常以酶原形式分泌，需要其他蛋白晦进行激活，其底物及序列特异性具有部分的重叠。这些物质在组织、血清或尿液中的含量与肿瘤的临床生物学行为相关。例如，Gohji 及其同事在 1996 年发现，如果侵袭性移行上皮细胞癌患者行根治性手术后，血清中 MMP－2/TIMP－2 的比例升高，提示患者无富生存率很低。另外，Ozdimir 及其同事在 1999 年也发现，膀胱癌组织和尿液中 MMP－9 高表达，其升高水平与肿瘤分期和分级相关。值得注意的是，至少在实检中发现，尿路上皮癌中 MMP－9 受白细胞介素－8 的周节，而白介素－8 由炎症细胞和肿瘤细胞产生，并受表皮生长因子受体信号调控，最终 MMP－9 又能上调 VEGF 水平。

大多数细胞内黏附分子，如 E－cadherin 和整合素家族中的跨膜蛋白，对肿瘤侵袭有重要的屏障作用，且在浸润性肿瘤细胞中这些物质的表达丧失。这些黏附分子不仅使上皮细胞之间及上皮细胞与基底膜之间相互连接，而且调节细胞膜结合生长细胞受体的功能和表达，调节细胞间信号传递。在浸润性肿瘤组织中 E－cadherin 蛋白表达下调，与膀胱癌患者的生存率下降相关。另外，上皮内播散与迁移是原位癌发展内结节性肿瘤的先决条件，其整合素 β4 表达下调。这一结果与体外实验结果一致。在体外实验中，用整合素中 α6－β1 复合物替代 α6－β4 复合物造成整合素 β4 下调，这样上皮细胞获得了上皮内播散的能力，而这种能力可以因转染整合素 β4cDNA 使整合素 β4 高表达而丧失。

其他有助于尿路上皮肿瘤细胞转移的分子有尿激酶、组织纤维蛋白溶酶原活化因子（u－PA），血清蛋白酶可使纤溶酶原转化为纤溶酶，也可被组织纤维蛋白溶酶原激活因子抑制因子 1、2 所抑制。纤溶酶可降解层连蛋白－基底膜的主要复合物，组织溶酶原活化因子可直接降解细胞外基质中的纤维连接蛋白，并激活胶原蛋白Ⅳ。通过尿激酶受体将组织纤溶酶原活化因子与肿瘤细胞表面相连，可以增加纤溶酶的产生。无论是细胞培养还是体内，人类膀胱癌细胞可产生 u－PA 及 u－PA 受体，它们的表达反映尿路上皮肿瘤的分期和分级。另外，u－PA 的表达是膀胱癌复发和进展的独立的预测因子。

如前所述，生长因子受体的异常表达或功能异常能够增强肿瘤细胞的增殖能力，从而导致肿瘤的浸润转移。在正常情况下，表皮生长因子受体主要局限于上皮细胞基底层。然而，无论是移行上皮肿瘤还是鳞状上皮肿瘤，表皮生长因子受体不仅在基底层细胞表达，而且在所有细胞包括管腔表面的细胞表达。表皮生长因子受体的这种异常分布在靠近或远离肿瘤的分化不良或看似正常的细胞中也可见到，甚至侵入膀胱壁深层的肿瘤细胞仍然表达表皮生长因子受体。Messing 和 Neal 与他们各自的同事分别独立发现，表皮生长因子受体的表达水平与肿瘤的浸润能力直接相关。Neal 及其同事经过广泛随访，发现膀胱肿瘤中表皮生长因子受体异常高表达是预后较差的一个独立预测因子。

另外，通过表皮生长因子受体起作用的其他一些配体，如转化生长因子 α（TGF－α）及肝素结合表皮生长因子样生长因子（HB－EGF），也在膀胱肿瘤进展、增殖及其他过程中有重要作用。事实上，表皮生长因子受体的配体不仅诱导有丝分裂，而且促进细胞的迁移。刺激恶性上皮细胞或正常内皮细胞表面的表皮生长因子受体，可以促进血管形成、恶性细胞的迁移及增殖，这些为肿瘤浸润转移的重要步骤。

（2）组织病理学与临床表现的关系：膀胱肿瘤的局部浸润有三种机制。最常见的一种是整块扩散，大约 60% 的肿瘤发生这种浸润，这种浸润的特点是浸润的肿瘤细胞位于肿瘤本身的前面。大约 25% 的膀胱肿瘤发生蔓样浸润。在正常黏膜底部向四周蔓延，约占肿瘤的 10%。进入固有层的恶性肿瘤细胞及更为常见的侵犯固有肌层的肿瘤细胞到达血管及淋巴系统，并由此转移至区域淋巴结或发生远处转移。Jewett 及 Strong 在 1946 年发现，肌层浸润与远处转移密切相关，而且是肿瘤分级、预后及处理的标志。

超过 40% 的因肌层浸润性膀胱肿瘤行根治性膀胱切除术的男性患者发现前列腺受到侵犯。这些患者中，大多数出现前列腺部尿道转移，但 6% 的患者出现间质侵犯而前列腺部尿道正常。总体来看，大约 40% 的前列腺转移累及前列腺间质。在这些患者中，发生远处转移的比例很高，接近 80%，尽管看起来似乎将肿瘤组织完全切除（如膀胱、前列腺、尿道全切除）。膀胱憩室内肿瘤是一种特殊类型，因为膀胱憩室部位没有膀胱肌层，肿瘤可以直接从上皮侵犯膀胱周围组织。因此，对于位于膀胱其他部位、从组织学特点来看可以行内镜下治疗的肿瘤，如果位于膀胱憩室内，则应考虑广泛切除或全膀胱切除术。

（3）转移播散：大约 5% 的分化良好或中等分化的浅表性乳头状肿瘤和大约 20% 的高分级浅表性肿瘤（包括原位癌）最终发生血管或淋巴转移。这个数据并不能提示临床表现为浅表性的肿瘤时有多少患者实际已经发生了转移，或提示所有发生转移的患者在转移被发现之前或当时是否已发生了侵袭至肌层的复发。事实上，一些浅表性膀胱癌已经发生潜在转移，这些患者绝大多数分期偏低，而实际上已经是肌层浸润性肿瘤。

（4）淋巴转移：在部分患者中，淋巴转移发生较早，与血行转移无关。这也是发生局部淋巴结转移的患者行根治性膀胱切除及盆腔淋巴结清扫术能够治愈的根据。肿瘤的局部浸润程度与结节性转移一样，直接影响术后的生存率。膀胱癌最常见的转移部位是盆腔淋巴结。在这些患者中，膀胱周围淋巴结转移占16%，闭孔淋巴结转移占74%，髂外淋巴结转移占65%，骶前淋巴结转移约占25%。髂总淋巴结转移大约20%，但大都已经发生上述淋巴结转移。尸体解剖发现，25%～33%死于膀胱癌的患者没有发生盆腔淋巴结转移。

（5）血行转移：血行转移的常见部位是肝，约为38%；肺转移占36%；骨转移27%；肾上腺21%；肠道转移13%。其他器官均可能受累。血吸虫性膀胱癌骨转移更为常见。尽管尿路上皮癌治疗方法不断发展，但伴有远处转移的尿路上皮癌患者的5年生存率很低。

（6）种植转移：膀胱癌也可通过种植转移到腹部切口、受损的尿路上皮、前列腺腺窝及创伤的尿道。种植转移最常发生于高分级肿瘤。肿瘤种植转移至前列腺腺窝较少见，主要是高分期及多发性肿瘤。同样，膀胱肿瘤电切过程中不慎造成的膀胱穿孔也可造成肿瘤种植或转移，但较少见。为了避免医源性种植转移，切除后立即行膀胱内灌注化疗逐渐成为一种有用的方法，同时试验性抗黏附剂也在逐步发展，对膀胱肿瘤电切术中同时进行随机活组织检查的获益与风险进行了争论。

（邢志强）

第七节 自然病史

在美国，55%～60%的新发膀胱癌为分化较好或中等分化的浅表性（局限于尿路上皮或固有层内）乳头状移行细胞癌。这些患者行膀胱肿瘤电切术后大多数会复发，16%～25%的患者发展为高分级肿瘤。大约10%的浅表性乳头状肿瘤逐渐发展为浸润性肿瘤或发生转移。然而，在较长的无瘤生存期（如超过5年）后发生浸润性复发也并不罕见，甚至在肿瘤标志物显示为分化较好的浅表性肿瘤也是如此。

40%～45%的新发膀胱癌为高分级肿瘤，超过一半出现肌层浸润或更广泛的转移。如前所述，高分级的浅表性肿瘤比低分级浅表性肿瘤更易复发，更易发生浸润或转移。临床实践显示，移行细胞癌可分为两种类型，即低分级和高分级，这种分类可以通过膀胱镜检查、经尿道肿瘤电切及组织学检查加以明确。

尽管用以评估肿瘤预后的分子标志物仍在进行广泛的研究，但仅有几种分子标志物能够提供比膀胱镜和病理学检查更好的独立的预后价值。而且，通过这些分子标志物也可以更好地理解移行细胞肿瘤二态性的生物学过程。染色体9q上缺失的基因的功能尚不清楚，独立的染色体9q上的异常最常见于乳头状浅表性膀胱肿瘤，这些基因的缺失不太容易引起对基因的稳定性、肿瘤的迁移、浸润或转移丧失控制，但是，控制增殖和血管形成的过程（两者都是肿瘤生长所必需的）可能受到影响。p53功能异常不仅使细胞周期不断进行，而且阻止了DNA异常的细胞进入凋亡过程，因而导致基因不稳定性逐步累积发展；因此，这些异常更多与高分级肿瘤相关。这些肿瘤继续发生基因的或基因外的改变，促进浸润和转移。但是，一些低分级肿瘤最终发生高分级复发，而一个患者同时出现低分级和高分级肿瘤并不少见。在移行细胞癌中，这种双相性转化与低分级、高分级两种病变在流行病学和分子生物学上的相似性（并推测有相同的原发点）并不是不相符。甚至p53异常也不能决定肿瘤的表型，临床中发现，30岁以下的膀胱肿瘤患者多为低分级非浸润性乳头状肿瘤，预后较好，但p53和17p缺失却非常普遍。这提示，基因和基因外事件的累积，可能与正常老化和或长期的暴露于致癌物有关，其机制尚不明确，与已知的分子改变一起决定恶性上皮细胞表型的表达。

约25%的新发膀胱癌患者为肌层浸润性肿瘤大多数病理学分级较高。大多数（85%～92%）肌层浸润性膀胱癌在初次诊断时就有肌层浸润。几乎有 50% 的肌层浸润性膀胱癌患者已经发生远处转移。这些都限制了局部治疗浸润性肿瘤的效果。大多数隐匿性转移在 1 年内发展为临床可见的远处转移。

（邢志强）

第八节　预后因子

对于膀胱癌患者，临床和实验室检查被用为判断预后的方法。为使这些检查具有预后价值，必须增加一些预测肿瘤预后的功能，而不仅仅是提供标准的临床和病理学结果。这通常需要进行多变量分析以明确每一种标志物单独的预后情况，也需要充足的与分期分级相关的资料以进行准确的统计学分析。

一、浅表性膀胱癌的临床和病理学参数

对预测浅表性膀胱癌治疗后复发和进展有用的预后因子包括肿瘤分级、肿瘤浸润深度（分期）、有无淋巴转移、肿瘤大小、邻近组织或远处有无尿路上皮细胞分化不良或原位癌、乳头状或实体瘤、是否多发、先前肿瘤复发的频率等。这些因素中最重要的是分级、分期及有无原位癌存在。对于固有层受侵的 3 期移行细胞癌，至少 1/3 进展为肌层浸润性肿瘤，即使内镜下完全切除并行卡介苗灌注也可能发生进展。

二、实验室参数

已经有多种实验室参数作为预后因子。尽管与中瘤进展的相关性已经得到证明，但这些试验还未进入临床，对治疗决策没有影响。目前已经开始对更多向实验室参数（如 p53 核累积）的临床应用价值进行前瞻性随机研究。

三、A、B、H 及其他血型抗原

ALBO 血型抗原由血细胞或上皮细胞中的糖链抗原构成，这些糖链抗原的合成受控于几种编码特异性转移酶的不同基因，通过这些特异性转移酶使糖链抗原前体相继进行特异性糖链抗原修饰。糖基化类型的改变可能会明显影响各种细胞表面的分子构型（如生长因子受体），改变细胞表面的信号传导及与细胞外基质、其他蛋白酶的相互作用。研究发现，发生恶性转化的膀胱癌细胞不再表达 ABH 血型抗原。抗原缺失与复发率增加及浸润性病变的发生相关。然而，目前尚不能确定 ABH 血型抗原分析能够成为一个独立的预后因子。

一般而言，尿路上皮的恶性转化似乎与 Lewisx 血型抗原高表达相关。这是一个有潜在利用价值的诊断指标，但由于它的表达与肿瘤的分期、分级无关，它的预后价值不大。

四、其他肿瘤相关抗原

通过单克隆抗体检测手段，目前已经发现一系列移行细胞癌相关抗原，并显示出良好的诊断和预后价值。在这些抗原中，M344 在大约 70% 的浅表性膀胱肿瘤中呈阳性表达，而在浸润性肿瘤中则极少呈阳性表达，并可通过脱落细胞进行检测。第二个肿瘤相关抗原是 T138，也在肿瘤脱落细胞中表达，与生存率下降相关。其他通过单克隆抗体检测到的抗原 19A211，在浅表性肿瘤中表达（在正常伞状细胞中有 25% 呈阳性表达）提示肿瘤复发率较低，而 T138 呈阳性表达则提示复发率显著升高。另外一种抗原是上皮细胞膜抗原（EMA），在膀胱肿瘤中同质表达较多则提示生存率下降，而异质表达增多，则提示预后较好。透明质酸酶活性在全部 49 例 2 级和 3 级尿路上皮癌患者的尿液中升高，而在 1 级尿路上皮癌患者和对照组中分别仅有 9% 和 12% 表达上调。透明质酸酶活性与透明质酸的分泌可以联合作为肿瘤诊断的指标。

五、细胞外基质与细胞黏附分子

纤维连接蛋白是膀胱细胞外基质的一种成分，主要分布在基底膜和黏膜下，而在管腔表面的尿路上

皮中则缺失。可溶性纤维连接蛋白可抑制卡介苗与膀胱壁的黏附，而这种黏附是其产生抗肿瘤活性的必要条件。Malmstrom 及其同事对尿液中纤维连接蛋白分泌进行测定后发现，浅表性和仅浸润表面的肿瘤中纤维连接蛋白分泌无明显变化，而深部浸润的膀胱肿瘤则明显呈高表达。在后一组中，移行细胞癌完全切除 2 ~4 周后，尿液中纤维连接蛋白分泌下降 6 倍，下降为正常水平。接受卡介苗治疗的患者（已经行经尿道膀胱肿瘤电切术），若灌注前尿液中纤维连接蛋白水平较低则提示术后一年无瘤生存率较高，而纤维连接蛋白分泌水平升高者则较低。然而，这可能仅反映了肿瘤的存在，而不是已知的卡介苗的作用机制。

另一种细胞外基质成分是分布于基底膜的层粘连蛋白，分子质量 950 ~1 000Da，被认为是由位于基底膜上的上皮细胞或内皮细胞合成的糖蛋白。基底膜层粘连蛋白断裂与膀胱肿瘤电切术后复发及复发频度增加相关。继发性转移与膀胱固有层内皮下层粘连蛋白断裂密切相关。

如同前面所提到的，另外两种细胞外黏附分子 E - cadherin 和 integrin α6 - β4、细胞骨架分子 α、β、γ 连环蛋白、MMPs -9 和 MMPs -2 特别是同时伴有 TIMP 水平降低、U - PA/u - PA 受体比例等都与膀胱肿瘤浸润性表型相关。

六、生长因子及其受体

如前所述，多组研究都已经证实，表皮生长因子受体在肿瘤细胞中的异常表达与肿瘤侵袭性相关，经多变量分析证实这是膀胱肿瘤预后不良的一个独立预后因子。然而，表皮生长因子受体表达的定量测定目前还没有一个统一的标准，并且由于其测定方法繁杂，不易达到临床检测质控标准，其检测还没有成为临床工作中的常规检查。

转化生长因子 β 家族（TGF - （3s） 是一组包括 TGF - β1 ~5、穆勒抑制物、抑制素和活化素的蛋白相关家族。然而，TGF - βs 最初发现有助于鼠成纤维细胞的恶性转化。在大多数情况下，是细胞增殖的抑制因子，至少可以通过刺激 p27 和 p15 核蛋白，抑制各种周期素依赖激酶对 pRb 的磷酸化。因此，TGF - βs（特别是 TGF - β1） 高表达的肿瘤细胞可能增殖较慢，恶性程度较低，而低表达的肿瘤细胞与此相反。Coombs 及其同事在 1993 年通过 Northern blotting 方法检测 TGF - β1 和 TGF - β2 mRNA 的表达，证实了上述观点。另外，Miyato 及其同事在 1995 年报道，在所有类型的移行细胞癌中都有 TGF - β1 高表达，与 Coombs 及其同事在 1993 年的发现一样，TGF - β1 在静止期肿瘤表达水平高于浸润性肿瘤。但是，TGF - β1 具有潜在的促血管形成活性，有研究发现，TGF - β1 的浓度在浸润性或 3 级肿瘤中的表达明显高于正常对照及浅表性 1 级、2 级肿瘤。目前还不清楚血清中 TGF - β1 的来源，很可能肿瘤以外的其他部位也可产生。事实上，这种可能性很大，因为在这些患者中，尿液中的 TGF - β1 （或 TGF - β2） 浓度并没有差别。

癌基因 cerb - B2 的扩增很少见，但它的出现与膀胱肿瘤的进展密切相关。其过度表达远比其基因扩增常见，却与肿瘤的复发或进展无关。Underwood 及其同事认为，这种基因的表达是一个有用的膀胱肿瘤标志物而非预后因子。另外一些作者则有一些不同的见解，其预后价值尚不确定。然而，由于针对这种基因的免疫试剂临床应用的安全性，cerb - B2 表达或许可以成为指导治疗的有用指标。

血小板相关内皮细胞生长因子（PDECGF）是一种胸腺嘧啶磷酸化酶，有很强的刺激血管生成的作用。Mizutani 及其同事发现，肿瘤组织中血小板相关内皮生长因子的浓度（通过生物化学及免疫分析测定）与肿瘤分期和分级直接相关。尽管肿瘤细胞可以表达 PDECGF，但在研究中未进行检测（如通过免疫组化方法），因此 PDECGF 在膀胱癌组织中的来源不明。生物化学及组织处理技术的要求使得这种检查方法难以在临床实践中推广使用。

七、染色体与基因异常

染色体异常包括染色体数目的增加或减少（多倍体和非整倍体）、标志染色体及染色体大小异常、构型异常，均与膀胱肿瘤复发和进展相关。Waldman 及其同事在 1991 年发现，7 号染色体数目增加与膀胱肿瘤分级和细胞周期指数（表示细胞增殖的指标）相关。

最常见的染色体异常是9号染色体缺失，包括整条染色体缺失。通过荧光原位杂交（FISH）方法进行图像分析可以明确有无染色体异常（利用针对染色体不同部位的荧光DNA探针进行检测，并利用计算机技术进行显微镜下分析）。Wheeless及其同事在1995年发现，在行6周卡介苗治疗后立即进行检测，如果膀胱洗脱细胞中出现9号染色体的单倍体，提示肿瘤复发及卡介苗灌注治疗失败。1998年，Bartlett及其同事利用分子探针研究发现，9q12缺失提示浅表性肿瘤复发。

染色体17p缺失与肿瘤进展相关，因为肿瘤抑制基因p53位于这一区域。现在已经发现了作为基因缺失和（或）突变指标的p53检测的免疫组化方法。Esrig及其同事在1994年证实，因移行细胞癌行膀胱切除术的甲醛固定石蜡包埋标本中细胞核内p53高表达与术后生存率下降及疾病进展相关。如前所述，p53预示肿瘤对化疗有效。因此，由于其能预测肿瘤生物学行为及对治疗的反应性，能否通过检测p53的这一特性来决定肌层浸润性膀胱肿瘤术后是否进行化疗，目前正在进行研究中。检查p53能否决定治疗方案的其他前瞻性临床试验目前已有计划或正在进行中。但也有几组研究发现，在浅表性膀胱肿瘤中，细胞核内p53的过表达没有预后价值，与肿瘤的分期分级无关。因此，尽管p53有可能成为浅表性膀胱肿瘤的一个预后不良的指标，但目前尚不完全明确。

Rb基因所在的染色体13q非随机缺失与膀胱肿瘤相关。Rb基因及其蛋白产物的突变或缺失可使细胞从G_1期进入S期从而导致细胞不受控制的增殖，目前已经认识到，pRb的强表达与表达缺失一样都是预后不良的指标。尽管并非所有的研究均发现pRb的异常表达单独或联合p53具有独立预后价值，但其他的一些研究证实了pRb的过表达与表达缺失的意义。尽管pRb缺失或突变看起来有重要的生物学价值，但通过检测pRb来指导治疗、特别是预测预后仍是一个问题。

八、增殖标志物

很早就已经认识到，增殖细胞百分比增高与肿瘤进展相关。计数每高倍镜视野下有丝分裂象可以作为评价几乎所有肿瘤进展性的指标。同样，还有各种不同实验参数用于评估细胞的增殖性。它们包括流式细胞学检查中非二倍体分数、脱落细胞或甲醛固定标本中流式细胞学检测中处于DNA合成的S期分数，以及用免疫组化方法检测各个细胞周期中抗原的表达，如增殖细胞核抗原、用MIB-1抗体检测的类似Ki67的抗原。每一种都与细胞增殖大致相关，至少与细胞合成相关。一系列研究发现，非整倍体比例增加和处于S期的细胞比例增加与肿瘤分级分期相关，也与肿瘤复发、预后及生存率下降相关。PCNA和（或）Ki67抗原表达水平升高也与膀胱肿瘤预后不良相关。但是由于缺少统一的参考值及肿瘤的非均质性，使得对结果的解释及在单个患者中的应用成为一个很大的问题。

九、标志物的联合应用

对于浅表性和浸润性膀胱癌，多种标志物的表达如p53和pRb或p21，已经进行了多个研究，但结果各异。另外，这些指标与增殖抗原和（或）凋亡抑制因子Bcl-2和（或）血管生成标志物的联合应用已经进行了研究，并取得一定的成果。但更为复杂的是，即使在一个肿瘤中发现不止一种抗原指标异常，也很难明确这些异常表达是否发生于同一个细胞中。

（邢志强）

第九节 诊断

一、体征和症状

膀胱癌最常见的主诉是无痛性血尿，大约85%的患者会出现。事实上，如果行尿常规检查，几乎所有经膀胱镜发现膀胱癌的患者，至少出现镜下血尿。然而，由于血尿通常为间断性出现，一两次尿液检查阴性并不能排除膀胱肿瘤的存在。因此，如果处于膀胱癌发生年龄范围中的患者出现无法解释的血尿（无论是镜下血尿还是肉眼血尿），即使第二次复查完全正常，仍有必要进行膀胱镜检查。膀胱刺激征及尿频、尿急和排尿困难是第二常见主诉，通常与弥漫性原位癌或浸润性膀胱癌相关。然而，这些症状几乎都伴有血尿，至少是镜下血尿。膀胱癌的其他体征与症状包括输尿管梗阻造成的腰痛、下肢水肿及盆腔肿块。体重下降、腹痛或骨痛等晚期症状较为少见。

二、传统的脱落细胞学检查

在尿沉渣或膀胱冲洗液中可以在显微镜下发现恶性尿路上皮细胞。肿瘤细胞的典型表现是细胞核大而不规则，染色体粗大。但是这种方法也有其局限性，因为分化较好的肿瘤细胞在细胞外观上与正常细胞相同，黏附能力更强，不易脱落入尿液中。因此，脱落细胞学检查对于高分级肿瘤或原位癌有较高的敏感性。但是，即使在高分级肿瘤中，尿液脱落细胞学检查也有20%的假阴性。

脱落细胞学检查的假阳性率为1% ~12%，通常与上皮细胞异型、炎症或放化疗所致改变有关。这些改变经常在治疗后数月出现，并在停止治疗后持续超过1年。尽管存在这些问题，脱落细胞学检查的特异性和阳性率还是很高的，如果只将明确的恶性肿瘤或高度怀疑的样本诊断为阳性，细胞学检查不是一个经济/效果比良好的监测膀胱肿瘤的指标，主要对高风险人群进行评估。后面还会提到，由于膀胱冲洗取得的膀胱上皮细胞远多于尿液，因此膀胱冲洗液脱落细胞学检查在膀胱癌诊断中更有价值。Badalament 等认为，一次冲洗标本与三次尿标本的脱落细胞检查效果相同。

三、流式细胞仪

流式细胞仪检查用以检查经 DNA 荧光染色的细胞核中 DNA 成分。因此，可以定量检测肿瘤中非整倍体细胞的数目及增殖活性（S 期细胞的百分比）。DNA 二倍体的肿瘤倾向于低分级和低分期肿瘤，患者预后较好。DNA 三倍体或四倍体预示肿瘤病理学特征分化不良，预后较差。三倍体肿瘤预后比三至四倍体肿瘤好，但比二倍体肿瘤预后差。炎症细胞可以形成二倍体或高倍体细胞碎片，干扰流式细胞学检查。细胞增殖活性（表现为 S 期细胞百分比）与肿瘤预后之间存在相关性。然而，由于 S 期在整个细胞周期中仅占很小的比例，即使浸润性膀胱肿瘤也很难发现足够的 S 期细胞，因此很容易被忽略。细胞具有多种倍体形式的肿瘤有更高的进展率。

流式细胞仪可以同时检测多个参数。例如，进行 DNA 与细胞角蛋白（上皮细胞的标志物）染色。流式细胞仪可以仅对细胞角蛋白染色阳性的细胞进行 DNA 检测。这种多参数检测方法可以提高流式细胞仪检查的准确性，因为这种方法可以测定标本中的哪些细胞处于增殖期，因此可以避免将非肿瘤细胞如白细胞误认为肿瘤细胞。研究表明，利用这种方法比单独应用 DNA 测定或抗原表达测定更有预后价值。类似的多参数方法也可以应用到细胞学检查中去。

总体而言，流式细胞仪检查不比传统的细胞学检查更有临床意义，尽管一些研究认为流式细胞仪检查更为准确。低分级浅表性肿瘤通常是二倍体，但经常出现假阴性结果。非整倍体是高分级肿瘤的一种常见特征，因而流式细胞仪对于原位癌或高分级肿瘤准确性特别高，80% ~90%的肿瘤都能正确辨别出来，但流式细胞仪检查在膀胱肿瘤患者的处理中并不能替代传统的细胞学检查。

四、图像分析

定量荧光图像分析是一种自动对载玻片上的细胞涂片进行细胞学分析并对每一个细胞进行 DNA 定量测定的细胞学分析技术。它结合了定量的生物化学分析及单个细胞的观察评价（流式细胞仪只能对细胞群进行分析）。

这种技术利用计算机控制的荧光显微镜对载玻片上的每一个细胞的细胞核进行自动扫描并成像。计算机计数荧光的发射数目，这些发射的荧光直接反映细胞核酸的含量，并能区别每一个 DNA 含量异常的细胞。因此，一个细胞技术员能够通过对细胞学形态的自动分析将重点集中至异常细胞的辨别上。由于每一个细胞都能通过图像分析进行检查，因此这种方法与需要大量细胞标本进行分析的流式细胞学方法相比，更易于对尿液标本进行检测分析。

与流式细胞仪检查一样，也可以对图像进行多参数分析。应用针对各种肿瘤标志物标记的单克隆抗体联合荧光标记的 DNA，能够提高膀胱肿瘤诊断和检测对治疗的反应性图像分析的特异性。这种技术对检测低分级膀胱肿瘤与标准细胞学检查或流式细胞仪检查相比敏感性更高，而特异性并没有降低。另外，通过应用荧光标记的针对特定的染色体 DNA 探针联合原位杂交技术进行图像分析，能够有效地发现肿瘤细胞 7 号染色体着丝粒区域为三倍体，9 号染色体部分或全部缺失，或者出现 17p 缺失。

五、标本收集

用生理盐水冲洗膀胱取得的标本进行膀胱肿瘤检测比尿液标本更为准确，因为冲洗的机械作用可以使更多的肿瘤细胞脱落，而且盐溶液可以更好地保护细胞不被破坏以备检测。由于对比剂、放疗及膀胱内灌注化疗都能改变细胞的渗透性，从而导致难以区分的异型性。或许对尿液进行的细胞学、流式细胞仪或图像分析的最大优势是对全部尿路进行检测而非仅是膀胱，这些部位都可能有移行上皮细胞脱落。另外，诊断为低分级浅表性乳头状肿瘤的患者，当脱落细胞学、流式细胞仪检查或图像分析（尿液或冲洗标本）发现高分级肿瘤细胞时，提示可能在尿路其他部位存在膀胱镜无法看到的原位癌。

（邢志强）

第十节　早期检测

所有的上皮性膀胱肿瘤均发生于尿路上皮表面，而且实际上所有死于膀胱肿瘤的患者都存在远处转移。然而，几乎所有发生远处转移的患者都伴有或先已产生肌层浸润。因为 84% ~92% 的肌层浸润性膀胱肿瘤患者在初次诊断时就已存在肌层浸润，对于浅表性膀胱癌患者的治疗方法尽管对患者非常重要，但本身并不能显著降低膀胱肿瘤的死亡率，除非联合应用能够早期检测肿瘤的方法。相反，如果膀胱肿瘤在局限于黏膜或固有层时就能检测出来，患者就有可能采用相对保守、成功率较高的方法进行治疗（如内镜下切除加联合或不联合膀胱内灌注化疗）。而且，即使是对保守治疗效果不佳的高分级浅表性膀胱癌患者，经过严格选择，绝大多数也可以通过局部治疗的方式得以治愈，提示在这些患者中极少有远处转移。更进一步，早期诊断不会对那些在将来生命中的某个时间将肯定出现症状而被诊断和治疗的膀胱肿瘤患者造成伤害。如果不是这样的话，将来在尸体解剖会发现更多的肿瘤。

膀胱肿瘤的死亡率在性别上的差异可以作为早期检测的另一个争论的问题。女性比男性得出膀胱肿瘤的诊断更晚，肿瘤分期更高。这也可部分解释女性死亡率高于男性的原因。

一、膀胱肿瘤筛查：偏差与缺陷

然而，只有当与没有筛查的人群相比，筛查能够确实降低其死亡率或发病时，膀胱肿瘤的早期检测才有价值。事实上，筛查有效性的显示需要对膀胱肿瘤的生存率进行前瞻性的比较研究，志愿者被随机分为标准护理组或早期检测干预组。通过这种对比研究，才能排除筛查过程中遇到的各种偏差，如早期诊断中筛查不能降低死亡率的偏差（导致时间偏差），筛查中检测出更多处于临床前期和临床期隐匿型肿瘤（长度偏差模型），在筛查人群中过度诊断恶性肿瘤的倾向和对于志愿对照组早期诊断过程倾向于健康或存在健康意识（选择偏差）。时至今日，仍没有这样前瞻性、随机性、对照性研究对膀胱肿瘤的筛查进行研究。

为了使早期检测更加有效，精确的器械（筛查工具）必不可少。一般而言，尤其是对于那些貌似健康的人群（尽管是膀胱癌的高风险人群），筛查技术应该廉价，而且没有损伤。然而，筛查工具必须具有敏感（没有假阴性）和特异性（没有假阳性），并且具有可以接受的阳性或阴性预测值（如果检查为阳性或阴性，那么必须要有很高的可能性为实际存在的肿瘤或不存在肿瘤）。但是，绝大多数有潜在应用价值的筛查方法都是用于有很大偏差的人群：膀胱肿瘤或有膀胱肿瘤病史的患者，且与正常对照组之间常常在年龄、性别及暴露史方面没有可比性。由于这些原因，对大量人群进行筛查以发现小部分的膀胱肿瘤患者，在实际应用中价值不大。

膀胱肿瘤的人群筛查：有关膀胱肿瘤的筛查，已经完成 2 项研究（非选择性的中老年男性）。调查采用血尿试纸对调查人群反复进行多次（10～14次）血尿检查。如果尿试纸为阳性，进一步对患者进行尿脱落细胞学以及膀胱镜检查。Messing及Britton以及他们各自在威斯康星及利兹的同事发现：在研究人群中，大约有20%的患者有过一次以上的血尿，其中6%～7%的患者后来诊为尿路上皮肿瘤。总体看来，调查人群中膀胱癌的发病率为1.2%～1.3%。威斯康星研究项目持续13年随访，筛查而发现的21名膀胱肿瘤患者没有1例死于膀胱肿瘤。两个研究中，没有一个是前瞻性、随机的、有对照人群的研究，但威斯康星研究组利用威斯康星肿瘤登记资料，对1988年威斯康星所有新诊为膀胱癌的50岁及50岁以上男性的预后及病理组织类型与通过血尿筛选检查诊断的膀胱癌的患者资料进行了比较。筛查诊断和未筛查诊断的膀胱肿瘤患者中，低度恶性肿瘤（1、2级）和高度恶性肿瘤分布的比例相似（约55%低分级和45%高分级）。尽管两组患者中几乎所有的低分级肿瘤局限于上皮或固有层，但超过半数的未筛查组高分级肿瘤直至出现肌层浸润才获得诊断（约占未筛查组肿瘤的24%），而筛查发现的高分级肿瘤只有10%存在肌浸润（低于总数的5%）。因此，筛查诊断能更早期发现高度恶性的膀胱癌患者，降低患者死亡率。

以上研究的对照组均不是随机的，但研究中出现的偏差，如自查膀胱肿瘤的风险，对于低度恶性肿瘤的过度诊断，或者组之间处理存在的显著差异，均不能解释研究中的上述发现。因此，尽管缺少前瞻性随机实验证据，但现有的资料表明，筛查能提早诊断侵袭性膀胱癌，可在肿瘤侵及肌层以前诊断肿瘤，降低患者死亡率。另外，同其他一些已经得到随机对照实验证实的慢性疾病的筛选诊断方法相比，反复血尿诊断实验为膀胱癌的早期诊断提供了一种有效可行的筛选方法，明显改善了膀胱患者的预后，延长了整个筛查人群的寿命。为了早期发现膀胱癌，至少每年应进行一次血尿筛查实验。

除了血尿筛选方法，还有其他多种诊断方法能帮助诊断膀胱癌。但是，传统的尿脱落细胞学检查、流式细胞仪检查、图像分析以及膀胱癌肿瘤标志物对于良好分化及中度分化的膀胱癌诊断敏感性很差。诊断敏感性不高的筛选方法的缺点在于，或许该疾病很少影响患者的生命，但是漏诊很多的膀胱肿瘤，会使公众以及医生对这种检查方法失去信心。而且漏诊超过10%～20%的高分级膀胱肿瘤，可能明显使筛查的主要目的失去了意义，筛查是为了降低膀胱肿瘤的死亡率。然而，采用细胞学联合表型抗原表达和（或）基因异常，多参数流式细胞仪检测和图像分析可以显著提高检测的灵敏度和特异度。另外，分泌溶解于尿液中的一些活性因子如生长或迁移因子及其受体，DNA复制错误提高细胞复制活性的酶以及其他物质，已经对其进行了初步的研究，显示出了一定的临床价值。许多方法已经开始应用于临床，接下来我们讨论这方面一些新的研究成果。

Lewis血型相关抗原在成人正常尿路上皮中不表达，偶见伞状细胞表达。Lewis血型相关抗原在尿路上皮肿瘤中表达升高，和肿瘤的分期分级无关。而且，Scheinfeld和他的同事采用免疫染色方法研究膀胱灌洗液，可以诊断肿瘤，其特异性为87%，敏感性为86%。随后，Golijanin及其同事应用这种方法检测新鲜尿液标本，报道两次尿液标本（任何一次为阳性即为阳性病例）诊断膀胱镜确诊的膀胱肿瘤，其敏感性为97%，特异性为85%，阳性预测价值为76%，阴性预测价值为98%。但是这种方法能否在筛查人群中取得这样好的结果，特别是在敏感性方面仍存在疑问，因为多数筛查研究的人群发病率略高于1%，而在101例多数具有膀胱肿瘤复发病史的患者中为32%。因此在较大规模人群中重复该实验是有必要的。

M344抗原在表浅膀胱肿瘤的表达阳性率为70%。M344抗体，也是一种黏蛋白相关抗原，是一个高分子质量的癌胚抗原，可被免疫组化染色以及免疫荧光细胞染色。学者报道其在膀胱肿瘤中的敏感性为95%，特异性为76%，与阳性标准的划分有关。膀胱肿瘤细胞分级1级和3级的敏感性，分别为74%～89%及96%～100%。尽管以上发现是令人印象深刻的，并得到了另一个试验的证实，但也有试验与此结论不同，因此还需要大规模的实验研究证实其价值。

另一个细胞抗原DD23，约80%的膀胱肿瘤细胞表达，和肿瘤的分级分期无关，在正常尿路上皮中未见表达。联合免疫细胞学或多参数图像分析可能可以提高膀胱肿瘤的诊断。

这里要提及的是，以上几种检查方法的假阳性结果可能是当时膀胱镜检查未见肿瘤，但是在接下来的3～6个月里发生了肿瘤。这种情况在M344及Lewis血型相关抗原免疫细胞染色和传统细胞学检查中均可见到。

分泌于尿液中的可溶性因子，如自分泌活动因子、自分泌活动因子受体、BTA 抗原、核基质蛋白 NIVIP22 以及透明质酸（酶）等均发现在膀胱肿瘤细胞中表达异常，敏感性可达 80% 或更高。然而在美国，以上标志物目前只有 3 种（BTA 抗原、BTA TRAK 和 NMP22）已经商品化，但还未用于大宗的人群筛查，这些人群中只有很少的一部分发生膀胱癌。而且，很多研究主要针对高分级的膀胱肿瘤患者，这些患者在医学研究中心中通常被作为普通人群样本。例如，Zippe 及其同事报道 NIP22 以 10U/ml 为界限，筛选 396 名血尿患者，18 例被新诊断为膀胱肿瘤，其敏感性为 100%。然而在 18 例患者中，仅有 2 例为 1 级肿瘤，4 例肿瘤局限于上皮，使人们对 NIP22 对无症状患者的诊断价值高度怀疑。另外，多数这些实验的对照是尿脱落细胞学检查，而尿脱落细胞学被认为对常规筛查的敏感性不足。实际上，如尿细胞学检查标本收集得当，并由经验丰富的医生进行，其价值常超过一些指标的检测。

二、新的检查：透明质酸/透明质酸酶

Lokeshwar 及其同事（2000）发现，透明质酸（一种存在于膀胱上皮表面的糖胺聚糖）及透明质酸酶、透明质酸降解酶在血管形成及膀胱肿瘤的发展中具有潜在的作用。可以通过检测到尿液中的透明质酸/透明质酸酶，有助于诊断膀胱癌。透明质酸/透明质酸酶诊断膀胱肿瘤的总体敏感性接近 92%，特异性 84%，准确性 88%。对于膀胱肿瘤高复发风险的患者，透明质酸酶的敏感性相似，但是特异性在开始较低（73%），有 35% 的“假阳性”患者在 3~6 个月随访后诊断肿瘤复发，因此校正后的特异性达到 81%。与其他的检查方法一样，透明质酸/透明质酸酶在较低膀胱肿瘤发病可能人群的应用仍有待进一步研究。

（1）核基质蛋白：核基质通过将特异性的 DNA 区域暴露于转录因子及 DNA 复制复合物，调节一系列关键的核生命活动。应用分子分离及印迹技术，来发现与膀胱癌有关而与其他肿瘤无关的核基质蛋白。一种特异性的蛋白 BLCA-4，被发现在 75% 的肿瘤组织中及 100% 的膀胱肿瘤之外的其他貌似正常的膀胱上皮中存在表达，而正常膀胱无表达。这些发现支持膀胱肿瘤患者整个尿路上皮存在区域性改变的观点（前已述及）。而且，通过制备针对 BLCA-4 分子各不同部位的抗体，该研究小组发现，在 55 例肿瘤患者中的 52 例尿液中检测到 BLCA-4（敏感性为 96.4%），而 51 例正常对照均为阴性（特异性为 100%）。显然，在将这种方法用于筛查诊断之前，应该知道这种方法在其他非肿瘤性疾病患者的应用情况。有趣的是，接受膀胱内致癌物灌注的 Fisher 344 大鼠，其在膀胱癌发生之前，在膀胱灌注的各个时段，尿路上皮中存在 BLCA-4 的表达。这提示，在膀胱癌的预防性研究中，恢复 BLCA-4 的表达可能是一个有希望的中间终结点。

（2）端粒酶：端粒位于染色体的终端，包含短的可复制的 DNA 序列，其不完全由 DNA 聚合酶复制。端粒随着每次有丝分裂而缩短，最终使信息 DNA 不能被复制，经过有限的细胞分裂后，细胞死亡。由于细胞恶性转化的最根本的部分是细胞的永生，多数的肿瘤细胞及其他快速分裂的细胞必须设法逃逸这一死亡机制。保持端粒长度的主要机制是端粒酶的活性，端粒酶是一种核糖核蛋白，具有反转录酶活性，以 RNA 为模板合成端粒，维持端粒的长度。通过端粒重复扩增分析（TRAP）检测端粒酶的活性和（或）通过检测端粒酶的 RNA 成分，可以检测尿液中这种酶的活性或酶本身的一部分。约 80% 的膀胱肿瘤患者在尿液中可检测到端粒酶的活性，低分级与高分级肿瘤无区别，特异性约为 80%。但是，并非所有的研究者都有类似的发现，例如在一组包含 639 例患者的研究中，患者因血尿和（或）膀胱刺激症状或膀胱癌监测而进行检查，通过标准的临床诊断方法，95 例患者被发现患有膀胱癌，端粒酶活性检查敏感性仅为 21%，特异性为 92%。这项工作指出了多数患者有膀胱癌的研究与少数患者有膀胱癌的研究在结果转化上的难点，如用于发病率低于 2% 的筛查将更加困难。通过检测尿液中的端粒酶 RNA，可能可以提高敏感性。

（3）微卫星重复分析：遗传性的部分肿瘤细胞的重复核基因不稳定性是 DNA 的复制错误。因此，贯穿于整个基因组的小核酸重复序列对每一个个体具有特异性（微卫星），其也有错配，利用这一特性可诊断膀胱癌。对最初的检测方法已进行了多次的改进，以提高其可重复性、有效性及客观性。对于低

分级肿瘤的敏感性接近90%，高分级肿瘤超过90%。在一些小样本的研究中，特异性接近90%，几个"假阳性"的患者随后也被诊为膀胱癌。其他独立的应用类似方法的研究证实了上述结果。该方法针对血尿患者的前瞻性研究正在进行中，其在这种情况下的效果及能否用于筛查还不可知。有趣的是，在肿瘤的复发指标中，存在不同的微卫星缺失方式，尽管在一些病例中这可能是由于另外的突变，但在另外一些病例中可能提示肿瘤及其复发的多克隆起源。

（4）标记物联合研究：一些研究对同一份尿液分析了多个标记物，以确定多个联合检测是否可以提高膀胱癌的诊断率。证据表明，无论是这些检测方法的单个或有限的联合，均无法提供足够的敏感性以代替膀胱镜在血尿评价中的作用。但有可能的是，在极灵敏的重复血尿试纸检测之后，可用一组这些试验（有待建立）作为第二代的筛查方法，以减少最终诊断检查的数目。通过这种方法，可以建立一种为受筛查者、他们的医生及健康维护投资者所接受的价廉高效的筛查方式，用于随机的前瞻性研究中，以确定膀胱癌筛查的真正有效性。

三、致癌物暴露人群筛查

除年龄及性别外，还进行了高危人群的筛查研究。筛查主要针对长期暴露于已知或公认致癌源的工人，这些致癌源包括2－氯苯胺、萘胺、苯啶、金胺及品红。应用细胞学、血尿化学试纸、定量荧光成像分析和（或）膀胱镜检查对这些工人进行筛查。尽管研究者付出了很大的努力，该研究仍有很大的缺陷，主要是因为以下一些因素：以前的接触史不明确、产品标准的改变、筛查执行及随访困难。每一个研究均报告几例患者被诊为膀胱肿瘤，但研究的价值并未得到严格的评价。另外，化学暴露本身引起检测结果的异常而并无肿瘤的可能性尚不确定。

最著名的工业性筛查之一是检测魁北克暴露于苯溶性煤焦油沥青挥发物的年轻铝工业工人。研究表明，与20世纪70年代的资料相比，每年行尿细胞学检查可使肿瘤多在肌浸润前期被发现（20世纪70年代，39%的肿瘤为非肌浸润性；20世纪80年代，63%的为非肌浸润性），而肿瘤的分级并无明显变化。由于未筛查的对照人群被随访的时间更长，筛查组（20世纪80年代组）死亡率明显较低。但是，考虑到5 3%的未筛查人群（均低于65岁）在报告时已死于膀胱癌，因此，进一步的随访可能可以判断筛查是否可以提高生存率。这个研究当然无法替代随机的、前瞻性的对照试验（特别是因为现代更多的工人意识到在20世纪70年代膀胱癌工人中的严重性，可能比过去的工人更早地寻求医疗帮助，尽管他们未被筛查），但提示这些工人是筛查的合适对象。

值得注意的是Hemstreet及其同事（1999）的一个研究，针对暴露于苯啶的工人（及非暴露对照），采用多参数分析（DNA、GActin/FActin比率，及M344的表达）对尿液进行筛查，可以确定以后发生膀胱癌的相对风险。被诊为膀胱癌的时间与阳性指标数呈负相关，这是否提示停止接触致癌源可以逆转癌前病变，或尿路上皮不可逆性改变或真正的恶性转化在临床上还无法检测，这些问题还不清楚。

四、影像学研究

（1）CT检查：在评价血尿上CT检查逐渐取代分泌性尿路造影。目前，通过CT三维重建能够建立尿路的长轴图像，尽管其对尿路上皮中较小及平坦的肿瘤的阳性诊断率并不高。因为膀胱中肿瘤的发病率远较上尿路肿瘤为高，膀胱镜检查仍旧是在易患膀胱癌年龄范围出现血尿患者强制性的检查手段，输尿管镜检查则是在CT检查出现异常或其他情况下才会进行。

（2）分泌性尿路造影：症状及体征提示膀胱癌的所有患者均应行分泌性尿路造影。尿路造影不是诊断膀胱癌的敏感方法，特别是较小的肿瘤，但是有助于评价上尿路，以发现伴发的尿路上皮肿瘤。在尿路造影的膀胱相，大的肿瘤可表现为膀胱的充盈缺损。膀胱肿瘤引起的输尿管梗阻常是肿瘤肌浸润的征象。另外，尿路造影当然也可以评价有无其他上尿路异常，以助治疗决策的选择。

（3）膀胱镜：所有怀疑为膀胱癌的患者均应仔细行膀胱镜及双合诊检查，对异常区应取活检，也可进行随机或选择性黏膜活检。如分泌性尿路造影对上尿路显示不清，应行逆行肾盂造影。

五、膀胱肿瘤切除

膀胱肿瘤的理想切除方法是首先切除肿瘤的主体，然后肿瘤的深部及部分膀胱肌层，每一部分标本单独送组织学检查。这种方法常可以保证完全切除肿瘤，并可为肿瘤的分级及浸润深度的诊断提供有价值的信息。有研究提示，对低分级表浅性肿瘤切除至肌层可能增加不必要的膀胱穿孔的可能性，并有肿瘤在切除床种植引起肌浸润性复发的风险。当无法完全切除肿瘤或怀疑完全切除肿瘤的价值时，至少应取足量的标本，以行准确的组织学诊断与分期。

切除侵犯输尿管口的肿瘤时，无须注意输尿管口，但肿瘤切除后，不要电灼输尿管口。如输尿管口被切除，可留置几天支架管，以预防管口水肿引起的梗阻。

切除位于膀胱侧壁的肿瘤时，可能引起闭孔神经反射，导致大腿内收肌的剧烈收缩。当切除此部位的肿瘤时，患者应行全身麻醉，同时静脉应用 Pancuromum 使患者充分麻醉，将内收肌痉挛引起膀胱穿孔的风险降至最低。

对膀胱憩室内的肿瘤不应行切除，而仅取活检明确病理。不仅是因为这种肿瘤经尿道切除常十分困难，而是因为膀胱穿孔的风险极大。对膀胱憩室内肿瘤常采用膀胱部分切除或全膀胱切除的方法治疗。

六、选择性部位黏膜活检

在切除原发肿瘤时，有学者建议对肿瘤的邻近部位及相对的膀胱壁、膀胱顶部、三角区及前列腺部尿道行选择性部位黏膜活检。活检对判断肿瘤复发具有重要的价值，20% ~25% 的患者活检发现发育不良或原位癌。30% ~70% 的肌浸润性膀胱癌在膀胱的其他部位伴有原位癌。Mufti 及 Singh 的研究发现，对单个肿瘤的患者，低分级表浅性肿瘤黏膜活检异常常提示肿瘤的复发。而有一些学者认为，黏膜活检并无必要，甚至十分有害，因为剥脱尿路上皮为肿瘤细胞的种植创造了条件（见肿瘤种植部分）。很显然，由于标本的问题，选择性部位黏膜活检可能漏掉一些癌前或癌性病变，因此，有学者建议利用肿瘤蓄积卟啉衍生物的特性诊断膀胱肿瘤以避免上述问题。将其前体 5 - aminolevulinic acid（ALA）注入膀胱，应用 375 ~440nm 的蓝光荧光膀胱镜可以检测到白光膀胱镜无法看到的病变。尽管迄今为止最大的一项研究的作者称，这种方法将检测膀胱小肿瘤及原位癌的敏感性由白光膀胱镜的 77% 提高至荧光膀胱镜的 98%，但漏诊的肿瘤数目尚无法确定。而且，超过半数的荧光膀胱镜提示病变的部位活检组织学显示正常或炎症而没有肿瘤。尽管一些“假阳性”区可能包含片状的基因改变的细胞，这些细胞以后可能转化为肿瘤细胞，以及这种方法可以降低肿瘤复发的可能性，但支持以上观点的资料还十分有限。目前，这种方法仅在德国应用，在美国尚处于研究中。

尽管对大多数的膀胱肿瘤患者是否应行选择性部位黏膜活检存在争议，但对准备行膀胱部分切除的患者，或尿细胞学检查提示高分级肿瘤存在而膀胱镜检未发现肿瘤或者是所有的肿瘤看起来像低分级表浅乳头状肿瘤的患者，选择性部位黏膜活检是必需的。

（邢志强）

第十一节　分期

由于肿瘤分期对决定治疗方案十分重要，应对膀胱肿瘤患者准确分期。降低肿瘤分期常发生于高分级及中等分期的患者，这些患者约 1/3 被降低分期，10% 被提高分期。

一、分期的目的

（1）表浅性及浸润性肿瘤：根据肿瘤分期的第一个治疗决定是患者肿瘤是表浅性还是肌浸润性。如肿瘤是表浅性，无须应用更加精细的分期方法，如骨扫描、CT 等，这些方法用于肌浸润性膀胱肿瘤，因为表浅性肿瘤很少发生转移。

经尿道肿瘤切除是判断肿瘤浸润深度最重要的方法。利用组织切片判断肿瘤的分级及浸润深度，不同的病理学家可能得出不同的结论。引起偏差的部分原因是常把膀胱壁基底层肌黏膜平滑肌纤维与逼尿肌混淆。另外，偶尔在基底层发现脂肪组织，使判断更加困难。侵犯基底层深层常预示肿瘤进展、预后较差，特别是高分级的肿瘤仅行局部切除治疗时，而行膀胱 BCG 灌注治疗时，情况则不同。在经尿道活检标本不是恒定发现肌黏膜的患者（文献报道自 11% ~46%），尿路上皮下浸润深度（大于或小于 1.5mm）与 5 年无瘤生存率明显相关（>1.5mm 为 67%，而≤1.5mm 为 93%），在一项包含 83 例患者的回顾性研究中得出了以上结论。双合诊检查无法判断肿瘤是否侵犯膀胱壁，如肿瘤切除前双合诊检查触及肿瘤，常提示肿瘤侵犯至肌层或膀胱外组织。

另外需明确浸润性肿瘤是否已穿透膀胱壁，在绝大多数情况下，不大可能仅通过经尿道切除进行可靠判断。有学者尝试寻找上皮下浸润深度与肿瘤分期的相关性，尽管经尿道切除标本肿瘤浸润超过 4mm 的患者，在膀胱切除的标本上发现膀胱外侵犯的可能性明显高于浸润小于 4mm 的患者，但仍有超过 40% 的浸润小于 4mm 的患者存在膀胱外侵犯。而且，浸润深度无法区别浅肌层或深肌层侵犯，或者单纯膀胱外侵犯还是广泛膀胱外侵犯。因此，单独或联合应用这种技术的价值尚不可知。

Koratim 及其同事（1995）报道了一个有趣的研究，应用 5.5MHz 探头及 60°、90°及 120°换能器经尿道超声在肿瘤经尿道切除术前及术后判断肿瘤的浸润深度，作者报道鉴别肌浸润肿瘤与表浅肿瘤的敏感性为 100%，特异性超过 98%；鉴别浅肌层浸润与深肌层浸润的准确率超过 90%；预测有无膀胱外肿瘤浸润的准确率为 70%。显然，这种分期方法的准确性明显优于其他方法，但尚需进一步证实。

（2）局限性及局部扩散或转移的肿瘤：根据肿瘤分期的第二个治疗决定是发现浸润性肿瘤患者，激进性的治疗方法可能治愈这些患者。为此，应用 CT 扫描、超声及 MRI 评价肿瘤的局部范围。这些分期方法可以提供有价值的信息，但是经尿道超声可能是个例外，经尿道超声对判定有无肌层微浸润及膀胱外微小扩散并不准确。而且，原发性肿瘤经尿道切除后的改变及放疗或化疗后纤维化也可对 CT、MRI 及超声结果的解释造成困难。

二、分期检查

（1）CT：除可评价原发肿瘤的范围外，CT 扫描还可提供关于盆腔及主动脉旁淋巴结的情况及有无脏器转移。为精确地评价浸润深度，应在经尿道电切前行 CT 扫描，但这一般不可行。CT 增强扫描可以提高分期的准确性。螺旋 CT 成像是否有利于分期尚无定论，但至少初步资料显示其并无特别的优势。CT 扫描在诊断的精确性方面存在缺陷，因为它只能检测到大的膀胱外浸润、明显增大的淋巴结及直径大于 2cm 的肝脏转移灶。40% ~70% 的淋巴结转移无法用 CT 检测。尽管一些作者质疑 CT 对膀胱癌分期的实用性，但毫无疑问，其对局部及远处转移的评价明显敏感于体格检查。另外，考虑浸润性膀胱癌的治疗方案时，需先行 CT 扫描，然后开始治疗。

（2）磁共振成像：MRI 检查不优于 CT。一般情况下，传统 MRI 对盆腔及腹部解剖的分辨率不优于 CT 扫描。双面线圈 MRI 对膀胱癌的分期可能优于传统的单线圈 MRI。由于 MRI 可在多个平面成像，因此，从理论上来讲，其对解剖的显示应该更加清晰。应用增强剂，如 Gd - DTPA 及含铁的材料，可以增强软组织对照。Barentsz（1999）报道了一组小的病例，应用三维 MRI 及增强剂对肌浸润性膀胱癌患者进行分期，与最终的手术分期相比，其诊断淋巴结转移的敏感性为 75%，特异性为 96%。应用这种成像方法，还成功地进行了对可疑淋巴结的经皮活检。将来的 IRI 可能可以显示不同组织的情况，但能否用于膀胱癌尚未可知。CT 及 MRI 扫描对晚期肿瘤的评价更加准确。

MRI 特别有助于肿瘤骨转移的诊断，其敏感性似乎优于 CT 或放射性核素骨扫描。因此，如果临床症状、盆腔 CT、双合诊或核素骨扫描提示骨转移，可行 MRI 检查。

（3）超声：文献报道了经尿道超声的潜在价值，Koratim 及其同事（1995）的发现已被他人证实，但这种方法还未常规使用，经腹或经直肠超声的价值不大。

（4）淋巴清扫术：盆腔淋巴清扫术是判定有无局部淋巴结转移的最精确的方法。一些仅有少数髂总动脉分叉以下淋巴结转移并无邻近器官浸润的患者，可能可以通过盆腔淋巴清扫术获得治愈。膀胱的原始淋巴引流区域包括膀胱周围、髂内、闭孔、髂外及骶骨前淋巴结（前已述及）。膀胱周围淋巴结通常较少受累及，因此，标准的淋巴清扫术应获取全部的标本并切除所有可能受累的局部淋巴结。髂总、腹股沟及主动脉/腔静脉旁淋巴结是第二站淋巴转移部位。可在 CT 或 MRI 的导引下对增大的淋巴结行细针穿刺活检，以了解淋巴转移的情况。腹腔镜淋巴清扫术不适用于多数的膀胱癌患者，除非影像学上高度可疑的淋巴结而经皮活检为阴性时。

标准的膀胱癌分期性淋巴清扫术应包括切除自髂血管分叉处至股管及自生殖股神经至膀胱血管蒂的淋巴结。一些医生常规进行更广泛的淋巴清扫术，包括切除高至主动脉分叉处的淋巴结，尽管这样做的益处还不确定。淋巴转移的发生率与肿瘤的分期及分级相关，高分级、频繁复发、侵犯基底层的肿瘤为 5% ~10%，而深层浸润的肿瘤为 40%。由于一些局限性淋巴转移的膀胱癌患者可以通过手术获得治愈，而且淋巴是否受累决定治疗方案的选择，因此，除非有手术禁忌证，在行膀胱全切或部分切除时，应行双侧淋巴清扫术。

（5）胸部放射线及 CT 检查：在行盆腔淋巴清扫术前，应行检查排除远处转移。诊断肺部转移的最敏感的方法是胸部 CT 扫描。但 CT 扫描常检测到小的、非钙化的肺部病变，多数为肉芽肿。肺部病变的大小与转移灶的可能性直接相关，多数大于 1cm 的非钙化的病变为转移灶（或原发性肺部肿瘤）。胸片无法显示小的肉芽肿而只能检测直径大于 1cm 的病变，因此，常依赖胸片检查来排除膀胱癌患者的肺部转移，而不是用 CT。

（6）骨扫描：肝功能检查正常的患者骨扫描一般不会发现转移性病变，特别是碱性磷酸酶水平正常的患者。但是，骨扫描可以作为将来的一个参考基线，因此，判断浸润性膀胱癌有无转移的检查应包括：胸片、分泌性尿路造影、腹部盆腔 CT 扫描、骨扫描及肝功能检查。

三、分期系统

膀胱肿瘤的主要分期系统是由国际抗癌协会（UICC）及 JCC 共同制订、修改的。1997 年，膀胱肿瘤的 AJCC - UICC 分期，也称为肿瘤 - 淋巴结 - 转移（TNM）分期，如下：Ta，局限性乳头状瘤；Tis，原位癌；T_1，肿瘤侵犯基底层；T_{2a}，肿瘤侵犯浅肌层；T_{2b}，肿瘤侵犯深肌层；肿瘤侵犯膀胱周围脂肪为 T_{3a}（微小侵犯）或 T_{3b}（明显侵犯）；肿瘤侵犯盆腔脏器如前列腺、直肠、子宫或阴道为 T_{4a}，而侵犯至盆壁或腹壁为 T_{4b}。在 AJCC - UICC 分期中，膀胱癌的区域性淋巴结被认为是位于髂总动脉分叉以下的真正的盆腔淋巴结，侧面的淋巴结不影响 N 分期，N_1：单个阳性淋巴结，直径≤2cm；N_2：单个阳性淋巴结，直径 >2cm，但 <5cm，或多个阳性淋巴结，直径 < 5cm；N_3：阳性淋巴结，直径 > 5cm。在 NCC - UICC 分期中，对区域性淋巴结外的淋巴结无特殊分期，但有远处转移为 M_1，无远处转移为 M_0。淋巴结或远处转移情况不明的患者分别为 Nx 或 MX。

（邢志强）

第十二节　预防

由于膀胱表浅性肿瘤复发风险甚高，因此需严密观察随访，这些患者是试验新的治疗、预防措施的完美对象。假如一些方法对肿瘤易发个体具有预防效果（次级预防），那么这些方法便可用于更大规模的高危人群（初级预防）。另外，临床、分子及流行病学资料显示，在低侵袭性及高侵袭性尿路上皮癌的发生过程中，可能具有某些共同环节，因此，抑制或延缓非侵袭性肿瘤的干预治疗方法同样适用于侵袭性肿瘤。已试用或正在试用的方法包括：特定的维生素（单用或联合），多胺合成抑制剂，环一氧化酶（COX）抑制剂及其他抗炎药物。还有其他更自然的方法，如改变饮食结构，以改变尿液成分。

一、维生素

维生素 A 及其类似物具有促进分化的作用，可预防动物实验性膀胱癌的发生。但是，两个维生素 A 的类似物：β - 顺式视黄酸及酒石酸（Tigerson）对表浅膀胱癌无效，且毒性甚大（原发性皮肤、黏膜毒性）。

Etretinate 是一个合成的维生素 A 类似物，早期实验显示可预防膀胱癌的复发，据此被用于一个随机、前瞻、安慰剂对照的试验中，该试验包括 79 例 T_a 或 T_1 期膀胱肿瘤术后的患者，尽管试验组及安慰剂组肿瘤首次复发的时间相同，但试验组以后肿瘤的复发及经尿道电切的次数明显减少。试验组的不良反应包括可耐受的黏膜干燥，但出现 3 例心肌梗死。因此，该制剂长期治疗的安全性及耐受性仍是一个严重的问题。

另一个维生素 A 的类似物：全反式 4 - HPR 可使有膀胱癌史患者异常的尿细胞学检查或流式细胞仪检查转变为正常。由于这个令人鼓舞的结果，M. D. Anderson 肿瘤研究所一西南肿瘤研究组将其用于一个随机、前瞻、安慰剂对照的表浅性膀胱癌术后患者的试验研究中。

在一个严密设计的试验中，对维生素 A 及 E 的作用进行了评价。该试验涉及超过 29 000 名 50 ~ 59 岁的芬兰男性吸烟者，无任何已知的恶性肿瘤，随机分为 α - 维生素 E 组、β - 胡萝卜素组、两者联合组和安慰剂组。结果表明，无论是单个制剂或联合应用，对膀胱癌的发生均无影响（或者对肺癌的发生和死亡）。尽管样本量巨大、双盲、前瞻性设计、执行严格、随访期较长（5 ~ 7 年），但该研究仍受到广泛的批评。首先是关于试验制剂对该化合物家族的代表性问题；其次是试验用量低于最适用量；且试验开始时，患者每年平均吸烟 720 盒，肿瘤性突变事件可能已经发生，以至于任何完美的预防措施可能也于事无补。

在另一项研究中，由于维生素 B_6 可降低氨基二苯及色氨酸的代谢物，而这些代谢物在动物实验中证实可诱发动物膀胱肿瘤。基于以上事实，膀胱表浅肿瘤术后患者被随机分为每天接受 20mg 维生素 B_6 组或安慰剂对照组，结果两组复发的时间及复发率均无差异。此结果与以前的一项研究结果相左。此前的研究显示，维生素 B_6 可降低表浅性肿瘤的复发率。

二、大剂量维生素

尽管有以上的资料，但动物实验及人类肿瘤均提示维生素可能对膀胱肿瘤有效。1994 年，Lamm 及其同事试验了大剂量多种维生素（40 000 单位维生素 A，100mg 维生素 B_6，2 000mg 维生素 C，400 单位维生素 E 及 90mg 锌）及常规剂量对高危膀胱表浅癌患者的影响，这些患者同时接受膀胱内联合或不联合经皮 BCG 治疗。大剂量维生素组明显优于常规剂量组，5 年复发率由 91% 降至 41%。但该研究因病例数较少（共 65 例，常规剂量组 30 例，大剂量组 35 例），治疗的复杂性（患者同时接受一种或两种 BCG 治疗及一种或两种维生素），常规治疗组 BCG 治疗相对较差，以及相对混合的组织学和肿瘤病史（约 1/3 的新诊断肿瘤，约 1/3 的原位癌），其结果受到质疑。一个更大样本的关于大剂量维生素联合 BCG 治疗膀胱癌的研究将在加拿大协作组进行。

三、多胺合成抑制剂

鸟氨酸脱羧酶（ODC）是控制腐胺及其丙胺类衍生物：精丁胺和精胺合成的酶，其活性的诱导是肿瘤形成的一个重要步骤。在实验性动物膀胱癌及培养的人类膀胱细胞中，恶性细胞 ODC 活性明显高于正常尿路上皮细胞。另外，在人类恶性尿路上皮组织中，ODC 活性及腐胺浓度均高于正常尿路上皮。Difluoromethylornithine，DFMO）是一个不可逆的 ODC 抑制剂，可抑制实验性膀胱癌及其他实验性肿瘤。如每天口服 1g，在人类尿液中可达较高的浓度，并具有生物学活性。使用超过 6 ~ 12 个月，具有良好的耐受性。在这些剂量下，DFMO 可降低膀胱肿瘤 ODC 活性及腐胺水平至正常尿路上皮细胞水平。DFIO 的主要毒性为耳毒性，但一些临床研究表明，这些毒性十分少见，且在应用预防肿瘤的剂量时，几乎总是可逆的。美国北方肿瘤治疗中心及东方肿瘤联合会共同进行了一个随机的 1 期、2 期研究，一组混合的膀胱表浅性肿瘤患者，其肿瘤已被完全切除，接受 DFMO 口服一年。76 例患者均对药物有良好的耐受性，尽管未观察到剂量相关的肿瘤预防作用，但根据其安全性、可耐受性及临床前期试验的有效性，美国国立癌症研究院及 ILEx 联合会正在共同进行一个前瞻性、随机分组的 DFMO（1g/g）及安慰剂对照的试验，试验针对肿瘤完全切除的患者、新诊断的患者或偶尔复发的低分级表浅膀胱移行细胞癌患者。

四、饮食因素

另一个有希望的治疗方法是应用药物或饮食控制改变尿路环境。通过这些方法，可以改变内源性及环境性的肿瘤促进剂、公认的致癌原及促有丝分裂原对尿路上皮的刺激，从而改变发生膀胱癌的可能性。Fukushima 及其同事（1988；1990）发现，糖精诱导的大鼠膀胱癌与尿液 pH 直接相关，尿液呈酸性的大鼠不发生膀胱癌。另外，pH 明显影响生长因子受体配体结合特性，如 EGF，在，pH6.5 或以下，EGF、TGF－α 与 EGF 受体的亲和性明显降低。膀胱肿瘤患者尿液平均 pH、中位 pH、最小 pH、最大 pH 均高于良性前列腺增生患者（膀胱镜检无尿路上皮肿瘤）尿液。因此，酸化尿液作为预防膀胱肿瘤的一个方法，在理论上具有很大的诱惑力。而且，其他药物如大剂量维生素、4HPR 及 DFMO 可能部分通过此机制发挥抗肿瘤活性。

流行病学研究表明，高脂饮食，特别是高胆固醇次食与膀胱癌的发生风险相关。多种豆制品，包括 Jenestein，一种生长因子受体酪氨酸激酶活性抑制剂，可以抑制培养的动物及人类膀胱癌细胞或移植至鼠的膀胱癌 CDK－2 的活性，诱导 G_2～M 细胞周期停止。其他一些豆制品可诱导凋亡、抑制新血管的形成。东方肿瘤联合会现正对肿瘤完全切除的高分级膀胱表浅癌 BCG 诱导后无瘤的患者，试验 Genestein 对膀胱癌的预防作用。

毫无疑问，增加液体的摄入可以稀释尿液中的致癌因子，预防膀胱癌。长期高液体摄入对低液体摄入的膀胱癌相对风险为 0.51。评价任何预防试验的效果，需考虑此因素。同时，水合作用在很大程度上可以提高尿液 pH，因此，这使干预治疗的机制更加复杂，预测其效果更加困难。

五、非类固醇类抗炎药物

几种非类固醇类抗炎药物原发性抑制 COX 介导的花生四烯酸转化为前列腺素（PGs），可以影响一系列生命活动，包括细胞信号传导通路、细胞增殖、血管形成、细胞外基质分子的黏附及肿瘤细胞的抗凋亡作用。资料显示，COX 的可诱导型 COX－2 的表达在肿瘤组织中明显高于正常组织，包括尿路上皮组织。同样，PGs 降解酶的表达在膀胱癌组织中降低。单独使用小剂量 COX－1 和 COX－2 抑制剂 Sulindac 或 Piroxicam 或与化学预防药物联合应用，可以预防化学诱导的啮齿动物膀胱癌。这些结果促进了 COX－2 抑制剂 Celecoxib 的应用，与非特异性 COX 抑制剂相比，Celecoxib 的胃肠道反应较小。目前，美国药物工业及美国国立癌症研究院正联合进行一个前瞻性随机分组的试验，评价其对膀胱癌的预防作用。试验对象为复发或侵袭性表浅膀胱癌患者，肿瘤经尿道完全切除，并行一个疗程的 BCG 诱导。

六、停止接触致癌剂

必须认识到，对任何预防性措施，患者均需停止接触一些公认的致癌剂，如工业致癌物或吸烟。这是咨询师、家人及朋友，尤其是患者本人的责任。长期随访的患者中，表浅性肿瘤复发变为侵袭性肿瘤的患者，多为继续吸烟者。尽管停止接触致癌物的益处可能需多年才能显现，但可能很快发生一些中间标志物的改变。微核（MN）是细胞分裂末期从主核丢失的染色体片段，存在于细胞核外，其数量可精确反映接触基因毒性制剂后的 DNA 损害程度。如前所述，在我国台湾地区、智利及阿根廷，饮用水砷浓度与膀胱癌密切相关。Moore 及其同事（1997）的研究表明，砷接触较多的个体，如置于砷水平较低的环境中，仅 8 周的时间，32%～58% 的个体 MN 分泌降低，而吸烟者达 67%。在我国台湾地区，降低饮用水砷浓度已经成功地在地方性黑足病区降低了膀胱癌的发生。

（邢志强）

第十三节 膀胱非尿路上皮肿瘤

一、小细胞癌

一般认为，膀胱小细胞癌来源于神经内分泌干细胞或树状突细胞。小细胞癌可能和移行细胞癌的成分混合在同一个肿瘤中。肿瘤神经内分泌标记为阳性，如神经元特异的烯醇化酶染色为阳性。在生物学行为方面，表现为侵袭性肿瘤，常较早出现血管及肌肉浸润。小细胞癌的患者需检查肺及前列腺的情况，这些器官常是小细胞癌的原发部位，因肿瘤转移或扩散至膀胱。

二、癌肉瘤

癌肉瘤是包含恶性间叶及上皮组织的高度恶性肿瘤。间叶组织成分常为软骨肉瘤或骨肉瘤，上皮组织成分可能为移行细胞癌、鳞状细胞癌或腺癌。此肿瘤罕见，多见于中年男性。常见症状为无痛性肉眼血尿。尽管常采用激进性的治疗方法，如膀胱切除、放疗和（或）化疗，但患者预后均较差。

一些尿路上皮癌存在明显的纺锤体细胞成分，有时被称为肉瘤样癌。这种肿瘤同样高度侵袭性、预后较差，但不应与真正的癌肉瘤混淆。

同样，肉瘤样炎症反应也可能易与癌肉瘤混淆，但如前所述，假性肉瘤样反应几乎总是发生于最近6个月做过膀胱手术或有过严重感染的患者。

三、转移性癌

事实上，任何部位的原发肿瘤均可侵及膀胱。最常见的原发部位为前列腺、卵巢、子宫、肺、乳腺、肾脏及胃。原发性黑色素瘤、淋巴瘤及白血病也可侵及膀胱。

（邢志强）

第十四节 非上皮膀胱肿瘤

1% ~5%的膀胱肿瘤为非上皮来源。关于常见的非上皮膀胱肿瘤，综述如下。

一、神经纤维瘤

神经纤维瘤是神经鞘的良性肿瘤，来源于施万细胞的过度增殖。多发性神经纤维瘤可能是常染色体显性遗传的一个性状，其外显性不一（神经纤维瘤病）。膀胱神经纤维瘤来源于膀胱壁神经节，S-100蛋白及Ⅳ型胶原免疫组化染色常为阳性。在儿童及青少年，膀胱神经纤维瘤可能表现为尿路梗阻、尿失禁、膀胱刺激症状、血尿或盆腔肿块。神经纤维瘤可能恶变为神经纤维肉瘤，但较少发生。

二、嗜铬细胞瘤

膀胱嗜铬细胞瘤占所有膀胱肿瘤的不足1%，占所有嗜铬细胞瘤的不足1%，来源于膀胱壁的副神经节细胞，常位于三角区。发病无性别差异，高峰发病年龄为20~40岁，约10%为恶性，可发生局部淋巴结或远处转移。是否恶性主要取决于临床表现而非肿瘤的组织学特点。多数膀胱嗜铬细胞瘤激素分泌活跃，在2/3的患者中，引起阵发性高血压或膀胱充盈/排空性晕厥，仅约半数患者出现血尿。

膀胱镜下，肿瘤表现为黏膜下结节，为完整尿路上皮所覆盖。在组织学上，肿瘤由巢状的多面细胞构成，细胞质存在嗜酸颗粒。膀胱部分切除术完全切除肿瘤是膀胱嗜铬细胞瘤的治疗方法。一般不宜行经尿道切除术，因为可能引起高血压危象。术后处理及随访同其他部位的嗜铬细胞瘤。

三、原发性淋巴瘤

原发性膀胱淋巴瘤来源于黏膜下淋巴滤泡，是第二常见的非上皮膀胱肿瘤。多发于40~60岁，女性多于男性。所有组织类型的恶性淋巴瘤均可发生于膀胱，处理与其他部位的淋巴瘤相同。

四、浆细胞瘤、颗粒细胞成肌细胞瘤、恶性黑色素瘤、绒毛膜癌及卵黄囊肿瘤

这些罕见的膀胱原发性肿瘤的特点与其他部位的相应肿瘤一致，处理也基本相同。

五、肉瘤

膀胱结缔组织来源的恶性肿瘤，包括血管肉瘤和平滑肌肉瘤。

六、血管肉瘤及血管瘤

来源于膀胱壁的血管肉瘤十分罕见，几乎所有患者表现为肉眼血尿，血尿常十分严重，可危及生命。组织学上，常见扩张的血管通道伴有明显的乳头样内皮增生。约 20% 来源于以前存在的血管瘤，常较早发生血源性转移，局部淋巴结转移少见。

血管瘤比血管肉瘤常见，但也属于罕见性疾病，常由于肉眼血尿而被发现。血管瘤一般很小，可用电切镜完全切除。虽然复发及恶变少见，但可能发生。

七、平滑肌肉瘤

平滑肌肉瘤是最常见的发生于成人膀胱的间叶性肿瘤。常见于男性，男：女为2：1。在外观上，表现为黏膜下的结节或溃疡性肿块。在组织学上，纺锤体细胞呈束状平行排列，发现异型核细胞可与良性平滑肌瘤鉴别。膀胱平滑肌肉瘤需行激进性的外科手术切除。

八、横纹肌肉瘤

横纹肌肉瘤可发生于任何年龄，但最常见于儿童。典型的儿童胚胎性横纹肌肉瘤常引起严重的膀胱底部病变，常用“葡萄状肉瘤”对此进行描述。成人横纹肌肉瘤有 3 种细胞类型：纺锤体细胞、腺泡状细胞及巨细胞。肿瘤对放疗及化疗反应均较差，一般预后较差。

九、其他肉瘤

十分罕见的膀胱脂肪肉瘤、软骨肉瘤及骨肉瘤可单独发生或与恶性上皮成分混合为癌肉瘤，常需激进的手术切除。

（邢志强）

第十五节　表浅性膀胱癌的治疗

70% ~80% 的膀胱癌首次发现时是非肌层浸润性病变，其中 10% ~20% 会进展为肌层浸润性。非基层浸润性膀胱癌是指任何级别的 T_a，T_1 和 T_{is}。大约 70% 的非肌层浸润性膀胱癌为 T_a 期，20% 为 T_1 期，另有 10% 为原位癌。非肌层浸润性膀胱癌的资料大多来源于经尿道切除的膀胱肿瘤，或是膀胱内治疗后长期随访观测到的肿瘤，因此我们对其自然进展史尚未完全知晓。

膀胱癌的分级与分期与复发和进展之间关系密切。低分级的 T_a 期肿瘤，3 年内复发率为 50% ~70%，继续进展恶化的可能性只有 5%。然而，高分级的 T1 期肿瘤，3 年内复发率超过 80%，50% 的患者在；年内病情继续进展恶化。肿瘤的大小、数目、淋巴血脂是否受侵袭、其余尿路上皮的情况，都能为膀胱肿富的预后提供预测信息。

一、内镜下治疗及镜下活检

（1）经尿道膀胱肿瘤电切术（TURBt）：内镜是非｜几层浸润性膀胱癌的主要诊断与治疗手段，包括膀胱镜检查和经尿道肿瘤切除术（TURBT），膀胱灌注治宁可以作为辅助手段，或治疗术后残留肿

瘤，也可以预防肿瘤复发和进展。膀胱灌注治疗的价值与局限性已经得到了进一步的认识，相对而言，BCG 膀胱免疫治疗比膀胱灌注治疗更有效。如何对 BCG 膀胱免疫治疗方案进行优化，仍然是一个具有挑战性的问题。在疾病的随访方面，泌尿科医师进行膀胱镜检查等一系列随访检验时，都应该考虑到患者本身的变化、新的辅助手段的应用、新的肿瘤标记物的使用。

膀胱镜是诊断、治疗非肌层浸润性膀胱癌的关建，观察时应注意尿道、前列腺窝以及全部膀胱黏膜，观察并记录的病变的位置、数目、形态学特征（乳头状、团块状、广基、天鹅绒状）等。同时应记录膀胱其他部位黏膜的特征和膀胱容量、输尿管口的位置、尿或血的流出（这对评价上尿路病变有重要价值），以及管口邻近部位或腔内的异常。

膀胱镜是检测膀胱肿瘤的“金标准”，由于新出现的肿瘤标志物和内镜技术的辅助，膀胱肿瘤的检测已经变得更为精细。在荧光膀胱镜的辅助下，可以诊断出传统膀胱镜以及细胞学检查难以发现的病变。在进行膀胱镜检查之前的 2 ~ 3 个小时，先向膀胱内灌注 3% 的 5 - δ 氨基酮戊酸（5 - ALA），然后使用波长为 375 ~ 445nm 的光源进行观察，可以提高发现上皮异常的敏感性，但荧光膀胱镜在发现早期低分级肿瘤，及肿瘤随访方面的价值还在研究中。

直视下进行 TURBT 术前需对膀胱进行全面观察。可使用 30°和 70°的硬性膀胱镜或可弯曲的膀胱软镜。切除肿瘤时通常使用 24 ~ 26F 的电切镜，镜鞘中置入 30°镜，以看清肿瘤周围的情况。用 Bugbee 电极或是电切镜的切割环进行电切术。凝固、切割混合的电流都可以用于多数病变区域的切除，然而，输尿管口周围的病变应该用纯切割电流，以减少狭窄发生的可能性。

为充分看到病变区域及周围正常组织，应适当充盈膀胱，但不能过度扩张。在切除术中，由于持续的灌流，膀胱充盈时的容积有增加的趋势，导致在切除较大的病灶的时候可能会造成膀胱损伤。电切镜的切割环应该置于病变的后面，然后向上、向着电切镜方向进行切割。用这种方式逐步切除肿瘤，在所有可见肿瘤全部切除后，可以用电切环再多切一片组织，或用活检钳另取小块组织送检，从而判断肿瘤基底部是否浸润肌层。应该尽量不要对基底或深部组织做重复缓慢的切割，因为过度的电凝作用经常会影响病理结果。切割完成后，应该在底部看到正常的膀胱肌纤维。明显的切除区底部出血应该用电凝止住，同样的，切除区周围黏膜层、固有层出血也是如此处理。质地较脆的低度恶性的肿瘤通常不用电刀就可以切除，这样可以降低膀胱穿孔的风险。

当肿瘤位于膀胱前壁或是膀胱顶时，在手术操作上会遇到困难。当位于膀胱前壁时，膀胱减压和耻骨上加压可以使病变处在对切割有利的位置。膀胱减压对切除顶部肿块上是有效的，它使病变区更易接近，并且可以防止逼尿肌过度伸展造成的腹膜内穿孔。对病态肥胖的患者，这些方法也适用。

对于膀胱憩室的患者，切除憩室肿瘤会使膀胱穿孔的危险性明显增加，这种情况下，从憩室颈部切除比较好，应该避免深入憩室结构内部去。低级别肿瘤可将瘤体切除与基底部电灼相结合，若病理结果提示肿瘤为高级别，可反复行 TURBT 术行保守性切除治疗。切除高级别肿瘤时要切除肿瘤基底部组织，通常需包括膀胱周围的脂肪组织，引起膀胱穿孔的概率更高。高度恶性的憩室肿瘤可考虑行膀胱部分切除术或根治性膀胱切除术。

（2）再次 TURBT：对于很大的肿瘤，可能需要重复多次手术才能最终把肿瘤切净。在通常情况下，对于大肿块，TUR 的有效性可能会比预计的低。进行二次 TUR 时，40% ~75% 的病例仍然可以发现残余肿瘤。在很多病例中，在原先切除的部位，仍有肿瘤残余。对 T_1 期肿瘤做评估发现：做重复的 TUR，在 25% 的标本中可以发现肿瘤进展（比如出现伴发的原位癌；范围扩展的 T_1G_3 肿瘤；或是分期高于 T_1 的病变）。因此，对于高级别 T_1 期肿瘤，特别是在最初的病理未证实有肌层浸润的情况下，可重复进行 TUR。

非肌层浸润性膀胱尿路上皮癌首次 TURBT 术后肿瘤残留率高达 20% ~78%，且不论肿瘤单发或多发、是否浸润肌层，二次电切时均可能发现肿瘤残余，很难对所有患者达到根治的效果。肿瘤残留率受很多因素影响，包括肿瘤的数量、位置、肿瘤分级及分期情况、医师的技术等，且有时肿瘤微小，肉眼难以发现。此外，首次电切后由于标本缺乏肌层组织、肿瘤切除不完整、电切后组织损伤等原因，1.7% ~64% 的肿瘤临床分期被低估。

Grimm 等（2003）对 124 例非肌层浸润性膀胱尿路上皮癌患者进行了 5 年以上的随访，其中 83 例患者进行二次电切，结果表明接受二次电切患者无复发生存率为 63%，显著高于未进行二次电切患者的 39%。Divrik 等（2010）将 210 名 T_1 期膀胱尿路上皮癌患者随机分为两组，其中一组进行二次电切，另外一组不进行，每位患者至少随访 54 个月。二次电切组无复发生存率及中位无复发生存时间分别为 52% 和 43 个月，非二次电切组无复发生存率及中位无复发生存时间分别为 21% 和 12 个月，两组的差异具有统计学意义。

对 pT_1 期和高级别 Ta 期肿瘤应行二次电切术已经达成共识，但对再次 TURBT 的时机目前意见尚未统一，过长的间隔时间可能拖延膀胱灌注化疗等辅助治疗；若间隔时间过短，首次手术造成的膀胱黏膜炎症可影响二次电切中的观察，难以区分正常黏膜与可疑病变，目前较为统一的观点认为二次电切应于首次电切术后 2 ~6 周。

（3）经尿道切除术的并发症：经尿道的膀胱肿瘤切除术（TURBt）的一个最主要的并发症是膀胱穿孔。应该区分穿孔是在腹膜外还是在腹膜内。腹膜外的穿孔，通常可以用导尿管导尿来处理，可自愈。腹膜内的穿孔，单用导尿是无效的，需要开放性手术治疗。应该从穿孔的大小及患者的一般情况出发，考虑是否行有创的治疗。为了减少手术操作造成穿孔的发生率，应该避免过度充盈膀胱，在切除侧壁肿块时可以运用麻醉使肌肉松弛以减少闭孔神经反射。非基层浸润性膀胱癌在穿孔时可能会引起肿瘤播散。在这方面的报告是否可信还没法肯定，但是，有关穿孔的病例中约有 6% 发生了播散。

TURBt 术后可能发生持续性出血，这时需要再做内镜下的电凝。内镜下，除了注意观察原先作切除的部位以外，还应观察其余的膀胱黏膜和膀胱颈，因为在 TURBt 可能曾损伤到这些部位。彻底取出滞留的血块，数周内避免使用抗凝药物，避免 Valsalva 等增加腹压的动作，这样可以减少再出血。

尿道狭窄也是术后常见的并发症之一，常发生于术后数周至数个月内，其病理过程是尿道表面正常的分层柱状上皮变为柱状上皮，由于柱状上皮缺乏分层柱状上皮不透水的特性，导致尿液外渗和尿道海绵体纤维化，使尿道腔缩小。尿道扩张术是简单而有效的治疗措施，是早期、轻度尿道狭窄的首选方法，对于尿道外口狭窄，尿道海绵体部狭窄长度 1.0cm、狭窄口径不严重的患者有着良好的效果。扩张尿道的目的是扩开而非撕裂粘连的瘢痕组织，因此操作时手法必须轻柔，尽量避免出血，若损伤过重或扩张次数过多可造成新的狭窄。腔内手术通过内切开瘢痕组织使狭窄或闭锁的尿道内径得以充分扩张，从而恢复尿道的通畅性，具有损伤小、恢复快、可重复等优势，并可避免开放手术引起的尿瘘、阴茎勃起功能障碍等并发症，成为治疗尿道狭窄的重要方法。

TURBt 术后输尿管口发生全部或部分的瘢痕狭窄也并不少见。如果怀疑输尿管口受到损伤，应该早期复查膀胱镜，结合超声波观察上尿路的情况。球囊扩张常能有效地纠正瘢痕狭窄。

（4）膀胱黏膜组织活检：肿瘤之外的膀胱黏膜的情况比总流本身提供的信息更直接，更能预测治疗反应及远期治疗效果。TUR 或活检既是诊断性的又是治疗性的。活检虽然通常不能提供肌层浸润方面的信息，但由于其没有电凝造成的混杂效果，能准确评价黏膜的情况。既往的研究表明盲目活检也能提供有用的预后信息。一些最近的研究发现，在切除肿瘤的同时盲目地对相对正常的组织取活检的诊疗价值微乎其微，理论上讲，还有可能使肿瘤种植。然而，对可疑区域做选择性的活检是正确评价患者情况的必要手段。

二、激光治疗

对于激光治疗非基层浸润性膀胱癌，目前已经有了相当多的研究。钕 - 钇铝石榴石激光（Nd：YAG 激光治疗）由于在液态环境中具有优越的特性而比其他激光设备常用。在非接触式状态，可以使肿瘤组织凝固，很少发生出血，也不会引起闭孔神经反射。这项技术的主要缺点除了昂贵之外，还有不能提供组织标本进行病例检查。因此，最好选择复发的、低分级的患者进行治疗。若要对肿瘤进行分级，可以治疗前进行活检。早期研究表明，经过 Nd：YAG 激光治疗的部位复发率低，但也有随机的前瞻性研究表明复发率没有统计学差异。

钬激光（Ho：YAG 激光）在治疗非基层浸润性膀胱癌的应用中也有着举足轻重的地位。Ho：YAG

激光是利用氪闪烁光源激活嵌在钇一铝石榴石晶体上的元素钬而产生的脉冲式近红外线激光，波长2100nm工作模式为脉冲式，脉冲持续时间250μs，可通过200～600μm石英光纤传输和发射，故适合应用于各类腔内手术。可以根据不同的使用目的调整不同的能量和脉冲设置，产生有效的组织凝固和气化及良好的止血效果，使操作几乎在无血的视野下进行。穿透深度0.4～0.5mm使用较安全，可用于精确的外科切割和止血。

采用激光进行治疗的优势在于可在局麻下进行手术，大大降低了麻醉风险；在切除侧壁肿瘤时安全，无闭孔神经反射，切除深度和范围容易控制。

激光治疗最应引起注意的并发症是激光能量的分散损伤邻近的组织，形成一个黏液性的中凹结构，造成穿孔，但这种并发症很少发生。目前，激光技术在非肌层浸润性膀胱癌方面的应用仍然是局限的。

三、光动力学治疗

光动力学治疗是利用肿瘤细胞对某些特殊物质（光敏剂）的特异性吸收和储留，在特定波长的激光照射下，发生光化学反应，杀伤肿瘤细胞，从而达到治疗目的。关于肿瘤组织对光敏剂选择性吸收和储留的具体机制目前不完全清楚，一般认为与肿瘤细胞在结构、功能及代谢方面的异常有关，如肿瘤细胞局部pH降低、肿瘤组织内亚铁螯合酶活性降低、表面低密度脂蛋白（LDL）受体增多、肿瘤细胞间隙增大，血管通透性增加等。光敏剂将来自光线中的能量转化为分子态氧，从而产生活性氧（reactive oxygen species，ROS）。

众多临床报告显示，光动力学治疗膀胱癌疗效令人满意。通过膀胱内灌注5－ALA治疗难治性或复发性膀胱尿路上皮癌，23.7个月后，51.6%（16/32）的患者没有再发（Andreasp等，2003）。McClellan等总结国外多家医疗机构共300余例临床治疗报告显示，单用光动力学治疗原位癌的完全缓解率（膀胱镜检无病灶存在，活检癌细胞阴性，尿细胞学检查阴性）平均可达66%，长期随访显示肿瘤复发的时间在术后37～84个月；单用光动力学治疗膀胱乳头状癌的完全缓解率达54%，复发的中位数时间为25～48个月。

传统放疗后浅表性膀胱癌5年内的复发率高达50%～70%，而光动力学治疗对非肌层浸润性膀胱癌的近期疗效大于95%，复发率也明显较低。传统手术2年内的复发率也高达50%～60%，光动力学治疗作为微创疗法也体现出了较明显的优势。

四、膀胱切除术

膀胱切除术治疗非肌层浸润性膀胱癌必须慎重，要先考虑到目前保守治疗的利弊、手术的风险，以及我们是否个体化地估计到了高危表浅性肿瘤患者肿瘤继续进展的可能性。虽然原位癌患者用BCG治疗后最初的反应率高达80%，但是50%的患者疾病继续进展，最终可能导致死亡。同样地，T_1期患者中也有50%会继续进展，15年内死亡率达30%。

非肌层浸润性膀胱癌膀胱切除术后的10年生存率为67%～92%。对于一般情况比较好的患者，如果肿瘤持续存在、反复复发、高危患者，或是膀胱灌注治疗失败的，则适合做膀胱切除术。关于高危患者的手术时机目前还没有前瞻性的对照研究评价早期手术和延迟手术的区别。对高级别T_1期膀胱癌是否应进行膀胱切除目前仍然有争议。早期（3个月）BCG治疗失败后，82%的患者肿瘤将进展，但BCG治疗若是在3个月内显效，则只有25%的患者肿瘤会进展。然而，最初发现肿瘤时很难预测患者对BCG治疗的反应。

一些回顾性的资料显示，p53和pRb等肿瘤标记物可以帮助对高危患者进行危险性分层。p53阳性的高危肿瘤，75%会继续进展。而p53阴性的肿瘤中只有25%会继续进展。p53阳性患者的10年生存率为60%，阴性患者为88%。另一项T_1期肿瘤的研究表明，p53和pRb两者之一为阳性者，5年进展率为30%，双阳性者为47%。p53阳性并不能预测患者BCG治疗的有效性，然而，经过BCG治疗后p53表达阳性，却是肿瘤进展的一个信号（p53阳性，82%的进展率，41%的死亡率；p35阴性，13%的进展率，7%的死亡率）。

对于存在低级别上尿路尿路上皮癌已导致膀胱无功能的患者，或早期治疗无效的高危患者，适合做膀胱切除术。对于高级别的 T_1 期肿瘤可以立即做切除术，当膀胱内治疗效果不佳，且肿瘤是多灶性的时候，可考虑膀胱切除。

五、膀胱灌注治疗

膀胱灌注治疗的首次提出是在 1900 年，当时使用的药物是硝酸银。噻替哌作为膀胱灌注治疗药物，其显著价值是在 20 世纪 60 年代被提出的，那时其他几种灌注药物也刚开始临床试验。膀胱内灌注治疗的目标是减少复发、预防肿瘤进展及根治 TUR 术后残余的肿瘤组织。最理想的药物，不管是全身性的还是局部应用的，都应该是价廉的、毒性极小的；而且应该是单次剂量即达到疗效的。时至今日，没有一种药物达到这些标准。目前多种药物可用于膀胱灌注治疗，这些药物在治疗肿瘤及预防膀胱癌进展方面有良好的前景。

（1）卡介苗（BCG）：被证实是治疗非肌层浸润性膀胱癌最有效的膀胱内药物。它是减毒的分枝杆菌活疫苗，一直以来作为结核病的疫苗被使用，但是它已经在多种不同的癌症中显示了抗其癌的活性。在这方面最早开展工作的是 Morales 和他的同事，他们早在 20 世纪 70 年代中期开始的工作揭示了卡介苗抗癌的效果源于其引起的免疫应答，由此明确了非肌层浸润性膀胱癌患者是 BCG 治疗的适应证。

BCG 是治疗非肌层浸润性膀胱癌及预防进展的最有效的膀胱灌注治疗药物。它对治疗原位癌和残留的乳头状肿瘤同样有效，也可以预防复发。

1）作用机制：BCG 的作用机制还尚不完全明了，主要通过一种新的纤维连接蛋白与肿瘤细胞连接，引发细胞间的相互作用。连接后引起肿瘤细胞内部的反应变化，起到治疗效果。在 BCG 治疗后的患者尿液中检测出 IL－12，IL－12 是能够诱导生成 Th1 细胞的强烈诱导剂，并且促进 γ－干扰素的生成，由此，可上调细胞间黏附分子的表达、上调 CD4 辅助性细胞/CD8 杀伤性细胞的正性比率。还有一些其他的证据，包括 BCG 引起的炎症反应中 IL－2 和 IFN－γ 的表达以及 T 细胞扩增，都说明 Th1 介导的免疫应答可能就是 BCG 的治疗原理。尚有其他一些细胞因子也能在患者尿内和血中找到，这说明同时也存在全身的免疫应答。还有资料显示，迟发型超敏反应参与了 BCG 抗癌的作用。尚有研究表明，膀胱内 BCG 可以诱导一氧化氮合成酶的生成，局部高浓度的一氧化氮可以抑制肿瘤生长，这也是 BCG 抗癌的作用机制之一。

2）治疗前准备和治疗的实施：BCG 在进行灌注以前是保存于 4℃ 的一种冻干粉。现在有 Connaught、Tice、Armand Frappier、pasteur、Tokyo、RIVM 等菌株可供使用。应该保证每次灌注包含约一千万个分枝杆菌，以保证疗效。将此疫苗加入 50mL 的生理盐水中，并且立即使用，否则会发生凝集影响疗效。通常在肿瘤切除术后 2～4 周开始进行 BCG 灌注治疗。肉眼血尿和疑似细菌感染是 BCG 膀胱灌注治疗的禁忌证，因为其会引起分枝杆菌的血管内接种，产生毒性反应。

3）BCG 灌注治疗膀胱原位癌：BCG 是治疗原位癌无可争议的药物，已经被美国食品和药物管理委员会（FDA）批准使用。多项临床试验证实，治疗后最初肿瘤完全消失率达到 76%，个别报告比率达 80%。50% 的患者在平均约 4 年的时间里，对此药持续敏感。大约有 30% 的患者在超过 10 年的时间里没有进展或复发，而大多数的患者会在 5 年内进展或复发。在完整的治疗疗程后若疗效不佳，则提示预后不佳。在 Herr 及其同事（1989）的一项样本量为 180 的研究中，最初对治疗有反应的患者中，19% 在 5 年内肿瘤进展，而最初对治疗无反应的患者中有 95% 肿瘤进展。尚有调查者统计了 BCG 早期治疗失败后肿瘤浸润肌层的情况，报告了比此更高的比例。虽然 BCG 已经取代膀胱切除术成为原位癌的首选治疗方法，但是对于已经进行了两个疗程（每个疗程 6 周）而没有效果的患者，或者高危患者出现早期复发时，可以考虑更加激进的治疗手段。

4）BCG 灌注治疗膀胱残余肿瘤：膀胱 BCG 灌注治疗能够有效治疗残余乳头状肿瘤，但是不能替代外科切除术。有调查表明，单用膀胱 BCG 灌注治疗，只对接近 60% 的膀胱内残余癌有效。

5）BCG 灌注治疗预防膀胱肿瘤复发和进展：T_1 期和高级别的 T_a 期患者，在进行经尿道的肿瘤切除术后，常规使用 BCG 做预防性的治疗。有研究比较单用 TUR 和联合使用 BCG 和 TUR，早期的单中心研究表明，联用BCG和TUR可以减少30%的复发率（Brosman，1982；Morales等，1992）。在几个更大型的研究中，联用TUR和BCG与单用TUR后相比，复发率减少20%～65%，平均减少大约40%（表8－1）。

表8－1　BCG对T1期肿瘤复发和进展的近期影响

作者	样本量	肿瘤特性	中位随访时间	复发率（%）	进展率（%）
Hurle等	51	G_3	85个月	19（37.3）	9（17.6）
Gohji等	41	G_3	63个月	16（35.6）	2（4.4）
Jimenez－Cruz等	61	G_1 31例 G_2 26例 G_3 4例	20.5个月	24（39.3）	6（9.8）
Pansadoro等	50	G_3	42个月	8（16）	6（12）
Herr	25	G_3	180个月	25（52）	
Cookson，Sarosdy	86	G_1、G_2、G_3	59个月	8（9）	6（7）

注：BCG，bacille Calmette－Gurein；G，grade。

多个有关T_1期肿瘤的研究已经说明了BCG联合TUR治疗高危非肌层浸润性膀胱乳头状癌的效果。同时可以看到，不同的研究者得到的数据相差很大，复发率16%～40%，进展率低的可到4.4%，高的可到40%（表8－1）。这些数据说明了一个问题，肿瘤的其他特征也与肿瘤的进展关系密切。因此，还需要再对治疗后的患者进行密切随访后，才能进一步地讨论BCG对不同阶段肿瘤的疗效。

现有的资料显示BCG可以预防膀胱癌的进展，但是这个理论还没有得到最终的肯定。一个样本量为133人的研究给出了此药可以推迟肿瘤进展的证据：BCG治疗组有4%的进展率，TUR对照组有17%的进展率。另外，西南肿瘤学研究组（Southwest Oncology Group）比较了多柔比星和BCG的疗效，前者肿瘤的进展率为37%，后者则为15%（Lamm等，1991）。这些数据都是在随访的早期阶段得到的，目前还没有长期随访的结论。

在Herr等的一个包含有86个高危非肌层浸润生膀胱癌患者的随机对照试验中，BCG治疗组与FUR对照组相比，肿瘤进展被推迟了。另外，对于原位癌患者，最后需要做膀胱切除术的比例明显下降了（BCG治疗组11%，TUR对照组55%）。然而，这个式验的结果也同时显示，随访10～15年后，BCG与TUR的远期效果之间差距就没有这样明显了〔Cookson等，1997）。现有的资料表明，BCG治疗高危非肌层浸润性膀胱癌患者，近期确实可以推迟肿瘤向进展，但是远期疗效尚不能肯定，不能仅凭少数患者随访10年、15年所得的资料就做出结论。

目前，关于BCG最理想的治疗计划还没有统一的意见。然而，绝大多数的资料显示，单用一个6周疗程的诱导方案是无法达到理想效果的（Kavoussi等，1988）。有人研究过用两个6周疗程的方案（Haaff等，1986a，1986b；Kavoussi等，1988；Bretton等，1990）。然而，增加了BCG的疗程也意味着治疗时间延长，有资料显示：20%～50%的患者在这延长疗程期间冒着肿瘤浸润或转移的危险（Nadler等，1994）。每延长一个疗程实际约有7%的肿瘤进展率（Catalona等，1987）。因此，如果BCG治疗一个到两个疗程而效果不佳时，应该考虑选择其他更激进的治疗。

一些小型的调查发现，维持性BCG治疗并不能相应地降低复发与进展（Hudson等，1987；Witjes等，1998）。在几乎所有这些调查中都指出，维持性治疗可以减少局部和全身的毒性。西南肿瘤学研究组SWOG报道了一个“6＋3”方案的效果（Lamm等，2000）。患者首先用一个6周的诱导方案，治疗后的每3个和第6个月，各用3次BCG灌注（每周进行1次，连续3周），然后，每6个月一次循环按同样的方法进行灌注，持续3年。调查中估计，维持性治疗后未复发的时间中位数为76.8个月，而非维持性的治疗为35.7个月（$P<0.0001$）。在非维持性治疗中，最长的无复发的时间是111.5个月；而维持性治疗中这项值为不可测（$P=0.04$）。5年生存率在非维持性治疗中为78%，维持性治疗中为83%。没有观察到高于3级的毒性反应，但是只有16%的患者能够耐受全部的疗程，通常需要精简后

续的那三个治疗阶段。从免疫学的角度来看，精简后续的三阶段可能是有效而且合理的，但是这还有待于研究。

有研究者评价了减少 BCG 剂量后产生的效应，发现毒性相应减少，而疗效在统计学上看并没有下降，虽然这项研究权威性不高，但在一定程度上能够说明一些问题。在一项 Morales 及其同事的研究中，低剂量组的肿瘤复发率高，尤其是 T_a 期的患者。在一个小样本的研究中发现，延长膀胱内灌注的疗程不良反应将减轻，同时有效性并不下降。关于 BCG 治疗后患者生活质量的问题现在已有研究，相信这会帮助我们对 BCG 治疗对患者生活产生的影响进一步进行量化。总的来说，BCG 所产生的副反应不会对生活质量产生严重的影响。

如何预测治疗反应？这已经研究到了分子水平。BCG 治疗前出现的 p53 过表达并不是预测治疗反应的指标。然而，BCG 治疗后 p53 过表达、肿瘤分期、治疗反应，这几项指标是残余瘤患者预测进展的指标。其中，治疗后 p53 过表达是一项独立的危险因素。建立预测模型应包括统计学上对症状分析进行加权，可以用繁复的统计学分析来找出隐匿性的危险因素。

其他一些因素，比如抗生素的使用也会对 BCG 疗效产生影响。研究表明，喹诺酮类会杀死 BCG 分枝杆菌。这会对减少全身性不良反应有利。但是如果是为了预防尿路感染而例行给予喹诺酮，就会抑制 BCG 的有效性。相反的，体外试验显示，喹诺酮类抗生素可以增强多柔比星等膀胱内化疗的作用，因为两类药都是Ⅱ型拓扑异构酶抑制剂。

6）BCG 治疗的禁忌证：免疫抑制是 BCG 治疗的禁忌证。尚没有资料显示假体使用者和心瓣膜病者是 BCG 的禁忌证。但是，对有假体的患者，在进行尿道器械操作后应该适当地预防性使用抗生素。一般情况差和年龄大的患者，是 BCG 治疗的相对禁忌证。既往结核病史的患者不良反应发生率高。

7）BCG 治疗的不良反应：BCG 产生的不良反应一般较轻，通常能够很好地耐受。然而也存在着严重的不良反应以及甚至导致死亡的可能性。多数患者会产生排尿困难、尿频、尿急，这会持续数天，随疗程的延长而加重。这些不良反应可以用抗胆碱能药物、对乙酰氨基酚、苯基偶氮吡啶二胺（非那吡啶）等缓解。大约 30% 的患者发生血尿。持续镜下血尿是继续 BCG 治疗的相对禁忌证。

20% ~30% 的患者出现无症状的肉芽肿性前列腺炎，这可使 PSA 升高。1% 的患者出现有症状的肉芽肿性前列腺炎。睾丸不常受累，但受累后若不治疗会进展到必须做睾丸切除。

BCG 治疗后低度发热或轻度不适感比较普遍。如果体温高于 38.5℃持续超过 24 小时、退热剂不能缓解的，或是体温超过 39.5℃，这时需要用异烟肼治疗（每天 300mg，持续 3 个月）。BCG 导致的系统性病变往往表现为严重的肺和肝的累及。这是需要联用异烟肼、利福平 6 个月。长时间使用异烟肼时应该加用维生素 B_6。败血症（0% ~4%）很少发生，但是会危及生命，应该用支持疗法，同时用三联药物疗法。

在 BCG 败血症动物模型中，泼尼松合用抗结核药物是有效的。资料显示，同样联用其他抗结核药的情况下，用喹诺酮比用环丝氨酸更有效。无论是 BCG 引起的全身还是局部的反应，都应考虑到常见的尿路细菌感染，这样才能正确治疗。

前面已经提到前列腺移行细胞癌可用 TUR 治疗。发生在表浅前列腺导管和尿道周带的前列腺癌也可以同时用 BCG 治疗。用 TUR 切除部分腺体以减少肿瘤负荷，并且使前列腺表面更好地暴露于 BCG 灌注液中。用这种方法，50% 的肿瘤可以完全消退。

（2）丝裂霉素 C：可与 DNA 发生交叉连接，部分地抑制 DNA 合成。还有一些未被完全理解的作用机制参与其作用。虽然它对处于细胞周期的晚 G_1 期细胞最敏感，但它仍被认为是细胞周期非特异性的药物。分子质量为 334kDa。丝裂霉素 C 的用法是每周一次，持续 6 ~8 周，总剂量是 20 ~60mg。完全反应率达到 36%，复发率可降低 19% ~42%。在几个大型研究的一篇综述中说，平均的受益率只为 15%，而且，其中只有 2/5 的研究显示这种受益是有统计显著性的。原位癌的反应率（58%）比乳头状癌的反应率（43%）高。研究显示，在减少肿瘤 5 年进展率方面，丝裂霉素 C 并不比 TUR 有何优越之处（减少 5 年进展率，BCG 相比 TUR：4% 比 7.3%）。虽然在关于用丝裂霉素做维持性治疗的临床试验中有一些混杂因素的参与，但是这些资料还是倾向于表示：丝裂霉素 C 维持性治疗的效果并不比标准治疗高。TUR 术后立即进行一次丝裂霉素 C 或其他药物的膀胱内灌注，这种做法曾经被热烈的研究过，将在后文中再次论述。

丝裂霉素 C 显著的副反应包括化学性膀胱炎（发生率达到近 40%）、膀胱容量的减少、掌皮脱落、皮疹。应该避免皮肤直接接触。其他副反应很少见，如白细胞减少和膀胱挛缩（0.05%）。

（3）多柔比星：是一种蒽环类的抗生素。它能与 DNA 的碱基对结合，阻止Ⅱ型拓扑异构酶，进一步阻止蛋白质合成。对于处于细胞周期 S 期的细胞作用最大，但是它仍然是属于细胞周期非特异性的。在多个研究的一篇综述中提出，多柔比星与 TUR 相比，在减少复发方面的效力高出 13% ~17%，但在预防肿瘤进展方面并无优越之处（15.2% 比 12.6%）。它的分子质量是 580kDa。较少全身性的不良反应，膀胱内灌注的不良反应主要是化学性膀胱炎，近半数的患者会发生。有几个系列分析报告说，多柔比星会引起膀胱容量减少。偶尔会引起胃肠道反应和过敏反应。

（4）表柔比星：这种多柔比星的衍生物同多柔比星有同样的作用机制。用 50 ~80mg/ml 持续治疗超过 8 周。表柔比星比单用 TUR 在预防复发方面效果提高 12% ~15。在膀胱内治疗后立即一次性给药与在整个疗程中持续给药效果是一样的。表柔比星现在美国尚未被用来治疗尿路上皮癌，但已获 FDA 批准用来作为淋巴结阳性乳腺癌的辅助治疗。

（5）噻替哌：噻替哌是一种细胞周期非特异性的烷基化物。在一个对照的临床试验中（n =950），6/11 的研究组显示，复发率减少将近 41%，平均减少 16%。肿瘤进展率方面，噻替哌与对照组之间没有统计学上的差异（4% 比 6%）。虽然通常患者能够很好地耐受此药，但是由于它的分子质量低，189kDa，所以存在全身性的不良反应。白细胞减少发生率为 8% ~55%，血小板减少发生率为 3% ~31%。很多患者会出现膀胱刺激症状（12% ~69%）。自从 BCG 出现以后，噻替哌在膀胱肿瘤的治疗中所担任的角色地位早已下降了。

（邢志强）

第十六节　浸润性膀胱癌的治疗

对于泌尿外科医生来说，虽然浸润性膀胱癌治疗的金标准为根治性膀胱切除术都无疑义，但对其治疗仍然是一个临床和学术上的挑战。其多变的临床表现，隐蔽的发展进程，相对不完善的临床诊疗技术，治疗手段多样，以及对多数患者还是缺乏确实有效的治疗手段，这些复杂的临床问题都需要引起注意。

一、浸润性膀胱癌的标准治疗方式根治性全膀胱切除术

（1）手术指征：男性患者的根治性全膀胱切除术和女性的前盆脏器切除术，连同全盆腔淋巴结清扫术，是侵犯肌层且无远处转移的浸润性膀胱癌的标准术式。如果患者合并有严重的内科疾病或已有远处转移则采用其他替代治疗，但是如果患者有局部症状，如顽固的血尿，即使已有局部淋巴结或远处转移，也可行姑息性手术。

（2）手术技术：男性和女性的膀胱癌根治术在其他文献中有详细描述。但是一些要点在此简要地回顾一下。标准的膀胱癌根治术包括双侧盆腔淋巴结清扫，对男性患者要整体切除前列腺和膀胱。对女性患者行前盆脏器切除术包括切除子宫、输卵管、卵巢、膀胱、输尿管和阴道前壁一部分。一些作者建议对男性患者可以行保留神经的标准膀胱切除术。在不违背肿瘤治疗原则，不增加局部复发率的前提下，保留阴茎海绵体上的自主神经可以在术后使阴茎勃起，对年轻患者是尤为重要的。其中一个要点是在行保留神经的膀胱癌根治术时要结扎前列腺血管蒂以便于保留连接精囊尖部的软组织，从而保留向盆腔走行的神经血管束。

在女性的前盆脏器切除术时保留尿道，为将来行原位膀胱重建提供机会。对改良标准根治术的技术及结果的综述显示，局部复发极少，原位膀胱重建的女性患者尿控能力相当好。男性和女性的保留尿道的要点将在下面的部分提到。

男性膀胱癌根治术后的尿道处理在20世纪经历了很大的变化。在70年代，尿道切除被作为常规的预防措施，一些医生现在仍然提倡在某些特别的临床情况下采用此方法。接下来的研究证实，前列腺部尿道受累是男性膀胱前列腺切除术后前尿道、局部或远处复发转移的最主要因素。男性患者切除膀胱后尿道复发率为7%，如果没有累及前列腺，5年尿道癌复发率约为5%，如果前列腺部尿道有浅表或浸润性肿瘤，5年复发率提高至12%和18%。对膀胱前列腺标本进行精细连续切片分析发现，移行细胞癌累及前列腺部尿道的发生率为43%。膀胱颈和三角区的原位癌与前列腺部尿道受累呈显著相关。一些研究组曾经报道前列腺间质受累的预后意义，其中侵犯前列腺间质后前尿道肿瘤复发可能性约为64%，侵犯前列腺部尿道上皮的为0%，侵犯前列腺导管的为25%。Freeman和同事（1994）报道前列腺部尿道受累的患者在原位膀胱重建后无前尿道复发，与之相比，如采取可控性皮肤尿流改道术则有24%的复发可能。这项研究的意义需进一步明确。

在现有观察结果的基础上，行皮肤尿流改道术的男性患者，如果在前列腺部尿道发现原位癌或肉眼可见的肿瘤时，应当同时或延迟行尿道切除术。选择行原位膀胱重建术时要谨慎，只有在冰冻切片报道尿道远端切缘无肿瘤时，才能最后确定可以利用残留尿道行原位膀胱重建。有些建议要对男性的前列腺尿道连接部和女性的膀胱尿道连接部的情况进行评价，以便证实是否容易复发。监测皮肤尿流改道或原位膀胱重建术后患者的残留尿道包括定期的尿细胞学检查，如有指征则行活检。Dalbagni及其同事的研究提示，不一定每个患者都需要做该项检查，但是如果尿细胞学检查或活检阳性，需要尽早行尿道切除术。

女性的尿道切除术一直是标准前盆腔切除术的一部分，直到开始注意到女性原位膀胱重建时，才注意保留尿道。历史上有两个因素有助于尿道切除术的形成。20世纪上半叶的研究提示邻近器官（阴道、宫颈、子宫）受累的概率相对较高，为保证阴性切缘需要广泛切除。由于当时认为对女性来说原位膀胱重建并不合适，所以没优先考虑保留尿道。Mapping研究显示，2%～12%行膀胱切除术的女性患者有尿道受累。女性患者如果膀胱颈部出现肿瘤与尿道受累呈高度相关性，多数学者强调在术中行冰冻切片以保证残留尿道无肿瘤（Stenzl等，1995；Stein等，1998）。如果膀胱颈口和尿道存在肿瘤，弥散性原位癌，或术中发现切缘阳性的女性患者则不适合行原位膀胱重建，应立即行全尿道切除术。

在行尿路重建前，判断输尿管切缘有无肿瘤是标准的做法。这个程序的合理之处在于尿路上皮癌，尤其是原位癌，可以累及远端输尿管切缘。过去的泌尿科医生切除阳性切缘以达到切除所有肿瘤的目的，考虑能有较好的长期控制局部病变。事实上，回顾性研究并不能证实能提高长期疗效。这些研究是小样本、单中心的回顾。尽管如此，这些研究对术中行输尿管冰冻切片分析提出疑问。

盆腔淋巴结清扫仍是浸润性膀胱癌根治术重要的一部分，原因有两方面。盆腔淋巴结清扫可以观察局部肿瘤侵犯的范围。此外，极其局限的淋巴结转移的患者可以有出人意料的高生存率。盆腔淋巴结转移的风险随着肿瘤的分期而提高：pT_2期盆腔淋巴结转移的风险有10%～30%，如大于pT_3期则有30%～65%。Smith（1981）发现行膀胱癌根治术的患者最常见的是闭孔和髂外淋巴结转移，而髂总和骶前淋巴结则较少见。对于临床分期可行膀胱癌根治术的患者，髂总动脉以上转移很少见。一些作者提出淋巴结扩大切除术，但长期的生存率并无明显提高。

扩大的淋巴结切除术应该包括远端主动脉旁与腔静脉旁淋巴结及骶前淋巴结（Stein和Skinner，2005）。与标准的盆腔淋巴结清除相比，扩大的盆腔淋巴结切除术可以获得更多的总淋巴结数与阳性淋巴结数。但是，在这两组中发现的淋巴结阳性患者的比例是相似的。

淋巴结阳性的患者，手术时切除淋巴结的总数经证实与预后密切相关（Stein等，2003）。切除淋巴结总数≤15个，10年无复发生存率为25%；切除淋巴结总数>15个，10年无复发生存率为36%。患者阳性淋巴结总数小于等于8个，其10年无复发生存率显著高于阳性淋巴结总数大于8个的患者（40%比10%）（Stein等，2003）。淋巴结比值分期或淋巴结密度的概念（阳性淋巴结数/切除淋巴结总数）也证实与预后密切相关（Herr，2003；Stein等，2003）。淋巴结密度小于等于20%的患者，10年无复发生存率为17%（Stein等，2003）。

（3）膀胱切除的疗效：膀胱癌根治术加盆腔淋巴结清扫术成功治疗肌层浸润临床器官局限性的膀

胱癌，现代的文献中进行了回顾。大量的文献表明，随着围手术期治疗的发展，精细的手术技巧，更好的尿道重建，器官局限性膀胱癌患者可以有满意的长期生存率。病理证实的器官局限性膀胱癌患者长期生存率较好。虽然膀胱癌根治术对临床器官局限性膀胱癌患者的疗效是肯定的，但是对局部晚期非器官局限性膀胱癌或恶性盆腔淋巴结转移的疗效仍是有争议的。

（4）膀胱癌根治术的并发症：膀胱癌根治术潜在的并发症包括死亡和其他并发症。膀胱癌根治术的死亡率为1% ~2%。其所有并发症的发病率为25%。手术的并发症分为3大类：①先前存在的并发症；②切除膀胱和邻近器官后的并发症；③膀胱癌根治术重建时采用节段胃肠道行尿路重建所致的并发症。心肺并发症也是常见的。围手术期的心脏停搏导致死亡不多见，但是术前应全面检查患者的体征、症状和有无既往的心脏疾病病史。术后肺动脉栓塞少见（2%）。术后适当早下床活动，围手术期适当使用抗凝剂可以减少早期的死亡率。在膀胱癌根治术时可能出现致命性出血，但发生率很低。即使术前没准备自体输血，现代血库和血源性病原体的筛查使输血很安全。直肠损伤发生率小于1%。大血管损伤同样罕见。当尿道重建中使用小肠或结肠时，有潜在肠梗阻的危险。4% ~10%的患者在术后出现肠梗阻，需行外科手术解决的少于10%。

在有反流的手术中，输尿管－肠段吻合口狭窄较少（3%）发生，但是在无反流的术式中很常见。膀胱切除术后根据不同的尿路重建方式会发生不同程度的代谢紊乱，维生素缺乏，慢性尿路感染和肾结石。

抑郁常见于经历重大手术的患者，膀胱切除后的患者也不例外。这种情况要积极发现，妥善处理。膀胱癌患者术前诊断为心理抑郁的大约占45%。病理分期的情况与膀胱切除术后的焦虑与抑郁显著相关。

（5）膀胱癌根治术后的随访：膀胱癌根治和膀胱重建术后，患者需要长期监测两个方面的问题：①肿瘤的复发；②嵌入尿道的肠段相关并发症。定期影像学检查可以发现肿瘤是否复发。但复查频率有争议。Slaton 和他同事（1999）回顾了他们的经验。他们建议 pT_1 期患者每年体格检查、血清检查，以及X线检查；pT_2 期患者每半年检查；pT_3 期的每3个月检查。对 pT_3 期患者，建议每半年行CT检查。采用这种定期复查方式，作者认为可以及时预测肿瘤复发情况。术后上尿路影像学检查可以排除上。上尿路肿瘤在术后是少见的，但是一旦发现多为晚期，需要进一步手术。

二、膀胱根治性切除术的辅助治疗

许多行膀胱切除术的患者，尤其是肿瘤分期大于 T_3 的，常常死于远处转移。为了增强局部治疗，尤其是膀胱癌根治术的效果，多依靠单独或联合放疗或化疗，作为术前新辅助治疗和术后辅助治疗。

（1）术前放疗：术前放疗的作用已经被很多研究者调查过了。直到20世纪80年代，放疗才常规用来治疗局部微转移，可能使无法切除的肿瘤降低分期，以及改善膀胱癌根治术后局部病灶的控制。现有随机研究资料表明术前放疗可以提高晚期肿瘤（T_3）的局部控制，但对长期生存率无显著提高。非随机化试验表明术前放疗不能显著提高特异性生存率，但根据文献报道，其中的混杂因素是患者同时行化疗。

（2）新辅助化疗：在确定的局部治疗前的化疗称为新辅助化疗。其原理是可以了解肿瘤对化疗的敏感性，以及使无法手术的肿瘤降低分期。从总的方面来看，患者手术前身体条件较好，此时进行化疗治疗微转移灶，患者易接受。新辅助化疗的缺点包括治疗是建立在临床分期的基础上，而不是病理分期，可能延误局部诊治。

多中心的研究已经做了新辅助化疗治疗膀胱癌的Ⅲ期临床随机研究。越来越多的证据支持新辅助化疗对治疗局部进展期膀胱癌的作用。Nordic 膀胱切除工期试验采用新辅助化疗，然后予以低剂量放疗与膀胱癌根治术。化疗组总的5年生存率为59%，对照组为51%（$P=0.1$）。T_1 与 T_2 期患者无差别，T_3 ~ T_{4a}新辅助化疗组患者总生存率改善15%（$P=0.03$）。美国多中心联合10 080试验证实局部晚期膀胱癌患者中，与单纯行膀胱癌根治术相比，MVAC新辅助化疗组总的中位生存期提高约2.5年。两个综合性随机对照试验荟萃分析得出结论，对局部晚期膀胱癌患者，予以顺铂为基础的联合新辅助化疗，可使总生存率提高5% ~6%。

（3）围手术期化疗：与新辅助化疗不同，一些研究组应用围手术期化疗的方法。在M. D. Anderson医院的研究者将100名患者随机分入2组，一组是术前行2个疗程的甲氨蝶呤、多柔比星、长春碱、顺铂的（MVAC）化疗，术后行3个疗程；另一组是术后行5个疗程MVAC化疗。随访32个月，2组的生存率无显著差异，采用围手术期的化疗中体积较大的肿瘤有降低分期的趋势。这与其他报道的结果类似。

（4）辅助化疗：辅助化疗的理由是，病理分期明确有远处转移的患者，可以受益于系统化疗，可以减少局部或远处复发。辅助化疗的缺点包括等待病理结果证实有转移在予以系统化疗会延误治疗，在肿瘤切除后，影像学检查很难看到病变，难以评价肿瘤对化疗的敏感性，术后并发症干扰化疗，还有术后患者不愿行辅助治疗。

膀胱切除术后辅助化疗的4个随机化的研究已经完成。这总和的经验强调了在流行率低的如浸润性膀胱癌上，单中心研究是困难的。临床试验中遇到很多困难，包括病人数量少，低的患者增长率加重了亚组分析的困难，在入组完成前就中止试验，无法完成规定的化疗计划。尽管有这些困难，研究建议对于局部晚期肿瘤和盆腔淋巴结转移的患者，以顺铂为基础的辅助治疗在一些经选择的患者上可能提高生存率。无证据说明局限性膀胱癌患者（T_1 ~ T_2期）在术后行辅助化疗能提高生存率或局部控制情况。因此，不应考虑对这些患者行辅助化疗。

膀胱癌辅助化疗的第一个荟萃分析建立在个体患者资料基础上，提示与对照组相比，接受化疗的患者3年生存率提高9%（晚期膀胱癌荟萃分析协作组织，2005）。然而这项研究的影响是有限的，得出的结论不足以支持常规使用顺铂为基础的辅助化疗，原因是入组患者太少。

三、膀胱根治性切除术的替代治疗方式

对浸润性膀胱癌的患者，标准治疗不一定提供最优或最可接受的方案。膀胱癌根治术所产生的并发症，加上患者对保守治疗以及保留膀胱手术的兴趣，促使大家寻找对浸润性膀胱癌的替代治疗方法。这些方法包括从TUR到应用腹腔镜保留膀胱，全身化疗和放疗。

（1）放疗：目前没有随机化的研究对比单纯放疗和膀胱癌根治术的疗效。常规的外放疗控制局部浸润性肿瘤有效率为30% ~50%。为提高疗效，已使用超分割方案（Cole等，1992）。超分割方案的随机研究表明这个方法可能在未来有效，但是仍需大样本对照试验对这种方案与标准的常规放疗作比较。

（2）经尿道切除术和膀胱部分切除术：TUR或膀胱部分切除术可以治疗易定位、体积小的、浅表的浸润性膀胱癌。这些经验表明在高选择性的患者，如肿瘤体积小的、低分期的（T_2）、单一的保守手术可以很好控制局部肿瘤和远处控制。Solsona和同事（1998）描述了大样本行完整“根治性”TUR术的膀胱癌患者，肿瘤基底部和周围直肠黏膜活检均为阴性。令人难忘的是，其5年生存率和行标准根治术的患者类似。这项研究的缺点在于非随机化，不过结果仍然肯定了在高选择性的患者中TUR的应用价值。

（3）经尿道切除术和膀胱部分切除术联合化疗：反对单独采用局部切除治疗浸润性膀胱癌患者的理由是，研究表明对于T_2期以上的肿瘤单靠完全的TUR是不可能的。晚期肿瘤，至少在理论上，高分期肿瘤不容易控制，患者仅行TUR很可能有残余肿瘤，导致局部复发和远处转移。为了支持保留膀胱手术的疗效，研究者们联合了保留膀胱手术联合全身化疗。Hall和同事（1984）描述了61例行TUR联合全身化疗的T_2期患者。其中48例保留膀胱，局部浸润性肿瘤未复发。那些患者在TUR术后第一次复查膀胱镜为阴性的，5年特异性生存率为75%，而第一次复查膀胱镜有残余肿瘤或复发的，5年特异性生存率为25%。其他研究者同时证实了这个结果。化疗可以提高在术后降低分期到pT_0患者的生存率（Herr，1994）。需要前瞻性随机化研究来评价其疗效是否能等同于根治手术。

（4）保留膀胱方案：建议把联合多种疗法的保留膀胱治疗方案作为根治性膀胱切除术的替代治疗方式，原因有两方面：①许多浸润性膀胱癌患者发病时已经微小转移。当无症状时，患者如不在局部手术干预的同时行全身化疗疗效是不佳的。②无症状但有远处转移的患者切除膀胱是没必要的，并没有提

高生活质量，还延误了有潜在疗效的系统治疗时机。

反对的意见有：①保留膀胱术依赖临床分期而非病理分期，易产生治疗不当的情况；②局部病灶的控制不佳，可能导致肿瘤复发和并发症的发生，可导致严重的并发症发病率和死亡率的提高；③原位膀胱重建被广泛运用于男性和女性，为愿意保留经尿道排尿功能的患者提供了优质的生活质量。这些问题被回顾过，许多报道讨论了这种方案治疗浸润性膀胱癌的疗效。

虽然目前还没有前瞻性随机化的研究比较膀胱癌根治术和保留膀胱治疗方案的疗效，但单中心和多中心的临床试验数据已经发表。Kaufman 和同事（1993）应用 TUR、新辅助治疗（MCV）和放疗治疗 106 例 $T_2 \sim T_4N_xM_0$ 膀胱癌患者，无缓解者行膀胱癌根治术。作者报道了总生存率为 52%。完成全部治疗的患者，中位随访 64 个月，75% 保留膀胱而无肿瘤复发。作者发现体积小、无肾盂积水、行 TUR 可以完全切除的肿瘤，最好使用这种方法。接下来的其他研究者使用类似的化疗和放疗方案治疗，同样支持这个结论。保留膀胱方案的放化疗的不良反应：有 40% ~70% 患者出现恶心、呕吐、乏力、粒细胞减少和腹泻。治疗相关的死亡率近 1%，主要原因为中性粒细胞减少性败血症。放疗引起的膀胱功能紊乱很少见，约为 1%，性功能障碍（男性的阳痿）约有 25%。因结构和组织特点无法行保留膀胱方案的是肾盂积水，对治疗反应差的原位癌和 TUR 不能完全切除的肿瘤。

（5）间质内放疗：治疗浸润性膀胱癌的放疗包括间质内放疗，虽然只有很少的国际研究中心应用。术前外放疗，膀胱部分切除术或 TUR 和术后植入铱 -192，这种方法的结果在非随机化研究中得到证实。$T_1 \sim T_2$ 期肿瘤总生存率为 60% ~80%。Wijnmaalen 和同事（1997）报道在存活的患者中无复发生存率为 88%，保留膀胱率为 98%。间质内放疗的并发症包括伤口愈合延迟，瘘管形成、血尿和慢性膀胱炎。约 25% 的患者有急性局部不良反应。这些经验表明只要病例选择合适，这个方法是一个保留膀胱的替代治疗方式。

（6）动脉灌注化疗：多中心对治疗浸润性和局部晚期膀胱癌的动脉灌注化疗进行评价过。动脉灌注化疗的原理是增加肿瘤内药物剂量而减少不良反应。动脉灌注化疗已经和膀胱癌根治术以及放疗结合在一起，局部病灶减轻已被报道，但是还需要大量的临床研究证实。

（7）热疗和化疗：当越来越多保留膀胱的要求提出后，热疗——这个能增强放化疗疗效的方法，成为瞩目的焦点。虽然，一些肯定其作用的预实验已经在文献中发表，但是，一项在荷兰多中心合作的盆腔恶性肿瘤（包括 $T_2 \sim T_4N_0M_x$ 期膀胱癌）应用放疗和放疗加热疗的随机前瞻性研究没有表明热疗对于膀胱癌有长期的疗效。这种新的辅助治疗方法还要进一步证实。

（邢志强）

第十七节　转移性膀胱癌的治疗

转移性膀胱癌的患者通常行全身化疗，尤其是那些无法切除的、广泛转移的病变。多种药物联合化疗比单剂用药更行之有效。常规用药有甲氨蝶呤、长春碱、多柔比星和顺铂。这些用药方案能有近 20% 的完全缓解率（CR），但是长期的无疾病生存率还是很低。MVAC 方案虽然优于单剂用药，但是常会有很严重的毒性反应（多于 20% 的患者会有中性粒细胞减少性发热）。有报道，3% ~4% 接受 MVAC 的患者死于败血症。增加使用粒细胞集落刺激因子的剂量，可以减少毒性，但没有显著地提高缓解率，这些令人失望的结果促使我们开发新的药物和选择优于先前联合用药的新的联合用药。

吉西他滨（健择）是一种类似阿糖胞苷（Ara - C）的抗代谢化学制剂。单独使用顺铂的完全缓解率超过 25%，和顺铂联合应用的部分缓解和完全缓解率为 40%，对治疗远处转移患者的疗效得到鼓舞人心的初步结论。对于转移性膀胱癌患者，与 MVAC 方案相比，联合应用吉西他滨和顺铂（GC）得到相似的生存率结果，但是毒性更低。这项研究中，405 位局部晚期或转移性尿路上皮癌患者入组，接受 GC 或 MVAC 化疗。两组的总生存率、疾病进展时间、治疗失败的时间已经缓解率相似。GC 联合化疗可以取得与 MVAC 相似的生存率优势，而且具有更好的安全性和耐受性。与 GC 相关的最明显的不良反应是血小板减少与中性粒细胞减少，发生率高达 50%。风险与受益比值提高已经使局部晚期或转移性膀胱癌的标准治疗方案从 MVAC 转变到 GC 方案。

紫杉醇类是一种微管解聚抑制剂，代表了新的一类抗肿瘤药物。紫杉醇（泰素）和多西他赛（泰素帝），是半合成的紫杉烷类，临床试验中已经被用于晚期膀胱癌的患者，与其他药物联合用药的缓解率在 25% ~83%。

硝酸镓是一种具有抗肿瘤活性的天然金属盐。有报道称在Ⅱ期实验中，其缓解率为 10% ~50%。但是严重的药物毒性限制了硝酸镓的普遍使用。

三甲曲沙是一种抗叶酸的药物，曾经用于甲氨蝶呤治疗无效的患者中进行研究。对于甲氨蝶呤不敏感的患者，三甲曲沙可能有效。

（邢志强）

第十八节　小结和焦点问题

膀胱肿瘤是我国泌尿生殖系统最常见的恶性肿瘤，其术后复发和进展一直是困扰临床医生的难题，也是泌尿外科研究的重要方向。虽然新的医疗设备和抗肿瘤药物层出不穷，但是并未从根本上改变膀胱癌患者的预后。近年来，分子生物学、免疫学、遗传学等基础学科迅速发展，积累了大量分子信息，使得我们对肿瘤的认识也逐步深入。肿瘤治疗的未来方向将是在充分阐述其分子机制的基础上进行靶向性治疗，改变肿瘤发生的遗传学本质，从根本上消除肿瘤发生发展的动力和源泉。利用高通量的基因芯片技术研究膀胱癌，在转录水平能有效区分非浸润性与浸润性膀胱尿路上皮癌。在非浸润性尿路上皮癌中表达上调与上皮细胞分化、角质化、细胞周期凋亡等有关；而浸润性膀胱尿路上皮癌中上调的基因与细胞外基质的降解、免疫反应、血管生成有关。采用部分高通量新方法针对膀胱癌研究有可能把一些细微的分子改变在染色体上准确定位，将有助于阐明导致膀胱癌形成的分子生物学机制，并可以进行靶向性治疗，解决这个问题的关键还需要选择合适的病理组织以及相应的临床随访资料。因此，建立一个完善的临床病理组织库和患者资料数据库对于今后的研究工作十分重要。对于肾盂及输尿管癌今后努力的方向是进一步诊断正确率，特别对移性上皮细胞癌细胞分子生物学特征和预后相关因素的研究是今后越来越重要的课题。

（邢志强）

第十九节　非浸润性膀胱癌诊治指南现状综述（国际膀胱癌组织及实践推荐）摘要

对于非浸润性膀胱癌的处理原则，尽管 EAU、FICBT、NCCNA 和 AUA 的诊疗指南均提供了良好的基于循证医学原则诊疗指导，但是，这些指南对一些重要指标的认识有所差异，如风险水平的定义和对这些风险类别的处理策略。所以，我们基于这些指南建立了低危、中危、高危非浸润性膀胱癌的定义，并给出一些具有操作性的治疗建议。

推荐对所有非浸润性膀胱癌患者进行彻底的经尿道膀胱肿瘤切除。对于低危患者，建议术后即刻单次灌注化疗。对于中危或高危患者，术后即刻灌注化疗没有任何的益处。对于中危患者，推荐行膀胱内 BCG 或化疗。对于高危患者，推荐 BCG 诱导加保持。恰当的对于复发的处理取决于患者风险水平和先前的治疗，治疗失败的处理取决于失败的类型和复发及疾病进展风险的水平。现将各国指南的主要异同点进行比较。

不同国家指南针对膀胱癌风险评定及其定义的比较。

尽管各指南均认为基于复发和（或）进展的 NMIBC 风险评定很重要，但其风险的定义和所实施的治疗措施仍存在差别（表 8 -2）。

表 8-2 不同国家指南针对膀胱癌风险评定及其定义的比较 IBCG 建议

	定义		
	低危	中危	高危
EAU	肿瘤复发（EORTC 复发指数 -0）和进展（EORTC 进展指数 =0）风险低	中等（EORTC 复发指数 =1~9）或高（EORTC 复发指数 =10~17）复发风险，和中等进展风险（EORTC 进展指数 =2~6）	进展风险高（EORTC 进展指数 =7~23）
FICBT	例如 $G_1 \sim G_2T_a$ 低级别 T_a	例如多灶性 G_2T_a，单发 G_2T_1 低级别 T_a 伴复发高风险因子或复发低级别 T_a	例如多灶性 G_2T_1，$G_3T_a \sim T_1$，CIS 高级别 T_a，所有 T_1，CIS
NCCN	低级别 T_a	高级别 T_a	所有 T_1（CIS 单独列出）
AUA	小量，低级别 T_a	多灶性和（或）大量低级别 T_a 高复发风险，低进展风险	高级别 T_a，所有 T_1，CIS

综上所述，IBCG 推荐基于复发和进展风险定义高、中、低危。低危定义为单发，原发低级别 Ta；中危、勾多发或复发低级别肿瘤；高危为任何 T_1 和（或）G_3 阳（或）CIS。

针对“经尿道膀胱肿瘤切除”各指南比较。所有指南推荐 TURBT 为 NMIBC 治疗金标准。术后 10 年疾病生存率为 T_a 85%，T_1 70%。切除技巧需恰当。手术医师技巧影响大，70% 患者第一次切余不彻底。

1cm 以下小肿瘤需整块切除，并包括部分膀胱壁。较大的肿瘤应分块切除，标本应包括突出的肿瘤，周围膀胱壁（含逼尿肌），切除区域边缘。标明部位，便于病理医师诊断。尽量避免烧灼（表 8-3）。

根据专家经验，高级别 T_1，不彻底切除或标本不含肌层者建议行 2~6 周重复 TURBT。

综上所述，建议所有 NMIBC 患者使用恰当技术行彻底 TURBT。推荐使用图示。高级别肿瘤初次手术不彻底者和（或）标本未见肌层建议重复 TURBT。病理片应请病理医师尽早复核。

表 8-3 针对“经尿道膀胱肿瘤切除”各指南比较

指南	低危	中危	高危
EAU	TURBT 术后单次即刻化疗灌注	TURBT 术后单次即刻化疗灌注，并继续： BCG 诱导并持续至少 1 年 或持续膀胱内灌注化疗 6~12 个月	初次术后 2~6 周重复 TURBT 膀胱内 BCG 诱导并持续至少 1 年 最高风险即刻行根治术 —多发复发高级别肿瘤 —高级别 T_1 —高级别伴 CIS CIS： 膀胱内 BCG 诱导并持续至少 1 年 —3 个月时评估反应 如无反应： 加量继续 3 周 或继续 6 周 根治术 6 个月无完全反应则根治术
FICBT	TURBT 术后单次即刻化疗灌注	多发低级别 T_a TURBT 术后单次即刻化疗灌注 进一步辅助膀胱内治疗 ——线：膀胱内化疗，少于 6 个月 —二线：BCG	高级别 T_a 初次手术 2~4 周后两次 TURBT 和膀胱系统活检 若发现参与肿瘤 —重复切除并即刻化疗灌注 —6 周 BCG 诱导加 1~3 年 BCG 持续后随访 2~3 周

续 表

指南	低危	中危	高危
NCCN	TURBT 观察 考虑术后单次即刻化疗灌注 诱导膀胱内化疗	复发低级别 T_a 电灼术仅限于少于5处（小于0.5cm）低级别复发肿瘤并细胞系阴性 如怀疑低级别，细胞系阳性或删瘤外观变化则行正规 TURBT 辅助膀胱内治疗 TURBT 若切除不彻底或标本内未见肌层则重复 TURBT 观察 膀胱内治疗 —BCG —MN/IC	T_1 重复 TURBT 愿发肿瘤完全切除和复发 T_1 试试膀胱内 BCG CIS 膀胱内 BCG 6 周 持续 BCG 1 年或以上
AUA	TURBT 术后单次即刻化疗灌注	TURBT 膀胱内 BCG 或 MIMC 持续 BCG 或 MMC	所有 T_1 高级别强烈建议重复切除或根治 残余肿瘤 BCG 根治 无残余 BCG h/IMC 任何 CIS/T_{is} 彻底切除加膀胱内 BCG 膀胱内治疗前标本见固有层侵犯但未及肌层则重复切除 BCG 诱导及持续 根治（可选）

各指南对低危膀胱癌的处理比较其他证据：

术后即刻单次灌注降低肿瘤复发 12%。化疗药物不影响疗效。

灌注时机很重要。每周 1 次，持续 5 周的 MMC 灌注首剂不在 TURBT 术后 24 小时内完成则复发风险翻倍。6 个月内接受九次表柔比星或 MMC 治疗，首剂术后当天进行比术后 7～15 天进行效果更好（6 个月后不再灌注）。

术后单次即刻灌注化疗仅对低危患者有益。

IBCG 建议

低危行彻底 TURBT 加即刻单次术后化疗灌注（除膀胱穿孔明显或疑似病例）。

各指南对中危膀胱癌的处理比较

所有指南均推荐有必要辅以 BCG 或化疗。

目前尚无最佳化疗方案的共识。

TBCG 建议

彻底 TURBT 后开始 BCG 诱导加持续或膀胱内化疗。

各指南比较对高危膀胱癌的处理比较

所有指南均视 BCG 为标准辅助治疗。

其他支持资料

EORTC30911 显示 BCG 组与表柔比星相比初次复发时间，远处转移时间，总体及疾病生存率均显著延长，与 MMC 相比复发风险降低 32%。

IBCG 建议

彻底 TURBT 后 BCG 诱导加持续。高级别多发 T_1，T_1 位置无法镜下切除，切除后残余 T_1 或高级别肿瘤伴 CIS 可考虑根治。

最佳 BCG 诱导及持续计划

诱导仍沿用 30 年前的每周一次，连续 6 周计划。目前无持续 BCG 的最佳计划。FICBT 和 AUS 推荐为诱导后第 3 个月和 6 个月 3 次每周 1 次，持续最多至 3 年。EAU 推荐至少 1 年。

随访计划

推荐定期随访膀胱镜。低危 3 个月随访，若结果阴性则 9 个月随访，之后为每年随访至少 5 年，无须检查上尿路。对于高危，3 个月行膀胱镜加细胞学，若结果阴性，则每 3 个月一次膀胱镜加细胞学至 2 年，第三年 4 个月 1 次，其后 6 个月 1 次至 5 年，其后每年 1 次。每年需检查 1 次上尿路。中危随访应介于两者之间并根据患者情况调整。

各指南对复发和治疗失败的处理比较

复发指疗程完成后疾病的再次出现。失败指治疗过程中出现的复发和进展。

EAU 认为化疗失败患者行 BCG 治疗可能有益。BCG 失败转为化疗可缓解，但由于进展为肌层浸润风险高，故强烈推荐即刻根治。

FICBT 建议对于 BCG 抵抗和 BCG 再燃病例可重复 BCG 治疗。6 个月时 BCG 诱导失败，高级别复发者建议根治。BCG 诱导失败但不适合或拒绝根治，或低中级别者，可重复 BCG。治疗失败者若有高级别 T_1 或 CIS 应考虑根治。高级别 T_a 复发建议重复切除并持续 BCG。

NCCN 建议至少 2 疗程后仍有 CIS 或 T_a 复发者换药或根治。高级别 T_1 复发建议根治。

AUA 建议高级别 T_a、T_1 和（或）CIS 复发者重复疗程前重复镜下切除。可以考虑重复 BCG 疗程和根治。

IBCG 建议

失败的类型和风险水平决定治疗策略。中危化疗失败推荐 TURBT 加 BCG 诱导和持续或另加化疗。高危推荐 TURBT 加 BCG 诱导加持续，可考虑根治。BCG 失败中危推荐 TURBT 加重复 BCG 诱导加持续或根治，若高危则根治。

早期和目前的风险水平以及接受的治疗决定复发的治疗策略。低危复发建议 TURBT 加化疗灌注或 BCG 诱导加持续。中危复发需考虑风险类别，推荐 TURBT 加重复化疗或 BCG 诱导加持续。若高危，推荐 TURBT 加 BCG 诱导及持续或根治。高危高级别复发建议根治，或若无法根治则 TURBT 加灌注。

（邢志强）

第九章

尿道癌

第一节　概述

泌尿系统的肾盂、输尿管、膀胱和尿道都覆盖尿路上皮，在解剖学上是既连续又分开的器官。尿路上皮接触的都是尿液，尿液内的致癌质可以引起泌尿道任何部位发生肿瘤，但尿液在每个器官停留的时间不同，尿生物化学性质可随之改变，因此各器官发生肿瘤的机会各不相同。尿中化学致癌物质的浓度以及尿路上皮细胞与之接触的时间决定了膀胱肿瘤的发病率高于其他部位，而尿道尿路上皮肿瘤比较少见。由于尿流方向决定了尿路上皮肿瘤多器官发病的次序是从上而下即顺尿流方向，因此大约半数的尿道尿路上皮肿瘤继发于膀胱、输尿管、肾盂移行细胞癌。尿道肿瘤多与膀胱癌同时存在或于膀胱癌治疗后发生，因此有的学者主张在行膀胱切除之前应仔细行前列腺段尿道活检，如为阳性则同时切除全部尿道，即所谓预防性尿道切除术。由于膀胱全切及尿流改道手术用时较长，并非所有患者都能承受这样大范围的手术。因此也有人主张在膀胱前列腺切除术中行切象快速冰冻病理检查，如切缘肿瘤阳性应进一步行全尿道切除术，如为阴性则可严密随访，残余尿道出现肿瘤时再行营救性的尿道切除术。

原发性尿道恶性肿瘤少见，主要发生在女性，男性原发性尿道恶性肿瘤少见。自 1833 年 Boivin 和 Deuges 首次报道女性尿道癌至今，国外文献报告约 1 300 例，男性尿道癌自 1834 年 Thiaudierre 首次报道至今，国外文献报道约 700 例。男性尿道癌好发于球膜部，其次为阴茎部，少数在前列腺部。男性尿道癌也以鳞癌为多见（69% ~90%），其次为移行上皮癌（10% ~15%），此外尚有腺癌、未分化癌和恶性黑色素瘤。

尿道非上皮肿瘤比较少见，有良、恶性之分，其中尿道平滑肌肿瘤较为多见，好发于女性，男性患者罕见，文献报告发病年龄多见于 20 ~50 岁女性。本病发病原因目前尚未完全明确，多数学者认为尿道平滑肌肿瘤发病因素与体内已烯雌酚的增加有关。尿道平滑肌肿瘤可发生于尿道的任何部位，女性好发于尿道近端后壁，男性则多见于前列腺段尿道和舟状窝。肿瘤直径一般不超过 1cm，极少有超过 5cm 者。

（毕慧锋）

第二节　女性尿道上皮癌

女性尿道近段 1/3 为移行上皮，远段 2/3 为复层鳞状上皮。移行上皮延续至膀胱，其下方为黏膜下结缔组织、弹性纤维、海绵静脉窦以及尿道旁腺。尿道癌好发于中老年女性。

远段尿道癌系指尿道口至尿道前 1/3，可单独发病，亦可扩展至全尿道，肿瘤可侵犯阴道壁和外阴；近段尿道癌系指尿道其余 2/3，一般容易侵犯全尿道。

尿道癌病因未明，可能与尿道慢性刺激、肉阜、纤维息肉等有关，也有认为排尿、性交、妊娠或反复泌尿系感染对尿道的刺激可成为诱因。

一、临床表现

尿道癌起初症状不明显，易被忽视。常见症状有尿道口血性分泌物、出血比较常见，或内裤中有血迹。尿频、尿急、尿痛、尿道梗阻引起排尿困难。阴道分泌物增多，尿失禁和性交疼痛。晚期肿块呈菜花状、恶臭，甚至出现尿道阴道瘘，同时伴有消瘦、贫血等恶病质症状。

二、诊断

因早期尿道癌不易发现，对任何尿道口赘生物都要引起警惕，必要时行活体组织检查。如发现阴道前壁有可疑肿块时，应行尿道膀胱镜检查，并取活组织检查。应仔细检查腹股沟淋巴结，CT 和 MRI 有助于了解盆腔淋巴结是否增大。凡近段尿道癌必须注意是否伴发膀胱肿瘤。

有不少女性存在尿道憩室，憩室内癌少见。憩室内癌大多数有尿频、尿急、尿痛等膀胱刺激症状，尿道口有分泌物，并可由血尿、尿路感染、排尿可能。尿道憩室一般在阴道前壁可见膨起肿块，挤压后可见尿道口脓性或血性分泌物，可行细胞学检查。

三、临床分期

Grabstald 分期法如下。

0 期：原位癌（局限于黏膜层）。

A 期：黏膜下（不超过黏膜固有层）。

B 期：肌肉（浸润尿道周围肌层）。

C 期：尿道外。

浸润阴道壁肌层。

浸润阴道壁肌层及黏膜。

浸润邻近脏器，如膀胱、阴蒂、阴唇。

D 期：转移。

腹股沟淋巴结。

主动脉分叉下盆腔淋巴结。

主动脉分叉下以上淋巴结。

远处转移。

四、治疗

（1）手术治疗：0 期和 A 期远段尿道癌可经尿道切除，局限于远段的 B 期和 C 期只要断端无肿瘤可做尿道部分切除术。远段尿道癌，即尿道的前 1/3 段，疗效较好，90% 可望生存，腹股沟淋巴结明确有转移时考虑清扫术。近段尿道癌多数为全尿道癌，多伴有盆腔淋巴结明确转移，预后不良。一般行根治性全膀胱切除术，切除范围包括膀胱、尿道、阴道前壁、子宫和卵巢，同时清除盆腔淋巴结和行尿流改道，若有耻骨侵犯，也可切除耻骨联合。5 年生存率 10% ~17%，多数患者局部复发，死于感染、出血和恶病质。

（2）放射治疗：外照射或组织内镭、氡、金、铱等治疗远段尿道癌疗效较好。

（3）化学治疗：目前尚无定论，一般可用多柔比星、顺铂、甲氨蝶呤等对尿路上皮肿瘤有效的化疗药物。

（毕慧锋）

第三节 男性尿道上皮癌

男性尿道较长，从尿道内口至远端尿道分为前列腺部、膜部、球部和阴茎部。男性尿道癌非常罕见，一般认为可能与炎症、慢性刺激以及尿道狭窄有关。原发性尿道癌以球膜部尿道最多，占50%～70%，阴茎部尿道次之，前列腺部尿道最少。由于前列腺部尿道上皮移行于上尿路移行上皮，因此尿路移行上皮肿瘤也可并发在前列腺部尿道。

由于尿路移行上皮从肾盂一直往下延续到前列腺部尿道，前列腺尿道部尿路上皮癌最常见为伴有膀胱癌，原发者极罕见。男性尿道癌中鳞癌占78%、移行细胞癌占15%、腺癌占4%，极少数为混合癌、未分化癌。

一、临床表现

发病年龄13～91岁，多数患者为40岁以上。排尿困难是最初出现的症状，可成尿线变细、分叉甚至成滴沥状，严重时出现尿潴留。伴发尿道周围脓肿以致破溃成尿道瘘，肿瘤可从瘘口翻出似菜花状。患者尿道口也可出现分泌物，呈黄色浆液或血性液，有时尿道流血，不随排尿流出，亦可表现为起始血尿。尿道癌常出现尿道肿块，球部尿道肿块常易触及，严重时可见阴茎糜烂、勃起疼痛或阴茎异常勃起。并可见腹股沟淋巴结肿大。

合并感染时可出现全身症状如食欲不振、贫血、消瘦、发热、梗阻，严重者出现尿毒症。

二、诊断

检查自尿道口直至球、膜部尿道，检查有无肿块，尿道口有无分泌物。同时应检查腹股沟淋巴结，阴囊有无瘘。尿道造影对诊断具有重要意义，可发现尿道内占位病变、梗阻、尿外渗和尿道瘘等。CT、MRI可发现盆腔肿大淋巴结。尿道分泌物可查找癌细胞。内镜检查尿道内可见菜花样新生物，对可疑病变时行活体组织检查，会阴部肿块活检时应注意可能造成癌性尿瘘，影响后续治疗。

三、临床分期

采用Levine分期

0期：原位癌（局限于黏膜层）。

A期：黏膜下（不超过黏膜固有层）。

B期：侵及海绵体或前列腺但未穿透。

C期：直接侵及海绵体外组织（阴茎海绵体、肌肉、脂肪、筋膜、皮肤、骨骼、前列腺包膜外）。

D期：转移。

1）腹股沟淋巴结。

2）主动脉分叉下盆腔淋巴结。

3）主动脉分叉下以上淋巴结。

4）远处转移。

四、治疗

前尿道癌如系表浅、局限者可行尿道部分切除术，应距肿瘤2cm。如肿瘤侵犯阴茎海绵体需行阴茎部分或全切除。在表浅、分化良好的肿瘤亦可经尿道切除、电灼术。前尿道癌手术切除后大半可生存5年以上。

球部尿道及膜部尿道癌需行阴茎及尿道膀胱切除术，甚至切除部分耻骨，由于肿瘤界限不清晰，局部复发率高。5年生存率为13%～21%。位于后尿道的癌大约半数已失去手术治疗机会。

放射治疗：可作为姑息治疗，50～70Gy（5 000～6 000rad），亦有用术前照射20～40Gy（2 000～4 000rad）配合手术治疗。

化疗：同女性尿道癌。

（毕慧锋）

第四节 尿道恶性非上皮肿瘤

一、尿道肉瘤

尿道肉瘤极为少见，主要是平滑肌肉瘤，发病年龄可自11个月至84岁，男女发病率无差异。临床表现为尿道口肿块、排尿困难、尿潴留及血尿。尿道口至全尿道均可发生。

平滑肌肉瘤与平滑肌瘤的鉴别主要依靠病理。平滑肌肉瘤生长较快，表面不光整呈分叶状，可有组织坏死溃疡形成，无完整包膜，切面呈灰白色鱼肉状，并常有周围浸润和远处转移。显微镜下可见平滑肌瘤多由分化良好的平滑肌细胞构成，瘤组织呈梭形，胞质丰富，边界清楚，胞核长杆状，两端钝圆，核分裂象少见，肿瘤细胞聚集成束，呈编织状、旋涡状或栅栏状排列。

治疗以根治性手术为主，术后辅助放射治疗和化学治疗。尿道肉瘤恶性度极高，预后不良，平均生存不足一年。

二、恶性尿道黑色素瘤

恶性尿道黑色素瘤非常罕见，黏膜原发性恶性黑色素瘤更罕见，仅占同期恶性黑色素瘤的1.1% ~5%。Iversen报道1 050例黑色素瘤，85%发生于皮肤，发生在尿道者仅2例，其中发生于尿道外口者占4.7%。肿瘤多发生于50岁以上女性患者，男性少见。年龄52~96岁，65~75岁为发病高峰。患者可无任何临床症状或表现为间歇性无痛性肉眼血尿、尿痛、进行性加重的尿流不畅等。肿块最常见于女性尿道远端及外口和男性前尿道、尿道口或舟状窝。肿块可波及整个尿道，周围散在卫星结节，或直接蔓延至女性外阴、阴道、男性阴茎海绵体等部位。

肉眼检查多为息肉状、菜花样肿块，颜色不一，可从灰白到明显黑色，质细嫩，表面有血痂、糜烂或溃疡。临床常误诊为尿道肉阜、尿道息肉、尿道黏膜脱垂、尿道癌等。本病晚期会出现两种特异的临床表现：①黑色素血症：为黑色素瘤转移灶崩溃，黑色素颗粒被网状内皮系统吞噬所致，表现为全身组织器官变黑褐色；②黑色素尿：为黑色素颗粒进入尿液所致，表现为新鲜尿液澄清，放置后经氧化呈黑色，或加醋酸再加氧化钠呈蓝色。

文献报道，约2/3患者在肿瘤性质未明前仅行肿瘤局部切除，因此主张及时活检以明确诊断。目前多以根治性手术治疗为主，行全尿道、阴道前壁、小阴唇切除，双侧腹股沟淋巴结清扫，永久性膀胱造瘘术。辅以化学治疗、放射治疗或免疫治疗。

恶性尿道黑色素瘤的预后不良，生存期很少超过1年以上。影响预后的因素很多，主要受病程、肿瘤播散、细胞类型、色素深浅、有无卫星灶等影响。一般认为发生于黏膜的黑色素瘤远比皮肤的黑色素瘤进展快，不易早期诊断和彻底切除。为了提高肿瘤的诊治水平，早期诊断和治疗是至关重要的。

基因治疗可能是未来治疗恶性尿道黑色素瘤（MM）的理想途径，部分已进入早期临床试验阶段。基因转染DC；TIL；肿瘤细胞内插入基因编码的细胞因子（TNF、IL－2、IL－4、IFN等）或共刺激分子（B71、IL－12、GMCSF基因）；自杀基因治疗：单纯疱疹病毒胸腺嘧啶激酶基因（herpes simplex virus thymidine kinasegene，HSVTK）导入MM细胞结合更昔洛韦（ganclclovir，GCV）；肿瘤基因疫苗：B7基因、P97基因编码MM特异抗原（MART 1，Tyrosinase，gP100等）疫苗刺激产生MM特异性细胞毒T淋巴细胞；反义核酸技术与抑癌基因（p53、ING1、H2Kb、rim23）治疗；联合基因治疗等。但这些治疗尚存缺陷：载体难以特异靶向MM细胞，基因直接导入肿瘤转移效率低。

（毕慧锋）

第五节 尿道良性非上皮肿瘤

一、尿道平滑肌瘤

尿道平滑肌瘤多发生于女性，男性极少。在女性尿道非上皮肿瘤中，尿道平滑肌瘤占据大多数。

尿道平滑肌瘤长呈圆形，表面光滑，质硬。显微镜下肿瘤主要由平滑肌束或平滑肌和纤维组织混合而成。由于尿道前壁中央部位有丰富的平滑肌组织，因此尿道平滑肌瘤多发于尿道前壁，发生于尿道后壁者，不易与来自尿道阴道中隔或阴道前壁的平滑肌瘤相鉴别，故有作者称尿道后壁平滑肌瘤为尿道旁平滑肌瘤。

文献报告本病好发年龄 19～77 岁，平均 38 岁，其中 30～50 岁占 67%。肿瘤好发年龄与子宫肌瘤相似。某些病例肿瘤生长与月经、妊娠有关，因此有作者认为尿道平滑肌瘤也可能存在内分泌依赖性。

临床表现主要为外阴部肿块（70%）、尿道出血（24%）、疼痛（12%）、排尿困难、尿失禁（13%）。其中 38% 仅表现为外阴部肿块而不伴有其他症状。

肿瘤表面光滑，黏膜肥厚肿胀。一般肿瘤无触痛，质地较硬，似有核样感觉。依靠活检可与尿道癌、尿道肉阜相鉴别。

治疗宜行肿瘤局部切除，预后良好，虽然可能再发，但未见恶性病变报告，定期随访是必要的。

二、尿道纤维瘤

尿道纤维瘤极少见，仅见于女性。肿瘤长于尿道内和尿道口，多单发，直径一般小于 3cm，个别肿瘤可达 300g 以上。组织学表现为纤维组织，质地较硬。治疗以手术切除为主，预后良好。

三、尿道血管瘤

尿道血管瘤多见于成年男性，未见儿童发病的报道。尿道血管瘤的好发部位依次为尿道外口、前尿道、后尿道或全尿道。尿道膀胱镜下肿瘤边界清楚，常呈深红色或紫色，表面光滑，质地柔软，向黏膜表面突出或隆起，周围黏膜正常。病理检查瘤体主要由毛细血管构成。

女性尿道血管瘤常被误诊为尿道肉阜，尤其是尿道肉阜伴出血时。行尿道镜检有助于分辨各自不同的发病特点，利于鉴别。确诊则依赖于术后病理检查。随着泌尿系腔镜的发展与普及，尿道腔内血管瘤早期诊断能力有所提高。更多的病例能够得到早期诊断和治疗。尿道血管瘤并发阴囊血管瘤较易发现，但应警惕合并膀胱血管瘤的可能，故在镜检时应注意尿道、膀胱的全面观察。由于尿道血管瘤发病率低。危害有限，报告以个案居多，至今尚无确切统计学资料汇总，但不应忽视本病的存在，应采取有效的治疗。

尿道血管瘤的治疗方法较多，包括经尿道电切或电凝、激光、放射、手术切除、硬化剂注射等。综合报告的病例，治疗效果都较为满意，无更多的术后并发症。因为腔内治疗技术的广泛应用。除了尿道切开治疗的术式应摒弃外，具体应用哪种治疗手段，应根据各自不同的有效治疗器械来确定。但值得注意的是，要保证尿道的完整性，尽量减少破坏和损伤，以减少和避免尿道狭窄的发生。

（毕慧锋）

第六节 小结和焦点问题

原发性尿道恶性肿瘤少见，尤以男性原发性尿道恶性肿瘤更为少见。但与膀胱 TCC 伴随发生的尿道癌并不十分少见，文献报道膀胱癌根治术同时未切除全部尿道的病例，残余尿道癌发生率为 4%～15%，平均约为 10%。这是因为尿路移行上皮从肾盂一直往下延续到前列腺部尿道，尿道上皮肿瘤即移行细胞癌具有多器官发病的特点，当泌尿系统的某一器官发生移行细胞癌时，泌尿系统的其他器官也可出现移行细胞癌。有鉴于此，尿道移行上皮肿瘤的诊断，首先应强调全尿道上皮肿瘤的概念，即所有披覆移行上皮的器官包括肾盂、输尿管、膀胱及尿道皆可发生移行上皮癌，当其中某一部位发生肿瘤时应警惕尿道其他器官发生 TCC 的可能。当膀胱镜检查时发现位于膀胱三角区、膀胱颈部的肿瘤或多发肿瘤时，应特别注意要使用尿道镜对前列腺段尿道进行检查，推荐在直视下插入尿道镜。

女性原发性尿道癌早期与尿道息肉、尿道肉阜等良性肿瘤不易鉴别，前者疼痛不明显，质地较硬，色苍白或灰暗，如肿瘤坏死、感染时伴有恶臭，经阴道触及僵硬前壁和尿道或前庭有浸润。在诊断上应结合临床症状、指诊、辅助检查及活组织检查。

由于本病积累的总病例太少，使其治疗方法及水平明显落后于其他肿瘤，目前缺乏统一规范的治疗方案。主要以单纯手术占 49.14%、手术 + 放疗占 25.86% 及单纯放疗占 18.97%，化疗在原发性尿道癌的治疗中，目前的报道中均认为只能作为综合治疗的一部分辅助应用。而做预防性的淋巴结清扫术，颇有争议，一般认为意义不大。

本病的预后与肿瘤的部位、类别、发现早晚及治疗方法等有关。一般来说，鳞癌预后比腺癌或移行细胞癌要好，恶性黑色素瘤最差；前尿道的肿瘤比后尿道及全尿道预后好。文献报道 A、B 患者期的生存率平均为 188.5 个月，而 C、D 期患者的生存率平均为 30 个月。对于早期病例，不论采用放、化疗还是手术治疗方案，均有良好的 5 年生存率，这提示我们提高早期诊断水平是预后满意的重要手段。而对于进展期尿道癌患者，无论手术、还是放疗或综合治疗都很难有较好疗效。

（毕慧锋）

参考文献

[1] 贾德平，张富勋，于建宏．泌尿外科老年患者腹腔镜术后常见并发症及危险因素分析．国外医学：医学地理分册，2016，37（2）：126－130.

[2] 黄正，郭华芹，王淼．间苯三酚治疗泌尿外科全身麻醉术后留置导尿相关膀胱不适的应用研究．全科医学临床与教育，2016，14（3）：271－273.

[3] 夏术阶．微创泌尿外科手术并发症预防与处理．北京：人民卫生出版社，2013.

[4] 王忠．下尿路修复重建手术学．北京：人民卫生出版社，2010.

[5] 田野．实用泌尿外科查房医嘱手册．北京：北京大学医学出版社，2012.

[6] 杨登科，陈书奎．实用泌尿生殖外科疾病诊疗学．北京：人民军医出版社，2015.

[7] 肖民辉，李伟，余闫宏．泌尿系微创实用技术．昆明：云南科技出版社，2014.

[8] 吴阶平．泌尿外科学．济南：山东科学技术出版社，2009.

[9] 陈芳萍．泌尿外科患者的健康教育．中医药管理杂志，2016（10）：139－140.

[10] 赖力．图解泌尿外科手术配合．北京：科学出版社，2015.

[11] 王永康．代泌尿系统及男性生殖系统诊断病理学．山东：山东科学技术出版社，2012.

[12] 张大宏．经腹腔入路泌尿外科腹腔镜手术操作技巧．北京：人民卫生出版社，2012.

[13] 郭应禄，周利群，孙颖浩．泌尿外科内镜诊断治疗学．北京：北京大学医学出版社，2016.

[14] 李虹．泌尿外科疾病临床诊疗思维．北京：人民卫生出版社，2015.

[15] 刘强．精编临床泌尿外科新进展．陕西：西安交通大学出版社，2014.

[16] 程跃，谢丽平．泌尿系肿瘤药物治疗学．北京：人民卫生出版社，2014.

[17] 邱建宏，孟晓东．泌尿外科临床诊治路径．北京：人民军医出版社，2014.

[18] 孙世澜，关天俊，袁海．肾脏病新理论新技术．北京：人民军医出版社，2014.

[19] 吴在德，吴肇汉．外科学．第7版．北京：人民卫生出版社，2008.

[20] 王海燕．肾脏病学临床概览．北京：北京大学医学出版社，2010.

[21] 王尊松，崔美玉，王建宁．肾脏病临床诊治．北京：军事医学科学出版社，2010.

[22] 张元芳，孙颖浩，王忠，等．实用泌尿外科和男科学．北京：科学出版社，2013.

[23] 那彦群，叶章群，等．中国泌尿外科疾病诊断治疗指南（2014版）．北京：人民卫生出版社，2014.